임상 안기능검사

Clinical Procedures for Ocular Examination

임상 안기능검사

Clinical Procedures for Ocular Examination

Nancy B. Carlson · Daniel Kurtz

진가헌 · 최혜정 공역

McGraw Hill Education 도서출판 대학서림

Clinical Procedures for Ocular Examination, 3rd Edition.

1 2 3 4 5 6 7 8 9 10 Daihak 20 09 08

Original: Clinical Procedures for Ocular Examination, 3rd Edition.
By Nancy Carlson, Daniel Kurtz.
ISBN 978.0.07.137078.3

This book is exclusively distributed in Daihak Publishing Company.

When ordering this title, please use ISBN 978-89-8016-741-8

Printed in Korea

차례 CONTENTS

역자 서문

지금까지 굴절이상을 검사하는 방법에 대한 책은 많이 출판되었고, 눈의 기능이상인 양안운동이상이나 조절이상 등을 검사하는데 참고할 책들도 있다.

그러나 눈의 건강상태를 검사하기 위해 사용되는 각 검사기기의 검사방법에 대해 검사순서를 자세하게 설명한 책은 흔하지 않다.

검안은 눈의 굴절이상 검사뿐 아니라 눈의 기능적 이상과 시력장애를 일으키는 눈 질환들의 검사들도 포함된 포괄적인 검사를 말한다.

이 책을 번역하게 된 가장 큰 이유는 교수나 학생들이 눈의 기능검사와 기기를 사용한 눈의 건강상태를 검사하는 여러 방법을 상세하게 설명한 참고서적들이 거의 없어, 이러한 문제들을 해결하는데 조금이나마 도움이 될 것으로 보았기 때문이다.

특히 이 책은 검사의 이론보다 검사방법을 더 강조하여 써 놓았으므로 눈의 검사법을 배우는 초보 검사자들이 검사를 시행할 때 어떠한 과정으로 진행해야 할지를 순서적으로 기술해 놓아 쉽게 검사법을 익힐 수 있도록 하였다. 또한 검사를 할 때 관계되는 검사법들을 그룹으로 묶어 효율적으로 검사를 시행할 수 있도록 검사흐름도를 그려 놓아 이해를 돕고자 하였다.

이 책에는 많은 사진이나 그림들을 삽입하였다. 비록 간단한 그림들이지만 내용을 훨씬 쉽고 명확하게 이해할 수 있도록 하기 위한 것이다.

이 책 내용 중에는 번역상 미흡한 부분과 보강해야 할 부분이 많을 것으로 생각되나 앞으로 수정판을 통해 교정할 것이며, 여러분의 많은 지도와 조언을 부탁드립니다.

이 지면을 통해 번역과 감수에 많은 도움을 준 동료들에게 감사를 드리며, 또한 여건이 어려운데도 불구하고 출판을 맡아주신 출판사 여러분들의 수고와 관심에도 감사를 드린다.

2008. 10

역자

PREFACE TO THE THIRD EDITION

More than 7 years have passed since the publication of the second edition of **Clinical Procedures for Ocular Examination**. During that period, the optometric profession achieved several significant milestones: all the states have passed laws enabling optometrists to use therapeutic pharmaceutical agents (TPAs) to treat a wide variety of ocular diseases and most optometrists are now privileged to treat open angle glaucoma. The movement to standardize optometry on a national level continues. The intellectual foundations of optometric practice have been strengthened by an ever-growing body of scientific literature. Consequently, we have updated the reference sections with recent citations and added or modified procedures in accordance with contemporary concepts and knowledge.

One of the key motivations for the 1990 edition of this book was the lack of standardization for many clinical procedures. Books such as this one have alleviated the problem to some degree. Nevertheless, it remains true now as it did at the time of the first and second editions: there is still more than one acceptable way to perform many of the procedures. In some of these instances we have added variations in the step-by-step procedures, clearly indicating that there is a valid, alternate way to perform that step or procedure.

This edition continues the practice of earlier editions of not including highly technical or equipment-specific techniques. To learn to operate these tools, one must refer to the manual that comes with the instrument. We remain true to our primary mission: to describe how to perform a wide variety of useful tests without a large body of theory.

서 론 INTRODUCTION

임상 안기능검사(Clinical Procedures for Ocular Examination)를 저술한 목적은 학생들과 개업했거나 봉직 중인 검안사들에게 눈의 기능을 검사하는 기법에 대해 상세하고도 단계적 검사과정을 이해할 수 있도록 하기 위함이다. 이 책은 눈의 굴절이상, 조절 기능, 양안의 협동운동, 그리고 눈의 건강상태 등을 검사하는 방법과 과정들로 구성되어져 있다. 이 책은 각각의 검사방법을 시행할 때 어떠한 과정으로 진행해야 할지를 단계적으로 자세하게 기술해 놓았다. 각각의 검사과정에서 검사자는 어떠한 기구들을 사용해야 하며, 어떻게 검사 전 준비를 해야 하고, 그리고 검사는 어떻게 진행하며, 결과 값은 어떤 식으로 기록해야 하는지 등을 검사자들에게 제공하고자 하였다. 각각 선택한 검사법들의 예상 값(기대결과치)들도 대부분의 검사에서 나열해 놓았다. 설명한 내용들은 그림이나 사진이 첨부되어 있어 검사기법의 이해를 보다 쉽게 해주고 있다.

이 책은 검사기법에 대해 특히 강조하고 있다. 따라서 검사법의 배경이나 이론들은 설명이 거의 되어있지 않다. 진부한 이론을 제거함으로써 독자들로 하여금 검사기법과 기술을 습득하는데 집중하도록 하였다. 아직 검사기법이 서투른 검사자라도, 옆에 특별히 도와주는 사람이 없더라도 이 책만 가지고도 충분히 검사기법을 익힐 수 있을 것이다. 반면에 이미 검사기법에 익숙한 사람들도 자신이 혹은 자신에게서 배우고 있는 사람이 정확한 순서대로 검사과정을 진행하고 있는지를 재확인할 수 있다. 하지만 이 책만 가지고는 완벽한 검사기법을 익히는 것과 얻은 결과 값을 해석하는 데에는 부족할 수 있으므로, 각 검사법의 배경을 이해하기 위해 임상의로부터 도움을 받아야 한다. 이 책의 뒤 쪽에 있는 참고문헌(Reference section)부분은 독자들이 각 검사과정의 이론과 배경을 이해하도록 도와줄 수 있는 책들이 적혀져 있다.

제1장(章)에서는 문진(case history)을 다루고 있는데 이는 검사과정 중 매우 중요한 부분이며 진단이 시작되는 시점이기도 하다. 피검사자가 눈 검사를 받으러 온 이유는 문진 중에 나타나게 된다. 이 상황에서 검사자는 눈 검사의 계획을 세울 수 있다. 피검사자의 주소증과 문진을 통해 얻어낸 다른 정보들을 종합하여, 검사자는 검사과정 중 어느 항목의 검사에 중점을 둘 것이

며 그리고 문제에 대해 어떤 검사기법을 사용해야 할 것인가를 결정할 수 있게 된다.

제2장(章)에서는 예비검사(Entrance test)를 다룬다. 이 검사들은 문진 다음으로 제일 먼저 시행되는 것들이다. 이 과정의 검사들은 비교적 간단하며, 주로 손으로 직접 들고 사용하는 작은 기구들이 대부분이다. 이 부분에서는 눈의 주요 세 가지 기능인 굴절상태, 시 기능, 그리고 눈의 건강상태 중 문제가 있는 기능에 대한 스크리닝 검사를 한다. 대부분의 실제 예비검사에서는 이 세 가지 기능보다 더 많은 분야에 대한 스크리닝 검사를 시행하게 된다. 이 예비검사에서 얻어진 결과들을 잘 해석하면 검사의 효율을 극대화 시킬 수 있다. 예비검사에서 검사된 결과와 문진에서 얻어진 정보들을 인용하여, 검사자는 피검사자의 문제가 무엇인지를 정확하게 찾아 낼 수 있으며, 그리고 검사자가 검사계획을 세울 때 더욱 확신을 가지게 해준다.

제3장(章)에서부터 제5장(章)까지는 눈의 굴절상태, 시 기능, 그리고 눈의 건강상태에 발생한 문제에 대한 각각의 검사법들을 다루고 있다. 통상적으로, 눈에 대한 완전한 검사는 이 세 가지 중요 부분에 대한 모든 검사를 포함한 포괄적인 검사를 뜻한다. 검사에서 얻어진 정보들은 최소정보데이터베이스(minimum defined date base)에 보낸다. 만약 이 검사과정을 통해 문제점이 발견되면, 문제의 원인을 찾기 위한 특수검사(problem-specific test)를 시행한다. 최근의 건강관리에 있어서, 더 이상 정보데이터를 구축하기 위해 모든 피검사자에게 많은 검사를 시행할 필요는 없다. 중요한 것은, 최소한의 검사만을 시행함으로서 빠르게 이상부위를 찾아내어, 그 이상부위에 대한 보다 더 많은 검사시간을 주어 정확한 문제를 찾아내는 것이다.

제3장에서부터 제5장까지 시행한 문제를 규명하기 위한 검사는 핵심검사(core test)라고 생각할 수 있다. 이 핵심검사는 검사의 중심 또는 핵심(nuclear)을 제공한다. 핵심검사를 통해 검사자는 피검사자가 증상을 호소하지 않은 부분의 눈의 이상, 신경학적 이상, 또는 시력의 이상들을 정확하게 진단해 낼 수는 없어도, 이상이 있다는 것까지는 찾아낼 수가 있다. 검사자의 철학과 피검사자들의 특성에 따라 핵심검사에 어떤 검사들을 더 추가할 것인가에 영향을 미치게 된다. 과거에 최소정보데이터베이스를 얻기 위해 시행한 검사의 종류는 최근에 시행하는 핵심검사의 종목보다 더 많았다. 눈의 포괄적

인 검사를 시행할 때에도 검사항목을 줄여주는 것이 더 합리적이다. 이는 최소 정보데이터베이스와 중복되는 것이 있기 때문이다. 이러한 이유로 검사들 중 일부항목을 빼더라도 검사결과를 얻는데 큰 영향을 주지 않을 수가 있다. 그러므로 검사자는 예상하지 못했던 문제들에 대한 스크리닝 검사의 중요성을 알고 있어야 하며, 그리고 비정상 소견이 있을 때에는 문제의 원인을 찾기 위한 특수검사를 시행하여 정확한 진단을 내려야 한다.

이 세 장(章)의 각 장에서는 문제의 원인을 찾기 위한 특수검사의 여러 변수들에 대해서도 기술해 놓았는데, 이를 통해 검사자는 좀더 세세하게 의심이 되는 병변부위를 검사할 수 있다. 이런 검사들은 기본적인 검사 때에는 시행하지 않지만, 피검사자의 문진이나 다른 검사결과를 통해 병변이 의심되면 시행한다. 문제의 원인을 찾기 위한 특수검사를 따로 장(章)을 나누어 설명하지 않았고, 검사 중 문제가 검출되는 부분에서 같이 설명하였다.

이 장(章)들에는 단독으로 하는 검사법뿐 아니라 검사법들을 그룹으로 묶어 효율적으로 검사를 시행할 수 있도록 각각의 검사에 대한 흐름도(flowchart)를 그려 놓았다. 그 모양은 단순히 일률적인 순서만이 나열된 것이 아니라, 각 단계가 어떻게 서로 긴밀하게 연결되어 있는가 하는 의도로 만들어져 있다.

핵심 예비검사(Core entrance test), 굴절검사(refractive test), 그리고 눈의 건강상태 검사(health assessment test)에 해당되는 각각의 검사 흐름도를 따로 그려 놓았다. 그러나 기능검사(functional test)와 문제의 원인을 찾기 위한 특수검사는 피검사자가 호소하는 증상과 문제에 따라 검사방법도 또한 달라져야 하므로, 안 기능검사 부분에 대해서는 정해진 일정한 검사 흐름도가 없다.

각 개인에 대한 검사 흐름도를 모든 피검사자들에게 똑같이 적용할 수는 없다. 하지만 검사자들이 가장 많이 보게 되는 피검사자들의 유형에 맞추어 가장 보편적인 검사순서를 익히는 것은 도움이 많이 될 수 있다. 이 표준 검사순서는 여행갈 때의 여행 스케줄과 같다. 여행계획을 세우는 사람은 여행의 시작부터 끝까지 자기가 갈 곳, 즉 "주 경로"를 정해야 한다. 이와 마찬가지로, 이 검사 흐름도는 검안 검사의 시작부터 끝까지의 경로를 나타내 준다.

그러나 많은 피검사자들에게는 문제의 원인을 찾기 위한 특수검사가 필요한데, 이는 여행갈 때 때때로 주 경로에서 벗어나 특정한 지역을 예고 없이 방문하는 경우와 같다. 이런 증후가 나타나면, 검사자는 "추가 검사(side-trip)"를 하게 된다. 이는 주 경로에 다른 검사들을 추가하여 시행하게 됨을 의미한다. 검사 흐름도와 책 내용에는 언제 이 추가 검사를 해야 하는지에 대해 나와 있다. 일단 필요한 추가 검사가 끝나게 되면, 검사자는 다시 주 경로로 돌아와 거기서부터 검사를 계속 진행한다. 그러나 검사의 효율을 증대시키기 위해, 어떤 추가 검사들은 나중에 시행하기도 한다.

제6장(章)은 콘택트렌즈의 관리와 기본 피팅에 필요한 과정들을 적어 놓았다. 이 검사과정들은 콘택트렌즈 착용자들 만을 위한 것이므로 문제의 원인을 찾기 위한 특수검사과정으로 간주한다. 이 검사는 빠르고 효율적으로 포괄적인 눈 기능검사과정에 혼합하여 시행할 수 있다.

제7장(章)은 피검사자의 전신 건강상태를 스크리닝 검사하기 위한 과정들을 적어 놓았다. 눈 관리 전문가는 피검사자 전신질환 관리의 시작점의 역할을 담당하게 된다. 그러므로 눈 검사자는 피검사자의 전반적인 건강상태를 평가하는 책임도 가지고 있다. 검사자는 피검사자의 나이, 과거 병력, 또는 현재의 증상에 따라 또는 포괄적인 검사에서 얻은 정보들을 기초로 어떠한 검사방법과 과정을 시행할 것인지를 선택할 수 있다. 다른 방법으로, 검사자는 모든 피검사자에게서 이들 스크리닝 검사를 기본적으로 시행할 수도 있다. 피검사자에게서 비정상 소견이 발견되었을 경우에는 보다 정밀한 검사 및 정확한 진단을 위해 전문가에게 의뢰를 해야 한다.

제8장(章)은 피검사자의 신경학적 이상을 스크리닝 검사하여 뇌신경의 장애를 검사하는 과정들을 적어 놓았다. 이 검사는 기본적인 스크리닝 검사에서는 거의 시행하지 않으나, 피검사자와의 문진이나 다른 눈의 기능검사에서 이상 소견이 의심될 때 시행하면 특히 많은 도움을 받을 수 있다. 이 스크리닝 검사의 많은 과정은 예비검사 중의 추가 검사로 시행된다.

1

문진법 Case History

Nancy B. Carlson, OD

문진법(병력조사 ; Case history)은 검사과정 중 가장 중요한 부분이고, 또한 배우기 가장 어려운 부분이기도 하다. 병력청취는 저변지식이 풍부하고 수년간의 임상경험이 있어야 잘 할 수 있는 부분이다. 경험과 전문지식이 풍부한 임상 전문가들은 병력만 듣고도 진단을 내릴 수 있다. 반대로 경험이 많지 않는 초보자들은 종종 병력조사에서 얻은 정보를 간과하여 진단과정 중 얻은 정보들을 잘 활용하지 못하는 경우가 많다. 이 책의 내용만으로 초보 임상가들이 모든 병력조사를 완벽하게 할 수 있도록 해주지는 못한다. 그 보다는 여기에 검사할 때 질문해야 할 가장 기본적인 병력조사 내용들을 예문형식으로 제시하여 적어 놓았다. 그리고 통상적으로 시행하는 추적검사(follow up examination)도 서술해 놓았다.

병력조사는 일반적으로 검사를 시작할 때 하게 되며, 이때부터 검사자와 피검사자의 관계가 성립되기 시작한다. 검사자는 피검사자가 자신의 지시를 잘 따르기를 바란다면 반대로 피검사자에게 관심과 배려를 보여야 한다. 동시에 적절한 질문을 통하여 피검사자의 증상원인이 될만한 사실들을 알아내야만 한다. 이렇게 수집된 정보들은 원인을 찾아내기 위해 어떤 검사들을 시행하면 좋을지에 대한 지침이 될 수 있다. 병력조사를 하는 동안 검사자는 또한 피검사자의 시기능이나 안과적 혹은 전신적 건강상태에 대한 조언도 해줄 수가 있다.

일차검진 때 전형적으로 시행되는 병력조사는 크게 세 부분으로 나누게 된다 : 인터뷰, 설문, 그리고 요약이다. 인터뷰 때는 개방형질문("~

은 어떤가요?")을 통해 피검사자가 진찰을 받으러 온 동기(주소)가 무엇인지 그리고 일상생활에서 어느 정도의 시기능이 요구되는지를 확인한다. 만약 피검사자가 자신의 불편을 정확하게 설명하지 못하면, 검사자는 피검사자의 시력과 시기능에 대한 정확한 질문을 던지는 것이 중요하다.

병력조사의 두 번째 부분은 설문인데, 먼저 신경학적 혹은 안과적 질환이 있는지를 감별할 수 있는 질문들을 한다. 피검사자의 안과적 과거력, 전신질환 과거력, 그리고 가족들의 안과적 과거력 및 전신질환 과거력 등을 질문한다. 흔히 앓는 안과질환들의 증상들을 질문하여 현재 불편하거나 과거에 이러한 증상들을 앓은 경력이 있는지를 질문할 수도 있다. 경우에 따라서는 피검사자가 검사실에 들어오기 전에 미리 서면으로 질문에 답변을 작성하기도 한다. 만약 서면 작성을 한 경우에는 피검사자와 검사자가 만난 후 다시 대화를 통해 정확한 의사전달을 받아야 한다.

끝으로, 병력조사는 피검사자가 앞서 호소한 주소증과 여러 증상의 정보들을 검사자 자신의 용어로 정리해 요약해야 한다. 이런 요약부분에는 검사자가 피검사자의 모든 말한 내용을 다 이해했으며, 또한 검사자가 빠뜨리고 질문하지 못한 내용이 있으면 피검사자가 더 추가하여 설명할 수 있도록 기회를 주어야 한다.

이전에 검사를 받았던 적이 있는 피검사자의 경우, 문진 과정의 모든 질문을 할 필요는 없으며, 이전에 얻은 정보들이 있으므로 새로 방문한 주증상과 관련된 문제들을 위주로 한 질문들만을 집중해서 할 수도 있다. 특별한 문제(주소증)에 대한 문진은 피검사자의 방문목적, 질병의 감별진단을 하는데 도움이 되는 진단을 위한 병력조사 질문들, 그리고 끝으로 검사자는 의학적 용어로 피검사자가 호소하는 주소증들을 요약하는 것으로 정리하면 된다.

문진
Case History Script

검사목적 이 검사는 피검사자의 주소증, 시기능, 안과적 및 전신적 건강상태와 생활습관 등의 정보들을 종합적으로 얻어, 피검사자를 보다 더 효율적으로 관리하고 치료할 수 있게 하기 위함이다. 질병을 감별진단하고 질병에 대해 피검사자에게 교육을 실시할 때에도 보다 더 쉽게 접근할 수 있다.

일차 병력조사 문항들(Primary Care Examination)

I. 인터뷰

1. 주소증

가. 첫(시작)질문 : "오늘 무슨 일로 오셨습니까?" 혹은 "눈에 무슨 불편한 점이 있습니까?"

나. 주소증에 대한 질문 항목.

각 불편증상에 대해 다음과 같은 질문들을 한다 :

발생빈도(Frequency) : 얼마나 자주 증상이 나타나나요?

발생연령(Onset) : 언제부터 증상이 시작됐나요?

증상위치(Location) : 어느 부위가 불편하신가요?

지속시간(Duration) : 증상이 얼마동안 지속되나요?

연관증상(Associated factors) : 이와 관련해 다른 증상들은 없었나요?

증상호전(Relief) : 어느 상황에서(어떻게 하면) 증상이 호전되나요?

증상특성(Quality) : 증상의 정도가 어느 정도 심하다고 생각되나요?

2. 피검사자가 필요로 하는 시기능(Patient's visual demands).

"무슨 일을 하시나요?"

"취미가 무엇입니까?"

"운전은 하시나요?"

3. 주소증에 대한 질문 중 다루지 못한 시기능과 관련된 질문들을 보충한다.
   "원거리와 근거리를 모두 선명하고 편안하게 잘 볼 수 있나요?"

Ⅱ. 설문

1. 피검사자의 안과 과거력.
   가. "최근에 마지막으로 눈 검진을 받은 시기는 언제인가요? 어느 선생님한테 검사를 받으셨나요? 결과는 어떻게 나왔습니까?"
   나. 시력교정용 안경 착용 과거력
   만약 피검사자가 안경을 착용하고 있다면, "안경을 쓰신지 얼마나 되셨나요? 원거리용 인가요, 근거리용 인가요? 아니면 근거리, 원거리 겸용안경 인가요? 사용 중인 안경은 편안하고 잘 보이시나요? 최근에 마지막으로 안경을 바꾸신 시기는 언제인가요?" 등을 질문한다.
   만약 피검사자가 안경을 사용하고 있지 않다면, "안경을 써보신 적은 있나요? 안경을 썼을 때 어떠했습니까? 언제 안경을 써보셨나요? 언제부터 그리고 무엇 때문에 안경 쓰시는 것을 그만 두셨나요?" 등을 질문한다.
   "콘텍트렌즈를 착용하시나요?"(콘텍트렌즈와 관련된 더 자세한 질문들은 제6장을 참조할 것)
2. 피검사자의 과거 병력.
   "눈과 관련해 어떤 과거병력이 있나요? 눈에 수술이나 외상 또는 심한 감염질환을 앓으신 적이 있었나요?"
   "안대(eye patch)를 사용하신 적이 있나요?"
   "눈에 대한 치료목적으로 약물을 사용한 적이 있습니까?"
   "사시나 약시가 있다는 얘기를 들어보신 적이 있나요?"
   "백내장, 녹내장, 또는 기타 안질환이 있다는 얘기를 들어보신 적이 있나요?"
   "전체적인 몸 건강상태는 어떠세요?"
   "최근에 마지막으로 정기검진을 받으신 때가 언제인가요? 어느 선생님한테 검사를 받으셨나요?"

"현재 어떤 질병으로 의사에게 치료를 벋으러 다니고 계시지는 않나요?"

"갑상선질환, 고혈압, 당뇨병, 심장질환 또는 기타 감염질환이 있다는 진단을 받으신 적은 없나요?"

"현재 복용 중인 약은 없나요? 만약 있다면, 무슨 약인가요? 무엇 때문에 복용하나요? 언제부터 시작했으며 얼마동안 복용하셨나요? 약의 복용량은 얼마나 되나요?"

"알레르기(Allergy)가 있으신가요? 무엇에 대한 알레르기인가요? 나타나는 증상은 무엇인가요? 어떻게 치료하고 계신가요?"

3. 일반적인 안질환에 대한 증상들.

   "다음 증상들 중에서 경험한 것이 있는가 : 빛의 번쩍임(섬광증), 날파리증(부유물), 불빛 주변에 달무리(halos) 현상, 복시, 두통이 심하거나 자주 나타나는지, 안통, 눈의 충혈, 눈물흘림, 모래알이 눈 안에 들어있는 느낌" 등이 있었나요?

4. 가족력

   "가족들 중 백내장, 녹내장, 또는 실명한 사람이 있습니까? 만약에 있다면, 누구이며, 언제부터이고 얼마나 오래되셨는지요, 그리고 어떤 치료를 받았거나 받고 있는지요?"

   "가족들 중 당뇨병이나 고혈압, 갑상선질환, 심장질환 또는 감염질환을 앓고 있는 분은 없나요? 만약에 있다면 누구이며, 언제부터이고 얼마나 오래되셨는지요, 그리고 어떤 치료를 받았거나 받고 있는지요?"

Ⅲ. 요약

"피검사자분의 눈 상태나 건강상태, 혹은 가족들 중의 눈 상태나 건강상태 가운데 저에게 더 하실 말씀은 없으신가요?"

"그럼 오늘 오신 이유는 ..... 이고, ... 이 염려되시는 거군요?"

진단을 위한 병력조사 질문들(Problem focused Exam)

Ⅰ. 피검사자의 방문 이유를 확인한다.

"오늘 무엇, 무엇이 불편해서 오셨지요?" 또는 "오늘 산동검사를 받으러 오셨군요. 그 외에 다른 불편이나 더 검사해드릴 부분은 없나요?"

Ⅱ. 피검사자의 증상을 확인한다.

1. 인터뷰의 1-나 부분대로 질문을 하면서 피검사자의 불편한 부위와 방문이유를 찾아낸다.
2. 만약 검사 중 약물투여를 필요로 하는 검사를 시행할 경우에는 항상 피검사자가 과거에 사용한 약물과 현재 사용 중인 약물이 있는지 여부와 종류를 파악하고, 그리고 알레르기체질인지 특히 약물에 대한 알레르기가 있는지 여부를 철저히 조사한 후 약물검사를 시행한다.

Ⅲ. 요약

피검사자의 증상을 듣고 요약하여 "오늘 오신 이유는 ..... 이고, 그리고 ..... 가 염려 되서 오셨군요?"라고 말한다.

기 록

정상소견(negative findings)을 포함한 모든 정보를 기록한다.

2

예비검사 Entrance Tests

Nancy B. Carlson, OD

예비검사 서론 Introduction to the Entrance Tests

예비검사(Entrance test)는 병력조사 다음으로 제일 먼저 시행하는 검사과정이다. 여기서 얼마나 적절하게 검사법을 잘 활용하고 그 결과를 잘 해석하느냐에 따라 정확하고 효과적으로 감별진단을 할 수가 있다.

건강관리도 경영상의 압박 때문에 보다 저렴하면서도 증상이나 이상소견을 중심으로, 보다 효과적인 검사법이 많이 개발되었다. 따라서 피검사자에게 시행하는 검사의 종류가 줄어들면서 예비검사의 선택과 선택한 검사법들이 각각의 시기능 이상을 얼마나 정확하게 검출해낼 수 있는가에 대한 관심이 많이 증가되었다.

보통 예비검사는 8개에서 12개정도 시행할 때 가격대비 검사효과가 가장 좋으며, 빨리 끝낼 수 있고, 특별히 복잡한 기구를 사용하지 않아도 되는 검사들 위주로 짜여지게 된다. 일반적으로 이 각각의 검사들은 눈의 건강상태, 굴절상태, 그리고 시기능과 같은 개개에 대한 정보를 줄 수 있는 검사들이다. 그러나 이 예비검사는 종종 하나 이상의 영역에서 정보를 제공해 주게 된다(표 2-1).

이 예비검사 결과는 최소한의 정보자료(database), 그것도 일부에 해당하는 자료라고 할 수 밖에 없지만, 피검사자에게 아무 증상이 없는 상황에서도 눈의 이상 유무를 스크리닝 할 수 있어서 많은 유용한 정보를 제공해 준다. 이 가운데에는 예를 들어 동공반사나 시야검사를 통한 신경학적 검사나 조절력검사(accommodative amplitude testing)를 통한 조절부족(accommodative insufficiency), 또는 가림검사(cover test)를 통한 외안근운동 이상 등이 그것들이다. 이 일련의 검사들을 통해 얻은 결과는 다음 번 검사 때 얻은 값과 상호 비교해 볼 수 있는 기초자료들로 제공될 수 있다. 이 예비검사는 피검사자가 의사나 검사자에게 검사를 받기 전에 검사보조들이 미리 해놓는 경우가 많다.

예비검사를 꼭 이처럼 시행해야 한다고 정해놓은 규칙은 없다. 눈과 관련된 직종에 봉사하는 사람들에게 이 검사내용에 대한 설문을 해보면 다양한 대답이 나옴을 알 수 있다. 사실 각각의 개인들마다 나이에 따라 2-3개 정도의 검사 리스트를 가지고 있다는 것이 옳을 것이다. 조

표 2-1. 각 예비검사의 제1 및 제2 영역에서의 중요한 진단적 정보들

예비검사법들	중요한 진단적 영역		
	굴절검사	*시기능검사*	*건강상태*
외안부		+	*
시력	*	+	*
바늘구멍 시력	*	+	*
조절력	+	*	+
색각			*
가림검사	+	*	+
입체시	+	*	
워트 4등 검사		*	+
눈모음 근점		*	
각막반사법		*	+
부르크너 검사		*	+
외안근 검사		+	*
동공			*
스크리닝 시야검사			*
대면시야검사			*
동공간거리	*		*

*, 제1 영역; +, 제2 영역.

절력 검사는 주로 아이들, 젊은 성인, 그리고 초기 노안피검사자들에게서는 아주 중요한 역할을 하는 검사이지만, 노인들에게는 별로 사용하지 않는 검사이다. 노인들에게서는 암슬러 격자 검사를 시행하면 사전에 황반부의 기능 이상 유무를 알 수 있으므로 예비검사에 포함시키는 것이 더 좋다. 예비검사에 포함시킬 검사항목들을 정할 때에는 검사자가 투자한 시간이나 비용에 비해 얻어낼 수 있는 정보의 가치가 높은 것들만 선택하도록 한다.

본문 내용을 보면, 예비검사에 포함된 검사의 종류는 모두 19개이다. 그중 2가지, 즉 스크리닝 시야검사와 대면시야검사는 같은 시기능을 검사하는 것이다. 즉 이 두 가지 중 한 가지를 선택하여 검사를 시행하면 된다. 바늘구멍 시력검사는 시력이 저하되었을 경우에만 시행한다.

시력을 측정하는 방법으로는 세 가지가 있다 : 표준 스넬렌(Snellen) 검사, 거의 모든 예비검사에서 시행하는 검사법이다 ; LogMAR 시력, 약시나 임상연구 때 많이 활용 한다 ; Lea 그림타겟을 사용한 메사추세스 시력 검사, 어린아이들에게서 시력검사를 시행하거나 스크리닝 검사를 할 때 사용한다. 워트 4등(Worth 4 Dot) 검사는 보통 피검사자의 입체시 기능이 많이 저하되었을 때 실시한다. 부르크너(Brückner) 검사법은 각막반사(Hirschberg)법 대신 시행할 수 있고, 소아나 영아의 사시 및 굴절부동(anisometropia)의 스크리닝 때 매우 유용하게 사용된다.

다른 장에 나오는 검사들 중에 예비검사에 포함시킬 수 있는 검사들이 있다. 가령 혈압측정은 최근 예비검사에 주로 포함시키는데, 이는 전신질환이 안질환에 많은 영향을 미칠 수 있다고 최근 많은 검사자들이 공감하고 있기 때문이다. 다른 검사들로는 암슬러 격자(Amsler grid) 검사, 조절효율검사(accommodative facility), 연합사위(associated phoria), 그리고 우세안(dominance sighting) 검사 등이 포함된다.

일단 예비검사에 포함시킬 항목들이 정해지고 나면, 검사순서를 결정해야 한다. 순서는 검사의 효율을 고려해서 정하도록 하는데, 여기에는 검사에 사용될 기구(대부분의 예비검사에는 일반적인 기구들을 많이 사용한다)로 무엇을 선택할 것인가와 교정안경을 사용하거나 사용하지 않은 상태에서 검사를 시행할 것인지 여부 등을 고려하여 정하면 된다. 그림 2-1에 나와 있는 검사흐름도는 성인이 처음으로 검사를 받기위해 검사실을 방문했을 때 일차적으로 시행할 수 있는 검사흐름도이다.

예비검사 흐름도

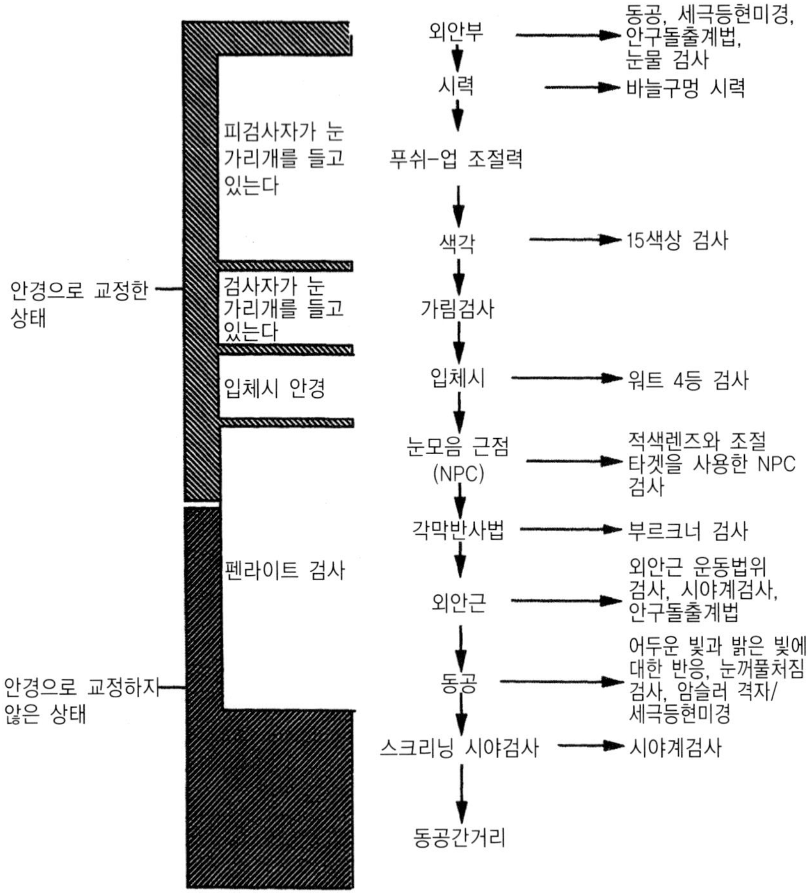

그림 2-1. 예비검사의 흐름도. 검사의 주요 경로나 표준 순서는 왼쪽에 적어 놓았다. 더 필요한 추가 검사나 2차적인 검사들은 오른쪽에 적어 놓았다. 이 검사법들은 안경교정 여부와 검사에 필요한 기구에 따라 그룹으로 묶어 시행한다.

외부검사
External Observation

검사목적 피검사자에게서 나타날 수 있는 전반적인 이상소견들을 대략적인 외부관찰을 통해 확인하기 위함이다.

검사에 필요한 기구들

특별한 기구가 필요하지는 않다. 펜-라이트(penlight)가 있으면 검사하기가 용이하고 도움이 될 수 있다.

검사 전 준비

특별한 준비는 필요하지 않다.

단계별 검사과정

1. 전체적으로 주의 깊게 관찰한다.
2. 일반적으로, 피검사자의 신체 중 결손부위가 있거나 비정상적으로 보이는 부위가 있는지 찾아본다. 신체의 좌우 양쪽에 비대칭부위가 있는지 여부를 살펴보고, 특히 피검사자의 얼굴에 주의를 기울여 관찰한다.
3. 관찰하는 데에 있어서 다음 몇 가지 점을 특별히 주의해서 관찰한다:
   1) 피검사자의 자세 중 머리의 기울임, 보행자세, 태도 등을 관찰한다.
   2) 피검사자의 머리, 얼굴 그리고 눈의 주변 조직들을 관찰한다.
   3) 피검사자의 눈 관찰: 얼굴 중에서 눈의 위치, 그리고 눈의 결막, 각막, 홍채, 및 수정체를 관찰한다.
4. 검사자가 생각하는 정상적인 모양과 피검사자의 용태(容態)를 비교 관찰한다. 얼굴과 신체의 반쪽이 반대쪽과 비대칭 부위가 있는지를 비교 관찰한다.

결과 기록

1. 만약 검사자가 판단하기로 피검사자가 모든 면에서 정상이라면, "WNL"이라고 적는다. 이는 "within normal limits(정상범위 내)"라는 뜻이다.
2. 비정상적이거나 또는 비대칭적인 부분이 있으면 모두 기록한다.

실 례

1. 외부검사(Ext) : 정상범위 내(WNL)
2. 외부검사(Ext) : 우안(OD)이 좌안(OS) 보다 크다. 그리고 우안(右眼)이 좌안(左眼)보다 1 cm 정도 비대칭적으로 아래쪽에 위치한다.

시력 : 최소가독시력
Visual Acuity(Va) : Minimum Legible

검사목적 시력(視力)이 어느 정도 선명하게 볼 수 있는지 또는 얼마나 작은 물체까지 식별할 수 있는지에 대한 시각계(visual system)의 기능을 검사하기 위함이다. 피검사자의 시력은 상(像)이 망막에 얼마나 정확하게 맺히는지, 눈의 여러 신경요소들의 전체적인 기능, 그리고 뇌(腦)의 상에 대한 해석능력 등에 의해 결정된다.

적응증

시력검사는 모든 피검사자에게서 과거력에 대한 문진이 끝난 후 바로 다음단계, 즉 검사의 첫 단계로 시행해야할 검사이다.

주의(Note) : 피검사자의 시기능을 검사해 낼 수 있는 방법은 여러 가지가 있다. 따라서 아래 설명해 놓은 검사과정들이 임상에서 제일 자주 사용되는 방법이기는 하지만 상황에 따라서는 적용을 하지 못하는 경우도 있다(예를 들어 ; 영아, 약시 환자, 그리고 문맹들).

검사에 필요한 기구들

1. 여러 타겟들을 포함하고 있는 투영식 시력표(projector)나 벽에 거는 시력표
2. 근거리시력측정용 시력표(Near point visual acuity card)
3. 눈가리개(Occluder)
4. 램프(Lamp)

검사 전 준비

1. 피검사자는 자신의 원거리용 안경을 착용한 상태에서 검사를 한다. 검사자가 만약 피검사자의 교정시력(cc ; with correction)과 교정을 받지 않은 나안시력(sc ; without correction) 모두를 검사하고자 한다면, 안경을 착용하지 않은 상태에서 나안시력을 먼저 측정해야 한다.
2. 피검사자는 눈가리개를 잡는다.

3. 투영식 시력표의 타겟은 20/50에서 20/15까지의 시표(line)에 맞추어 놓는다.

단계별 검사과정

1. 검사자는 항상 피검사자를 관찰하고 있어야지, 시력표를 보고 있어서는 안 된다. 검사자는 시력표를 외우고 있어야만 검사하는 과정 중에 피검사자를 지켜볼 수가 있다.
2. 피검사자에게 왼쪽 눈을 가리게 하고, 실눈을 뜨지 않도록 주의시킨다.
3. 피검사자에게 읽을 수 있는 가장 작은 타겟의 글자를 읽어 보라고 한다. 만약 투영식 시력표를 사용하여 검사하는 경우, 피검사자가 20/50타겟 상의 글자를 읽지 못한다면, 20/60의 타겟이 가장 작은 타겟으로 되어있는 챠트로 바꾼다.
4. 피검사자가 비록 정확하게 읽지는 못하고 상상이나 추측을 해서 대답하더라도 피검사자가 읽을 수 있었던 가장 작은 글자의 다음 타겟의 글자도 읽어보라고 한다. 만약 어느 타겟의 글자들 중 절반이상을 틀리게 읽으면 여기서 검사를 멈춘다.
5. 피검사자의 오른쪽 눈을 가리고 검사과정 제2단계, 제3단계, 제4단계를 반복한다.
6. 경우에 따라, 피검사자가 차트의 가장 큰 글자도 읽지를 못할 수가 있다. 이 경우, 피검사자에게 가장 큰 타겟상의 글자가 처음으로 보일 때(일반적으로 가장 큰 E)까지 타겟에 가까이 다가가도록 한다. 가장 큰 타겟상의 글자를 읽을 수 있을 때의 거리를 측정한다.
7. 만약 피검사자가 가까이 다가서도 글자를 읽을 수가 없다면, 다음과 같은 방법들로 검사를 하여, 피검사자가 정확하게 대답하는 단계에서 검사를 멈춘다.
   1) *손가락세기*(Counting fingers ; CF) : 30 cm 정도 떨어진 거리에서 손가락을 보여준다. 손가락이 몇 개인지를 피검사자에게 맞추어 보라고 한다. 계속 손가락 개수를 바꾸어 가면서 피검사자로부터

거리를 멀리하면서 정확하게 맞추지 못할 때까지 물러난다. 그리고 다시 피검사자에게 가까이 다가가면서 피검사자가 손가락 개수를 정확히 셀 수 있을 때까지 다가간다.

2) *손 흔듦*(Hand motion ; HM) : 검사자가 손을 들어 흔들면서 피검사자에게 손이 흔들리는 것이 보이는지 묻는다. 처음에는 30 cm 정도 거리에서 시작하여 피검사자가 더 이상 움직임을 느끼지 못할 때까지 물러난다. 그리고 피검사자가 다시 움직임을 느낄 때까지 가까이 다가간다.

3) *빛 방향 알아보기*(Light projection ; LProj.) : 펜라이트 또는 투광기(transilluminator)를 사용하여 피검사자 앞 약 50 cm 거리에서 피검사자의 여러 시야 방향으로 바꾸어 가면서 비춘다. 매번 불빛을 움직일 때마다 피검사자에게 빛의 위치를 대답하도록 하여, 피검사자가 불빛의 방향을 정확히 느낄 수 있는지를 알아낸다.

4) *빛 느낌*(Light perception ; LP) : 피검사자의 정면에서 눈에 펜라이트 또는 투광기 불빛을 비추어 피검사자에게 빛이 보이는지 여부를 묻는다.

8. 다음으로 근거리 시력을 검사한다. 다음과 같이 검사전 준비를 해놓은 상태에서 검사과정 제1단계에서부터 제5단계까지를 근거리에서 반복한다.

1) 근거리시력측정용 시력표(Near point card)에 밝은 빛을 비춘다. 광원(光源)은 피검사자의 위쪽 또는 약간 뒤쪽에 둔다. 광원의 빛이 피검사자의 눈에 직접 비추어지지 않도록 주의한다.

2) 피검사자에게 근거리용 시력표를 일정한 거리에 들고 있도록 한다.

(1) 근거리시력 검사용 스넬렌 시표(Reduced Snellen Acuity card)는 40 cm(16인치)거리를 유지한 상태에서 들고 있도록 한다.

(2) Jaeger 근거리 시력표는 35 cm(14인치)거리를 유지한 상태에서 들고 있도록 한다.

결과 기록

1. 교정시력(Vcc 또는 VAcc)을 기록한다 : cc는 "with correction(안경으로

교정)"이란 뜻이다. 만약 안경을 착용하지 않고 나안으로 시력(VA)검사를 했다면 cc 대신 sc라고 적는다. 만약 피검사자가 안경대신 콘택트렌즈를 낀 상태에서 검사를 받았다면, 이때에는 "cCL"라고 표기한다.

2. 각 눈의 단안시력을 따로 기록한 후 양안시력을 그 다음에 기록한다. 약어를 사용하여 기록하고, 오른쪽 눈은 OD, 왼쪽 눈은 OS, 양안은 OU로 표기한다.
3. 피검사자의 원거리 시력을 먼저 기록하고, 그 다음에 근거리 시력을 기록한다.
4. 각각의 눈을 따로, 스넬렌 분수(200/20, 20/20 .. 등) 또는 절반이상의 글자를 맞춘 타겟상의 가장 작은 타겟의 크기(print size)를 기록한다. (만약 피검사자가 6 m 검사거리에서 아무 것도 읽을 수 없었다면 다음 몇 항의 검사과정으로 검사를 한다.)
5. 만약 피검사자가 검사과정 제4단계에서 읽을 수 있는 가장 작은 타겟보다 더 아래쪽(작은) 타겟상의 글자를 몇 개 읽었다면 시력을 표기하는 분수나 타겟의 크기 뒤에 "+"라고 표기하고 정확하게 읽은 글자의 개수를 같이 기록한다.
6. 만약 글자를 몇 개 틀리게 읽었다면, 시력을 표기하는 분수나 타겟의 크기 뒤에 "-"라고 표기하고 틀리게 읽은 글자의 개수를 같이 기록한다.
7. 기록할 때, "+" 또는 "-" 표기를 동시에 사용할 수 있다.
8. 만약 피검사자의 반응에 이상이 의심되면, 예를 들어 느리게 대답을 했다면, 이러한 상황에 대해 기록을 해둔다.
9. 만약 피검사자가 가장 큰 글자를 보기 위해 시력표에 가까이 다가가야 했다면, 최초로 글자를 읽기 시작한 거리를 분자로, 그리고 글자의 크기(보통 400)를 분모로 기입한다.
10. 만약 피검사자의 시력이 너무 나빠 스넬렌 시력을 얻을 수 없다면, 아래 나와 있는 방법들을 시도하여 결과를 기록 한다 ;
    1) 손가락 세기 (CF) @________ (거리).
    2) 손 흔듦 (HM) @ ________ (거리).
    3) 빛 방향 알아보기 (LProj). 정확하게 가리키는 시야방향을 기록한다.
    4) 빛 느낌 (LP).

5) 빛 느낌 없음 (NLP).

실 례

1. VAcc	OD	$20/40^{+1}$,	20/30@40 cm(16")
	OS	$20/25^{-2}$,	$20/30^{-2/+2}$@40 cm(16")
2. VAcc	OD	$20/25^{-2}$,	20/25@40 cm(16")
	OS	$20/30^{+2}$,	$20/40^{+2}$@40 cm(16") (아주 천천히 읽었다)
3. Vsc	OD	8/400,	J−16@35 cm(14")
	OS	20/200,	$J-3^{-1}$@35 cm(14")
4. Vcc	OD	FC	@120 cm(4 ft)
	OS	LProj 모든 시야방향에서 정확하게 가리킴	

시력 일견표	
1. 원거리 시력 검사 전 준비	• 피검사자는 자신의 안경을 착용한다. • 피검사자는 눈가리개를 잡고 있는다. • 실내조명은 어둡게 조정한다. • 검사에 적절한 시력표를 투영한다.
2. 원거리 시력 검사	• 우안 원거리 시력을 측정한다. • 좌안 원거리 시력을 측정한다. • 양안 원거리 시력을 측정한다.
3. 근거리 시력 검사 전 준비	• 자신의 안경을 착용한다. • 적절한 거리에 근거리 시력표를 갖다 댄다. • 근거리 시력표에 조명을 비춘다. • 피검사자는 눈가리개를 잡고 있는다.
4. 근거리 시력 검사	• 우안 근거리 시력을 측정한다. • 좌안 근거리 시력을 측정한다. • 양안 근거리 시력을 측정한다.
5. 만약 피검사자가 타겟상의 제일 큰 타겟을 읽을 수 없다면, 다음 과정들로 검사한다.	• 손가락세기(CF) • 손 흔듦(HM) • 빛 방향 알아보기(LProj.) • 빛 느낌(LP)

기대결과치

1. 20/20이나 그 이상 나오는 시력은 정상으로 간주한다.
2. 좌우안의 시력차가 한 줄 이상 나서는 안 된다.
3. 검사 중에 나타난 어떠한 시력장애도 기록을 해 두어야 하며, 발생원인과 치료계획에 대해서도 설명을 해 주어야 한다.

시력 : LogMAR 타겟을 사용한 시력검사
Visual Acuity(VA) : Minimum Legible Using a LogMAR Chart

검사목적 시력이 어느 정도 선명하게 볼 수 있는지 또는 얼마나 작은 물체까지 식별할 수 있는지에 대한 시각계의 기능을 검사하기 위함이며, 스넬렌 시표(Snellen chart)를 사용하여 검사했을 때와 같은 방법으로 시행한다.
LogMAR 타겟의 글씨 크기 변화는 임계 간격(critical detail)에 분모를 10인 로그(Log)를 씌워 계산된 값을 크기에 따라 분각(minutes of arc)으로 환산된 것이다. 이때 피검사자가 구분할 수 있는 가장 작은 분각의 임계 간격을 피검사자의 최소분해각(minimum angle of resolution ; MAR)이라고 한다.

적응증

LogMAR 타겟은 정확하고, 정량적인 시력측정이 필요할 때 사용된다. LogMAR로 측정된 시력은 시력이 독립적 변수로 작용하는 연구를 할 때 많이 사용된다.

검사에 필요한 기구들

1. LogMAR 시스템에 맞게 고안된 시력표. LogMAR 시스템에 맞게 고안된 시력표는 여러 가지 특성을 가지고 있으므로 스넬렌 시표를 사용하여 검사했을 때보다 정확도가 높다. 노트(Note) 1을 보면 LogMAR 시력표를 제작하는 원칙들이 나와 있다.
2. 눈가리개
3. 램프
4. 사용한 차트에 대한 점수표.(Note 2 참조)

검사 전 준비

1. 피검사자의 원거리 교정안경을 착용한 상태에서 검사를 한다. 만약 피검사자의 나안시력(sc)과 교정시력(cc) 모두를 검사하고자 할 때에는 나안시력

을 먼저 측정한다.

2. 피검사자에게 가리개를 들고 있도록 한다. 검사자는 점수표를 들고 있는다.
3. 전체 LogMAR 타겟을 보여준다.(타겟 크기별 또는 각각의 글자들을 따로 독립적으로 보여주지는 않는다.)

단계별 검사과정

1. 피검사자에게 왼쪽 눈을 가리도록 하고, 실눈을 뜨지 말라고 한다.
2. 검사자는 가능한 차트가 아닌 피검사자를 보고 있도록 한다. 피검사자가 차트를 읽을 때 검사자는 점수표에 기록을 해야 하므로, 때때로 점수표를 봐야할 수도 있다. 중요한 것은, 피검사자의 검사받고 있지 않는 쪽 눈이 제대로 잘 가려져 있는지를 확인해야 하고, 실눈을 뜨거나 또는 어떠한 다른 방법으로 시력표를 더 잘 읽으려고 하는 것을 못하도록 해야 한다.
3. 피검사자가 타겟상의 글씨(또는 그림으로 된 타겟)를 읽을 때에는 가장 위쪽 타겟부터 읽도록 한다.(Note 3 참조)
4. 점수표에는 정확히 읽은 글자에는 동그라미로 표시하고 틀리게 읽은 글자는 X나 선을 그어 표시한다. 글자 옆 빈 공간에는 그 타겟상의 글자들 중에서 정확히 읽은 개수를 적어놓는다.
5. 피검사자에게 잘 보이지 않는 타겟 그리고 더 작은 타겟상의 글자들을 짐작으로라도 최대한 읽어보도록 독려한다.
6. 한 타겟상의 글자 5개 중 4개가 틀리면 검사를 멈춘다.
7. 피검사자에게 이제는 오른쪽 눈을 가리라고 하고 검사과정 제2단계에서부터 제6단계까지를 왼쪽 눈에서 반복한다.(Note 4 참조)
8. 피검사자 왼쪽 눈의 검사도 끝나면 각각 눈에서 정확히 읽은 글자나 그림의 개수를 기록한다.
9. LogMAR 시력을 구하는 공식에 대입한다.

   공식(The formula) : 일반적으로, 정확히 읽은 글자의 개수에 0.02를 곱한다. 그 다음 가장 처음 읽은 LogMAR 타겟에 0.10을 더한 값에

서 이 값을 빼준다. 아래 보기를 참조할 것.

(1) 일반적으로 피검사자는 제일 윗줄(1.00 타겟)에 있는 타겟부터 읽으므로, 정확히 읽은 전체 개수에 0.02를 곱하고 1.00에 0.10을 더한 1.10에서 뺀다.

LogMAR VA = 1.10 − (0.02 × 정확히 읽은 글자개수)

(2) 만약 피검사자가 0.80 타겟에서부터 읽기를 시작했다면, 공식은

LogMAR VA = 0.90 − (0.02 × 정확히 읽은 글자개수)

(3) 만약 피검사자가 0.40 타겟에서부터 읽기를 시작했다면, 공식은

LogMAR VA = 0.50 − (0.02 × 정확히 읽은 글자개수)

(Note 5 참조)

10. 만약 피검사자가 가까이 다가서도 글자를 읽을 수가 없다면, 다음과 같은 방법들로 검사를 하여, 피검사자가 정확하게 대답하는 단계에서 검사를 멈춘다.

1) *손가락세기*: 30 cm 정도 떨어진 거리에서 손가락을 보여준다. 손가락이 몇 개인지를 피검사자에게 맞추어 보라고 한다. 계속 손가락 개수를 바꾸어 가면서 피검사자로부터 거리를 멀리하면서 정확하게 맞추지 못할 때까지 물러난다. 그리고 다시 피검사자에게 가까이 다가가면서 피검사자가 손가락 개수를 정확히 셀 수 있을 때까지 다가간다.

2) *손 흔듦*: 검사자가 손을 들어 흔들면서 피검사자에게 손이 흔들리는 것이 보이는지 묻는다. 처음에는 30 cm 정도 거리에서 시작하여 피검사자가 더 이상 움직임을 느끼지 못할 때까지 물러난다. 그리고 피검사자가 다시 움직임을 느낄 때까지 가까이 다가간다.

3) *빛 방향 알아보기*: 펜라이트 또는 투광기를 사용하여 피검사자 앞 약 50 cm 거리에서 피검사자의 여러 시야 방향으로 바꾸어 가면서 비춘다. 매번 불빛을 움직일 때마다 피검사자에게 빛의 위치를 대답하도록 하여, 피검사자가 불빛의 방향을 정확히 느낄 수 있는지를 알아낸다.

4) *빛 느낌*: 피검사자의 정면에서 눈에 펜라이트 또는 투광기 불빛을 비추어 피검사자에게 빛이 보이는지 여부를 묻는다.

11. 다음으로 근거리 시력을 검사한다. 다음과 같이 검사 전 준비를 해 놓은 상태에서 검사과정 제1단계에서부터 제9단계까지를 근거리에서 반복한다 :
    1) LogMAR 시스템에 맞도록 고안된 근거리용 타겟에 밝은 조명을 비춘다. 광원은 피검사자의 머리 위쪽이나 약간 뒤쪽에서 비추도록 맞춘다. 빛이 피검사자 눈에 직접 비추어 지지 않도록 주의한다.
    2) 피검사자에게 타겟을 적절한 검사 거리인, 대략 40 cm 정도 거리에서 들고 있도록 한다.

결과 기록

1. 교정시력(Vcc 또는 VAcc)을 기록한다 : cc는 "안경으로 교정"이란 뜻이다. 만약 안경을 착용하지 않고 나안으로 시력(VA)검사를 했다면 cc 대신 sc라고 적는다. 만약 피검사자가 안경대신 콘택트렌즈를 낀 상태에서 검사를 받았다면, 이때에는 "cCL"라고 표기한다.
2. 각 눈의 단안시력을 따로 기록한 후 양안시력을 그 다음에 기록한다. 약어를 사용하여 기록하고, 오른쪽 눈은 OD, 왼쪽 눈은 OS, 양안은 OU로 표기한다.
3. 피검사자의 원거리 시력을 먼저 기록하고, 그 다음에 근거리 시력을 기록한다. 그 뒤에 근거리 시력을 측정한 거리도 같이 기록한다.
4. 각 눈의 시력을 공식에 대입하여 결과 값을 구한다(위의 검사과정 제9단계). 이때 값은 소수점 이하 두 자리까지 구한다. +나 − 시력이 모두 가능하므로, 항상 +나 − 부호를 시력과 같이 표기해야 한다.
5. 만약 피검사자가 제일 큰 타겟의 글자도 읽지를 못한다면, LogMAR 시력은 얻을 수가 없다. 이 상황에서는 검사과정 제10단계에 나온 방법대로 검사를 진행한다.
6. 만약 피검사자의 시력이 너무 나빠서 LogMAR 시력을 얻을 수 없다면, 아래 나와 있는 방법들을 시도하여 결과를 기록 한다 ;
    1) 손가락세기 (CF) @ ________ (거리).
    2) 손 흔듦 (HM) @ ________ (거리).
    3) 빛 방향 알아보기 (LProj). 정확하게 가리키는 시야방향을 기록한다.

4) 빛 느낌 (LP). 정확하게 가리키는 시야방향을 기록한다.
5) 빛 느낌 없음 (NLP).

실 례

1.	VAcc	OD	+0.26, +0.20 @ 40 cm
		OS	+0.14, +0.02 @ 40 cm
2.	VAcc	OD	−0.02, 0.00 @ 40 cm
		OS	−0.12, +0.08 @ 40 cm (매우 느리게 읽었음)

기대결과치

1. LogMAR 시력이 0.00이거나 0.00보다 좋으면 정상이다. 젊고, 건강한 성인은 최대 교정 LogMAR 시력이 −0.1에서 −0.2까지(0.00보다 한 라인이나 두 라인 더 작은 타겟을 읽을 수 있다)나올 것이라고 예측할 수 있다. 이 경우 사람들 간의 표준편차는 0.10 이내이다.
2. LogMAR 시력은 나이가 들면서 서서히 저하된다. 건강한 노인의 최대 교정시력은 0.00으로 예측할 수 있으며 표준편차는 0.05 정도이다.
3. 양쪽 눈의 시력차이는 0.16 이내여야 정상이다.
4. 모든 검사가 그러하듯이, LogMAR 시력도 측정 시 오류가 발생할 수 있다. 일반적으로, LogMAR 시력의 측정 오차(표준편차)는 0.08에서 0.10 사이이다. 이는 타겟상 한 줄의 차이 보다 작은 정도의 오차이다. 따라서 이 사이의 결과값을 얻었을 때에는 피검사자의 시력에는 변화가 없는 것으로 간주하고, 0.10 이상의 차이가 있을 때에만 피검사자 시력이 변했다고 판단하면 된다.
5. 검사 중에 나타난 어떠한 시력장애도 기록을 해 두어야 하며, 발생원인과 치료계획에 대해서도 설명을 해 주어야 한다.
6. 3세 미만의 정상아에서는 LogMAR 시력이 +0.30(스넬렌 시력으로는 10/20에 해당)보다 좋으면 정상이다. 4세 이상 정상아에서는 LogMAR 시력이 +0.20(스넬렌 시력으로는 10/16)이거나 그 이상이면 정상이다.
7. 검사 중에 나타난 어떠한 시력장애도 기록을 해 두어야 하며, 발생원인과 치료계획에 대해서도 설명을 해 주어야 한다. 만약 스크리닝 검사를 시행

하기가 어렵다면, 이 아이는 안과 전문의에게 의뢰하여 눈의 정밀검사를 받도록 한다.

Notes

1. "LogMAR"은 시력표의 타겟 크기를 계산해서 만들어 놓은 시스템이다. 여기에 사용된 대부분의 글자들은 로마알파벳에서 선택한 것들이다. LogMAR 타겟은 Lea 그림타겟도 포함하고 있다. 이론적으로 어떠한 종류의 부호(타겟)도 이 시스템의 원칙에만 부합된다면 사용이 가능하다(뒤에서 설명되는 "LogMAR 타겟의 특성들" 부분 참조). LogMAR 타겟은 글자의 크기에 비례해서 각 줄 간의 간격을 띄우는 원칙에 따라 만들어 졌다. 따라서 LogMAR 차트는 위쪽에 큰 글자들이 배열되어 있으므로, 위쪽 타겟간의 간격은 넓다. 타겟의 간격이 아주 중요하기 때문에 LogMAR 시스템에 맞게 고안된 프로젝트 시스템을 마들기 위해서는 너무 많은 비용이 들므로, 일반적으로는 종이에 인쇄된 차트를 사용한다. 원거리용과 근거리용 LogMAR 타겟은 모두 시중에 나와 있다. 가장 보편적인 모델은 투명한 백색 판 위에 검은색 로마글자가 인쇄되어 있고, 백색 판 뒤에 조명이 비추어지도록 만들어져 있다. 대부분의 근거리용 LogMAR 타겟은 플라스틱 백색 판 위에 검은색 글자가 인쇄되어 있고, 오버헤드 램프를 사용하여 조명이 백색 판 위를 비추어지게 하여 사용한다. 글자의 크기와 타겟 간의 비례를 맞추다보면 LogMAR 타겟상의 최대 크기 글자의 크기는 제한을 받게 되는데, 이는 LogMAR 타겟의 1.0 이상의 글자는 너무 커서 만들기가 어렵고 값도 비싸지기 때문이다.
2. 점수판(표 2-2)에는 타겟상의 각 타겟에 있는 글자나 그림들이 나타내어져있고, 각 타겟의 오른쪽 끝에는 정확히 읽은 개수를 적는 빈 공간이 있다. 미리 점수판 하단에 시력을 구하는 공식을 적어놓으면 아주 편리하다(검사과정 제9단계).
3. 시력 측정할 때의 시간을 절약하려면, 맨 윗줄의 타겟은 건너뛰고 적당한 아래쪽 줄에서부터 검사를 시작하면 좋다. 그러려면 검사과정 제9단계에 나와 있는 시력을 구하는 공식을 조금 수정해야 한다. 그

표 2-2. LogMAR 시력 기록 형태 : Precision Vision Series ETDRS Charts I

Log MAR	Snellen						정확히 읽은 개수
1.00	200	N	C	K	Z	O	____
0.90	160	R	H	S	D	K	____
0.80	125	D	O	V	H	R	____
0.70	100	C	Z	R	H	S	____
0.60	80	O	N	H	R	C	____
0.50	63	D	K	S	N	V	____
0.40	50	Z	S	O	K	N	____
0.30	60	C	K	D	N	R	____
0.20	32	S	R	Z	K	D	____
0.10	25	H	Z	O	V	C	____
0.00	20	N	V	D	O	K	____
−0.10	16	V	H	C	N	O	____
−0.20	12.5	S	V	H	C	Z	____
−0.30	10	C	Z	D	V	K	____
				정확히 읽은 전체 개수			____

Line A = 가장 처음 읽은 LogMAR 타겟에 0.10을 더한 값
Line B = 정확히 읽은 개수에 0.02를 곱한다
Line A 값에서 Line B 값을 뺀다 = LogMAR VA

러나 이 방법은 피검사자가 처음 검사받은 타겟에 있는 5개의 글자를 모두 정확하게 읽었을 때에만 시행해야 한다. 만약 한 타겟상의 글자 5개를 모두 정확하게 읽지를 못한다면, 더 위쪽 타겟으로 이동하여 다시 읽도록 하고 5개의 글자 모두를 읽을 수 있는 타겟을 찾아 그 타겟 크기에서부터 시작한다. 만약 피검사자가 맨 윗줄의 글자 5개 모두를 정확하게 읽지 못할 경우에는 예외이다. 이 시력표에는 더 큰 글자로 된 타겟이 없으므로, 피검사자는 맨 윗줄의 타겟을 보면서 검사를 시작한다(검사과정 제10단계).

4. 꼭 그렇진 않지만, 오른쪽 눈과 왼쪽 눈을 검사할 때 각각 다른 Log MAR 타겟을 사용하는 것이 좋은데, 이는 피검사자가 기억을 통해 읽을 수 있는 가능성을 최대한 배제시키기 위함이다.
5. 시력을 구하는 공식에 그대로 대입한다. 시력이 +, −, 그리고 0.00이 나올 수가 있다. 이 때 마이너스 값은 임계 간격 또는 MAR이 1분

각 보다 작다는 것을 의미하며, 이는 스넬렌 시력의 20/20보다 더 좋다는 것을 뜻한다.

LogMAR 타겟의 특성들

1. LogMAR 타겟의 글자들은 단지 형이학적 비례로만 크기가 변하는 것이 아니라 최소분변력의 비례에 따라 단계적으로 크기가 변하도록 만들었다. 그 이유는 바로 인접 타겟들 간의 임계 간격이 로그 값으로 정확히 0.10 차이가 나도록 크기 비율을 맞추기 위함이다.
2. 가장 큰 타겟의 글씨에서부터 가장 작은 타겟까지의 타겟간의 로그 값은 정확히 0.10씩 차이가 나면서 변화되며 중간에 건너뛴 타겟크기는 없다. 가장 널리 사용되는 타겟의 가장 큰 글자의 임계 간격 로그 값은 1.0이고 (임계 간격이 10분각, 즉 스넬렌 타겟으로는 20/200 크기), 가장 작은 글자는 −0.30(임계 간격이 0.5분각이며, 스넬렌 타겟으로는 20/10)이다.
3. 글자들의 모양은 구별하기가 비슷하게 어려운 것들로 선택한다.
4. 각 타겟상의 글자들 간의 간격이 모두 형이학적 비례로 똑같은 간격을 두고 배열되어 있는 것이 아니라, 글자크기에 따라 비례적으로 간격이 띄어져 있다. 따라서 글자가 작을수록, 글자들 간의 간격도 작아진다(Note 1 참조).
5. 각 타겟마다 같은 개수의 글자 또는 시 자극 타겟(visual stimuli)이 있다 (일반적으로 5개).
6. 일반적으로, 원거리용 LogMAR 타겟은 4.0 m 거리에서 보도록 맞추어져 있고, 근거리용 LogMAR 타겟은 40 cm 거리에서 보면서 검사하도록 만들어졌다.

시력 : Lea 그림타겟을 사용한 메사추세스 시력검사

Visual Acuity(VA) : Minimum Legible Using the Massachusetts Visual Acuity Test With Lea Symbols

검사목적 글자나 숫자를 모르는 3-4세의 아이들이 어느 정도 선명하게 볼 수 있는지의 시력을 측정하기 위함이다. 3-4세의 아동에서 약시나 심한 굴절부동이 있는지를 스크리닝할 때에도 시행한다.

적응증

이 Lea 그림타겟을 사용한 메사추세스 시력검사법은 특히 글자를 모르는 아동들의 시력을 스크리닝하기 위해 고안된 것이다.

검사에 필요한 기구들

1. 메사추세스 시력검사를 위한 Lea 그림타겟(그림 2-2) : 제조 및 판매 ; Precision Vision사, Lasalle, IL, 61301, catalog number ; 2590
2. 눈가리개 또는 안대
3. 램프

검사 전 준비

1. 피검사자의 원거리 교정안경을 착용한 상태에서 검사를 한다. 만약 피검사자의 나안시력(sc)과 교정시력(cc) 모두를 검사하고자 할 때에는 나안시력을 먼저 측정한다. 3-4세경의 아이들 대부분은 안경교정이 필요하지 않다.
2. 아이에게 가리개를 들고 있도록 하던지, 또는 검사하는 동안 아이의 한쪽 눈에 안대를 대준다.
3. 아이에게 4개의 Lea 그림타겟이 크게 그려져 있는 사각형 종이를 들고 있도록 한다.

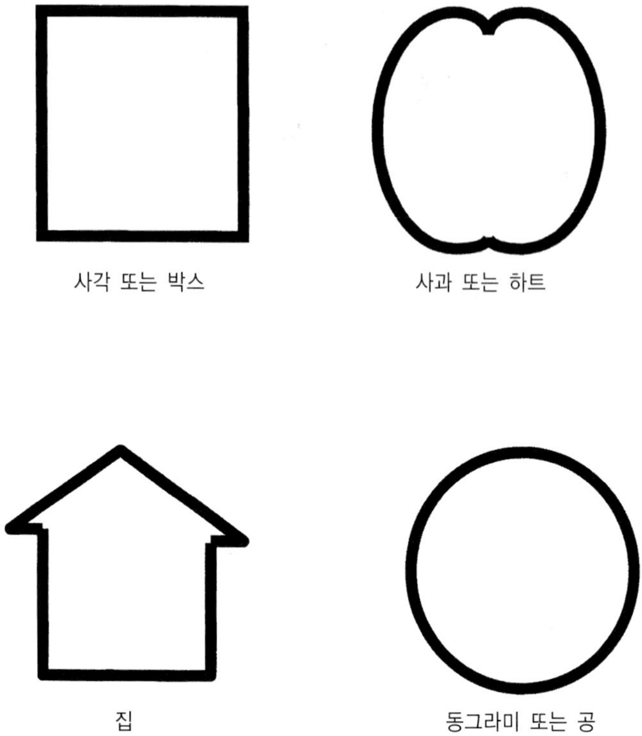

그림 2-2. 메사추세스 시력검사에 사용 될 Lea 그림타겟

4. 아래 방법대로 아이와의 의사소통을 잘 할 수 있도록 한다.
   1) 밝은 조명 하에서 피검사자로부터 50 cm – 100 cm 떨어진 거리에 서서, 하나의 독립된 Lea 그림타겟을 손에 든다.
   2) 아이에게 보이는 그림을 말해보라고 하고, 각 그림타겟을 어떠한 용어로 표현하는지 잘 듣는다. 각 그림은 정확하거나 틀린 명칭이 없다 ; 예를 들어 아이가 사각형을 "사각형"이라고 말할 수도 있지만, "상자"나 그 외의 다른 말로 표현할 수도 있다. 이 과정을 미리 해두는 이유는 아이가 나중에 검사를 받을 때 물체를 정확히 알아보는지 여부와 검사자가 아이의 대답을 알아들어야 하기 때문이다.
   3) 4개의 그림타겟이 그려져 있는 카드들을 아이에게 모두 보여준다.
   4) 그림타겟을 다시 반복해서 보여주면서, 이번에는 아이에게 검사자가

들고 있는 그림이 아이가 들고 있는 사각형 종이안의 큰 크기의 4개의 그림 중 어느 것과 같은지 가리켜 보도록 한다.

5) 일단 아이가 대답을 잘 하면, 스크리닝 검사 또는 시력검사를 한다.

5. 다른 방법으로는, 각각 독립적으로 하나씩 보여주도록 그림타겟이 인쇄된 작은 카드대신, 상단 모퉁이에 "P"(practice ; 연습용)라고 써있는 카드를 사용해도 된다.

단계별 검사과정

A. 스크리닝

1. 피검사자의 왼쪽 눈을 가리고 실눈을 뜨지 말라고 설명한다. 만약 피검사자가 가리개를 잘 대고 있지 못하면 왼쪽 눈에 안대를 댄다.
2. 검사자는 가능한 차트가 아닌 피검사자를 보고 있도록 한다.
3. 오른쪽 또는 왼쪽 상단 모퉁이에 "P"자가 적힌 한 장씩 넘기는 차트를 50 cm – 100 cm 떨어진 거리에서 보여준다. 검사자가 각 그림타겟을 짚으면서 모양을 말하도록 하든가, 아이가 들고 있는 사각형 종이에 큰 그림으로 그려져 있는 것들 중에서 같은 모양의 그림을 아이에게 짚어보도록 한다.
4. 만약 아이가 정확하게 모든 그림타겟을 인식하면, 뒤로 3.0 m(10 ft)까지 물러나서 이번에는 상단 모퉁이에 "R"이라고 적혀있고, 중앙 아래에는 검사받는 아이의 나이(3세 또는 4세)가 적힌 카드를 보여주면서 같은 방법으로 아이에게 그림의 모양을 대답하거나 검사자의 그림과 아이가 들고 있는 사각형 종이 중에서 같은 그림을 짚어보도록 한다. 검사자는 매번 그림타겟을 가리킬 때마다 그림타겟의 모양을 손가락이나 다른 지시봉으로 조금이라도 가리지 않도록 주의해야 한다(그림 2-3).
5. 그림타겟 4개나 5개를 정확하게 짚으면 검사가 성공(pass)한 것이나, 2개 이상 틀리게 되면 검사는 실패(fail)한 것이다.
6. 아이의 오른쪽 눈을 가리고 왼쪽 눈의 검사를 실행한다. 이번에는 상단 모퉁이에 "L"이라고 적혀있고, 중앙 아래에는 검사받는 아이의 나이(3세 또는 4세)가 적힌 카드를 보여준다. 다시 아이에게 보여 지는

그림의 모양을 말하거나 검사자의 그림과 아이가 들고 있는 사각형 종이 중에서 같은 그림을 짚어보도록 한다.

7. 그림타겟 4개나 5개를 정확하게 짚으면 검사가 성공한 것이나, 2개 이상 틀리게 되면 검사는 실패한 것이다.

B. 시력 측정

1. 피검사자의 왼쪽 눈을 가리고 실눈을 뜨지 말라고 설명한다.
2. 검사자는 가능한 차트가 아닌 피검사자를 보고 있도록 한다. 검사하는 동안 검사자는 한 타겟을 가리키면서 피검사자에게 읽어보도록 하고, 검사자가 타겟을 짚을 때 한번에 하나씩만을 정확하게 짚고 있는지를 확인한다. 또한 검사자는 매번 타겟을 가리킬 때마다 타겟의 모양을 손가락이나 다른 지시봉으로 조금이라도 가리지 않도록 주의해야 한다.
3. 3 m(10피트) 거리에서 밝은 조명으로 검사용 카드를 비추고, 아이에게 상단 모퉁이에 "R"이라고 적혀있는 +0.50 타겟(스넬렌 시표로는 10/32에 해당)를 보여준다. 만약 피검사자가 처음 두 개의 타겟을 정확하게 인식했다면 타겟을 넘겨 +0.40 타겟을 보여주면서 오른쪽 눈

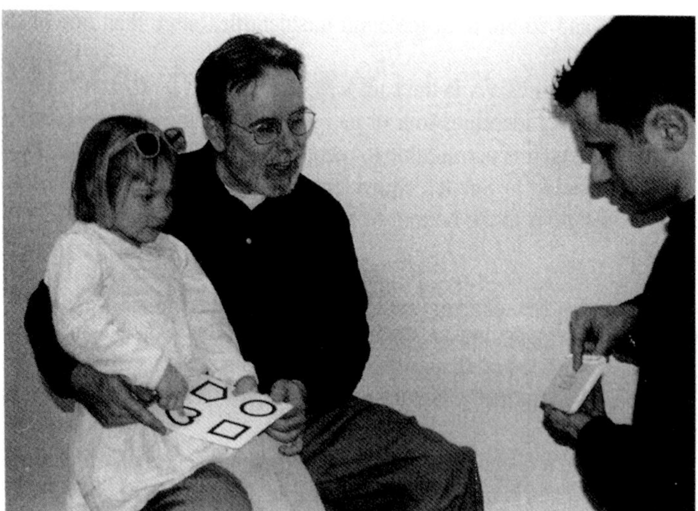

그림 2-3. 피검사자가 Lea 그림타겟을 사용하여 검사받는 모습

의 시력을 측정한다(타겟 넘기기는 한번 이상해야 할 수도 있다).

4. 만약 아이가 이번에도 정확하게 처음 두 개의 타겟을 맞추었다면, 점차 더 작은 크기의 그림이 그려진 타겟을 보여주면서 오른쪽 눈의 시력을 측정한다.(3 m거리에서 보는 타겟은 0.10 LogMAR 단위로 글자의 크기가 커지도록 되어있다.) 아이가 처음 두 개 중 한 개의 타겟을 틀리게 대답할 때까지 계속 더 작은 타겟을 보여주면서 검사를 반복한다.
5. 그 다음 바로 전 단계의 큰 타겟으로 되돌아가 그 타겟에 있는 모든 그림 타겟을 전부 다 대답해 보라고 한다. 아이가 만약 4개나 5개를 정확하게 대답하면 다음 단계의 작은 타겟으로 넘어가서 다시 몇 개를 정확하게 맞출 수 있는가 하는 방식으로 5개 중 하나 이상 틀릴 때까지 검사를 반복한다.
   1) 정확하게 4개나 5개를 맞춘 가장 작은 타겟이 이 아이의 시력이다. 만약 아이가 한 개를 틀리면 시력 다음에 "-1"이라고 적어놓는다. 시력은 스넬렌 타겟 값, LogMAR 값, 또는 각 타겟의 아래쪽에 표기되어 있는 여러 방식 중 한 가지로 기록한다.
6. 피검사자의 오른쪽 눈을 가리고 실눈을 뜨지 말라고 설명한다.
7. 검사자는 가능한 차트가 아닌 피검사자를 보고 있도록 한다.
8. 3 m(10피트) 거리에서 밝은 조명으로 검사용 카드를 비추고, 아이에게 상단 모퉁이에 "L"이라고 적혀있는 +0.50 타겟(스넬렌 시표로는 10/32에 해당)를 보여준다. "L"은 왼쪽 눈을 검사할 때 사용하는 타겟라는 것을 의미한다. 만약 피검사자가 처음 두 개의 타겟을 정확하게 인식했다면 타겟을 넘겨 +0.40 타겟을 보여주면서 왼쪽 눈의 시력을 측정한다(타겟 넘기기는 한번 이상해야 할 수도 있다).
9. 만약 아이가 이번에도 정확하게 처음 두 개의 타겟을 맞추었다면, 점차 더 작은 크기의 그림이 그려진 타겟을 보여주면서 왼쪽 눈의 시력을 측정한다. 아이가 처음 두 개 중 한 개의 타겟을 틀리게 대답할 때까지 계속 더 작은 타겟을 보여주면서 검사를 반복한다.
10. 그 다음 바로 전 단계의 큰 타겟으로 되돌아가 그 타겟에 있는 모든 그림타겟을 전부 다 대답해 보라고 한다. 아이가 만약 4개나 5개를 정확

하게 대답하면 다음 단계의 작은 타겟으로 넘어가서 다시 몇 개를 정확하게 맞출 수 있는가 하는 방식으로 5개 중 하나 이상 틀릴 때까지 검사를 반복한다.

1) 정확하게 4개나 5개를 맞춘 가장 작은 타겟이 이 아이의 시력이다. 만약 아이가 한 개를 틀리면 시력 다음에 "-1"이라고 적어놓는다. 시력은 스넬렌 시표 값, LogMAR 값, 또는 각 타겟의 아래쪽에 표기되어 있는 여러 방식 중 한 가지로 기록한다.

결과 기록

1. 교정시력(Vcc 또는 VAcc)을 기록한다 : cc는 "안경으로 교정"이란 뜻이다. 만약 안경을 착용하지 않고 나안으로 시력(VA)검사를 했다면 cc 대신 sc라고 적는다.
2. 각 눈의 단안시력을 따로 기록한다. 약어를 사용하여 기록하고, 오른쪽 눈은 OD, 왼쪽 눈은 OS로 표기한다.
3. 아이의 원거리 시력을 먼저 기록하고, 그 뒤에 시력을 측정한 거리도 같이 기록한다.(비록 표준 검사거리인 3 m에서 시행했더라도 기록을 한다).
4. 만약 LogMAR 값으로 기록할 때에는, +나 - 시력이 모두 가능하므로, 항상 +나 - 부호를 시력과 같이 표기해야 한다.
5. 만약 아이가 시력표상의 가장 큰 글자도 읽지를 못한다면(연습용 타겟상의 제일 큰 타겟 크기는 0.60이다), 이 경우에서는 메사추세스 시력표로 시력을 측정해 낼 수가 없다. 이때에는 시력이 "+0.60보다 나쁨(이하)" 또는 "20/80보다 나쁨(이하)"이라고 기록한다.

실 례

스크리닝 검사 :

1. OD 성공(pass) / OS 성공(pass)
2. OD 실패(fail) / OS 성공(pass)

시력 검사 :

1. VAsc	OD	10/32
	OS	$10/8^{-1}$
2. VAsc	OD	0.00
	OS	−0.10
3. VAsc	OD	+0.20
	OS	+0.30

바늘구멍 시력
Pinhole Visual Acuity

검사목적 렌즈를 사용하여 시력을 교정할 수 있는지 여부를 알아보기 위함이다. 바늘구멍(핀홀 ; pinhole)을 통해 시력표를 바라보게 되면 눈의 초점심도(depth of focus)가 깊어지므로 망막 상의 흐림 현상이 감소하게 된다. 그러므로 만약 망막과 시로(視路)에 이상이 없다면 피검사자의 시력은 교정될 수 있다.

적응증

바늘구멍 시력검사는 피검사자의 교정시력이 자신의 안경을 착용하거나 또는 검사자가 처방한 안경을 착용한 상태에서 원거리 및 근거리 모두에서 교정시력이 20/30미만일 때 시행한다.

검사에 필요한 기구들

1. 여러 타겟들을 포함하고 있는 투영식 시력표나 벽에 거는 시력표
2. 바늘구멍의 직경이 1.0 mm에서 1.5 mm의 바늘구멍 판(Pinhole disc ; PH)
3. 눈가리개

검사 전 준비

1. 피검사자는 원거리 교정용 안경을 착용한 상태에서 원거리 시력표를 본다.
2. 바늘구멍시력은 원거리에서만 측정한다.

단계별 검사과정

1. 피검사자의 검사 받고 있지 않은 쪽 눈은 가리개로 가린다. 만약 양안을 모두 검사할 경우, 오른쪽 눈부터 검사한다.
2. 피검사자에게 바늘구멍 판(PH disc)을 시력표상의 글자가 가장 선명하게 보일 때까지 눈 쪽으로 당겨 대도록 하고, 읽을 수 있는 가장 작

은 타겟상의 글자를 읽어보라고 한다.

3. 피검사자가 타겟상의 읽을 수 있는 가장 작은 타겟보다 한 줄 더 작은 타겟의 글자들을 읽어 보도록 용기를 준다. 피검사자가 어느 타겟 크기의 글자들 중 절반이상 틀리게 읽을 때까지 검사를 계속한다.

결과 기록

1. 시력 뒤에 "PH"라고 기록한다. 이는 원거리 교정시력을 기록한 바로 뒤에 이어서 표기한다.
2. PHNI는 바늘구멍검사에서도 교정시력에 호전이 없었다는 것을 나타내기 위한 표기법으로 사용한다.

실 례

1. VAcc	OD :	$20/50^{+2}$	PH : $20/30^{+2}$
	OS :	20/40	PH : 20/25
2. VAsc	OD :	$20/40^{+1}$	PHNI
	OS :	20/100	PH : 20/50

기대결과치

1. 만약 피검사자의 비정상적인 시력저하의 원인이 굴절이상에 대한 정확한 교정이 이루어지지 않은 것에 기인하였다면, 바늘구멍검사에 의해 좋은 교정시력을 얻을 수 있을 것이라고 예측할 수 있다.
2. 만약 피검사자의 시력저하의 원인이 굴절이상과 관계된 광학적인 소인에 의한 것이 아니라면, 바늘구멍검사에 의한 시력의 호전을 기대할 수 없으며, 경우에 따라서는 시력이 오히려 더 나쁘게 나타날 수도 있다.
3. 굴절검사에서 얻을 수 있는 피검사자의 교정시력은 최소한 바늘구멍검사에서 얻어진 교정시력만큼의 교정시력을 얻어야만 한다.

조절력(푸쉬-업법)
Amplitude of Accommodation : Push-Up Method

검사목적 이 검사는 피검사자에게 근거리물체로부터 자극을 받았을 때 이 자극에 대한 반응으로 근거리초점을 맞추기 위해 나타나는 수정체의 변화를 디옵터(diopter)로 검사해 내기 위함이다.

검사에 필요한 기구들

1. 근거리시력 검사용 시력표(카드)
2. 센티미터(cm)로 표시된 줄자
3. 눈가리개

검사 전 준비

1. 피검사자는 평소에 자신이 착용하던 원거리용 안경을 착용한 생태에서 검사를 받는다. 이 검사는 포롭터를 사용한 굴절검사를 시행하는 경우와 같이 포롭터를 사용한 굴절검사의 연장선상에서 포롭터를 사용하여 검사할 수도 있다.
2. 피검사자나 검사자 중 한 사람이 근거리시력 검사용 시력표(카드)를 들고 있는다.
3. 근거리시력 검사용 시력표(카드)에는 환하게 빛(조명)을 비추어 준다.

단계별 검사과정

1. 피검사자에게 왼쪽 눈을 가리게 하고 오른쪽 눈을 먼저 검사한다.
2. 피검사자에게 자신의 근거리 시력보다 한두 줄 정도 더 큰 근거리 타겟상의 글자들을 보고 있게 한다.
3. 피검사자에게 글자들이 계속 선명하게 보이는 지를 묻는다.
4. 근거리시력 검사용 시력표(카드)를 서서히 피검사자 눈앞으로 끌어당기면서 글자가 흐려 보이기 시작하는 거리를 말하라고 한다.

5. 흐려 보인다고 할 때의 근거리시력 검사용 시력표(카드)에서 안경전면까지의 거리를 센티미터(cm)로 측정한다. 이 측정된 거리가 조절근점을 나타낸다.
6. 이 거리는 디옵터(D) 단위로 바꿀 수가 있는데, 이 검사된 cm 거리를 100으로 나누면 된다. 환산된 디옵터(D)값은 이 피검사자의 조절력을 나타낸다.
7. 오른쪽 눈을 가리고 왼쪽 눈을 사용하여 검사과정의 제1단계에서부터 제6단계까지를 반복한다.
8. 대체검사법으로 근거리 시력표를 눈에 바짝 댄 후 시력표를 눈에서 점점 멀리 이동시키면서 글자가 선명하게 보인다고 대답할 때까지 움직인다. 이 방법은 흐려 보인다는 의미를 잘 모르는 어린아이들을 검사할 때 유용한 방법이다.

결과 기록

1. 사용한 검사방법을 기록한다.
2. 조절력 값을 디옵터로 표기한다.(소수점 이하는 렌즈의 도수에 맞추어 반올림한다)
3. 우안과 좌안의 값을 각각 따로 기록한다.

실 례

1. 조절력 (푸쉬-업) OD 7D OS 7D
2. 조절력 (푸쉬-업) OD 6D OS 6D

기대결과치

1. 예상되는 조절력 값은 나이가 증가할수록 감소한다. 조절력의 예상 값을 측정하는 데에 있어서, 일반적으로 많이 사용되는 두 가지 방법이 있다. 그 방법들은 다음과 같다.
   1) Hofstetter의 공식
      (1) 예상최소조절력(Minimum expected amplitude)
      $= 15 - 0.25 \times$ (나이)

(2) 예상평균조절력(Average expected amplitude)

= 18.5 − 0.30 × (나이)

(3) 예상최대조절력(Maximum expected amplitude)

= 25 − 0.40 × (나이)

2) Donder의 표 (표 2-3)

2. 양안 각각의 조절력 값의 차이는 1 디옵터(D) 이내이어야 한다.

표 2-3. Donder의 연령에 따른 조절력 값

나 이	조 절 력	나 이	조 절 력
10	14.00	45	3.50
15	12.00	50	2.50
20	10.00	55	1.75
25	8.50	60	1.00
30	7.00	65	0.50
35	5.50	70	0.25
40	4.50	75	0.00

색각검사
Color Vision

검사목적 선천적 또는 후천적 색각장애를 찾아내기 위함이다. 이 검사는 특히 황반부의 추체세포와 시신경의 기능을 검사하는데 중요한 의미를 갖는다.

검사에 필요한 기구들

1. 눈가리개
2. 검사용 특정 책자에 맞는 색등(色燈 ; lamp of the correct color temperature)
3. 가성동색표(Pseudoisochromatic test ; PIPs)나 이와 같은 기능을 하는 책자들 또는 다른 기자재들

검사 전 준비

1. 피검사자에게 자신이 평소에 사용하는 근거리용 안경을 착용하도록 한다.
2. 피검사자에게 눈가리개를 들고 있도록 한다.
3. 검사자는 검사용 책자를 피검사자에게서부터 50 cm 떨어진 거리에서 들고 있는다.

단계별 검사과정

1. 피검사자의 왼쪽 눈을 가리고 오른쪽 눈을 먼저 검사한다.
2. 피검사자가 한쪽 눈만으로 검사용 책자를 보고 있는지 여부를 확인한다.
3. 한 번에 한 페이지씩 넘기고, 피검사자에게 각 페이지에 있는 숫자들을 읽어보라고 하고, 또한 그림의 모양을 따라 그려보도록 한다.
4. 다음으로 피검사자의 오른쪽 눈을 가리도록 한다.
5. 검사과정의 제2단계와 제3단계를 반복하면서 왼쪽 눈을 검사한다.

결과 기록

1. 각각의 눈이 정확하게 읽은 페이지의 숫자를 기록하고 "/" 표시를 한 다음 총 검사한 페이지 수를 기록한다(분수로 표기한다는 뜻이다). 기억하고 있어야 할 것은 대부분의 검사 책자의 첫 페이지는 피검사자가 색을 구분할 수 있는 가를 검사하기 위한 것이 아니고, 피검사자에게 어떻게 검사를 해야 하는가를 설명해 주기 위해 만든 페이지이다. 그러므로 읽은 페이지 수를 기록할 때에 이 페이지는 빼고 계산한다.
2. 사용한 검사방법(사용한 책자)을 기록한다.

실 례

1. 색각 : OD	12/13	OS	11/13	Ishihara
2. 색각 : OD	13/14	OS	8/14	AO

기대결과치

PIPs 검사를 할 때에는 사용하는 책자에 대해 미리 설명을 해야 한다. 검사에 사용되는 각각의 책자에 따라 어떻게 읽어야 정상인지를 검사자는 알고 있어야 한다. PIPs를 사용한 검사에서 어느 특정한 종류의 책자는 13개의 페이지 중 4개까지 틀리는 것은 정상으로 간주한다.

전체 인구 중 약 8%가 색각이상을 가지고 있다. 그리고 이들 중 대부분은 남자이다.

가림검사
Cover Test

검사목적 사시 또는 사위의 유무와 편위의 정도를 검사하기 위함이다. 가림검사(Cover test)를 통해 피검사자에게 운동융합기능이 있는지 여부를 알 수 있다. 운동융합기능이 있다면(즉, 사시가 없다면), 이 검사는 피검사자의 융합이향운동계에 의해 요구되는 안구의 운동 양을 찾아낼 수 있다.

검사에 필요한 기구들

1. 시력표(VA chart)
2. 가림검사용 근거리 주시물체(Near cover test target)
3. 눈가리개
4. 오버헤드 램프(Overhead lamp)
5. 수평과 수직 프리즘바(prism bars)

검사 전 준비

1. 피검사자는 평상시에 사용하는 원거리 시력교정용 안경을 착용한다.
2. 검사 때 사용할 주시물체(타겟)를 준비한다 :
   1) 원거리에서 검사할 때 – 독립된 한 개의 글자를 사용한다. 피검사자가 안경을 착용한 상태에서, 두 눈 중 교정시력이 더 나쁜 쪽 눈으로 읽을 수 있는 제일 작은 타겟상의 글자보다 한 줄 정도 큰 타겟의 글자에 맞추어 놓는다.
   2) 근거리에서 검사할 때 – 조절유발타겟(accommodative target)를 사용하여 40 cm의 거리를 두고 검사한다. 피검사자가 안경을 착용한 상태에서 교정시력이 나쁜 쪽 눈으로 읽을 수 있는 가장 작은 타겟상의 글자보다 한 줄 정도 큰 타겟의 글자에 맞추어 놓거나 또는 이와 비슷한 시력을 나타내는 크기의 그림 주시물체를 준비한다. 피검사자가 주시물체를 들고 있어도 된다.

3. 검사자는 눈가리개를 들고 있는다.
4. 피검사자나 검사자가 프리즘바를 들고 있는다.
5. 실내조명은 검사자가 피검사자 눈의 움직임을 관찰할 수 있을 정도로 충분히 밝아야 한다. 가림검사는 실내등을 모두 밝힌 상태에서 시행할 수도 있다.
6. 검사자는 피검사자가 주시물체(타겟)를 주시하고 있는 시야에 방해를 주지 않으면서, 피검사자 눈의 움직임을 잘 관찰할 수 있는 위치에 자리를 잡는다.

단계별 검사과정

가림검사는 두 가지로 나눌 수 있다. 한 가지는 가림-안가림 검사(Cover-Uncover test)로 이 방법으로 사위와 사시를 감별할 수 있다. 그리고 또 다른 한 가지는 교대가림검사(Alternative Cover test)로 이 방법으로 눈의 편위 방향과 크기를 검사해 낼 수 있다. 가림검사의 이 두 가지 방법 모두 근거리와 원거리 모두에서 시행해야 한다. 눈을 가림으로서 간헐사시가 항시 사시로 보일 수 있으므로 가림-안가림 검사를 먼저 시행해야 한다.

가림-안가림검사

이 검사법은 사위인지 사시인지를 감별하고, 사시가 있는 경우 이것이 양안 교대성인지, 아니면 한쪽 눈에만 나타나는 단안성인지를 감별할 때 사용한다(그림 2-4). 가림-안가림검사 중 **가림검사 부분**은 양안을 뜨고 동시에 주시물체(타겟)를 주시하고 있는 상태에서 두 눈의 시축이 어느 방향을 향하고 있는지를 관찰함으로서 사시인지 사위인지를 감별할 수 있다. 만약 사위 피검사자라면 두 눈을 동시에 떴을 때 각각 눈의 시축은 주시물체에 잘 정렬하게 된다. 만약 사시 피검사자라면 두 눈을 동시에 떴을 때 한 눈의 시축은 주시물체에 닿는 한편 다른 한 눈의 시축은 주시물체에서 벗어난 다른 방향을 향하게 된다. 이 가림-안가림검사를 시행하는 중에는 눈가리개로 가리지 않은 쪽 눈의 시축만을 관찰하여 그 눈의 시축 방향만을 정하게 된다.

가림-안가림검사 중 **안가림검사 부분**은 단안사시(계속 오른쪽 눈에만 또는 왼쪽 눈에만 나타나는 사시)로부터 교대사시를 감별할 때 시행한다. 교

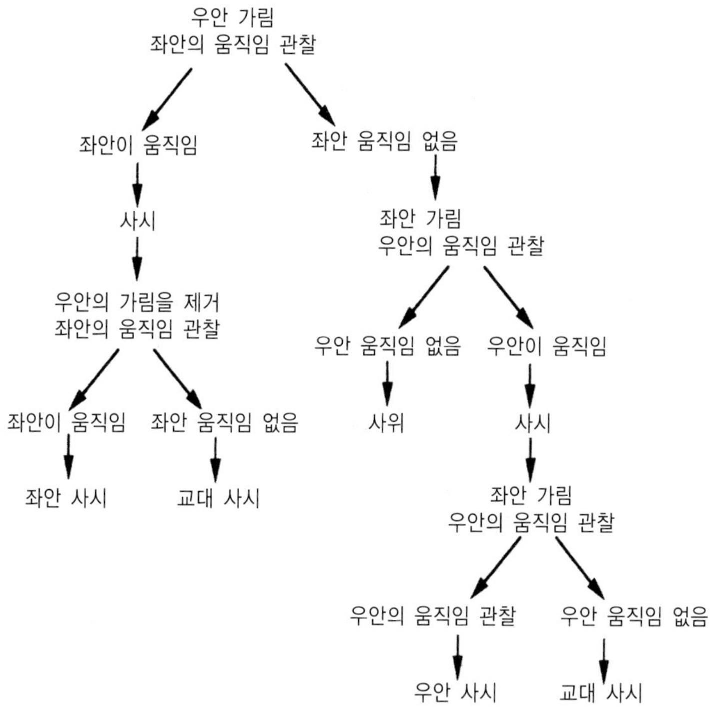

그림 2-4. 가림-안가림 검사법으로 사시와 사위를 진단하는 흐름도

대사시 피검사자의 경우 양안을 모두 뜨고 검사할 때, 우안 또는 좌안 중 한 눈의 시축을 주시물체에 정렬시킬 수 있다. 반면 단안사시 피검사자의 경우 양안을 모두 뜨고 검사할 때에는 한쪽 눈의 시축만이 주시물체에 정렬되고, 주시안을 가렸을 때에만 다른 쪽 눈의 시축이 주시물체에 정렬하게 된다. 검사도중 검사자는 가리개로 가리지 않은 쪽 눈만을 관찰할 수 있다.

1. 피검사자에게 주시물체를 주시하도록 하고, 주시물체가 흐려 보이는지를 계속 주시하고 있도록 주지시킨다. 왼쪽 눈을 검사하기 위해, 검사를 시작할 때 먼저 두 눈 모두를 가리지 않은 뜨고 있는 상태에서 피검사자의 오른쪽 눈을 가린다. 오른쪽 눈을 가림과 동시에 왼쪽 눈의 움직임이 있는지를 관찰한다. 만약 움직임이 없으면, 이는 검사를 시작할 때 양안을 모두 가리지 않은 상태에서부터 왼쪽 눈은 주시

물체를 주시하고 있음을 알 수 있다. 눈가리개를 치우고 양안이 서로 정상적인 원래의 협동운동 상태로 되돌아갈 때까지 2-3초 동안 기다린다. 이 과정을 몇 번 반복하여 좌안의 위치를 확실하게 정한다.

2. 피검사자에게 주시물체를 주시하도록 하고, 주시물체가 흐려 보이는지를 계속 주시하고 있도록 주지시킨다. 오른쪽 눈을 검사하기 위해, 검사를 시작할 때 먼저 두 눈 모두를 가리지 않은 뜨고 있는 상태에서 피검사자의 왼쪽 눈을 가린다. 왼쪽 눈을 가림과 동시에 오른쪽 눈의 움직임이 있는지를 관찰한다. 만약 움직임이 없으면, 이는 검사를 시작할 때 양안을 모두 가리지 않은 상태에서부터 오른쪽 눈은 주시물체를 주시하고 있음을 알 수 있다. 눈가리개를 치우고 양안이 서로 정상적인 원래의 협동운동 상태로 되돌아갈 때까지 2-3초 동안 기다린다. 이 과정을 몇 번 반복하여 우안의 위치를 확실하게 정한다.
3. 만약 검사과정 제1단계 또는 제2단계에서 두 눈 모두 움직임이 없었다면 사위(Phoria) 피검사자이다. 정상적인 양안 주시상태 하에서는 양쪽 눈의 시축이 모두 주시물체에 정렬하게 된다.
4. 만약 검사과정 제1단계 또는 제2단계에서 눈의 움직임이 있었다면, 이 사람은 사시(Trophia) 환자이다. 교대사시인지 단안사시(우안 또는 좌안)인지를 감별하기 위한 검사의 시작은 한쪽 눈을 눈가리개로 가리고 이 가렸던 눈의 가리개를 떼는 동시에 가리지 않았던 눈의 움직임을 관찰한다.
   1) 검사과정 제1단계에서 오른쪽 눈을 가렸을 때 왼쪽 눈이 움직였다면, 오른쪽 눈의 가리개를 떼고 왼쪽 눈을 관찰한다.
      (1) 만약 오른쪽 눈에서 가리개를 떼었을 때 왼쪽 눈이 움직이지 않았다면 피검사자는 교대사시 환자이다.
      (2) 만약 오른쪽 눈에서 가리개를 떼었을 때 왼쪽 눈이 움직였다면 피검사자는 항시성 좌안 사시(즉, 양안을 동시에 떴을 때, 오른쪽 눈은 주시물체와 정렬되어 있으나 왼쪽 눈은 그렇지 않은 상태이다) 환자이다.
   2) 만약 검사과정 제1단계에서 오른쪽 눈을 가렸을 때 왼쪽 눈은 움직이지 않았으나, 검사과정 제2단계에서 왼쪽 눈을 가렸을 때 오

른쪽 눈이 움직였다면, 다음으로 왼쪽 눈에서 가리개를 떼면서 오른쪽 눈을 관찰한다.

(1) 왼쪽 눈에서 가리개를 뗐을 때 오른쪽 눈이 움직이지 않았다면 이 사람은 교대사시 환자이다.

(2) 만약 왼쪽 눈에서 가리개를 뗐을 때 오른쪽 눈이 움직였다면 피검사자는 항시성 우안 사시(즉, 양안을 동시에 떴을 때 왼쪽 눈은 주시물체와 정렬되어 있으나 오른쪽 눈은 그렇지 않은 상태이다) 환자이다.

교대가림검사

사위나 사시의 편위 방향과 편위 정도를 검사해 낼 수는 있으나 사위와 사시를 감별해 낼 수는 없다.

5. 피검사자에게 주시물체를 주시하도록 하고, 주시물체가 흐려 보이는지를 계속 주시하고 있도록 주지시킨다.
6. 눈가리개를 피검사자의 오른쪽 눈앞에 2-3초간 댄다.
7. 오른쪽 눈앞에서 눈가리개를 떼면서 곧바로 왼쪽 눈으로 이동시켜 왼쪽 눈을 가린다. 그와 동시에 오른쪽 눈이 어느 방향으로 움직이는가를 관찰한다.
8. 왼쪽 눈앞에 댄 눈가리개를 2-3초간 대고 있는다.
9. 왼쪽 눈앞의 대었던 가리개를 다시 오른쪽 눈앞으로 빨리 옮겨 가린다. 그와 동시에 왼쪽 눈이 어느 방향으로 움직이는 가를 관찰한다.
10. 검사과정 제7단계에서부터 제10단계까지를 몇 번 반복한다. 교대가림검사를 하는 동안 가린 쪽의 눈을 확실하게 가려 양안 융합기능이 완전히 차단되도록 하는 것이 중요하다.
11. 눈에서 눈가리개를 뗐을 때 각 눈의 움직임방향을 관찰하여, 편위된 방향이 어느 방향인지를 찾아낼 수 있다(표 2-4 참조).
12. 편위된 정도는 프리즘바를 사용하여 검사할 수 있다. 사위나 교대사시의 편위 정도를 검사하기 위해 프리즘바를 한 쪽 눈앞에 댈 때에는, 가능한 눈에 가깝게 대도록 하고 프리즘의 기저부를 편위 방향에 따라 적절한 방향으로 향하게 대준다(표 2-5). 교대가림검사를 반복 시

행하면서 두 눈 모두에서 교대가림검사에서 움직임이 없어질 때까지 한 쪽 눈앞에 대준 프리즘 굴절력(도수)을 계속 올려준다. 경험이 있는 검사자들은 특히 사위 피검사자에 있어서, 편위 량을 종종 예측해 낼 수 있다.

13. 교대가림검사나 가림-안가림검사는 원거리와 근거리 모두에서 시행한다. 근거리 검사는 40 cm의 거리에서 검사자나 피검사자가 근거리 검사용 주시물체를 눈높이에 들고 밝은 조명 하에서 시행한다.
14. 만약 가림-안가림검사에서 항시성 우안 또는 좌안의 단안사시가 발견되었다면, 이 경우 제1편위(primary deviation)와 제2편위(secondary deviation) 모두를 검사해야 한다.
15. 제1편위는 정상 주시안이 주시물체를 주시하는 상태에서 편위안 앞에 눈가리개와 프리즘을 대고 검사를 한다. 눈가리개를 주시안으로 옮기면서 검사자는 편위안의 움직임을 관찰한다. 편위안의 움직임이 없어질 때까지 프리즘 굴절력을 계속 올려 준다.
16. 제2편위는 편위안이 주시물체를 주시하는 상태에서 주시안 앞에 눈가리개와 프리즘을 대고 검사를 한다. 눈가리개를 편위안으로 옮기면서 검사자는 주신안의 움직임을 관찰한다. 주시안의 움직임이 없어질 때까지 프리즘 굴절력을 계속 올려 준다.
17. 만약 검사과정 제15단계와 제16단계에서 얻어진 편위 값이 같다면, 이 사람은 일치사시 환자이다. 만약 검사과정 제15단계와 제16단계에서 얻어진 편위 값의 차이가 5△ 이상이면, 이 사람은 불일치사시 환자이다.

결과 기록

1. "가림검사 Cover test" 혹은 "CT"라고 적는다.
2. 안경을 안 쓴 경우엔 "sc", 안경을 쓰고 검사한 경우는 "cc"라고 적는다.
3. 원거리 값엔 "D", 근거리 값엔 "N"을 각각 적는다. 근거리 값은 프라임[′]을 결과 값 뒤에 표시해도 같은 의미가 된다.
4. 편위된 양을 중화시킨 프리즘 굴절력을 기록한다.

표 2-4. 교대가림검사에서 눈의 움직임방향과 눈의 편위방향과의 관계

가리지 않은 눈의 움직임 방향	눈의 편위 방향
내측	외측 편위
외측	내측 편위
상측	하측 편위
하측	상측 편위

표 2-5. 교대가림검사에서 눈의 편위방향과 교정을 위한 프리즘 기저방향과의 관계

눈의 편위 방향	편위를 중화시키기 위한 프리즘 기저방향
외측 편위	프리즘 기저 내방
내측 편위	프리즘 기저 외방
하측 편위	프리즘 기저 상방
상측 편위	프리즘 기저 하방

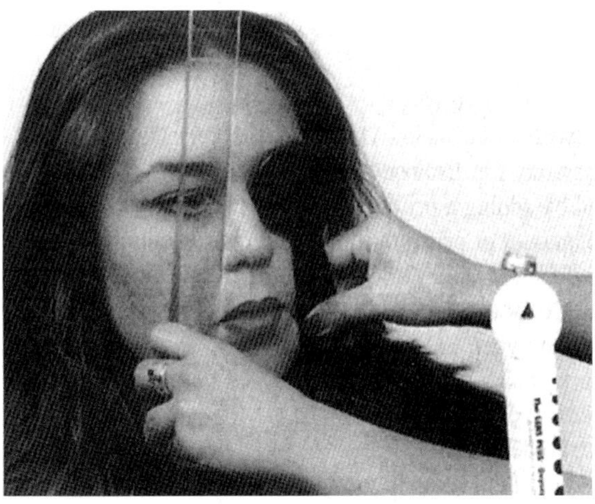

그림 2-5. 검사자가 교대가림검사법을 사용하여 내측편위가 있는 피검사자를 기저외방 프리즘으로 중화시키는 모습. 피검사자가 검사용 타겟을 들고 있다.

5. 사위의 방향을 아래와 같은 약어로 표시한다.
   1) E는 eso(내측 편위), X는 exo(외측 편위)
   2) RH는 right hyper(우안 상측편위), LH는 left hyper(좌안 상측편위)
   3) ⏀ No horizontal deviation(수평편위 없음)
   4) ⊖ No vertical deviation(수직편위 없음)
   5) ⊕ Ortho(정위) : No deviation(편위 없음)
6. 편위의 종류(사위 또는 사시)를 아래의 약어로 표시한다.
   1) P는 Phoria(사위)
   2) T는 Tropia(사시)
7. 만약 편위가 사시(Tropia)라면 "R", "L", "alt"로서 오른쪽, 왼쪽, 또는 교대사시로 표시한다.

주의(Note) : 수평 사위는 양안의 융합기능 이상으로 나타난 양안의 관계를 보여주는 것이다. 따라서 이 경우에는 오른쪽, 왼쪽, 또는 교대성으로 굳이 구분할 필요는 없다. 그러나 모든 수직 사위에는 오른쪽, 왼쪽 이라는 구분을 해 주어야 하고, 모든 사시에서는 오른쪽, 왼쪽, 또는 교대성 이라는 구분을 하여 기록해야 한다. 하방편위(Hypo) 라는 말은 일반적으로 하방으로 편위된 단안 사시일 때에만 사용한다. 우안 상방편위 또는 좌안 상방편위라는 용어는 사위나 교대사시가 있을 때 사용한다.

8. 괄호 안에 T라고 쓰인 (T)표시는 간헐사시를 의미한다. 만약 사시가 간헐성이라면, 하루 중 사시가 나타나는 시간 퍼센트를 조사하고 기록해 놓아야 한다.
9. 만약 불일치사시 환자라면, 제1편위와 제2편위 값을 모두 기록해야 한다.

실 례

1. CT cc ⊕ at D and N
2. CT sc 20Δ RXT ; 10ΔXP'
3. CT cc ⊕ at D ; 25Δ alt. E(T)'(75% T)
4. CT sc 25Δ RET with 10ΔRHT at D and N
5. CT sc RET 우안주시시 30△ ; 좌안주시시 45△ at D and N

가림검사 일견표	
목 적	검 사 방 법
편위가 사위인지 사시인지를 결정하기 위해	가림-안가림 검사 중 가림 검사부분을 관찰
사시의 종류가 교대성인지, 아니면 단안성인 우안 또는 좌안만의 편위 인지를 결정하기 위해	가림-안가림 검사 중 안가림 검사부분을 관찰
편위의 방향을 결정하기 위해	교대가림검사
편위 량을 측정하기 위해	교대가림검사를 반복하면서 프리즘을 사용하여 편위된 양을 측정한다.

기대결과치

1. 원거리에서 1△외사위(±2△) ; 근거리에서 3△외사위(±3△)

주의(Note) : 폰 그레페법을 이용한 연구에서 사위검사 결과 노안 인구군이 비노안 인구군에서 보다 근거리에서 외사위가 더 심하게 나타나는 것으로 보고하고 있다. 이런 결과는 가림검사에서도 예상할 수 있다.

입체시검사
Stereopsis

검사목적 입체시검사 타겟을 융합시키는 능력을 통해 피검사자가 정밀한 깊이인식(fine depth perception)을 할 수 있는 지를 검사하기 위함이다.

검사에 필요한 기구들

1. 검사방법에 따라 편광안경 또는 적록안경
2. 입체시검사 책자(예 : 란도트 ; Randot, 티트무스 ; Titmus, 버넬 ; Bernell, 티엔오 검사 ; TNO Test).

주의(Note) : 검사방법에 따라 편광안경이나 적록안경이 필요 없는 경우도 있다(예로 프리스비 입체시검사 ; Frisby Stereotest, 랑 입체시검사 ; the Lang Stereotest). 이런 검사방법들은 어린아이들을 검사할 때 안경착용에 적응하지 못하는 경우에 시행한다. 입체시 검사는 또한 피검사자가 편광안경을 착용한 상태에서 아메리칸 옵티칼사의 벡터그래픽 슬라이드(American Optical Vectographic Slide)를 사용하여 원거리에서 검사를 시행할 수도 있다.

검사 전 준비

1. 피검사자는 자신의 근거리 교정용 안경 위에 편광안경 또는 적록안경을 덧씌운다.
2. 피검사자는 40 cm 떨어진 거리에 입체시검사용 타겟을 들고 있는다(그림 2-6).
3. 오버헤드 램프를 타겟에 직접 조명한다.

단계별 검사과정

1. 피검사자에게 가장 작은 크기의 타겟을 바라보라고 한다. 일반적으로 3개 내지 4개의 원으로 구성되어 있다. 피검사자에게 뭐가 보이는지

를 말하라고 한다. 만약 피검사자가 대답을 하지 못하면 이 첫째 타겟의 여러 원들 중에서 어느 것이 가장 가까워 보이거나 또는 어느 원이 검사지 위에서 떠다니는 것처럼 보이는 지를 대답하라고 한다.

2. 만약 피검사자가 이 첫째 타겟에서 입체시를 느꼈다면, 다음 타겟을 보게 하면서 검사를 계속 진행한다. 만약 피검사자가 입체시를 느끼지 못했다면 제4단계 검사로 넘어간다.
3. 피검사자가 2번 이상 연속으로 잘못 대답할 때까지 검사를 반복한다.
4. 만약 피검사자가 가장 작은 타겟으로 검사할 때 타겟 중에서 떠다니는 타겟을 정확히 알아내지 못했을 경우 중간 크기의 타겟을 사용하여 제1단계와 제2단계 과정을 반복하여 검사한다. 다시 피검사자에게 검사지 위에 떠다니는 것처럼 보이는 타겟이 있는지를 찾아보라고 한다. 만약 피검사자가 떠 보이는 타겟들을 모두 정확하게 인식해 내면 다시 가장 작은 크기의 타겟으로 되돌아가 검사를 다시 한다.
5. 만약 피검사자가 중간 크기의 타겟에서도 아무것도 인식해 내지 못했다면, 가장 큰 타겟을 보여주고 피검사자에게 무엇이 보이는 지를 묻는다. 피검사자의 인식정도를 정확히 파악하기 위해 피검사자 자신이 보고 있는 타겟이 어느 위치에 있는지를 손으로 가리켜보도록 한다. 만약 피검사자가 제일 큰 타겟상의 모든 타겟을 정확하게 인식했다면 다시 중간 크기 타겟과 가장 작은 타겟으로 되돌아가 검사를 다시 한다.

결과 기록

1. “근거리 입체시(Stereo at N)”라고 적는다.
2. 안경을 착용하지 않은 상태에서 검사를 했다면, “sc”라고 적는다. 만약 안경을 착용한 상태에서 검사를 했다면, “cc”라고 기록한다.
3. 피검사자가 연속으로 2번 틀린 대답을 한 타겟의 바로 직전 단계에서 인식한 입체시의 정도를 초(seconds of arc) 단위(입체시 검사표와 함께 공급된 교육지침서에서 얻을 수 있다)로 표기한다.
4. 만약 피검사자가 작은 검사타겟 중에서 하나도 정확히 인식을 하지 못했다면, 피검사자가 정확하게 인식할 수 있었던 가장 작은 타겟의 입체시 정도를 초(seconds of arc) 단위로 표기한다.

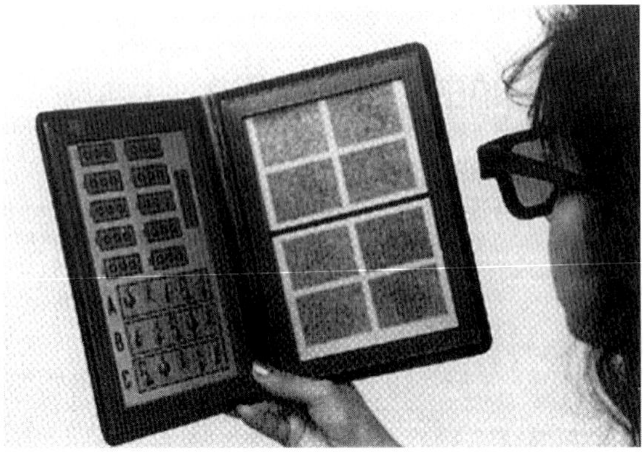

그림 2-6. 피검사자가 란도트 입체시검사용 타겟을 보면서 검사받는 모습

5. 만약 피검사자가 어떠한 입체시 타겟도 인식을 하지 못했다면 "입체시기능 없음 ; No stereo"이라고 적는다.
6. 시행한 검사법 이름을 적는다.

실 례

1. Stereo at N sc 40 sec, 티트무스 검사
2. Stereo at N sc 20 sec, 란도트 검사
3. Stereo at N sc 3,000 sec, 입체 파리검사
4. Stereo at N cc none, 란도트 검사

기대결과치

1. 근거리 입체시 : 20초(seconds of arc)

무작위점 E를 사용한 입체시검사
Screening Stereopsis Using the Random Dot E

검사목적 3도 융합이 가능한지 여부를 스크리닝하기 위함이다.

검사에 필요한 기구들

1. 편광(Polaroid) 안경
2. 무작위점 E 카드(Random Dot E cards) : 입체 E 카드, 빈 카드, 연습용 E 카드

검사 전 준비

1. 피검사자는 편광안경을 근거리 교정안경 위에 덧쓴다. 만약 피검사자가 편광안경 쓰기를 꺼려하면, 검사자 스스로가 안경을 하나 써서 피검사자도 안경을 쓰도록 격려한다.
2. 검사는 빛을 카드에 직접 비추어 밝은 조명 하에서 시행한다.

단계별 검사과정

1. 50 cm 거리에서 연습용 E 카드를 집는다. E를 가리키면서 피검사자에게 "E를 보세요"하고 말한다.
2. 빈 카드를 하나 집어서 연습용 E카드와 같이 검사자의 등 뒤에서 섞는다.
3. 빈 카드와 연습용 E를 피검사자에게 보여주고 "E"자가 쓰여 있는 카드가 어느 것인지 맞춰보도록 한다.
4. 피검사자가 연습용 E를 사용한 4번 검사 중에서 3번 이상을 정확히 맞출 때까지 검사과정 제3단계를 계속 반복한다. 매번 검사할 때마다 무작위로 연습용 E 카드 위치를 바꾸도록 한다(위, 아래, 우측, 좌측). 만약 피검사자가 연습용 E를 잘 알아보지 못하면, 검사를 멈추

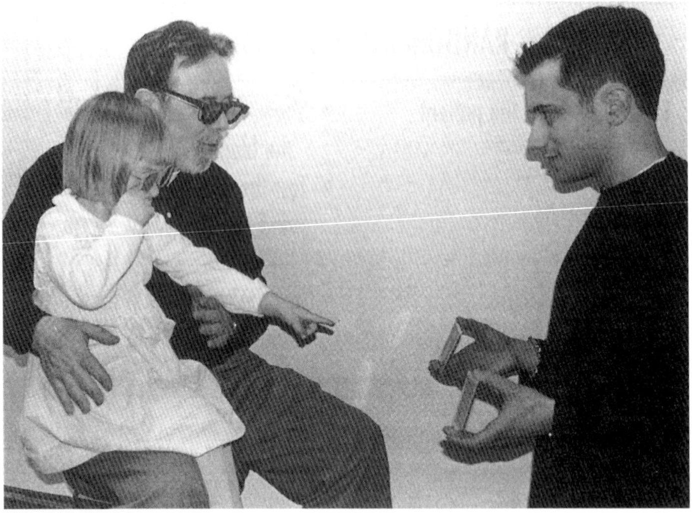

그림 2-7. 피검사자가 무작위점 E 카드를 보면서 검사받는 모습

고 이 피검사자는 검사를 받을 수 없다고 기록한다.

5. 연습용 E 카드를 입체 E 카드로 바꾼다. 두 카드를 등 뒤에서 섞는다. 두 카드를 나란히 놓든가 위, 아래로 놓고 피검사자에게 "E"자가 쓰여 있는 카드를 찾아보게 한다.
6. 검사자가 카드를 잡을 때 카드의 윗부분을 검사자 쪽으로 약간 기울이면 빛이 카드에 비추어 지나 눈부심은 적게 된다(그림 2-7).
7. 제5단계 과정을 50 cm 거리에서 4번 반복한다. 만약 입체 E를 4번 중에서 3번을 맞추지 못하면, 검사를 멈추고 "50 cm거리에서 무작위점 E 검사를 할 수 없음"이라고 기록한다.
8. 만약 피검사자가 50 cm 거리에서 입체 E를 4번 중 3번을 정확히 찾아낼 수 있었다면, 검사과정 제5단계를 150 cm 거리에서 반복한다.

결과 기록

1. "150 cm 거리에서 무작위점 E 검사"라고 적고, 정확히 맞춘 횟수, 그리고 검사를 위해 타겟을 보여준 전체 횟수를 기록한다.
2. 만약 시력교정을 하지 않은 상태라면, "sc"라고 적고, 시력교정을 한 상태

로 검사를 했다면 "cc"라고 적는다.

3. 만약 피검사자가 연습용 E를 찾지 못하면 "피검사자가 연습용 E를 찾지 못함"이라고 적는다.
4. 만약 피검사자가 연습용 E는 찾지만 50 cm거리에서 입체 E는 인식을 하지 못한다면 "입체시 없음(No stereo)"이라고 기록한다.
5. 만약 피검사자가 입체 타겟 중 하나도 인식을 하지 못한다면 "입체시 없음"이라고 기록한다.
6. 시행한 검사법을 기록한다.

실 례

1. 무작위점 E sc 연습용 E를 인지하지 못함
2. 무작위점 E cc [4/4] 50 cm 거리에서
3. 무작위점 E cc [3/4] 150 cm 거리에서

무작위점 E 검사 일견표	
1. 검사를 피검사자에게 설명하기	• 피검사자에게 연습용 E와 빈 카드를 보여준다. • 입체 E와 빈 카드로 50 cm거리에서 검사한다.
2. 입체시 스크리닝	• 입체 E와 빈 카드로 150 cm거리에서 검사한다.

기대결과치

피검사자는 150 cm 검사거리에서 입체 E를 4번 중 3번을 정확히 찾아낼 수 있어야 한다.

주의(Note) : 무작위점 E 검사는 타겟과 피검사자 눈 사이의 거리를 변화시켜 가면서 검사하여 입체시력(stereoacuity)의 역치를 찾아내는 것이다. 50 cm거리에서 무작위점 E 검사는 504초의 시차(disparity)가 생기고, 150 cm 거리에서 무작위점 E 검사는 168초의 시차를 나타낸다. 정상 입체시 기능을 가진 성인의 경우에서는 무작위점 E 검사를 시행할 경우 2 m(126초) 거리에서도 정확한 입체시가 나타난다.

워트 4등 검사
Worth 4 Dot

검사목적 원거리와 근거리에서 피검사자에게 융합능력이 있는지 여부를 알아보기 위함이다. 손에 들고 사용할 수 있는 워트 4등 손전등은 한쪽 눈의 작은 중심암점(central scotoma)을 찾아낼 때에도 사용할 수 있다.

적응증

워트 4등 검사는 입체시의 정도가 40초 이하일 때 시행한다. 이 검사는 또한 단안의 시력저하가 있는 경우 감별진단을 할 때에도 사용 된다.

검사에 필요한 기구들

1. 워트 4등 타겟(Worth 4 Dot target)
2. 적록안경(Red-green glasses)

검사 전 준비

1. 피검사자는 평소에 착용하던 원거리 교정안경을 착용한 상태에서 검사를 받는다.
2. 안경 위에 적-록 안경을 덧씌우고, 오른쪽 눈앞에 적색렌즈, 왼쪽 눈앞에 녹색렌즈가 위치하도록 한다.
3. 검사자는 원거리 검사를 위해 검사실 반대편 벽에 고정되어 있는 워트 4등 박스(Worth 4 Dot box)의 전원을 넣는다. 워트 4등 손전등은 근거리 검사와 중심성 억제암점을 검사할 때 사용한다. 근거리 검사용 타겟을 처음에는 40 cm 거리에 맞추어 들고 있는다.

단계별 검사과정

원거리와 근거리 모두에서 피검사자의 융합능력을 검사할 때 :

1. 피검사자에게 아래쪽에는 흰 점, 위쪽에는 붉은 점이 있는 워트 4등 타겟을 보여준다.
2. 피검사자에게 몇 개의 등이 보이는지를 묻는다.
   1) 만약 피검사자가 등이 4개가 보인다고 대답하면, 융합기능은 정상이다.
   2) 만약 피검사자가 2개의 붉은 색 등만 보인다고 대답하면, 이 피검사자는 오른쪽 눈만을 사용하고 있으며 왼쪽 눈은 억제를 하고 있는 것이다.
   3) 만약 피검사자가 3개의 녹색 등만 보인다고 대답하면, 이 피검사자는 현재 왼쪽 눈만을 사용하고 있으며 오른쪽 눈은 억제를 하고 있는 것이다.
   4) 만약 피검사자가 5개의 등이 보인다고 대답하면, 녹색 점이 어느 쪽에서 보이는지를 묻는다(피검사자의 왼쪽 눈으로 보는 것) : 적색 점(피검사자의 오른쪽 눈으로 보는 것)보다 오른쪽, 왼쪽, 위쪽 혹은 아래쪽 중 어느 위치에 있는지 확인한다. 피검사자의 대답에 따라, 두 눈의 시축간의 관계를 결정한다. 만약 적색 점이 녹색 점 보다 오른쪽에 위치하고 있다면 피검사자의 눈은 내측으로 편위가 있는 것이다. 만약 적색 점이 녹색 점 보다 왼쪽에 위치하고 있다면 피검사자의 눈은 외측으로 편위가 있는 것이다. 만약 적색 점이 녹색 점 보다 위쪽에 위치하고 있다면 피검사자의 좌안이 위쪽으로 편위가 있는 것이다. 만약 적색 점이 녹색 점 보다 아래쪽에 위치하고 있다면 피검사자의 우안이 위쪽으로 편위되어 있는 것이다(그림 2-8).

중심성 억제암점(Central suppression scotoma)을 검사할 때 :

이 검사는 피검사자가 40 cm 거리에서 워트 4등 검사로 정상 융합기능을 나타냈을 때에만 시행한다.

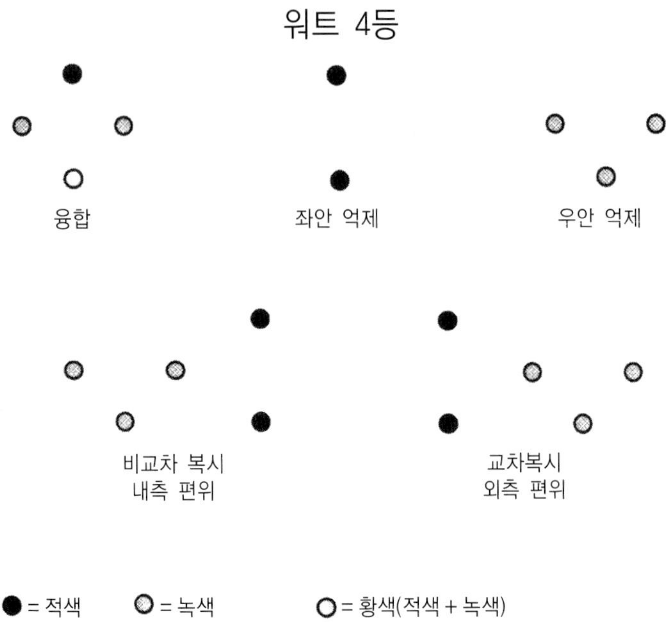

그림 2-8. 피검사자가 워트 4등을 보았을 때 보인다고 대답하는 모양의 예제들이다. 적색렌즈를 피검사자의 우안 앞에 대주었으며, 좌안 앞에는 녹색렌즈를 대주었다.

1. 아래쪽에는 흰 점, 위쪽에는 붉은 점이 위치하도록 피검사자로부터 40 cm 거리에서 워트 4등 손전등을 들고 있는다.
2. 피검사자에게 손전등을 계속 주시하고 있으면서 등의 개수가 4개에서 2개 혹은 3개로 바뀌어 보이면 말하라고 한다.
3. 피검사자로부터 서서히 주시하고 있는 손전등을 멀어지게 움직여본다. 보이는 등의 개수가 변하면 언제든지 말하라고 한다.
4. 피검사자가 등의 개수가 변해 보였다고 말한 지점에서 손전등의 움직임을 멈춘다. 이때의 거리를 측정한다. 만약 3미터 거리까지 여전히 4개의 등이 보인다고 말하면, 검사를 멈추고 3미터 거리까지는 억제가 없다고 기록한다.
5. 어느 쪽 눈에 억제가 있는지를 결정한다. 그 다음 피검사자에게 억제되고 있지 않은 쪽 눈을 가리라고 하고 억제되어 보이지 않던 등들이

다시 보이는지 여부를 물어본다. 만약 억제되었던 등들이 다시 보인다면, 이 피검사자에게는 양안시 때에만 억제암점이 나타나는 것이다. 만약 억제되었던 등들이 계속 보이지 않는다면, 이 피검사자에게는 단안 암점이 있는 것이다.

결과 기록

융합기능을 검사할 때 :

1. 이 검사를 시행한 거리를 기록한다.
2. 만약 피검사자가 4개의 등이 보인다고 하면 "융합"이라고 기록한다.
3. 만약 피검사자가 2개의 등이 보인다고 하면 "좌안 억제"라고 기록한다.
4. 만약 피검사자가 3개의 등이 보인다고 하면 "우안 억제"라고 기록한다.
5. 만약 피검사자가 5개의 등이 보인다고 하면 "복시"라고 기록하고, 편위방향도 기록한다.
   1) 녹색 점이 적색 점보다 왼쪽에 위치하면 : "내측(Eso)편위" (동측복시 ; Uncrossed diplopia)
   2) 녹색 점이 적색 점보다 오른쪽에 위치하면 : "외측(Exo) 편위" (교차복시 ; Crossed dipolpia)
   3) 녹색 점이 적색 점보다 위쪽에 위치하면 : "우안 상측편위(R hyper)"
   4) 녹색 점이 적색 점보다 아래쪽에 위치하면 : "좌안 상측편위(L hyper)"
   5) 수직편위와 수평편위의 조합형이 있을 수도 있다.

중심성 억제암점을 워트 4등 손전등을 사용하여 검사할 때, 억제가 나타나기 시작한 거리와 억제가 나타나는 눈이 어느 쪽 눈인지를 기록하고, 억제가 없는 눈을 가렸을 때 억제되어 보이지 않았던 등들이 다시 보이는지 여부도 같이 기록한다.

실 례

원거리 또는 근거리에서 융합기능을 검사할 때 :

1. 워트 4등 검사 – 원거리에서 융합기능 정상(fusion at distance)
2. 워트 4등 검사 – 근거리에서 융합기능 정상(fusion at 40 cm)

3. 워트 4등 검사 - 원거리에서 융합기능 정상, 근거리에서 좌안 억제 (suppression OS at 40 cm)
4. 워트 4등 검사 - 복시, 근거리에서 우안 내측, 상측편위

중심성 억제암점 검사할 때 :

1. 근거리에서 융합기능 정상이고 3미터거리까지 억제 없음(no suppression to 3 m)
2. 근거리에서 융합기능 정상이고 2미터거리에서 좌안 억제 있음, 우안을 가렸을 때 보이지 않던 등들이 다시 보였다.

눈모음 근점
Near Point Of Convergence(NPC)

검사목적 융합기능을 유지하고 있는 상태에서, 두 눈의 눈모음 능력을 검사하기 위함이다.

검사에 필요한 기구들

1. 펜 라이트 또는 투광기
2. 적색렌즈(Red glass)
3. 조절 유발 근거리 타겟(테이프를 사용하여 펜 라이트 또는 압설자에 근거리시력 검사용 스넬렌타겟을 붙인다 : 타겟의 크기는 20/25에서 20/200 사이의 4가지 다른 크기의 타겟이 필요하다).
4. 오버헤드 램프

주의(Note) : 스크리닝 검사를 시행할 때에는 주시물체로 펜 라이트 또는 투광기를 먼저 사용한다. 눈모음 근점의 거리가 5 cm/7 cm 이상이거나 또는 양안을 사용한 검사가 완전히 끝난 상태에서, 적색렌즈와 펜 라이트 그리고 조절을 유발시키는 근거리 타겟을 주시물체로 사용하여 검사한다.

검사 전 준비

1. 피검사자는 평소에 사용하던 근거리시력 교정용 안경을 착용한다.
2. 오버헤드 램프는 주시타겟을 향해 비춘다.
3. 검사자는 펜 라이트(또는 다른 주시물체)를 피검사자의 눈으로부터 40 cm 떨어진 거리에 들고 있는다.

단계별 검사과정

1. 피검사자가 불빛(또는 다른 주시물체)을 주시하고 있도록 하고, 주시물체가 몇 개로 보이는지를 대답하라고 한다. 만약 타겟이 두 개로

보인다고 하면, 검사를 시작하기 전에 먼저 타겟이 하나로 보일 때까지 타겟의 거리를 피검사자로부터 더 멀리 놓는다.

2. 타겟을 피검사자 쪽으로 다시 서서히 옮기면서 피검사자가 타겟이 두 개로 보인다고 말하거나 피검사자의 한쪽 눈의 시축이 타겟에서 벗어나 주시를 하지 못할 때까지 피검사자의 눈을 잘 관찰한다. 이 양안 주시가 불가능해지는 소견이 나타나는 시점에서의 피검사자로부터 타겟까지의 거리를 측정한다. 이것을 종말점(break point)이라고 한다.
3. 타겟을 피검사자의 눈으로부터 멀리할 때 다시 두 눈의 시축이 타겟을 동시에 주시하여 양안주시가 회복되는 시점의 거리를 측정한다. 만약 검사과정 제2단계에서 피검사자가 복시를 호소했었다면 이 시점에서는 다시 하나로 보인다고 말할 것이다. 이것을 회복점(recovery point)이라고 한다.
4. 만약 피검사자의 종말점과 회복점의 거리가 모두 5 cm 이내라면, 결과를 기록한다. 만약 눈모음 근점(NPC)이 5 cm 이상이라면 결과를 기록하고, 피검사자의 우안 앞에 적색 렌즈를 대고 펜 라이트를 사용하여 다시 검사를 하던지 또는 피검사자에게 적-녹 안경을 씌운 상태에서 펜 라이트를 사용하여 다시 검사를 시행한다. 그 다음으로 조절 유발 근거리 타겟을 사용하여 세 번째 NPC 검사를 시행한다.

결과 기록

1. NPC와 sc 혹은 cc를 기록한다.
2. 사용한 타겟을 기록한다 :
   펜 라이트는 "Lite"
   펜 라이트와 적색렌즈를 사용한 경우는 "RG"
   조절 유발 근거리 타겟을 사용한 경우는 "Accomm"라고 적는다.
3. 피검사자가 복시를 호소하거나, 시축 중 하나가 타겟에서 벗어나는 시점의 거리(cm, mm, in, ft 등)를 기록한다("종말점 Break").
4. 피검사자가 다시 양안 모두 타겟을 주시하여 양안주시상태가 되거나 상이 다시 하나로 보인다고 말하는 시점까지의 거리를 기록한다("회복점 Re-

covery").

5. 만약 가능하면 어느 쪽 눈이 어느 방향으로 편위가 되었는지를 기록한다.
6. 만약 피검사자가 타겟이 두 개로 보인다고 하면 "복시"라고 기록한다. 피검사자에게 종말점의 현상이 관찰되었으나 피검사자는 타겟이 두 개로 보이지는 않는다고 말하면 "억제"라고 기록한다.
7. 만약 검사자가 타겟을 피검사자의 콧등에까지 바짝 갖다 대도 피검사자의 양안 주시가 계속 잘 유지되고 있다면, "TTN"("to the nose")이라고 기록한다.
8. 여러 검사 기구로 반복 검사한 결과를 기록한다.

실 례

1. NPC cc lite – TTN
2. NPC sc lite 10 cm/12 cm 좌안이 귀쪽으로 움직였다. 억제
   RG 15 cm/20 cm 좌안이 귀쪽으로 움직였다, 억제
   accomm. 8 cm/10 cm 좌안이 귀쪽으로 움직였다, 억제

기대결과치

종말점 : 5 cm
회복점 : 7 cm

종말점이 5 cm 이상이면 비정상이다. 회복점은 7 cm 이내에 있어야 정상으로 예상할 수 있다. 이 수치들은 정상 성인군의 평균치를 나타낸다. 피검사자가 종말점에서 복시를 호소하는 것은 정상이다. 만약 조절 유발 근거리 타겟을 사용하여 검사한 결과와 적색렌즈와 펜 라이트를 사용하여 검사한 결과 값이 종말점에서 5 cm 이상 차이가 나거나 또는 회복점에서 8 cm 이상 차이가 나는 경우, 이 피검사자는 눈모음부족(convergence insufficiency) 환자일 가능성이 있다.

각막반사검사(히르쉬버그 검사)
Hirschberg Test

검사목적 양안시 상태 하에서 근거리주시 때 두 눈의 시축방향이 정상인자 여부를 알아보기 위함이다. 보다 정밀한 다른 검사법으로 사시검사가 불가능 할 경우 이 검사법을 사용하여 사시의 유무를 진단한다.

검사에 필요한 기구들

1. 펜 라이트
2. 눈가리개

검사 전 준비

1. 피검사자에게 안경을 벗도록 한다.
2. 검사자는 펜 라이트를 손에 든다.

단계별 검사과정

1. 피검사자의 눈앞 50 – 100 cm 거리에서 펜 라이트를 피검사자의 눈에 비춘다.
2. 피검사자에게 불빛을 보라고 한다.
3. 피검사자의 왼쪽 눈을 가리개로 가린다.
4. 검사자는 펜 라이트 바로 뒤에 눈을 대고 피검사자 우안의 각막반사 빛이 어느 위치에 있는지를 관찰한다. 각막반사 빛의 위치는 다음 세 가지 중 한 곳에 있다 :
   1) 동공의 중앙에 있다(카파각은 0이다).
   2) 동공의 중앙보다 약간 코 쪽에 있다(양성 카파각이다).
   3) 동공의 중앙보다 약간 귀 쪽에 있다(음성 카파각이다).
5. 피검사자의 오른쪽 눈을 가리개로 가린다. 제4단계검사를 반복하여 좌안을 검사한다.

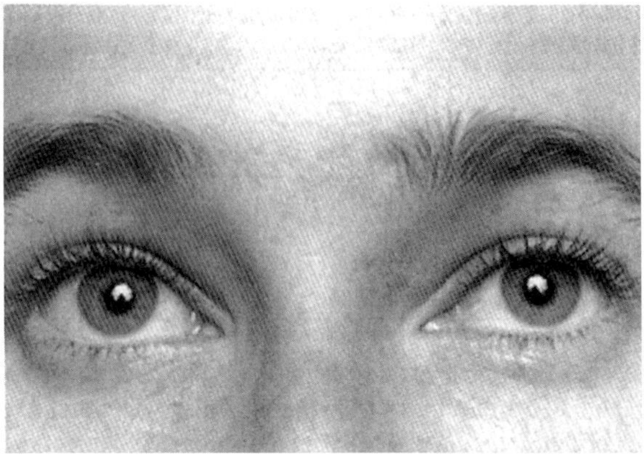

그림 2-9. 눈에 편위가 없는 피검사자에서의 각막반사검사 소견

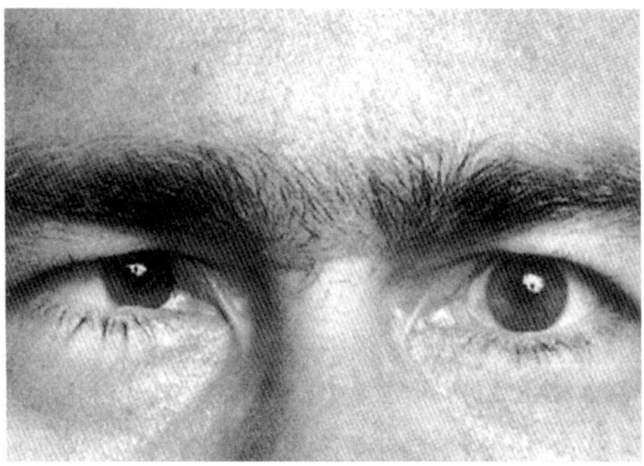

그림 2-10. 우안 내사시가 있는 피검사자에서의 각막반사검사 소견

6. 눈가리개를 치운다. 검사자는 펜 라이트 바로 뒤에 눈을 대고 피검사자가 두 눈을 모두 뜬 상태에서 좌우 양안의 각막반사 빛이 어느 위치에 있는지를 관찰한다.
7. 양안의 각막반사 빛의 위치와 각각의 눈을 따로 주시하면서 검사했을 때 보였던 위치와 비교한다:
   1) 만약 각막반사 빛이 두 눈의 비교적 같은 위치에서 보인다면, 피검사자에게는 사시가 없는 것이다(그림 2-9).
   2) 만약 두 눈에서의 각막반사 빛이 대칭적 위치에서 보이지 않는다

면, 이 피검사자에게는 사시가 있는 것이다(그림 2-10). 두 눈의 각막반사 빛의 위치를 비교하여 정상 주시안의 각막반사 빛의 위치에 비해 다른 쪽 눈의 카파 각의 위치로 편위 방향을 결정할 수 있다.

3) 사시의 편위 정도는 사시가 없는 피검사자의 각막반사 빛의 위치와 비교하여, 편위를 보이는 눈의 각막반사 빛의 거리를 측정함으로서(mm 단위) 알 수 있다. 각막반사 빛의 위차가 1 mm 편위를 보이면 22Δ에 해당하는 편위가 있는 것을 의미한다.

8. 눈의 편위 정도는 편위된 눈앞에 프리즘을 대고 검사함으로서 측정해 낼 수 있다(가림검사로 편위 정도를 검사하는 것과 같은 방법으로 ; 표 2-6). 주시안에서의 각막반사 빛이 동공중심부에 맺힌 것처럼 편위된 눈의 각막반사 빛이 편위된 위치에서 동공중심으로 이동되어 맺히기 위해 움직여야하는 방향으로 프리즘의 정각부를 댄다. 프리즘 굴절력은 편위된 눈의 각막반사 빛의 위치가 주시안의 각막반사 빛의 위치와 비교하여 상대적으로 비슷한 위치에 도달할 때까지 올려준다. 이러한 검사법을 크림스키(Krimsky) 검사법이라고 한다.

표 2-6. 각막반사검사에서 각막반사 빛의 위치와 눈의 편위 방향과의 관계

주시안에서의 카파각과 각막반사 빛의 위치관계	편위 방향
비측(코 쪽)	외측 편위
이측(귀 쪽)	내측 편위
상측(위 쪽)	하측 편위
하측(아래 쪽)	상측 편위

결과 기록

1. 검사에 사용된 방법을 기록한다.
2. 사시가 없으면, "대칭 symmetry" 또는 "정위 ortho"라고 적는다.
3. 사시가 있으면, 편위가 있는 쪽 눈, 편위의 크기, 그리고 편위된 방향을 기록한다.

실 례

1. 각막반사검사 : 정위(ortho)
2. 각막반사검사 : 22Δ LXT ; 크림스키검사 25Δ LXT

부르크너 검사
Brückner Test

검사목적 두 눈 각각에서 보이는 적색반사 빛의 밝기를 비교 관찰함으로서 양안 주시의 대칭성을 평가하기 위함이다. 이 검사는 영아나 아직 말을 못하는 소아에서 사시, 굴절부동, 매질의 혼탁, 그리고 후극부의 이상(posterior pole anomalies) 유무를 스크리닝할 때 주로 사용한다.

검사에 필요한 기구들

1. 직상 검안경

검사 전 준비

1. 피검사자에게 안경을 벗도록 한다.
2. 실내조명은 조금 어둡게 한다.
3. 검사자는 검안경을 잡는다.
4. 넓게 비추는 광원(large spot beam)과 +1D 렌즈를 사용한다.
5. 부르크너 검사(Brückner test)는 동공을 확대시키지 않은 상태에서 시행한다.

단계별 검사과정

1. 검안경을 피검사자의 눈에서부터 80 – 100 cm 정도 떨어지도록 거리를 두고, 검안경의 불빛이 두 동공에 모두 비추어지도록 한다.
2. 피검사자에게 불빛을 보라고 한다.
3. 검사자는 검안경의 뒤에서 구멍을 통해 피검사자의 동공이 가장 선명하게 보일 때까지 검안경의 도수 조절 다이알을 돌린다(검사거리가 100 cm인 경우, +1D 렌즈가 필요하다).
4. 동공을 통해 보이는 적색반사 빛에 반하여 각막반사 점을 관찰한다

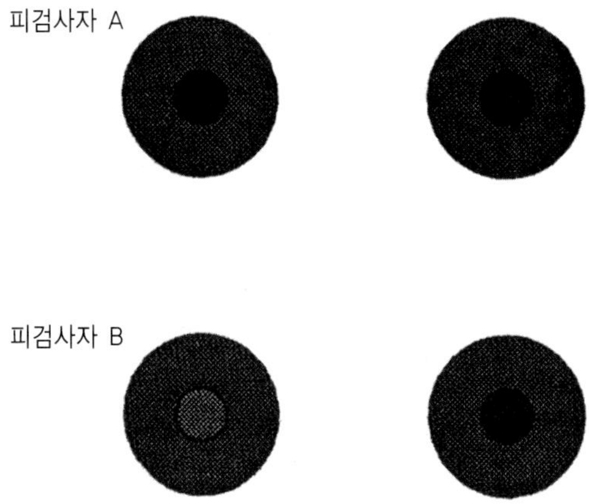

그림 2-11. Brückner 검사에서 나타나는 안저의 적색 반사소견. 피검사자 A는 양안 주시상태이다. 피검사자 B는 좌안으로 주시하고 있는 상태이다.

(Hirschberg 검사순서 참조).

5. 두 눈 각각에서 보이는 적색반사 빛의 밝기를 비교한다.
   1) 만약 두 눈의 반사 빛이 똑같은 밝기로 보인다면, 양안 주시를 하고 있는 것이다.
   2) 만약 두 눈의 반사 빛이 똑같지 밝지가 않다면, 적색반사 빛이 어둡게 보이는 쪽의 눈이 주시안(fixating eye)이고, 밝게 혹은 환하게 보이는 쪽의 눈은 비주시안(nonfixating eye)이다. 밝기의 차이는 사시, 굴절부동, 동공부동증, 매질혼탁 또는 후극부의 이상 등에 의해 기인한다(그림 2-11).

결과 기록

1. 반사 빛이 더 밝거나, 더 환하게 보이는 쪽 눈을 기록한다.
2. 두 눈의 반사 빛 밝기가 똑같은지 기록한다.

실 례

1. 부르크너 검사 : OD = OS
2. 부르크너 검사 : 우안이 좌안보다 더 밝다(OD brighter than OS)

외안근 운동성검사
Extraocular Motilities(EOM)

검사목적 피검사자 두 눈의 협동운동 능력이 정상인지를 검사하기 위함이다.

검사에 필요한 기구들

1. 펜 라이트

검사 전 준비

1. 피검사자는 안경을 벗도록 한다.
2. 검사자는 펜 라이트를 손에 든다.

단계별 검사과정

1. 앞에서 설명한 각막반사검사를 시행한다.
2. 피검사자에게 머리는 고정시킨 상태에서 펜 라이트 불빛을 따라 눈동자만 따라 움직이라고 한다. 피검사자에게 만약 빛이 두 개로 보이거나, 복시가 나타나거나, 눈을 움직일 때 통증, 당기는 느낌, 또는 불편하면 이야기하라고 한다.
3. 제일 먼저 불빛은 피검사자의 바로 정면에서 비춘다. 이는 "제1안위"라고 한다.
4. 그림 2-12에서 보듯이 안구의 나머지 8개 운동방향으로 불빛을 움직이면서 검사를 한다. 검사방향의 순서는 그다지 중요하지 않고, 중요한 것은 이 9개의 주시방향을 따라 모두 검사를 해야 한다는 것이다. 그림 2-12에서 보듯이 이 검사단계에서 검사한 방향을 따라 불빛이 움직인 모양을 그려보면 중간에 수직선이 그어져 있는 큰 H자의 모양이 그려진 것을 볼 수 있다.
5. 제4단계 검사를 시행하는 동안 검사자는 불빛을 피검사자의 눈에 비

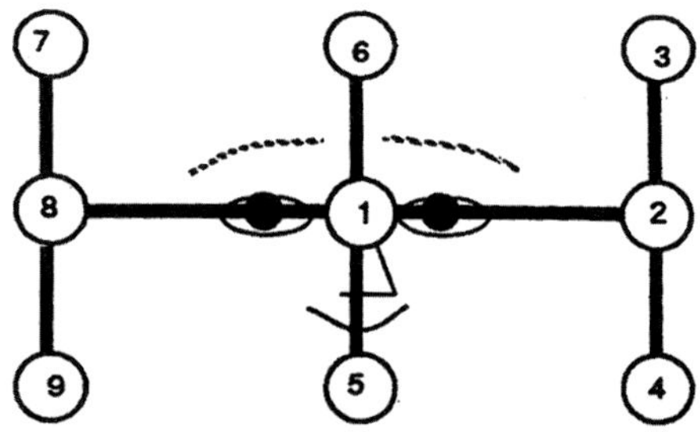

그림 2-12. 검사자가 피검사자를 정면에서 바라보는 상태에서 외안근들의 운동 방향에 따른 기능을 검사하는 순서를 보여주는 그림이다.

추면서 불빛이 움직이는 방향을 따라 보라고 한다. 각막반사 검사로 각 방향에서 양안의 동공반사 점의 위치에 어떠한 변화가 있는지를 관찰한다. 불빛을 제1안위 위치에서 너무 멀리 움직이지 말고 30-40 cm 정도만 움직이면서 검사한다. 제1안위에서 30-40 cm만 움직여 검사해도 안구 편위 정도의 40도까지 검사해 낼 수 있다. 이 정도의 움직임으로 검사를 해도 기능이 약화된 외안근을 충분히 찾아 낼 수 있다.

6. 위의 검사과정에서 검사자가 관찰해야 할 것들은 :
   1) 눈알의 움직임이 어느 정도 부드러운 가
   2) 펜 라이트를 어느 정도 정확하게 따라 움직이는 가
   3) 눈알의 움직임 범위가 어느 정도인가
7. 피검사자가 어느 방향을 주시하건 복시를 호소하는 경우, 제8장에서 설명 할 적색 렌즈를 이용한 외안근 운동범위 검사, 단안운동 검사, 그리고 신속안운동(Saccades) 검사를 시행한다.

결과 기록

1. 피검사자의 양안이 불빛을 따라 모든 방향으로 부드럽게 잘 움직이며 복시나 아무런 불편함을 호소하지 않으면 “SAFE”나 “FESA”라고 적는다. 이 약자들은 S : Smooth, A : Accurate, F : Full, E : Extensive를 의미한다.
2. 만약 피검사자가 불편함을 호소하면, 그 호소한 불편함의 약자만을 표기한다. 예로 :

1) 경련이 일어나고, 불안정하며, 눈떨림이 일어난다.
2) 불빛을 따라 움직이지 못한다(운동제한이 나타난 방향을 적는다).
3) 안구의 움직임이 제한적이고, 느리며, 불일치한 운동을 보인다.

3. 어느 방향으로 움직일 때 복시나 불편함을 호소했는지 기록한다.
4. 만약 한쪽 눈에만 이상이 있다면, 어느 쪽 눈이 이상인지를 찾아낸다.

실 례

1. EOM : SAFE
2. EOM : 우상방 주시 때 복시현상, OD 운동이 느림(lagging)
3. EOM : FESA, OD 왼쪽 주시할 때 통증 있음

기대결과치

1. FESA
2. 어느 운동방향에서나 통증이나 복시가 없다
3. 정상안에서 눈알을 운동방향의 끝부분까지 움직였을 때 아주 약한 정도의 눈떨림 현상이 나타나는데, 이를 극위눈떨림(end-point nystagmus)이라고 한다.

동공검사
Pupils

검사목적 동공반응에 영향을 미치는 구심성 신경섬유와 원심성 신경섬유의 기능을 검사한다.

검사에 필요한 기구들

1. 펜 라이트 또는 투광기
2. 원거리 주시 타겟(Distant fixation target ; 예, 20/400 E)

검사 전 준비

1. 전체적으로 조명을 약간 어둡게 하되, 피검사자 양안의 동공은 선명하게 보이는 정도의 조명이어야 한다.
2. 피검사자로부터 25 cm 이내의 거리에 마주앉되 피검사자의 시선을 가려서는 안 된다(좌우 한쪽 편으로 앉든지, 선다)
3. 피검사자에게 안경을 벗으라고 한다.

단계별 검사과정

1. 피검사자에게 원거리 타겟을 보고 있으라고 한다.
2. 피검사자의 오른쪽 동공에 빛을 비추어 동공의 크기와 동공이 얼마나 빨리 수축하는지를 관찰한다(이것은 오른쪽 눈의 직접반사이다).
3. 검사과정 제2단계를 두 번 더 반복한다.
4. 피검사자의 오른쪽 동공에 빛을 비추면서 왼쪽 동공의 크기와 동공이 얼마나 빨리 수축하는지를 관찰한다(이것은 왼쪽 눈의 간접반사이다).
5. 검사과정 제4단계를 두 번 더 반복한다.
6. 이번에는 왼쪽 동공에 빛을 비추며 제2단계에서 제5단계까지를 반복하여 각 눈에서의 직접반사와 간접반사를 관찰한다.

7. 교대불빛검사(Swinging Flashlight Test) : 불빛을 한쪽 동공에 3-5초정도 비추었다가 다른 쪽 눈으로 빨리 옮기면서 반복해서 검사를 하는 것이다. 처음 불빛을 비추었을 때와 불빛을 비추고 있는 3-5초 동안 각 동공의 크기변화와 각 동공의 반응(수축 또는 산대)을 관찰한다. 양안에 불빛을 비출 때 똑 같은 밝기와 양안 망막의 대응부에 비추어 지도록 주의를 해야 한다.
8. 교대불빛검사는 2회 또는 3회 정도 반복해서 시행한다.
9. 검사가 진행되는 동안, 각 눈의 동공이 원형을 유지하고 있는지 여부를 관찰한다.
10. 만약 양안의 동공 크기가 다를 경우, 어두운 조명에서의 동공검사를 시행한다(제8장 참조).
11. 만약 한쪽 또는 양안 모두에서 직접반사 또는 간접반사에 이상이 있는 경우, 또는 반사가 느리게 나타나는 경우, 동공의 조절반응을 검사한다(제8장 참조).

결과 기록

1. 모든 동공반사가 정상이면, "PERRL no APD(Pupils Equal Round Responsive to Light ; no Afferent Pupillary defect)"라고 적는다. 이 때 검사한 결과와 일치하는 것만 기록하고, 나머지들은 뺀다.
2. 비정상적인 소견들, 예를 들어 동공의 크기, 모양, 반응속도 등이 똑같지 않았다면 각각 따로 따로 기록한다(결과기록, 어두운 밝기에서의 동공검사 참조).
3. 만약 교대불빛검사에서 빛을 비추어준 쪽 눈의 동공이 더 커지는 것이 관찰되면, 이상이 관찰된 눈 뒤에 "+MG(양성 마르쿠스-건 동공)" 또는 "RAPD (relative afferent pupillary defect)"라고 기록한다.
4. "D"는 직접반사, "C"는 간접반사를 의미한다.

실 례

1. PERRL, +RAPD OS
2. PRRL, no RAPD, 어둡거나 밝은 조명 하에서 우안 동공이 좌안 동공보다

1 mm 정도 크다(OD 〉 OS by 1 mm in dim and bright)

3. OD : 직접 대광반사에서 동공모양은 둥굴고, 정상반응. MG없음.
   OS : 동공 모양이 불규칙적이고, 반응 속도가 D와 C 모두에서 느리다 (irregular, sluggish D and C)

기대결과치

1. PERRL, no RAPD

스크리닝 시야검사
Screening Visual Fields

검사목적 이전 검사에서 나타나지 않았던 시야결손을 검사하기 위함이다. 이 검사는 광범위한 시야결손이 있을 때에만 효과적이다.

검사에 필요한 기구들

1. 오버헤드 램프
2. 타겟(무광택 검정막대 위에 직경이 3 mm 또는 3 mm 이하의 하얀 둥근 표시점이 있는 것)
3. 눈가리개

검사 전 준비

1. 피검사자에게 안경을 벗도록 한다.
2. 검사자는 피검사자로부터 50 cm 떨어진 거리에서 피검사자의 눈높이에 맞추어 마주 앉는다.
3. 피검사자와 검사자 사이의 공간은 밝아야 하나, 검사자나 피검사자의 눈에 직접 빛이 비추어 지지 않도록 주의한다.
4. 검사실의 나머지 공간은 어둡게 한다.
5. 피검자가 눈가리개를 들고 있는다.

단계별 검사과정

1. 피검사자 앞 40–60 cm 거리에서 한 개의 손가락을 펴 보인다. 피검사자에게 검사하는 동안 계속 손가락 끝을 주시하고 있으라고 한다.
2. 타겟을 피검사자에게 보여준다.
3. 피검사자에게 "이제부터 이 타겟을 시야의 주변부로 이동시킬 것이라고 말해준다. 타겟이 보이면 바로 말씀해 주십시오. 그리고 검사하는 동안 손가락 끝에서 시선을 떼지 마십시오"라고 말한다.

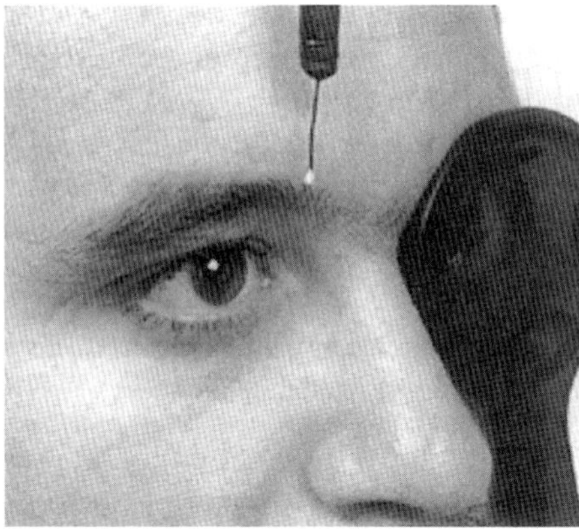

그림 2-13. 스크리닝 시야검사를 시행할 때 피검사자의 눈과 검사 타겟과의 위치관계를 보여주는 예이다. 피검사자 우안의 상비측 시야를 검사하는 모습

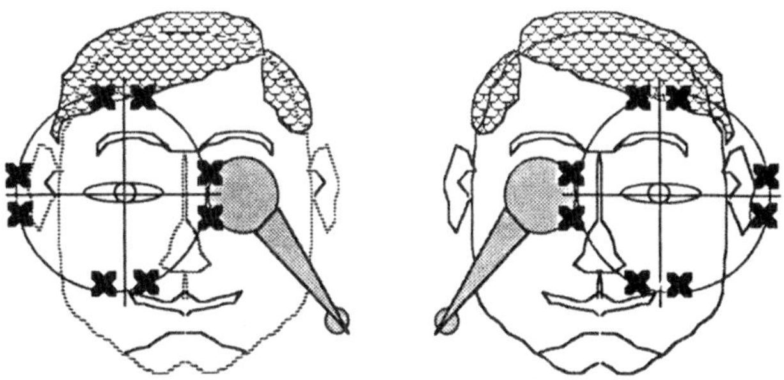

그림 2-14. 스크리닝 시야검사에 있어서 각각의 눈에서 검사를 시행해야 할 8곳의 위치를 보여주는 그림

4. 피검사자에게 눈가리개로 왼쪽 눈을 가리라고 한다.
5. 검사하는 동안, 타겟을 피검사자 얼굴에서부터 2.5 cm 내지 5 cm 정도의 일정한 거리를 두고 위치시킨다.
6. 먼저 피검사자가 보지 못할 정도의 주변부로 타겟을 옮겨놓는다 ; 그 다음 서서히 피검사자의 시야 쪽으로 타겟을 움직이면서 피검사자가 처음으로 보인다고 말하는 위치를 기억한다. 타겟이 피검사자의 얼굴로부터 가까운 거리에 있기 때문에 타겟을 조금만 움직여도 큰 각도를 움직인 것과 같은 효과가 나타나고, 타겟을 빨리 움직일 경우에도

넓은 각도 범위를 포함하게 된다.
주의(Note) : 이 검사를 시행하는 동안, 피검사자의 시야범위가 어디까지인지를 찾아내기 위해 노력해야 한다. 이 검사에서 피검사자의 정상 시야범위에 비해 실제로 볼 수 있는 시야범위가 어디까지인지를 검사자는 판단해야 한다.

7. 한쪽 눈에서 4개의 시야부분 중 적당한 두 곳씩을 선택하여 모두 8곳에서 검사를 시행한다(그림 2-14).
8. 오른쪽 눈에서 먼저 검사를 시행한다. 다음으로 피검사자에게 오른쪽 눈을 가리도록 한 후 제6단계와 제7단계를 반복하여 왼쪽 눈을 검사한다.
9. 이 검사를 시행하는 동안, 피검사자에게 검사자의 손가락 끝을 계속 주시하도록 주지시키고 피검사자가 실제로 손가락 끝을 잘 주시하고 있는지를 지켜봐야 한다.

결과 기록

1. 각 눈의 결과를 따로 기록한다.
2. 만약 시야가 정상이면, "full"이라고 적는다.
3. 만약 시야가 비정상이면 이상이 있는 방향을 적고 "협착"이라고 덧붙인다.

실 례

1. 시야 : OD full(정상)
   OS full(정상)
2. 시야 : OD 정상, OS는 귀 쪽 시야에 협착이 있다.
3. 시야 : OD, OS 모두 우상 사분위 방향으로 협착이 있다.

기대결과치

1. 우안 정상(full) 그리고 좌안 정상(full)

대면시야검사
Finger Counting Visual Fields

검사목적 이전 검사에서 나타나지 않았던 시야결손을 검사하기 위함이다. 이 검사는 광범위한 시야결손이 있을 때에만 효과적이다.

검사에 필요한 기구들

1. 오버헤드 램프
2. 눈가리개

검사 전 준비

1. 피검사자에게 안경을 벗도록 한다.
2. 검사자는 피검사자로부터 60-80 cm 떨어진 거리에서 피검사자의 눈높이에 맞추어 마주 앉는다.
3. 피검사자와 검사자 사이의 공간은 밝아야 하나, 검사자나 피검사자의 눈에 직접 빛이 비추어 지지 않도록 주의 한다.
4. 검사실의 나머지 공간은 어둡게 한다.

단계별 검사과정

1. 피검사자에게 왼쪽 눈을 가리도록 한다.
2. 피검사자에게 피검사자의 시야 가장자리에서 손가락을 하나, 둘, 또는 넷 가운데 하나를 들어 보일 테니 알아 맞추어 보라고 하고, 검사받는 동안 검사자의 왼쪽 눈을 계속 쳐다보고 있도록 한다. 손가락 세 개를 들어 보이면 두개 혹은 네 개와 혼동되기 쉬우므로 세 개는 들지 않는다.
3. 검사자는 오른쪽 눈을 감는다.
4. 검사자는 쥔 주먹을 시야의 주변부로 이동시킨다. 검사자는 자신의 손을 충분히 주변부로 이동시키고, 손가락을 들어올린 개수를 검사자

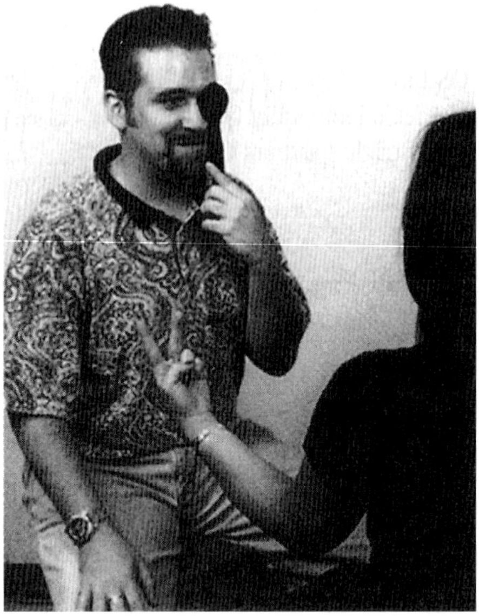

그림 2-15. 대면시야검사의 한 예를 보여주는 그림이다. 피검사자의 하이측 시야부에서 검사자는 두 개의 손가락을 펴고 검사를 한다.

가 알아볼 수 있는 거리까지만 가져온다. 이 대면시야검사는 사실상 주변부 시야의 시력을 측정하는 것이므로, 손가락을 움직이거나 흔들어서는 안 된다. 대면시야검사는 피검사자와 검사자의 시야범위를 비교함으로서 검사를 하게 되는 데, 두 사람의 시야범위가 거의 비슷할 때 정상으로 추정한다.

5. 손가락을 하나, 둘 혹은 네 개를 들어 보일 때 환하게 불빛을 받도록 하여 상대적으로 어두운 실내배경이 되도록 해주고, 손가락은 환하게 잘 보이도록 한다. 손가락의 위치는 피검사자를 향하지 않도록 하고, 피검사자와 검사자의 중간쯤에 놓이도록 한다(그림 2-15).
6. 제5단계 과정을 좌우 안 각각 4개의 시야방향(visual field meridian)에서 2개씩인 모든 8개의 적절한 위치에서 반복하여 검사한다.
7. 만약 피검사자 오른쪽 눈의 시야를 모두 기록했다면, 다음으로 피검사자에게 오른쪽 눈을 가리고 왼쪽 눈에서 검사과정 제4단계에서 제6단계까지를 반복한다.

8. 이 검사전반에 걸쳐, 피검사자는 검사자의 뜨고 있는 눈을 계속 주시하고 있어야 하고, 검사자는 피검사자가 계속 잘 주시하고 있는지를 확인해야 한다.

결과 기록

1. 각 눈에서 얻어진 결과를 따로 기록한다.
2. 이 검사를 표기하기 위한 약어는 FCF라고 적는다.
3. 만약 시야가 정상이면 "full"이라고 쓴다.
4. 만약 시야가 비정상이라면 이상이 있는 방향을 적고 "협착"이라고 덧붙인다.

실 례

1. FCF : OD 정상, OS 정상
2. FCF : OD 정상, OS는 이측방향으로 협착이 있다.
3. FCF : OD, OS 모두 좌상 사분위방향으로 협착이 있다.

기대결과치

1. 우안 정상, 좌안 정상

동공간거리
Interpupillay Distance(PD)

검사목적 주어진 시거리에서의 두 눈 동공간의 거리를 mm 단위로 측정하기 위함이다.

검사에 필요한 기구들

1. 손으로 잡기 편하고 mm 단위로 표시된 자

검사 전 준비

1. 검사자는 피검사자의 눈높이에 맞추어 마주 앉는다.
2. 검사자는 피검사자의 통상 근거리 작업거리에 맞추어 앉는다(일반적으로 40 cm).

단계별 검사과정

근거리 PD 검사과정

1. 검사자는 오른쪽 눈을 감고 피검사자에게 검사자의 왼쪽 눈이나 코 끝, 또는 다른 근거리 타겟을 보고 있으라고 한다. 자의 영점 지표가 피검사자의 오른쪽 눈의 어느 한 특정부위에 위치하도록 맞춘다. 자를 안정적으로 잡고 검사하기 위해 두 세 개의 손가락은 피검사자의 얼굴에 대고 그리고 자를 콧등에 살짝 밀착시킨다.
2. 검사자는 왼쪽 눈을 사용하여 피검사자 왼쪽 눈 중 오른쪽 눈과 상응하는 위치까지의 거리를 측정한다. 예를 들어, 처음에 자의 영점 지표를 피검사자의 오른쪽 눈 코 쪽 동공연에 맞추었다면, 왼쪽 눈에서는 귀 쪽 동공연에 맞추어 놓고 거리를 측정한다(그림 2-16).

원거리 PD 검사과정

3. 피검사자에게 검사자의 뜨고 있는 왼쪽 눈을 보고 있으라고 한다. 검

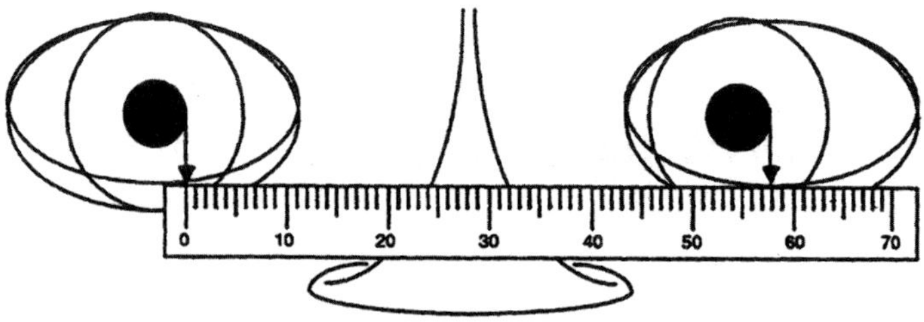

그림 2-16. 근거리 동공간거리는 먼저 자의 영점 지표를 피검사자의 오른쪽 눈 코 쪽 동공연에 맞추고, 왼쪽 눈의 귀 쪽 동공연에 맞추어진 자의 거리까지를 읽음으로서 근거리 동공간거리를 측정한다.

사자는 오른쪽 눈을 감는다.

4. 자의 영점 지표가 피검사자의 오른쪽 눈의 어느 한 특정부위에 위치하도록 맞춘다(예를 들어, 코 쪽 동공연). 자를 안정적으로 잡고 검사하기 위해 두 세 개의 손가락은 피검사자의 얼굴에 대고 그리고 자를 콧등에 살짝 밀착시킨다.
5. 검사자는 이제 왼쪽 눈을 감는다. 피검사자에게 검사자의 뜨고 있는 오른쪽 눈을 보고 있으라고 한다.
6. 검사과정 제2단계에서 설명했던 것처럼 피검사자의 왼쪽 눈의 상응하는 부위까지의 거리를 측정한다.
7. 전체 검사과정을 다시 한번 점검한다.

   주의(Note) : 검사과정 제3단계에서부터 제7단계까지 원거리 PD를 검사하는 동안, 비록 피검사자는 전방의 먼 거리를 주시하지는 않았지만, 피검사자가 검사자의 좌우 각각의 눈을 정면으로 바라보면서 검사를 받았으므로 원거리를 보면서 검사한 것과 같은 결과를 얻을 수 있다(그림 2-17).

결과 기록

1. 원거리 PD를 mm 단위로 기록하고 슬래쉬 "/" 표시를 한 다음 뒤에 근거리 PD를 mm 단위로 적는다.

   주의(Note) : 비록 검사할 때에는 근거리 PD를 먼저 측정한 후에 원거리 PD를 측정하지만, 기록할 때에는 원거리 PD를 먼저 적고 뒤에 근거리 PD

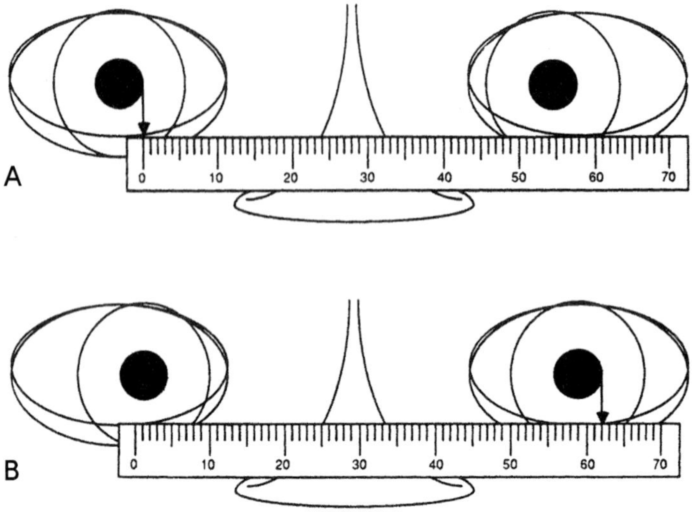

그림 2-17. 원거리 동공간거리를 측정하는 방법을 그림으로 그려 놓은 것이다. A. 먼저 자의 영점 지표를 피검사자의 오른쪽 눈 코 쪽 동공연에 맞추면서 피검사자에게 오른쪽 눈으로 검사자의 뜨고 있는 왼쪽 눈을 주시하라고 하면, 피검사자의 왼쪽 눈도 검사자의 왼쪽 눈을 주시하기 위해 눈모음 현상이 나타난다. B. 피검사자에게 왼쪽 눈으로 검사자의 뜨고 있는 오른쪽 눈을 주시하라고 하면서 왼쪽 눈의 귀 쪽 동공연에 맞추어진 자의 거리까지를 읽으면 원거리 동공간거리가 되나, 이때 피검사자의 오른쪽 눈도 검사자의 오른쪽 눈을 주시하기 위해 눈모음 현상이 나타나게 된다.

를 적는다(실례 참조).

2. 가끔 피검사자의 코를 중심으로 각 동공까지의 거리가 같지 않은 경우가 있다. 이때에는 각 눈의 동공에서 코까지의 거리인 단안 PD로 각각 따로 기록한다.

실 례

1. 64/61
2. 62/58
3. OD 30/28 OS 32/30

기대결과치

1. 성인의 평균값은 64/60이다.

기대결과치 요약
Summary of Expected Findings

표 2-7. 예비검사의 기대결과치

시력	20/20 또는 그 이상 양안의 시력차이가 한 타겟 이하
LogMAR 시력	0.00 또는 그 이상
Lea 그림타겟을 사용한 Mass 시력	어린아이의 나이에 합당한 시력
조절력 Hofstetter의 공식	최소 = 15 − 0.25 × (나이) 평균 = 18.5 − 0.30 × (나이) 최대 = 25 − 0.40 × (나이)

Donder의 표

나 이	조 절 력	나 이	조 절 력
10	14.00	45	3.50
15	12.00	50	2.50
20	10.00	55	1.75
25	8.50	60	1.00
30	7.00	65	0.50
35	5.50	70	0.25
40	4.50	75	0.00

색각 ; Ishihara, 16개 검사면 (검사할 때 사용하는 책자에 따라 틀리는 개수의 허용치가 다름)	3개 이상 틀리면 비정상 두 눈에서 틀린 개소가 다르면 비정상
가림검사	원거리에서 1△ 외측 편위(평균;표준 오차 = 2△) 근거리에서 3△ 외측 편위(평균;표준 오차 = 3△)
입체시	20초
무작위점 E	150 cm에서 〔3/4〕 (168초)
눈모음 근정 (펜 라이트)	종말점 ; 5 cm 회복점 ; 7 cm
각막반사검사	양안에서 각막반사 빛의 위치가 대칭
외안근 운동성검사	FESA(Full, Extensive, Smooth, Accurate)
동공	PERRL-RAPD
스크리닝 시야검사	우안 full(정상) 좌안 full(정상)
동공간 거리	성인의 평균 값 ; 64/60

3

굴절검사 Refraction

Nancy B. Carlson, OD

굴절검사 서론 Introduction to Refraction

굴절검사(refraction)는 정신운동적(psychomotor) 기술과 지적인 문제 해결 방식이 조화롭게 어울러져야 하는 다단계 검사과정이다. 이 검사는 검사자가 대략 200,000가지 정도 되는 안경처방 값 중에서 한 사람에게 맞는 하나의 처방을 찾아낼 수 있도록 하는 과정이다.

굴절검사의 목적은 눈앞에 안경렌즈를 대줌으로써 망막과 눈의 광학계에 의해 발생한 문제를 해결해 주기 위한 것이다. 그러나 굴절검사는 눈 자체에만 국한되는 것이 아니라 사람 전체를 대상으로 하는 것이므로, 기능적 용어로 이 검사의 목적을 다시 말하자면 : 피검사자에게 선명하고 편안한 시력을 제공해 줄 수 있는 안경렌즈를 찾아내는 것과, 이 렌즈에 대해 피검사자가 빠르게 적응할 수 있으며, 또한 피검사자에게 해(害)가 되지 않는 것이어야 한다. 이는 피검사자가 불편이나 힘들이지 않고 자신이 보고 싶은 것을 원하는 시간만큼 볼 수 있게 해주는 것이라고 할 수 있다. 기본적인 굴절검사법은 일반적으로 3부분으로 나눌 수 있다.

가장 먼저, 검사의 *시작점(starting point)*을 찾는 것으로, 검사자는 피검사자 눈의 굴절상태에 관한 사전정보를 얻는 단계이다. 이 정보들을 종합하여 안경처방을 미리 예측을 할 수 있으며, 아주 드문 경우에서, 실제로 처방을 할 수도 있다.

기본적인 굴절검사법의 두 번째 부분은 *미세조정(refinement)* 단계이다. 이 단계는 첫 단계에서 예상했던 시작점 도수로 검사를 시작하고 미세조정을 한다. 이때 주로 사용하는 기구는 *포롭터(phoropter)*이다. 검사자는 시표의 타겟을 바꾸거나 포롭터 내의 렌즈를 바꾸면서 검사를 한다. 피검사자는 검사자가 매번 렌즈를 바꿀 때마다 시력에 어떠한 변화가 나타나는지를 대답하면 된다. 이 미세조정 과정에서는 피검사자의 반응에 따라 검사가 진행되고 전적으로 피검사자의 대답에 의존하므로 이 검사를 *기본적 자각적 굴절검사(routine subjective refraction)*라고 한다.

기본적인 굴절검사법의 세 번째 부분은 *끝점 찾기(endpoint technique)* 단계이다. 이 단계에서는 *양안 균형검사(binocular balance)* 및

실연(實演, demonstration) 또는 *검안테를 사용한 검사법(trial frame technique)*들이 포함된다. 끝점 찾기 단계에서는 단순히 기술적인 면만 해당되는 것이 아니고 피검사자의 굴절이상에 의해 야기될 수 있는 문제들을 해결하기 위한 생각과 사고(思考)과정도 포함해야 한다. 피검사자에게 가장 선명하고 편안한 단 하나의 처방을 찾아내기 위해서는 검사자는 가능한 모든 정보들 즉, 검사의 시작점, 미세조정의 결과, 끝점 찾기의 검사결과들을 일일이 숙고(熟考)해 보아야 한다. 검사자는 또한 기하광학 및 안광학적 지식을 갖추고 있어야 하며, 새로 교정한 안경도수에 대한 피검사자의 적응정도의 예측, 그리고 피검사자의 생활 스타일과 요구하는 시기능을 알고 반영할 수 있어야 한다. 끝으로, 검사자는 전문가적인 판단을 이용하여 피검사자에게 가장 알 맞는 처방을 해야 한다. 하지만 안경에 의해 야기될 수 있는 문제들에 대한 사고(思考)과정을 여기서 멈춰서는 안 된다.

전신 건강상태와 눈의 건강상태에 따라 시력의 변화가 나타나 안경이 필요할 수가 있고 또한 안경처방을 바꾸어야 하는 경우도 발생한다. 따라서 안경이나 콘택트렌즈 중 어느 것으로 결정하는 가에 따라 피검사자의 안전, 건강, 시기능에 중대한 영향을 미칠 수 있다. 굴절이상의 문제는 언제나 건강상태와 시기능과 밀접한 관계를 나타낸다. 이 책의 저자들은 1995년 미국 검안학회회의(American Optometric Association Congress)에서 나온 "안경을 맞추기 위해 실시하는 굴절검사는 눈의 건강상태와 시력을 평가하기 위한 한 요소에 불과하다. 눈의 건강상태에 대한 검사 없이 실시하는 굴절검사는 시력에 대한 정확한 평가는 물론이고, 생명을 위협하는 질환에 대한 진단도 놓치게 되어 되돌릴 수 없는 실수를 하고 만다."라는 말에 전적을 동감을 표시하고 있다. 비록 이 책에서는 굴절검사를 독립된 한 검사 과정으로만 쓰여 있기는 하지만, 전체적인 눈의 기능을 검사하기 위한 다른 과정들과 별개로 굴절검사만을 단독적으로 생각해서는 안 된다.

이 장에는 여러 가지 특이 사례별 굴절검사법이 포함되어 있다. 이러한 기본적인 굴절검사법에서 벗어난 추가 검사들은 검사가 어렵거나 특별한 피검사자에게 시행하고, 검사자는 이 검사를 통해 피검사자의 굴절이상에 대한 더 많은 결과를 얻을 수 있다.

끝으로, 독자들은 굴절검사가 단순히 검사하는 기술뿐만이 아니라 문제를 해결하는 모든 과정을 포함한다는 것을 기억하기 바란다. 굴절검사의 목표는 단순히 어떤 검사과정을 잘 완수해 내는 것뿐만이 아니고, 피검사자에게 어떠한 교정도수를 처방함으로서 피검사자가 최적의 시력을 얻을 수 있느냐에 있는 것이다. 검사자가 얻은 모든 정보를 이용하면, 검사자는 기본적인 검사과정의 모든 단계를 시행하지 않고도 최적의 처방을 얻을 수가 있다. 굴절검사 과정을 다음의 검사 흐름도(flow chart)에 요약하여 써놓았다(그림 3-1).

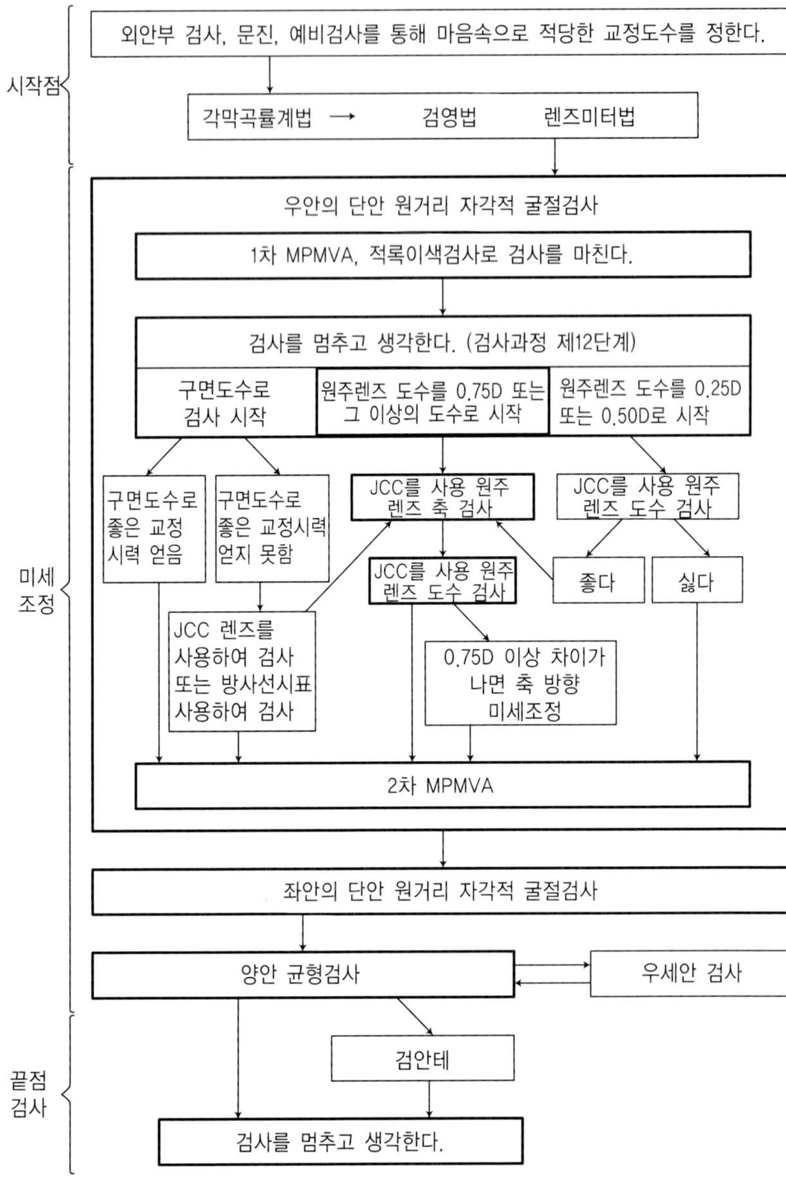

그림 3-1. 기본적인 굴절검사의 흐름도. 굴절검사의 주요 검사과정 및 검사 순서는 왼쪽에 적어 놓았다. 검사 중 필요한 추가 검사나 2차 검사는 오른쪽에 적어 놓았다.

렌즈미터검사법
Lensometry

검사목적 처방된 렌즈의 후정점 굴절력, 원주렌즈의 축, 렌즈의 광학적 중심점 그리고 프리즘 굴절력을 측정하기 위함이다.

검사에 필요한 기구들

1. 렌즈미터
2. 낱개 렌즈들(Loose lenses)

렌즈미터(lensometer)의 기본 구성

렌즈미터의 종류는 다양하므로, 검사자는 자신이 사용하고 있는 렌즈미터의 제조회사에서 제공된 매뉴얼을 보고, 렌즈미터를 사용할 때 조작해야 할 각 부위의 위치와 사용방법을 잘 알고 있어야 한다. 다음의 구성들은 모든 렌즈미터에서 공통적으로 볼 수 있는 구조들이며, 그리고 검사자가 렌즈의 도수를 측정할 때 매우 중요한 역할을 하는 부분들이다 :

외부 구성

1. 검사자의 눈에 선명한 초점이 맞추어지도록 조정이 가능한 접안렌즈(Adjustable eyepiece).
2. 측정하려는 안경 또는 렌즈를 받쳐주고 고정 시켜주는 렌즈홀더(lens holder)와 렌즈테이블(lens table).
3. 렌즈 굴절력을 측정할 때 사용하는 굴절력 측정 다이알(power wheel).
4. 원주렌즈의 축을 검사할 수 있도록 1°에서부터 180°까지 1° 단위로 표시되어 있는 축 측정 다이알(axis wheel).
5. 렌즈의 광학적 중심에 점을 찍을 수 있는 잉크가 담긴 펜

내부 구성

1. 프리즘 굴절력을 측정하고 초점을 맞추기 위한 십자선(reticle)이 있

다. 십자선은 렌즈미터의 접안렌즈를 조정함으로서 초점을 맞출 수 있다.

2. 서로 직각으로 교차하는 두 세트의 선으로 구성된 타겟(target)은 렌즈의 굴절력을 읽을 때 사용된다. 이 선들은 굴절력 측정 다이알을 돌리면서 초점을 맞출 수 있다.
3. 각자가 사용하는 렌즈미터에서 어느 타겟 선이 구면렌즈 굴절력을 측정하는 것이며, 또한 어느 선이 원주렌즈 굴절력을 측정할 때 사용되는 것인지를 알기 위해서는 아무 렌즈도 올려놓지 않은 상태에서 축 측정 다이알을 180도에 맞추어 놓고 마이어 상들(mires)의 초점을 맞춘다. 수직으로 보이는 마이어 상은 구면렌즈 굴절력을 측정하는 선이고, 수평으로 보이는 마이어 상은 원주렌즈 굴절력을 측정할 때 사용되는 선이다. 이때 굴절력 측정 다이알이 실제로 보여주고 있는 굴절력이 얼마인지를 확인해야 한다. 렌즈가 장착되어 있지 않고 공기중에서 검사한 것이므로 굴절력은 0을 가리키고 있어야하나, 가끔은 이 0점에서 벗어나 있는 경우가 있다. 그러므로 이 단계에서는 발견된 오차를 조정하여 0점에 맞추어 지도록 한다.

검사 전 준비

1. 굴절력 측정 다이알을 0점에 맞추고, 검사자는 접안렌즈를 먼저 반시계방향으로 최대한 돌려놓은 상태에서 시계방향으로 서서히 돌리면서 십자선의 초점이 맞아 선명하게 보이는 처음 시점에서 멈춘다.
2. 만약 안경의 좌우 렌즈를 모두 검사한다면, 항상 오른쪽 렌즈부터 먼저 검사한다.
3. 날개 렌즈나 안경렌즈를 검사할 때에는 렌즈의 바깥쪽 면이 검사자 쪽을 향하도록 한다. 렌즈는 렌즈 테이블위에 올려 놓여져 있고 렌즈 홀더에 의해 고정된다(그림 3-2).
4. 렌즈미터를 통해 보이는 렌즈의 상을 움직이면서 렌즈의 광학적 중심점을 접안렌즈를 통해 보이는 십자선의 중심과 일치시킨다.

주의(Note) : 만약 검사하고 있는 렌즈에 프리즘을 포함하고 있다면, 렌즈의

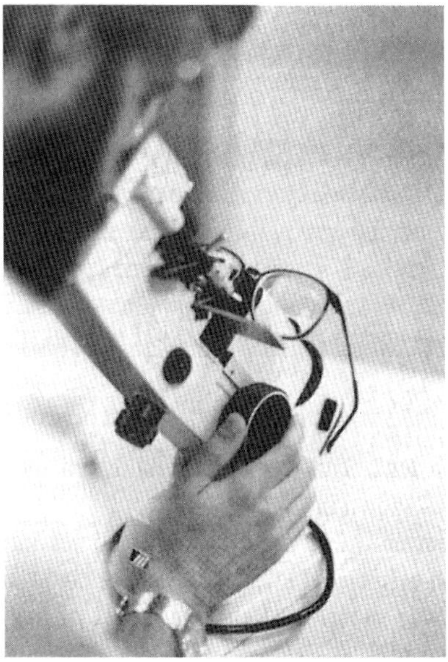

그림 3-2. 검사자가 안경의 오른쪽 렌즈도수를 읽고 있는 모습

광학적 중심점을 십자선의 중심에 일치 시킬 수가 없다. 이 장의 뒷부분에서 설명될 프리즘 렌즈의 측정법을 참고하라.

단계별 검사과정

단초점 렌즈(Single-Vision lenses)

1. 타겟의 어느 방향의 선이 구면 굴절력을 측정하며, 어느 방향의 선이 원주렌즈 굴절력을 측정하는 것인지를 결정한다. 이는 렌즈미터의 제품에 따라 다르다(그림 3-3 참조).
2. 타겟이 선명하게 초점이 맞을 때까지 굴절력 측정 다이알을 돌린다. 만약 타겟의 구면도수 측정선(spherical line)과 원주렌즈도수 측정선(cylindrical line)이 동시에 초점이 맞았다면 이 렌즈는 구면렌즈이다. 렌즈의 굴절력은 굴절력 측정 다이알에서 읽고 기록한다.
3. 만약 두 방향의 선이 동시에 초점이 맞지 않았다면, 이 렌즈에는 원

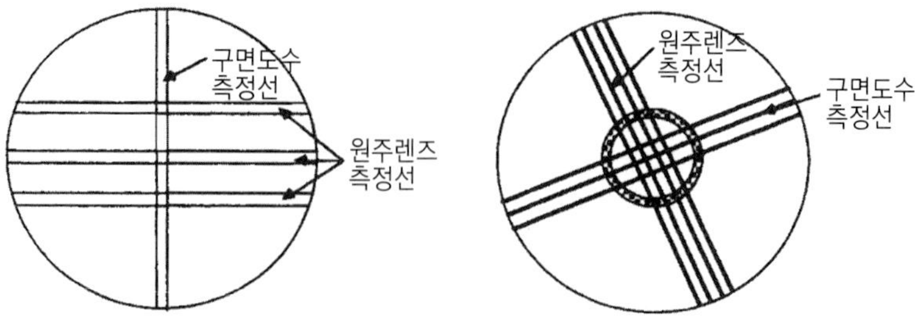

그림 3-3. 구면도수와 원주렌즈의 도수와 축을 검사하기 위한 두 종류의 렌즈미터 타겟 모양.

주렌즈의 요소가 있는 것이다. 이 구면-원주(Sphero-cylindrical) 렌즈의 굴절력을 검사하려면, 먼저 충분히 플러스도수 쪽으로 굴절력 측정 다이알을 돌려 타겟을 흐리게 한 후, 다시 플러스 도수를 줄여주는 방향으로 구면도수 측정선의 초점이 맞을 때까지 되돌린다. 동시에 원주렌즈 축 측정 다이알을 돌려 구면도수 측정선이 완전한 직선이 되도록 맞춘다. 굴절력 측정 다이알에서 굴절력을 읽고 검사된 구면도수를 적는다.

4. 원주렌즈도수 측정선의 초점을 맞추기 위해 더 마이너스 굴절력 쪽으로 굴절력 측정 다이알을 돌린다. 구면도수 측정선 및 원주렌즈도수 측정선, 이 두선의 초점 값의 차이가 이 렌즈의 마이너스 원주렌즈 굴절력이다. 원주렌즈의 축은 렌즈미터의 각도계(protractor)에서 직접 읽는다.
5. 안경을 빼기 전에, 렌즈미터의 마킹하는 장치를 사용하여 렌즈의 광학석 중심짐(OC)올 렌즈위에 찌어둔다. 렌즈의 광학적 중심점(OC)을 찍을 때에는 렌즈미터를 통해 보이는 렌즈의 광학적 중심점을 접안렌즈를 통해 보이는 십자선의 중심과 정확하게 일치시켜야 한다.
6. 왼쪽 렌즈에서도 검사과정 제2단계에서부터 제5단계까지의 과정을 반복한다.
7. 두 렌즈의 굴절력을 모두 측정했고 렌즈의 광학적 중심점들을 찍었으면, 두 렌즈의 광학적 중심점간 거리를 측정하여 피검사자의 동공간

거리와 비교한다. 이때 두 렌즈의 광학적 중심점간 거리와 피검사자의 동공간 거리에 차이가 있거나, 또는 두 렌즈의 광학적 중심점 사이에서 높이의 차이가 있는 경우, 프렌티스 법칙(Prentice's rule)을 사용하여 유발된 프리즘의 양을 계산한다(프리즘 굴절력 검사과정의 제4단계를 참조).

8. 하드 콘택트렌즈와 소프트 콘택트렌즈의 굴절력도 렌즈미터를 사용하여 측정할 수 있다. 검사과정은 제6장에서 설명한다.

다초점렌즈(Multifocal lenses)

1. 렌즈의 원용부인 모(母)렌즈(carrier)의 굴절력을 측정하기 위해 앞에서 설명된 검사과정 제1단계에서부터 제7 단계까지의 과정과 동일하게 시행하여 굴절력을 측정하고 기록한다.
2. 렌즈를 뒤집어 렌즈의 안쪽 면이 검사자를 향하도록 한다.
3. 모렌즈의 경선 중 하나를 선택하여 이 경선의 굴절력과, 근용렌즈인 자렌즈(segment)의 같은 경선 상의 굴절력을 서로 비교한다(예를 들면, 구면 굴절력은 구면 굴절력과, 원주렌즈 굴절력은 원주렌즈 굴절력과 비교한다). 이 굴절력들 간의 차이가 가입도수(Add)이다. 이 단계에서 종종 원주렌즈의 축을 다시 조정해야 할 필요가 있다.
4. 일반적으로 좌우 렌즈의 가입도수는 같으나, 그래도 좌우 렌즈의 가입도수 값은 따로 측정해야 한다.
5. 누진다초점렌즈(Progressive Addition lenses)도 다른 다초점렌즈와 같은 방법으로 검사를 하지만, 검사자가 누진다초점렌즈 근용부의 정확한 위치를 알기 위해서는 제조회사의 지침을 따라야 한다.

프리즘

1. 타겟의 중심을 접안렌즈 십자선의 가운데에 오도록 한다.
2. 렌즈의 이 위치에 점을 찍는다. 이는 렌즈의 광학적 중심점이다.
3. 다음으로 피검사자의 시선이 렌즈와 만나는 지점에 점을 찍는다.
4. 렌즈의 광학적 중심점과 피검사자의 시선이 통과하는 렌즈의 위치가

일치하지 않는다면, 프렌티스 법칙에 따라 유발된 프리즘 값을 계산한다 :

$$\Delta = \frac{DC}{10}$$

여기서 D는 디옵터로 렌즈의 굴절력이고, C는 피검사자의 시선이 렌즈를 통과하는 점과 렌즈의 광학적 중심점 사이의 거리를 mm단위로 표시한 것이다. 수직프리즘(Vertical prism)과 수평프리즘(horizontal prism)을 각각 따로 계산한다.

5. 만약 렌즈에 프리즘이 포함되어 있다면, 타겟의 중심을 십자선 안에 맞추기가 불가능할 수가 있다. 이 경우, 피검사자의 시선과 렌즈가 만나는 위치에 점을 찍고 십자선의 중심에 맞추어 놓는다. 렌즈미터에 있는 프리즘 눈금(prism scale)으로 프리즘 굴절력을 측정한다.
   주의(Note) : 프리즘 굴절력이 높으면, 타겟의 중심을 맞추기가 어렵거나 불가능할 수도 있다. 이 경우, 프리즘 세트내의 낱개의 프리즘을 덧대어 타겟을 중심에 맞춤으로서 렌즈의 프리즘 굴절력을 측정한다.
6. 안경에 들어있는 프리즘의 굴절력과 기저방향을 기록한다.
   주의(Note) : 좌우 각각의 렌즈에 의해 유발된 프리즘 굴절력을 먼저 따로 계산한다. 안경에서 나타내는 프리즘의 총 굴절력은 좌우렌즈 각각에 의해 유발된 프리즘 굴절력의 합을 의미한다.

결과 기록

1. 표준 안경처방전(Standard Rx form)에 피검사자의 안경 처방도수를 좌우안 각각 따로 기록한다.
2. 만약 알 수 있다면, 안경에 가입된 프리즘 굴절력도 같이 기록한다.

실 례

1. OD −2.75 sph
   OS −2.25 = −1.00 × 10
2. OD +2.75 = −1.50 × 90, Add +2.00

OS +3.25 = −1.25 × 110, Add +2.00

3. OD −2.00 = −1.00 × 180, Add +1.50

OS +2.75 = −1.50 × 160, Add +2.00

4. OD +2.00 = −1.00 × 165 = 2△ BI, Add +1.00

OS +2.00 = −1.00 × 10 = 2△ BI, Add +1.00

각막곡률계법
Keratometry

검사목적 각막의 만곡도, 굴절력, 그리고 토릭상태(toricity)를 측정하기 위함이다. 각막곡률계법은 각막표면과 눈물막의 완전상태를 검사할 때에도 사용할 수 있다.

검사에 필요한 기구들

1. 각막곡률계(케라토미터 ; keratometer 또는 Ophthalmometer)

각막곡률계의 기본 구성

각막곡률계는 여러 가지 종류가 있으므로, 검사자는 자신이 사용하고 있는 각막곡률계의 제조사가 제공하는 매뉴얼을 잘 읽어 보아야 한다. 다음의 구성요소들은 모든 각막곡률계에서 공통으로 볼 수 있는 구조들이다.

1. 검사자의 눈에 맞도록 초점을 맞추기 위한 조정이 가능한 접안렌즈.
2. 검사할 때 피검사자의 턱과 이마를 편안하게 댈 수 있도록 조정이 가능한 턱 받침대와 이마 받침대.
3. 피검사자의 눈높이에 기계를 맞출 수 있도록 높이 조정을 할 수 있는 손잡이.
4. 각막의 두 주경선의 굴절력을 측정할 수 있도록 부착된 두 개의 굴절력 측정 다이알.
5. 각막의 두 주경선의 위치를 각도로 나타내는 축 눈금(axis scale). 각막곡률계의 몸통은 경선의 방향에 따라 돌려 맞출 수 있다.
6. 피검사자의 각막에서 반사되어 보이도록 하는 타겟(Mires ; 마이어라고 한다).
7. 마이어 상(mires)이 피검사자의 각막위에 정확하게 초점이 맺힐 수 있도록 조정해주는 초점 조정 다이알(focus knob) 또는 조이스틱.

검사 전 준비

1. 각막곡률계의 턱 받침과 이마 받침대를 깨끗이 소독한다.
2. 피검사자는 안경이나 콘택트렌즈를 벗는다.
3. 각막곡률계 접안렌즈의 초점을 맞춘다.
   1) 전원을 킨다.
   2) 접안렌즈를 반시계방향으로 최대한 돌린다.
   3) 각막곡률계 앞에 하얀 종이를 대어 십자선이 역조명을 통해 보이도록 한다.
   4) 십자선이 최초로 선명하게 초점이 맞을 때까지 접안렌즈를 시계방향으로 돌린다.
4. 피검사자와 검사자 모두에게 편안한 검사가 될 수 있도록 피검사자의 의자 높이와 기계높이를 조정한다.
5. 각막곡률계의 조정 장치들을 모두 풀어놓는다. 해당 기종에서만 필요하다.
6. 피검사자에게 턱 받침과 이마 받침대에 대라고 한다.
7. 턱 받침대를 상하로 조정하여 피검사자의 외측눈구석(outer canthus)이 이마 받침대의 지지대에 새겨져 있는 눈금(hash mark) 또는 각막곡률계 옆쪽에 있는 높이 조정부(pointer)와 정렬이 되도록 맞춘다.

단계별 검사과정

1. 기계의 바깥쪽에서 피검사자의 각막에 반사된 타겟이 마이어 상으로 비추어 보일 때까지 기계의 몸통(barrel)을 우안 앞에 위치시켜 놓고 상하좌우로 움직이면서 조정한다(그림 3-4).
2. 피검사자에게 각막곡률계에 반사되어 보이는 자신의 눈을 쳐다보라고 한다.
3. 검사자는 각막곡률계를 들여다보면서 피검사자의 각막에 반사된 마이어(mires ; 세 개의 원)상의 정렬상태를 조정한다(그림 3-5A).
4. 마이어 상에 초점을 맞추고 십자선이 세 개의 원 중 우하방에 있는 원 안에 들어가도록 조정한다(그림 3-5B).
5. 각막곡률계를 이 위치에서 고정시킨다(모든 기종에서 필요한 것이 아

니고, 기종에 따라 필요한 과정이다).

6. 마이어 상들이 서로 가까이 정렬되도록 수직경선 굴절력 측정 다이알(vertical power wheel)과 수평경선 굴절력 측정 다이알(horizontal power wheel)을 조정한다.
7. 마이어 상들의 수평방향으로 돌출되어 있는 부(+)가 다른 마이어 상의 수평 돌출부(+)와 서로 일직선을 이룰 때까지 각막곡률계의 몸통을 돌린다. 이렇게 하여 피검사자 각막의 두 주경선의 위치를 찾는다(그림 3-5C).
8. 마이어 상들의 수평방향 돌출부들이 서로 겹쳐지도록 수평경선 굴절력 측정 다이알을 조정한다(그림 3-5D).
9. 마이어 상들의 수직방향 돌출부들이 서로 겹쳐지도록 수직경선 굴절력 측정 다이알을 조정한다(그림 3-5D).

   주의(Note) : 만약 각막 난시가 불규칙하면, 두 주경선은 서로 90°를 이루고 있지 못한다. 먼저 수평경선의 굴절력을 검사한 다음, 다른 경선에 대한 굴절력 측정 다이알을 조정하기 전에, 마이어 상들의 수직요소들을 다시 정렬시키기 위해 기계의 몸통을 먼저 재조정해야 한다.
10. 검사가 진행되는 동안, 필요한 경우 초점을 다시 조정하거나 십자선을 다시 중심에 맞추어 넣어야 한다.

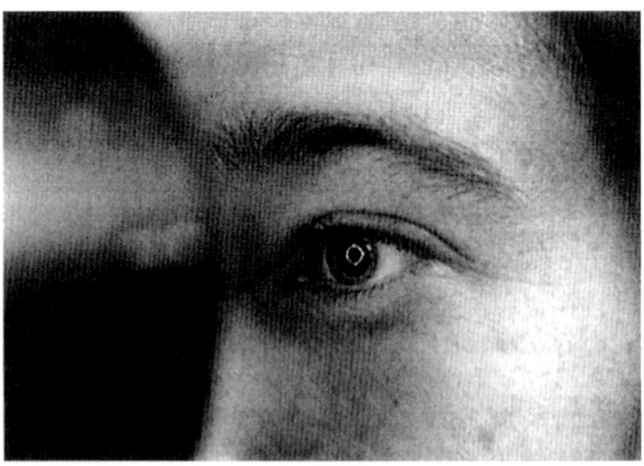

그림 3-4. 각막곡률계의 바깥쪽을 통해 보면서 마이어 상을 피검사자의 각막에 맞춘다.

11. 마이어 상들의 모양을 관찰함으로서 눈물막과 각막표면의 상태를 알 수 있다.
12. 검사과정 제1단계에서 설명한 것처럼 각막곡률계의 몸통을 피검사자의 왼쪽 눈앞에 정렬시킨다.
13. 검사과정 제2단계에서부터 제11단계까지의 과정을 반복하여 피검사자의 왼쪽 눈을 검사한다.

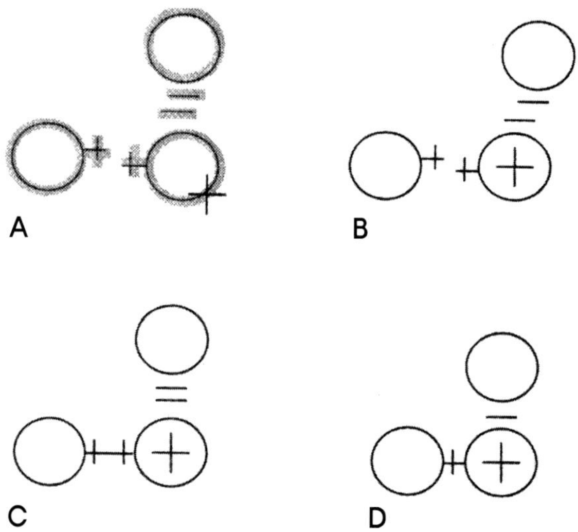

그림 3-5. 각막곡률계의 검사창을 통해 관찰되는 피검사자의 각막에 맞추어진 마이어 상. **A.** 각막곡률계의 망원경부가 단지 피검사자의 각막에 맞추어져 있는 상태로 마이어 상들은 초점이 맞지 않고 흐려 보인다. **B.** 마이어 상들은 초점이 맞추어져 있고 십자선은 우하방에 있는 원 안에 맞추어져 있다. **C.** 각막의 두 주경선의 각도를 정확하게 찾았을 때 보이는 마이어 상. **D.** 각막의 수평과 수직 경선의 굴절력을 정확하게 맞추었을 때 보이는 마이어 상.

표 3-1. 각막곡률계에 보조렌즈를 사용하여 검사범위를 넓히는 교정 요소들

	검사 범위 확장을 위해 사용하는 렌즈		
	+1.25	+2.25	−1.00
교정 요소*	1.166	1.3126	0.8576

* 실제 교정 요소들은 사용되는 각각 각막곡률계의 제품에 따라 다르다. 그러나 위에 사용한 곱함수는 주로 많이 사용되는 각막곡률계를 기준으로 한 것이고 이 요소들이 결과 값에 심각한 오차를 유발시키지는 않는다.

검사범위 확장법 (Extending The Range)

피검사자에 따라 각막의 굴절력이 각막곡률계로 측정이 가능한 굴절력 범위를 벗어나는 경우가 있다. 이러한 경우, 다음과 같은 방법으로 굴절력의 검사범위를 넓힐 수 있다 : +1.25D 구면렌즈 또는 +2.25D 구면렌즈(각막의 굴절력이 각막곡률계 내의 최대 굴절력보다 높을 때)를 사용하거나 또는 -1.00D 구면렌즈(각막의 굴절력이 각막곡률계 내의 최소 굴절력보다 낮을 때)를 사용하여 각막곡률계의 검사창 앞에 붙이거나 또는 손으로 들고 앞에서 설명한 검사과정 제1단계에서부터 제11단계까지의 과정을 시행하여 검사한다. 각막의 각 경선의 실제 굴절력을 구하기 위해서는 측정된 각막의 굴절력에 추가한 렌즈의 *교정계수(correcting factor)*를 곱한다(표 3-1).

결과 기록

1. 각 눈의 결과 값을 따로 기록한다.
2. 먼저 수평경선(제1경선)의 굴절력과 각도를 기록한다.
3. 제1경선 결과 값 뒤에 "/" 표시를 하고 수직경선(제2경선)의 굴절력과 각도를 기록한다.
4. 각막난시 도수를 디옵터(D ; diopter)로 표기한다.
5. 난시의 종류를 기록 한다 :

   WR - with the rule(직난시 ; 수직경선의 굴절력이 더 크다).

   AR - against the rule(도난시 ; 수평경선의 굴절력이 더 크다).

   OBL - oblique(사난시 ; 주요 경선이 45°와 135°를 기준으로 편차 15° 이내에 있는 것).

   Irregular - 불규칙 난시 ; 각막의 두 주경선이 서로 90° 떨어져 있지 않다.
6. 마이어 상(像)의 상태를 기록한다 : 마이어 상이 깨끗하고 규칙적(MCAR ; mires clear and regular)이거나 마이어 상이 불규칙하고 찌그러져(Mires irregular and distorted) 있다.

실 례

1. OD 42.50 at 180/ 43.50 at 90 ; 1.00 D WR, MCAR.

   OS 47.37 at 180/ 41.37 at 90 ; 6.00 D AR, 마이어가 찌그러져 보인다.

각막곡률계 일견표	
목 적	검 사 방 법
검사를 위한 기구 준비	접안렌즈의 초점을 맞춘다.
피검사자에 대한 검사 전 준비	알코올로 턱 받침대와 이마 받침대를 깨끗이 닦는다. 턱 받침대를 조정하여 피검사자의 외측 눈구석을 기구의 눈금(marker)부에 맞춘다.
기구의 정렬시킨다.	기구의 바깥쪽을 통해 보면서 마이어 상을 피검사자의 각막에 맞춘다. 기구의 검사창을 통해 십자선이 우하방에 있는 원 안에 맞추어 지도록 조정한다.
각막의 주 경선들을 찾는다.	마이어 상들의 수평방향 돌출부들이 서로 일직선상에 오도록 망원경부를 돌려준다.
각 주 경선의 굴절력을 측정한다.	마이어 상들의 수직 및 수평방향 돌출부들이 서로 겹쳐지도록 수직 및 수평경선 굴절력 측정 다이알을 조정한다.
각막에 이상이 있는지를 검사한다.	마이어 상의 모양을 자세히 관찰한다.
검사결과 기록	두 주경선의 굴절력과 방향을 적는다, 난시의 양과 종류를 적고, 마이어 상의 모양을 기록한다.

2. OD 41.75 at 180/ 43.75 at 70 ; 2.00 D 불규칙 난시 ; 마이어가 찌그러져 보인다.

OS 43.12 at 135/ 41.87 at 45 ; 1.25 D OBL ; MCAR

만약 제2경선의 각도만이 기록되어 있다면, 제1경선의 각도는 이와 90° 떨어진 위치에 있는 것으로 간주하면 된다.

OD 42.00/ 43.00 at 90; 1.00 WR MCAR

OS 42.00/ 42.00 at 90; sphere MCAR

만약 두 경선의 굴절력이 똑같을 경우, 두 경선의 굴절력을 각각 따로 표기하지 않아도 되며 간단하게 한 개의 도수만을 쓰고 뒤에 구면도수의 약자인 sph이라고 적는다(예 ; 42.12 sph).

기대결과치

1. 평균 K값은 43.00D에서 44.00D이다.
2. 각막의 두 주(主)경선은 서로 90° 떨어진 위치에 있다는 것을 예상할 수 있다.

포롭터 서론
Introduction To The Phoropter

검사목적 포롭터(phoropter)는 여러 종류의 렌즈들을 복합적으로 여러 렌즈홀더에 포함하고 있어 검사자가 간편하고도 효율적으로 필요한 렌즈로 바꾸어 사용할 수 있도록 구성된 기계이다. 이 기계에는 4개의 컨트롤(조정다이알) 그룹을 포함하고 있다. 그림 3-6에 나와 있는 컨트롤(조정다이알)들을 책 내용 중에서는 *이탤릭체*로 써 놓았다.

1. 렌즈도수 조정다이알(Lens controls)

포롭터의 가장 중요한 핵심부는 두 세트로 된 렌즈도수 조정다이알이다. 하나는 구면렌즈이고 다른 하나는 마이너스 원주렌즈(minus-planocylindrical lenses)이다.

1) 구면렌즈도수 조정다이알(Spherical lens control)

구면렌즈 도수를 조정하기 위한 부분은 포롭터의 좌우에 있는 *0.25D 구면도수 변환 다이알(weak sphere dial)*이라고 불리는 큰 휠(wheel)이 있다. 또한 ±3.0 또는 4.0D 단위로 구면도수를 바꿀 수 있는 *3D 또는 4D 구면도수 변환 다이알(strong sphere control)*도 있다. 기계 내부를 들여다보면 큰 휠에는 두 종류의 구면렌즈를 포함하고 있다는 것을 알 수 있다. 한 휠에는 0.25D 단위의 구면렌즈를 가지고 있고, 다른 하나에는 3.0D 혹은 4.0D 단위의 렌즈들이 부착되어 있다. 이 두 종류의 렌즈를 사용하면 +20D에서 -20D까지 0.25D단위로 구면렌즈 도수를 조정할 수가 있다.

얻어진 실제 구면도수는 *구면굴절력 눈금(sphere power scale)*에서 확인할 수 있다.

2) 마이너스 원주렌즈도수 조정다이알(Minus-plano-cylinder control)

마이너스 원주렌즈도 여러 도수별로 휠(wheel)에 부착되어 있다.

이 렌즈들은 피검사자의 눈앞에서 조정을 통해 도수를 변환시킬 수 있도록 되어있다. 이 휠에 있는 원주렌즈의 축 방향도 필요에 따라 바꿀 수가 있다.

원주렌즈는 두 개의 다이알을 사용하여 조정을 한다. 하나는 *원주렌즈도수 변환 다이알(cylinder power knob)*이고 다른 하나는 *원주렌즈 축 변환 다이알(cylinder axis knob)*이다. 원주렌즈의 도수는 *원주렌즈도수 눈금(cylinder power scale)*에서 읽을 수 있다. 포롭터의 원주렌즈 축을 표시해 놓은 눈금*(cylinder axis reference scale ; 원주렌즈 축 보조눈금)*에 *원주렌즈 축 표시선(cylinder axis indicator)*인 화살표가 가리키고 있는 위치가 마이너스 원주렌즈의 축 방향이다.

2. 보조렌즈 다이알(Auxiliary Lens Knob) /검사창 조정다이알(Aperture Control)

*보조렌즈 다이알(Auxiliary lens knob) / 검사창 조정다이알(aperture control)*은 포롭터 뒤에서 피검사자가 이 창을 통해 실제로 볼 때 사용되는 렌즈를 결정한다. 대부분의 경우에는 Open(열림)상태에 맞추어 놓으며, 이때 검사창에는 여러 가지 렌즈들이 맞추어져 있다. BLank(텅 빈) 또는 OCcluded(차폐)에 맞추어진 상태에서는 검사창은 완전히 가려진 상태가 된다.

대부분의 포롭터에는 Retinoscopy Lens(검영법용 렌즈)가 있으며, 이 렌즈가 검사창에 가입된 상태라면 구면도수 눈금에 표시되어 있는 실제 값보다 +1.50D나 +2.00D의 구면도수가 더 가입되어 있다는 것을 의미한다. 포롭터의 종류에 따라 추가로 더 있을 수 있는 보조렌즈들은 ±0.50D 잭슨교차원주렌즈(Jackson Cross-Cylinder ; JCCs), 바늘구멍(핀홀 ; PH), 적색렌즈(RL), 마독스봉 렌즈(Maddox rod ; RMH/ RMV), 편광렌즈(P), +.12D 렌즈, 그리고 수평(10ΔI) 또는 수직(6ΔU) 프리즘들이다.

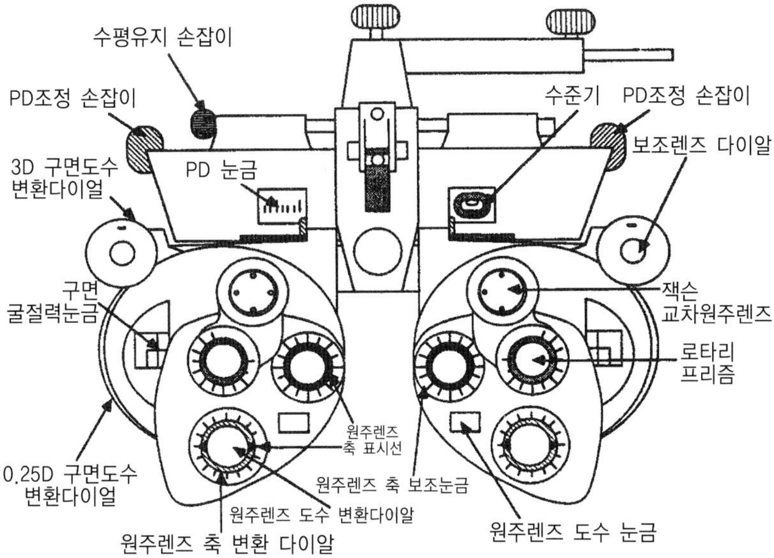

그림 3-6. 현재 많이 사용되고 있는 종류의 포롭터 그림.

3. 부수적 유니트(Ancillary Units)

포롭터에는 두 개 또는 세 개의 부수적인 렌즈들이 있는데, 이 렌즈들은 필요할 때 눈앞의 검사창에 맞추어 사용할 수 있다.

1) 잭슨교차원주렌즈(Jackson Cross-Cylinder Unit ; JCCs)

JCCs는 마이너스 원주렌즈의 축은 붉은색 점 또는 선으로 표시를 했고, 플러스 원주렌즈의 축은 흰색으로 표시되어 있다. 손잡이는 마이너스와 플러스 원주렌즈 축이 표시되어 있는 위치로부터 45° 떨어져 있다.

2) 로타리프리즘(Rotary Prism Unit)

로타리(Rotary 또는 Risley) 프리즘에는 프리즘의 기저부 방향을 표시하는 화살표가 있으며, 프리즘의 실제 굴절력을 나타내는 눈금이 표시되어 있다. 수평방향(Horizontal meridian)에 “0”을 맞추어 놓고, 화살표가 0 보다 위쪽 방향을 가리키고 있으면 이는 기저상방 프리즘(base up prism)을 의미하는 것이고, 화살표가 0 보다 아래쪽 방향을 가리키고 있으면 이는 기저하방 프리즘(base down prism)을 나타내는 것이다. 수직방향(Vertical meridian)에 "0"을 맞추어 놓고, 화살표가 0 보다 코 쪽 방향을 가리키고 있으면 이는 기저내방 프리즘(base in prism)을 의미하는 것이고, 화살표가 0 보다 귀 쪽 방향을 가리키고 있으면 이는 기저외방 프리즘(base out prism)을 의미한다.

3) 마독스봉 렌즈(Maddox rod)

포롭터의 종류에 따라 마독스 간 렌즈가 검사창의 보조렌즈 세트에 포함되어 있지 않고 이 부수적 유니트에 있다.

4. 조정 손잡이들(Adjustments)

포롭터를 피검사자에게 편안한 상태로 맞추어 놓기 위해서는 여러 가지 조정 손잡이들을 돌려 맞추어야 한다.

1. *PD조정 손잡이(PD knot)*
2. *수평유지 손잡이(Leveling knob with spiral level)*
3. 정점간거리 조정 손잡이(Vertex distance control)
4. 경사각 조정 손잡이(Pantoscopic tilt control)

정적검영법
Static Retinoscopy

검사목적 피검사자 눈의 원거리 굴절력상태를 타각적으로 검사하기 위함이다. 이 검사의 결과 값은 자각적 굴절검사를 시작하기 위한 시작점이 될 수 있고, 그리고 자각적 굴절검사를 시행할 수 없는 피검사자의 안경처방을 위한 최종 굴절검사 처방(도수) 값도 된다.

검사에 필요한 기구들

1. 선조 검영기(Streak retinoscope)
2. 포롭터, 판부렌즈(lens rack) 또는 검안렌즈세트 렌즈들(loose trial lenses). 여기에는 포롭터를 사용한 검사법을 기술해 놓았다. 그 이유는 임상적으로 포롭터를 사용한 검영법 검사가 보다 더 보편적으로 사용되기 때문이다. 그러나 포롭터 대신 검안렌즈세트의 렌즈를 사용하거나 판부렌즈를 사용하더라도 같은 원리에 의해 검사를 한다.
3. 주시 시표(Fixation target) : 20/400 크기의 E자 위에 적록 필터를 덧씌운 프로젝터 시표를 사용한다.

검사 전 준비

1. 피검사자는 사용 중인 안경을 벗는다.
2. 피검사자의 의자 높이를 맞추어 피검사자의 시선과 검사자의 시선이 같은 높이가 되도록 조정한다.
3. 피검사자와 접촉되는 포롭터의 면을 깨끗이 소독한다.
4. 피검사자의 원거리 동공간거리(PD)와 똑같이 포롭터 PD를 맞추어 대준다. 포롭터의 높이를 조정하여 피검사자의 두 눈이 검사창의 정중앙에 오도록 한다.
5. 피검사자에게 검영법 검사를 시행하는 동안 두 눈을 계속 뜨고 있으라고 한다. 만약 검사자의 머리가 주시 시표를 가릴 경우 피검사자에게 바로 말하라고 한다. 이 경우 검사자는 피검사자의 시축과 계속 정렬된 상태를 유

지하기 위해서는 피검사자가 주시 시표를 계속 주시할 수 있도록 포롭터를 약간 돌리거나 또는 주시 시표 상을 시표 판(screen)에서 조금 이동시켜 타겟이 벽에 비추어지도록 한다.

6. 검영법 검사를 시행하는 동안, 검사자는 두 눈을 모두 뜨고 검사자의 오른쪽 눈으로는 피검사자의 오른쪽 눈을, 그리고 왼쪽 눈으로는 왼쪽 눈을 검사한다.
7. 검사자는 검영기를 피검사자의 눈으로부터 50 cm(20 inch) 또는 67 cm(26 inch) 떨어진 거리에서 들고 검사를 한다. 검영기를 사용할 때 검사자는 오른쪽 손으로 검영기를 들고 피검사자의 오른쪽 눈을 검사하고, 왼쪽 눈을 검사할 때에는 왼쪽 손에 검영기를 들고 왼쪽 눈으로 검사한다.
8. 검영법 검사는 약한 조명하(약간 어두운 상태)에서 가장 쉽게 할 수 있다. 정적 검영법 검사를 시행하는 방법은 그림 3-7을 참조하라.

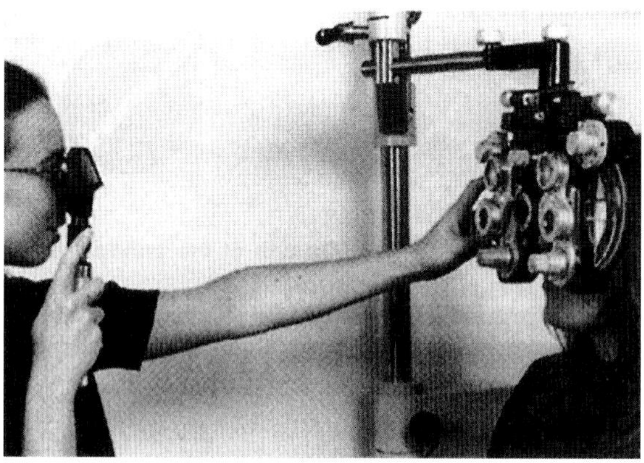

그림 3-7. 정적검영법을 시행하는 모습.

단계별 검사과정

1. 피검사자에게 주시 시표를 주시하라고 한다. 피검사자의 오른쪽 눈을 먼저 검사한다.
2. 선형 검영기 빛의 방향을 조정하는 슬리브(sleeve)를 돌려가면서, 그리고 검영기의 반사 빛이 더 진하게 보일 때까지 검사자와 피검사자

의 거리를 변화시키면서, 피검사자의 굴절이상이 구면 굴절이상인지 또는 난시성 굴절이상인지를 결정한다. 검영기의 선조 방향을 360° 돌려가면서 선조 빛의 끊김현상(break phenomenon), 빛의 두께변화(thickness phenomenon), 빛의 뒤틀림현상(skew phenomenon) 또는 빛의 밝기변화 등과 같은 소견들이 동공에서 보이는지를 관찰한다.

1) 만약 구면 굴절이상 안(眼)이라면, 반사되어 보이는 동공 빛의 방향은 검영기의 선조 빛이 비추어진 얼굴부분의 빛과 같은 일직선상에서 연속되어 보인다(즉, 끊김 현상이 없다). 만약 난시성 굴절이상 안(眼)이라면, 동공에서 반사된 빛의 방향은 얼굴부분에 비추어진 선조 빛의 방향과 연속적이지 못한다(즉, 끊김 현상이 나타난다)(그림 3-8).
2) 검영기의 선조 방향을 360° 돌리면서 검사를 할 때, 만약 구면 굴절이상 안이라면 동공 반사 빛의 선조 두께는 일정할 것이지만, 난시성 굴절이상 안인 경우라면 동공 반사 빛의 선조 두께는 각도에 따라 달라진다(선조 빛의 두께변화)(그림 3-9). 다시 말하자면, 선조의 방향을 돌리면서 검사를 할 때, 구면 굴절이상 안인 피검사자 동공내의 반사 빛의 밝기는 항상 일정하나, 난시성 굴절이상 안인 피검사자 동공내의 반사 빛의 밝기는 일정하지가 않다. 검영기 선조의 방향이 각막의 두 주경선 중 한 경선과 일치할 때 동공내의 반사 빛이 제일 굵고, 밝게 보이나 다른 경선과 일치할 때에는 제일 가늘고, 어둡게 보인다.

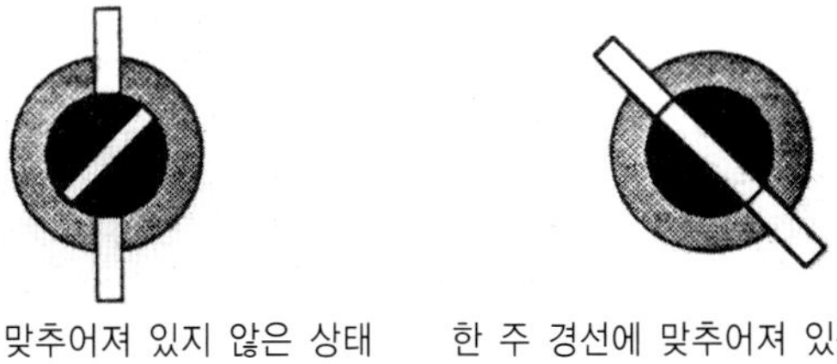

그림 3-8. 난시가 있는 눈에서 검영기 선조 빛의 끊김 현상을 사용하여 주 경선의 각도를 찾는다.

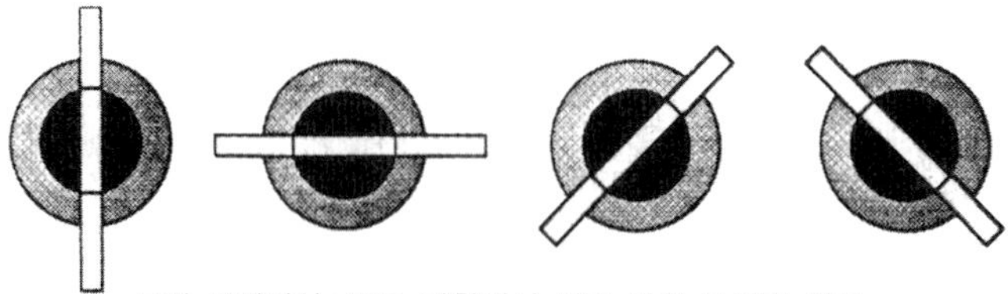

구면 굴절이상 : 모든 방향에서 선조 빛의 두께가 같다.

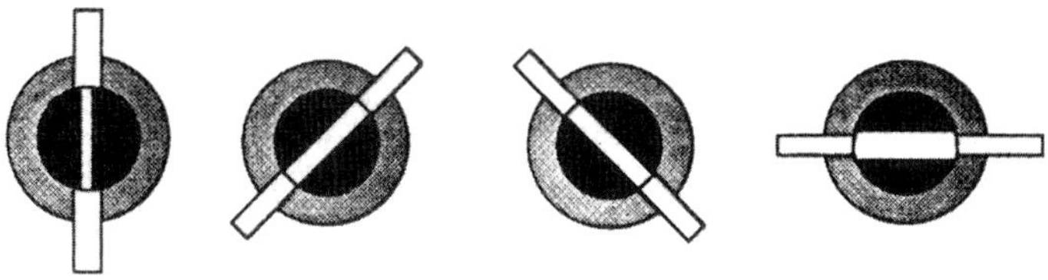

난시 굴절이상 : 경선의 각도에 따라 선조 빛의 두께가 다르다.

그림 3-9. 난시가 있는 눈에서 검영기 선조 빛의 두께변화 현상을 사용하여 주 경선의 각도를 찾는다.

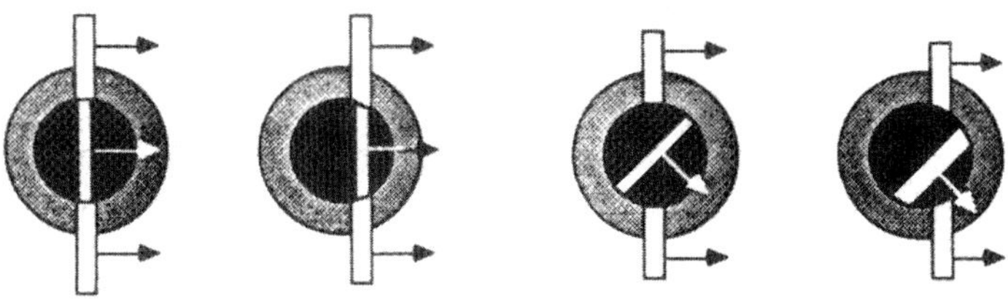

한 주 경선에 맞추어져 있는 상태　　　주 경선에 맞추어져 있지 않은 상태

그림 3-10. 난시가 있는 눈에서 검영기 선조 빛의 뒤틀림현상을 사용하여 주 경선의 각도를 찾는다.

3) 난시성 굴절이상 안인 경우, 선조가 피검사자 동공을 훑고 지나는 동안, 검영기의 선조방향이 피검사자 각막의 주요 두 경선 중 하나와 일치할 때 동공내의 반사 빛은 피검사자의 얼굴에 비춰진 검영기의 선조방향과 같은 방향으로 움직이는 것을 보게 된다. 그러나 검영기의 선조방향이 피검사자 각막의 두 주경선 중 하나와 일치하지 않을 때에는 동공내의 반사 빛은 피검사자의 얼굴에 비춰진 검영기의 선조방향과 다른 방향으로 움직이게 된다(선조 빛의 뒤틀림현상). 구면 굴절이상 안에서는 선조 빛의 뒤틀림현상이 나

표 3-2. 정적 검영법 검사 때 선조 빛의 운동방향과 검영기 슬리브의 위치, 그리고 피검사자의 굴절상태에 따라 중화시킬 때 사용해야 할 렌즈

굴절이상	평면거울을 사용하여 검사할 때 선조의 운동방향(슬리브가 아래쪽에 위치)	오목거울을 사용하여 검사할 때 선조의 운동방향(슬리브가 위쪽에 위치)	중화시키기 위해 필요한 렌즈
정시 원시 약도 근시	동행	역행	+
근시 〉 검사거리	역행	동행	−

타나지 않는다(그림 3-10).

3. 구면 굴절이상 안인 경우, 동공 반사 빛의 움직임이 *동행운동*인지 *역행운동*인지를 관찰하여, 반사 빛의 움직임이 없어질 때까지 플러스 또는 마이너스 구면렌즈를 가입한다. 반사 빛의 움직임을 중화시키는 과정에 필요한 렌즈의 종류는 피검사자의 굴절이상, 검영기의 슬리브 위치(평면거울위치 또는 오목거울위치), 그리고 동공 내 반사 빛의 움직임 방향(동행 또는 역행)에 따라 결정된다(표 3-2).
   주의(Note) : 동행운동이 역행운동보다 관찰하기도 쉽고, 중화시키기도 쉽다. 그러나 동행이 나타나는 경우, 특히 동행이 마이너스 구면렌즈를 가입함으로써 나타났다면, 피검사자는 조절을 하게 된다. 처음 검사에서 역행이 나타났다면, 검영기의 슬리브를 평면거울위치에서 오목거울위치로 바꾸어줌으로서 동행운동으로 변환시킬 수가 있고, 피검사자의 조절기능에도 영향을 주지 않는다.
4. 난시성 굴절이상 안을 중화시키기 위해서는, 각막의 두 주경선을 먼저 찾아야 한다(검사과정 제2단계 참조). 두 주경선을 각각 따로 중화시킨다. 마이너스 원주렌즈가 장착된 포롭터를 사용할 경우, 한 쪽 경선은 구면렌즈만으로 중화시키고, 다른 한 쪽 경선은 구면렌즈와 마이너스 원주렌즈의 조합으로 중화시킨다. 원시성 중 가장 강하거나 근시성 중 가장 약한 경선을 구면렌즈로 중화시키고, 근시성이 가장

강하거나 원시성이 가장 약한 경선은 구면렌즈뿐 아니라 마이너스 원주렌즈도 같이 사용하여 중화시킨다.

검영법 검사를 시작한지 얼마 안 된 검사자들은 어느 경선이 보다 더 근시성인지를 쉽게 알지 못하므로 둘 중 아무 경선이나 먼저 중화시키면 된다. 다른 쪽 경선을 다시 검사하여 필요한 경우 구면렌즈로 조정을 할 수도 있다. 만약 평면거울 검영기를 사용한다면, 한쪽 경선이 중화되었을 때, 다른 경선의 난시를 중화시키기 위해 마이너스 원주렌즈를 사용하려면 이 경선에서는 역행을 보여야 한다. 만약 검사자가 가장 근시성인 경선을 먼저 중화시켰다면, 한 경선은 중화되었으나 다른 제2경선에서는 동행이 나타난다. 제2경선의 굴절력을 중화시키기 위해서는 플러스 구면도수를 가입하면 중화시킬 수 있다. 이제, 처음에 중화되었던 제1경선에서는 역행을 보일 것이다. 역행이 나타나는 이 새로 만들어진 경선은 원주렌즈의 축과 검영기 선조의 방향을 일치시킨 뒤 마이너스 원주렌즈 도수를 가입하면 중화시킬 수 있다.

특히 동공이 커져있는 경우, 동공의 주변부에서 보이는 반사 빛의 움직임 방향과 종심부에서 보이는 움직임 방향이 다를 수가 있다. 굴절검사를 할 때, 동공 중심부에서 보이는 빛의 움직임만을 중화시키면 되고, 주변부 반사 빛의 움직임은 무시한다.

5. 두 주경선이 모두 중화되면, 구면렌즈로 중화시킨 경선을 다시 한번 검사하여 필요한 경우 구면렌즈 도수를 재조정한다.
6. 중화가 되면, 검영기의 슬리브를 평면거울 위치와 오목거울 위치 모두를 사용하여 각막의 나머지 모든 경선을 검사한다. 만약 모든 경선에서 완전하게 중화가 되었다면 검영기의 슬리브가 어느 위치에 있건 모든 경선에서 중화현상을 보인다. 만약 모든 경선이 중화되지 않았다면 필요한 도수 조정을 해야 한다.
7. 중화시키는데 필요한 렌즈나 렌즈의 조합을 *총 정적검영값(gross retinoscopy finding)*이라고 한다. 이 총 검영값은 피검사자의 망막과 검사자의 동공이 서로 결합(conjugate)된 것이다. 정적 총 검영값을 피검사자의 오른쪽 눈앞에 그대로 두고 검사과정 제2단계에서부

터 제6단계까지의 과정을 왼쪽 눈에서 반복하여 검사한다. 피검사자의 왼쪽 눈도 중화가 되면, 오른쪽 눈을 다시 확인하여 필요한 경우 구면도수 또는 원주렌즈 도수를 조정한다.

8. 총 검영값을 실제 교정값(net finding)으로 바꾸기 위해서는, 중화를 시킬 때 가입한 렌즈도수에 검사자가 피검사자로부터 떨어져 검사한 거리를 디옵터(D) 단위로 환산한 마이너스 구면도수 만큼을 더해준다. 예를 들어, 50 cm 떨어진 거리에서 검사했을 경우 −2.00D를, 67 cm 떨어진 거리에서 검사를 했다면 −1.50D를 더해준다. 이는 *실제 정적 검영값(net static retinoscopy finding)* 또는 간단하게 *실제 검영값(net static)*이라고 한다. 이는 피검사자의 망막이 전방 무한대 거리와 결합된 것이다.
9. 실제 검영값을 사용하여 피검사자의 시력을 좌우 안에서 각각 따로 측정한다.

결과 기록

1. 좌우 각 눈의 실제 검영값을 따로 기록한다.
2. 피검사자의 실제 검영값을 시작점으로 교정된 각 눈의 시력을 기록한다.

실 례

1.	OD	+ 4.75 sphere	20/60
	OS	+ 1.50 = −0.50 × 175	20/20
2.	OD	+ 1.00 = −1.25 × 10	20/15
	OS	+ 1.00 = −0.75 × 165	20/15

포롭터를 사용한 기본적 원거리 자각적 굴절검사법

Routine Distance Subjective Refraction with the Phoropter

검사목적 피검사자의 자각적 반응을 통해 피검사자 눈의 굴절상태를 측정하기 위함이다. 원거리에서의 자각적 굴절검사가 끝나면, 눈의 조절력이 완전히 이완된 상태에서 원거리에 있는 자극물체는 망막 위에 하나의 점 모양으로 초점을 맺게 된다.

검사에 필요한 기구들

1. 투영식(프로젝터 ; Projector)시력표, 슬라이드 시표(VA slide), 스크린(screen)
2. 포롭터

검사 전 준비

1. 피검사자는 편안히 앉도록 한다.
2. 피검사자의 얼굴과 맞닿는 포롭터의 부위를 깨끗이 소독한다.
3. 포롭터 PD를 피검사자의 원거리 PD에 맞춘다.
4. 포롭터를 피검사자 눈앞에 갖다 댄다.
5. 포롭터의 수평을 맞춘다.
6. 프로젝터 시력표를 20/15의 시표가 맨 아래에 위치하도록 스크린에 투영한다.

자각적 굴절검사 일견표

목 적	검 사 방 법
검사부분 : 단안 자각적 굴절검사 (우안 먼저 검사한 후 좌안 검사)	
원거리 구면도수를 검사한다.	20/40에서 20/60으로 운무시킨다. MPMVA 1차 적록이색검사
원주렌즈 미세조정 검사	JCC를 사용한 축 검사 JCC를 사용한 굴절력 검사 필요한 경우, 축 방향을 재검사
구면도수 미세조정 검사	20/40에서 20/60으로 운무 시킨다. MPMVA의 끝점 검사
검사부분 : 양안균형검사	
양안균형검사	+0.75D를 사용하여 20/25 또는 그 이하로 운무시킨다. 프리즘을 사용하여 양안의 상을 해리시킴 양쪽 눈을 똑 같이 흐려 보이게 함
구면도수 미세조정 검사	양안 MPMVA의 끝점 검사

포롭터를 사용한 기본적 원거리 자각적 굴절검사의 단계별 검사과정

Step By Step Procedure For The Routine Distance Subjective Refraction With The Phoropter

다음에 나오는 내용들은 기본적인 원거리 굴절검사의 전(全)과정을 단계별로 설명하고 있으며, 이는 몇 개의 과정으로 나뉘어져 있다. 검사의 전(全)과정 중에서 이 각각의 과정은 검사방법에 따라 각기 이름과 검사순서의 번호가 붙여져 있다. 그리고 각 과정에서 붙인 검사순서의 번호는 전체 검사과정을 통해 계속 이어서 붙여지게 된다. "추가 검사"는 기본적인 굴절검사의 모든 단계를 끝낸 뒤에 설명한다. "굴절검사의 흐름도"(그림 3-1)는 각각의 검사과정과 추가 검사가 전반적인 기본적 원거리 자각적 굴절검사를 어떻게 구성하고 있는 가를 보여주고 있다.

Ⅰ. 단안 원거리 자각적 굴절검사
(Monocular Distance Subjective Refraction)

"1차 MPMVA"
(최고 교정시력을 얻을 수 있는 최대의 플러스 구면도수)
"Initial MPMVA"(Maximum Plus To Maximum Visual Acuity)

검사목적 피검사자가 최고의 교정시력을 얻을 수 있는 최대의 플러스(또는 최소의 마이너스) 구면굴절력을 찾아내기 위함이다. 1차 MPMVA는 포롭터를 사용한 검영법에서 얻어진 실제 검영값을 기초로 하여 검사를 시작한다.

1. 피검사자의 오른쪽 눈으로 주시하게 하고, 왼쪽 눈은 가린다.
2. 20/40에서 20/60정도의 시력이 되도록 눈을 운무시킨다. 이 경우 일반적으로 정적검영법을 통해 얻은 실제 검영값이나 난시표(clock chart)를 사용하여 얻어진 결과 값에 +1.00D의 구면도수를 더 가하여(또는 -1.00D의 구면도수를 빼주어) 운무시킨다. 운무를 시켜놓은 상태에서 피검사자의 시력을 검사하여 검사자가 원하는 정도의 시력으로 운무 되었는지를 확인한다.
3. 운무를 시켜놓은 상태에서 Egger 챠트를 사용하여 검사한 피검사자의 교정시력을 알면 최종 구면도수 교정 값을 미리 예상할 수 있다. 메번 0.25D의 마이너스 구면도수를 가해줄 때마다(또는 0.25D의 플러스 구면도수를 빼줄 때마다) 피검사자는 한 시표 더 적은 시표상의 글자를 읽을 수 있어야 한다는 것을 기억하고 있어야 한다.
4. 한번에 0.25D의 플러스 구면도수를 빼면서(또는 마이너스 구면도수를 올린다), 시력을 측정하고 피검사자에게 지금 읽을 수 있는 시표상의 글자들 보다 한 시표 작은 글자들을 읽어보라고 한다.
5. 0.25D의 도수를 변화시킬 때마다 읽을 수 있었던 시표보다 더 작은 시표상의 글자들을 읽을 수 있을 것이라는 생각을 가지고 있어야 한다. 시력표상의 글자들이 "더 잘 보여요"하는 대답을 듣기 위해 피검사자에게 더 많은 마이너스 구면도수를 가해줄 필요는 없다.

1차 적록이색검사
"Initial Duochrome" (Bichrome, Red-Green Test)

검사목적 정확한 구면렌즈의 교정도수를 결정하기 위함이다. 이색(Duochrome) 검사는 1차 MPMVA 검사과정 중 거의 끝점(end-point) 단계에서 시행한다.

6. 투영식 시력표의 적록필터를 글자 시표 위에 덧씌워 비춘다.
7. 피검사자에게 시력표상 20/25의 시표를 보고 있으라고 하거나, 지금까지의 최고 교정시력보다 한 시표 큰 글씨를 보고 있으라고 한다. 피검사자에 따라서는 검사에 사용할 한 줄의 시표만을 따로 투영시켜 검사를 해야 할 경우도 있다.
8. 피검사자에게 녹색 쪽 글자부터 시작하여 적색 쪽으로 이동하면서 읽고, 다시 녹색 쪽으로 되돌아오면서 읽어 보라고 한다. 피검사자에게 어느 쪽의 글자가 더 선명하고, 또렷하게 보이는지(더 잘 보인다거나, 더 밝거나, 더 진하게 보인다는 것이 아니고) 아니면 양쪽 모두가 똑같이 선명하고 또렷하게 보이는지를 대답하라고 한다. 이 검사는 눈의 색수차를 이용한 검사이기 때문에, 색각이상 피검사자들에게도 사용할 수가 있다. 색각이상 피검사자들에게서는 시표의 녹색이나 적색 부분을 보라고 하는 것이 아니라, 시표의 좌측이나 우측의 글자들을 보라고 한다.
9. 만약 적색 쪽의 글씨가 더 또렷하거나, 양쪽의 글자가 똑같이 보인다고 대답할 경우, 0.25D의 마이너스 구면도수를 더 가해준다. 만약 녹색 쪽이 더 또렷하게 보인다고 하면, 마이너스 구면도수를 0.25D 뺀다(또는 0.25D 플러스 구면도수를 가한다).
10. 검사과정 제8단계와 제9단계를 반복하면서 피검사자가 녹색 쪽의 글씨가 더 또렷하다고 대답하기 시작할 때의 가장 낮은 마이너스 구면도수(또는 가장 높은 플러스 구면도수)를 찾아낸다. 이 때를 "-0.25D를 더 올려주면 녹색쪽이 더 잘 보인다고 하는 상태"라고 한다.

11. 적록필터를 제거하고 시력을 다시 측정한다.
주의(Note) : 어떤 피검사자들은 이 검사에 제대로 반응을 못하여 도수의 변화와 관계없이 항상 녹색이나 적색 중 어느 한 쪽만을 지적한다. 이런 경우에는 이 이색검사를 중지하고, 다른 검사를 통해 MPMVA검사를 마무리 하도록 한다(검사과정 제31단계 참조).
12. 다른 방법들로 다음과 같은 방법들을 생각 할 수 있다:
    1) 피검사자를 운무 시킨 다음부터 지금까지 가입한 마이너스 도수에 비례하여 피검사자의 시력이 좋아졌는가? 굴절검사가 정확했다면 예상했던 렌즈도수의 변화 값과 실제 검사과정에서 얻은 도수의 변화 값은 거의 차이가 없을 것이다.
    2) 만약 포롭터를 사용한 정적검영법이나 다른 검사방법에 의해 −0.75D 또는 그 이상의 난시가 있어 포롭터에 원주렌즈가 끼워져 있는 상태라면 잭슨교차원주렌즈검사법(검사과정 제13단계)을 시행한다. 이 단계에서는 원주렌즈의 도수나 축이 아직 정확하게 교정되지 않은 상태이므로 선명하고 또렷한 20/20의 시력을 얻지 못할 가능성이 크다는 것을 기억해야 한다.
    3) 만약 피검사자에게 구면렌즈만을 사용하여 20/20이나 그 이상의 또렷한 교정시력을 얻었고, 피검사자의 오른쪽 눈을 검사한 것이라면, 다음으로 피검사자의 왼쪽 눈에 대한 단안 굴절검사를 시행한다. 만약 피검사자에세 구변렌스만을 사용하여 20/20이나 그 이상의 또렷한 교정시력을 얻었고, 피검사자의 왼쪽 눈을 검사한 경우라면, 이 검사가 끝나면 피검사자에게 양안균형검사를 시행한다.
    4) 만약 포롭터를 사용한 정적검영법이나 굴절검사의 시작점을 찾는 다른 방법에 의해 −0.25D 또는 −0.50D의 난시가 있어 포롭터에 맞추어진 상태라면, 다른 검사를 시행하기 이전에 원주렌즈의 도수를 찾기 위해 검사과정 제22단계의 교차원주렌즈검사법을 먼저 시행한다. 만약 피검사자가 원주렌즈 도수를 싫어하면, 2차(second) MPMVA로 넘어간다(검사과정 제27단계). 만약 피검사자가 원주렌즈 도수로 교정하는 것을 원하더라도, 이 단계에

서는 원주렌즈 도수에 대한 검사를 계속하지 말고, 검사과정 제 13단계의 교차원주렌즈검사법으로 가서 다시 시작한다.

5) 정적검영법이나 다른 시작점 찾기 검사에서 난시가 없는 것으로 나타났으나 피검사자가 구면렌즈 교정만으로 20/20 시표가 선명하게 보이지 않는다고 할 경우, 이 장의 다음 부분에서 설명할 추가 검사에 속하는 JCC 렌즈를 사용한 난시검사법 "JCC check test"이나 "난시표" 검사법 중 하나 또는 두 가지 모두를 시행하여 교정되지 않은 낮은 도수의 난시를 찾아낸다. 이 추가 검사들은 눈의 매질에 혼탁이 있거나 피검사자가 검사에 비협조적일 때 정적검영법에 의해 얻은 값을 믿을 수 없는 경우에 사용할 수 있다.

6) 굴절검사의 시작점 찾기나 추가 검사를 통해 피검사자의 난시를 찾아내지 못했고, 구면렌즈 교정만으로 피검사자가 20/20 시력으로 교정이 되지 않는다면, 피검사자에게 안과질환이 있거나 또는 약시 환자가 아닌지를 의심해 보아야 한다.

잭슨교차원주렌즈검사법
"The Jackson Cross Cylinder(JCC) Test"

검사목적 1차 단안 MPMVA 검사를 통해 구면렌즈의 교정이 끝난 후 난시 교정을 위한 원주렌즈의 축과 도수를 미세조정하기 위함이다.

통상적으로 원주렌즈의 도수를 결정하기 이전에 원주렌즈의 축 방향을 먼저 정확하게 찾아내야 한다. 만약, 검사 중 난시를 교정하기 위해 필요한 원주렌즈 도수가 -0.25D 또는 -0.50D 정도라면, 검사과정 제22단계에서부터 제26단계까지의 과정을 통해 원주렌즈의 축을 검사하기에 앞서 도수 검사를 먼저 시행한다. 만약 이 단계에서 피검사자가 원주렌즈의 교정을 원한다면, 원주렌즈의 축을 찾는 검사과정 제13단계로 되돌아가 정확한 축을 먼저 찾아내고, 그 다음 정확한 도수를 찾기 위한 검사단계로 넘어간다. 만약 피검사자가 원주렌즈의 교정을 싫어한다면, 2차 MPMVA 검사를 위한 검사과정 제27단계로 바로 넘어간다.

교차원주렌즈(JCC)를 사용한 원주렌즈 축 검사법

13. 단안 자각적 굴절검사를 통해 얻어진 피검사자의 최상의 교정시력보다 한줄 큰 시표만을 따로 분리시켜 보여준다.
14. 그림 3-11에서 보는 바와 같이, 교차원주렌즈의 축 방향들은 포롭터에 교정되어 끼워져 있는 원주렌즈의 축과 45°씩 떨어진 위치에 놓이도록 한다. 이 위치는 JCC의 손잡이 위치를 포롭터에 교정된 원주렌즈의 축 방향과 일치하도록 정렬시킴으로서 얻을 수 있다.
15. 피검사자에게 이제 두 개의 다른 시표 글자들을 보여 줄 것이며 보이는 이 두 시표에 1번과 2번이라는 번호를 붙여 검사할 것이라고 설명한다. 두 시표의 글자들이 모두 흐려 보일 수가 있다, 그러나 두 시표 중 어느 것이 더 또렷하게 보이거나 또는 덜 흐려 보이는지를 대답하라고 한다. 그리고 두 시표상의 글자들을 비교해 볼 때, 글자

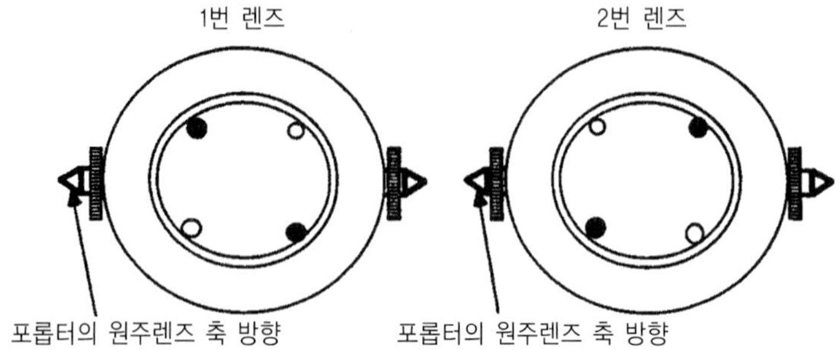

그림 3-11. JCC를 사용하여 원주렌즈 축 방향을 미세조정하는 방법. JCC의 두 위치를 보여 주고 있다.

들은 서로 다를 것이기 때문에 글자들의 모양이 다를 지라도 그건 무시하라고 설명해 준다.

16. 피검사자에게 글자를 보고 있으라고 하면서, 검사자는 피검사자에게 "이것이 1번 렌즈예요"라고 한다.
17. 2초에서 5초 후, JCC를 뒤집으면서 "이것은 2번 렌즈예요. 1번과 2번 중 어느 렌즈가 더 선명하게 보이는 가요?"하고 묻는다. 만약 피검사자가 이 둘이 똑같이 흐리게 보인다고 대답하면, 축은 정확하게 교정된 것이다. 검사과정 제21단계로 넘어가 JCC를 사용하여 원주렌즈의 도수를 미세조정한다.
18. 만약 두 렌즈를 통해 보이는 글자들이 똑같이 흐려 보이거나 선명하게 보이지 않았다면, 포롭터에 교정되어 있는 원주렌즈 축을 더 선명하게 보인다고 대답한 JCC 렌즈면(1번 또는 2번)의 마이너스 원주렌즈 축이 표시된(빨간 점이 위치한) 방향으로 15° 돌려준다. 그림 3-11에서 보는 것처럼, 만약 1번 렌즈를 통해 볼 때 글자가 더 또렷하게 보인다고 대답하면 포롭터의 교정 원주렌즈의 축은 시계방향으로 돌린다. 만약 2번 렌즈를 통해 볼 때 글자가 더 선명하게 보인다고 대답하면 포롭터의 교정 원주렌즈의 축을 반시계방향으로 돌려 교정한다.
19. JCC 렌즈의 축 방향을 돌려 포롭터의 교정 원주렌즈의 축과 JCC 렌즈의 손잡이가 일직선상에 오도록 맞춘다. 그러나 대부분의 포롭터

들은 JCC 렌즈가 포롭터의 교정 원주렌즈와 같이 자동적으로 돌아가므로 이 과정은 사실 필요하지 않다.

20. 원주렌즈의 축 방향을 계속 같은 방향(예를 들어 시계방향이나 반시계방향 중 한 방향)으로 돌려서 교정해야 할 필요가 있는 경우 검사과정 제14단계에서부터 제19단계까지의 과정을 계속 반복한다. 만약 축 방향을 반대방향으로 교정해야 할 경우, 검사과정 제14단계에서부터 제19단계까지의 과정을 반복하되 되돌리는 각도는 5° 또는 10° 정도로 각도를 줄여서 조정한다. 조정하는 각도의 폭을 점차 줄여가면서 정확한 축을 찾아낸다.

    주의(Note) : 원주렌즈의 도수가 높을수록, 축의 각도를 더 정확하게 찾아내야 한다. 5.00D가 넘는 원주렌즈 도수의 경우 축의 각도는 1°의 오차 내에서 찾아내야 한다. 2.00D 보다 낮은 도수의 경우 축의 오차는 5° 이내여야 한다. 2.00D에서 5.00D 사이의 도수를 가진 경우 축의 오차는 1°부터 5° 사이에서 검사자의 판단에 맡긴다.

21. 아래의 두 조건중 하나라도 충족이 되면 JCC 렌즈를 사용한 축 검사를 끝낸다 :
    1) 피검사자가 1번과 2번 렌즈를 통해 보이는 글자들이 모두 똑같이 보인다고 할 때.
    2) 피검사자의 대답에 따라 각도를 움직일 때 각도가 좁은 범위 내에서 왔다 갔다 할 때. 이 경우, 그 범위의 중간 값을 축 방향의 각도로 정한다.

JCC 렌즈를 사용한 원주렌즈 도수 검사법 :

22. 그림 3-12에서 보는 바와 같이 JCC 렌즈의 축 중 하나는 포롭터에 교정되어 있는 원주렌즈의 축과 일치시키고, 다른 하나는 직각이 되도록 맞춘다.

23. 검사방법은 위의 제15단계, 제16단계, 그리고 제17단계와 같다. 그러나 다시 반복하는 것이 필요하기도 하다.

24. JCC 렌즈를 뒤집어가며 피검사자에게 두 렌즈를 통해 보이는 선명도를 비교하도록 한다. 만약 피검사자가 포롭터의 교정 원주렌즈의 축

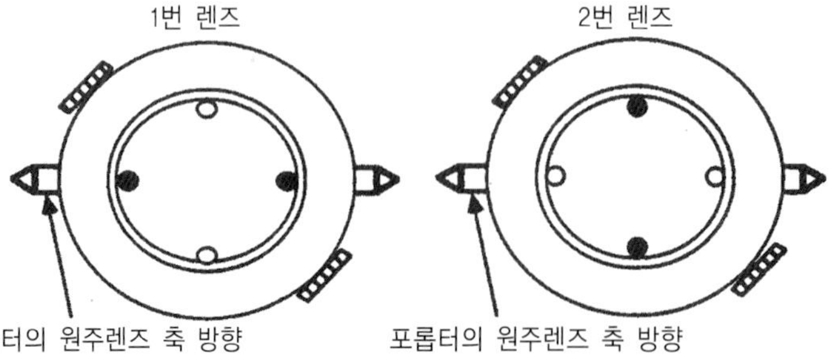

그림 3-12. JCC를 사용하여 원주렌즈 굴절력을 미세조정하는 방법. JCC의 두 위치를 보여 주고 있다.

과 JCC 렌즈의 빨간 점(마이너스 원주렌즈 축)이 겹쳤을 때의 면을 통해 볼 때 더 선명하게 보인다고 대답하면, 즉 그림 3-12의 1번 렌즈, 포롭터의 교정 원주렌즈 도수에 -0.25D를 올려준다. 만약 피검사자가 포롭터의 교정 원주렌즈의 축과 흰 점(플러스 원주렌즈 축)이 겹쳤을 때, 즉 그림 3-12의 2번 렌즈 상태에서 더 선명하게 보인다고 대답하면, 포롭터의 교정 원주렌즈 도수에 -0.25D를 빼준다.

25. JCC 렌즈를 사용하여 원주렌즈 도수를 검사하는 동안, 원주렌즈 도수를 검사하기 시작했을 때의 MPMVA의 구면렌즈대응치는 계속 유지하고 있어야 한다. 매번 원주렌즈 도수를 -0.50D 올려 줄 때마다 구면렌즈 도수 +0.25D를 가해 주거나 -0.25D를 빼주어야 한다. 반대로 -0.50D의 원주렌즈 도수를 줄여줄 때 마다 구면렌즈 값에서 -0.25D씩 올려 주어야 한다.
26. 아래의 조건 중 하나라도 충족이 되면 JCC 렌즈를 사용한 원주렌즈 도수 검사를 끝낸다.
   1) 피검사자가 1번과 2번 렌즈를 통해 보이는 글자들이 모두 똑같이 보인다고 할 때.
   2) 피검사자가 작은 도수 범위 안에서 왔다 갔다 할 때. 이때에는 피검사자가 평소에 사용하고 있는 안경의 도수와 가까운 도수를 선택하거나, 사용 중인 안경의 도수가 불편한 경우 낮은 원주렌즈 도수를 선택한다.

주의(Note) : 만약 JCC 렌즈를 사용한 원주렌즈 도수 검사에서 결과값이 검사를 시작했을 때의 원주렌즈 도수와 비교하여 0.75D 이상의 차이를 보일 경우, 원주렌즈의 축 방향을 재검사해 보아야 한다.

주의(Note) : 피검사자들 중에는, 어느 렌즈를 통해 볼 때 더 선명하게 보이는지를 구분하기가 어렵다고 대답한다. Borish는 JCC 렌즈를 사용한 검사법을 변형시켜 소개하였는데, 이는 한 줄의 시표만을 보여주는 것이 아니라 20/50에서부터 20/15까지의 시표를 동시에 전부 보여주면서 검사를 하는 것이다. 피검사자에게 어느 렌즈를 댔을 때 시표상의 글자들 중 더 작은 시표상의 글자까지 읽을 수 있는 지를 물어본다. 피검사자는 시표상의 더 작은 글자들을 읽어내려고 노력하면 되고, 검사자는 마음속으로 어느 렌즈가 피검사자에게 더 선명한 상을 만들어 주는 지를 판단할 수 있게 된다.

양쪽 눈 모두에서 JCC 렌즈검사로 원주렌즈의 축과 도수 모두가 결정됐다면, 2차 단안 MPMVA 검사로 넘어간다.

2차 단안 MPMVA 검사
Second Monocular MPMVA

검사목적 피검사자가 최고의 교정시력을 얻을 수 있는 최대의 플러스 구면굴절력을 찾아내기 위함이다.
주의(Note) : 2차 MPMVA 검사과정과 원거리 굴절검사를 시행하는 나머지 과정에서, 검사과정 제26단계에서 얻어진 포롭터의 교정 원주렌즈의 굴절력과 축은 그대로 두고 변화를 주어서는 안 된다.

27. 20/40에서 20/60정도의 시력이 되도록 눈을 운무시킨다. 일반적으로 포롭터에 교정되어 있는 구면도수 값에 +1.00D의 구면도수를 더 가해 주거나 또는 −1.00D의 구면도수를 빼주어 운무시킨다. 운무를 시켜놓은 상태에서 피검사자의 시력을 검사하여 검사자가 원하는 정도의 시력으로 운무 되었는지를 확인한다.
28. 운무를 시켜놓은 상태에서 Egger 챠트를 사용하여 검사한 피검사자의 교정시력을 알면 최종 구면도수 교정 값을 미리 예상할 수 있다. 매번 0.25D의 마이너스 구면도수를 가해줄 때마다 또는 0.25D의 플러스 구면도수를 빼줄 때마다 피검사자는 한 시표 더 적은 시표상의 글자를 읽을 수 있어야 한다는 것을 기억하고 있어야 한다.
29. 한번에 0.25D의 플러스 구면도수를 빼면서(또는 마이너스 구면도수를 올린다), 시력을 측정하고 피검사자에게 지금 읽을 수 있는 시표상의 글자들 보다 한 시표 작은 글자들을 읽어보라고 한다.
30. 0.25D의 도수를 변화시킬 때마다 읽을 수 있었던 시표보다 더 작은 시표상의 글자들을 읽을 수 있을 것이라는 생각을 가지고 있어야 한다. 시력표상의 글자들이 "더 잘 보여요"하는 대답을 듣기 위해 피검사자에게 더 많은 마이너스 구면도수를 가해줄 필요는 없다.
31. 검사는 적절한 단계에서 멈춘다. 2차 단안 MPMVA 검사를 끝내기 위해서는, 다음의 끝점 찾기 중 하나를 선택한다. 다음에 나와 있는 순서가 어떤 우선순위를 나타내는 것은 아니다.

1) 이색검사를 사용한 끝점 찾기(DUOCHROME endpoint)

(1) 투영식 시력표에서 비추어진 글자 시표 위에 적록필터를 덧씌워 비춘다.

(2) 피검사자에게서 지금까지 얻은 제일 좋은 교정시력보다 한 줄 큰 시표의 글자에 주의를 기울이도록 한다. 피검사자에 따라서는 이 한 줄의 시표만을 따로 비추어 주어야 하는 경우가 있다.

(3) 피검사자에게 녹색 쪽 글자부터 시작하여 적색 쪽으로 이동하면서 글자를 읽고, 다시 녹색 쪽으로 되돌아오면서 읽어 보라고 한다. 피검사자에게 어느 쪽의 글자가 더 선명하고, 또렷하게 보이는지(더 잘 보인다거나, 더 밝거나, 더 진하게 보인다는 것이 아니고) 아니면 양쪽 모두가 똑같이 선명하고 또렷하게 보이는지를 대답하라고 한다.

(4) 만약 적색 쪽의 글씨가 더 또렷하거나, 양쪽의 글자가 똑같이 보인다고 대답할 경우, 0.25D의 마이너스 구면도수를 더 가해준다. 만약 녹색 쪽이 더 또렷하게 보인다고 하면, 마이너스 구면도수를 0.25D 뺀다(또는 0.25D 플러스 구면도수를 가한다).

(5) 위의 제(3)과 제(4) 단계를 반복하여 피검사자가 "-0.25D를 더 올려주면 녹색쪽이 더 잘 보인다고 하는 상태"가 되도록 도수를 조정한다. 이는 피검사자가 처음으로 녹색 쪽의 글씨가 더 선명하게 보인다고 대답할 때의 제일 낮은 마이너스 구면도수 값이다. 검사자에 따라서는 "-0.25D를 더 올려주면 녹색쪽이 더 잘 보인다고 하는 상태"보다는 적색과 녹색 양쪽의 글자가 똑같이 또렷하고 선명하게 보인다고 대답하는 적록균형 상태를 검사의 끝점으로 선택하는 것이 더 좋다.

(6) 적록필터를 제거하고 다시 시력을 측정한다.

주의(Note) : 피검사자들 중에, 어떤 도수의 렌즈를 사용하여 비교검사를 하더라도 계속 적색 쪽 또는 녹색 쪽 중 한쪽만을 선택하는 경우가 있다. 이러한 피검사자는 이 검사에 제대로 반응하지 못하는 경우이므로, 이러한 피검사자에게 이 적록검사법은 부적

절하다. 이 경우 다음에 설명하는 끝점을 찾는 다른 검사방법으로 바꾸어 검사해야 함을 검사자는 염두에 두어야 한다.

2) 더 작고/진하게 보이는 현상을 이용한 끝점 찾기

(The "smaller/darker" endpoint)

(1) 0.25D의 마이너스 구면 도수를 한 번 더 가입한다(또는 0.25D의 플러스 구면 도수를 뺀다).

(2) 피검사자에게 이 상태에서 글자가 더 선명해져 보이는지, 아니면 더 "작아 보이거나", "진해(어두워) 보이거나", 또는 "더 잘 보이는지"를 묻는다.

(3) 만약 이렇게 검사한 결과 피검사자가 글씨가 더 선명해 보인다고 대답하면, 가입한 도수는 그대로 둔 상태에서 위의 제(1)과 제(2) 단계를 반복한다. 만약 검사결과에서 글씨가 "더 작아지거나", "진해(어두워) 보이거나", "더 잘 보인다"고 대답하면 제(1)단계에서 가입한 0.25D의 마이너스 구면 도수는 다시 빼낸다.

3) 20/20을 이용한 끝점 찾기(The 20/20 endpoint)

만약 피검사자가 자각적 굴절검사에서 20/20의 교정시력을 보이고 있고, 검사과정 제28단계의 결과 값으로 포롭터 내의 교정렌즈 도수가 검사를 시작할 때 예상했던 결과 값과 일치했다면, 제2단안 MPMVA 검사를 여기서 끝마친다. 처음 시력을 운무 시킨 후(제27단계) 다시 가입한 마이너스 구면도수 만큼(또는 플러스 구면도수를 줄여준 만큼) 피검사자의 교정시력도 상대적으로 좋아졌어야 한다. 굴절검사가 정확했다면 예상했던 렌즈도수의 변화 값과 실제 검사과정에서 얻은 도수의 변화 값은 거의 차이가 없을 것이다.

32. 포롭터에 교정되어 있는 구면도수, 원주렌즈 도수, 원주렌즈의 축을 기록하고 이 렌즈들을 통해 얻어진 교정시력도 기록한다.

33. 오른쪽 눈을 가리고 왼쪽 눈에서 검사과정 제2단계에서부터 제32단계까지를 반복하여 검사한다.

Ⅱ. 양안균형검사(Binocular Balance)

검사목적 두 눈에 동일한 조절자극이 가해지도록 하기 위함이다.
양안균형검사를 시행하는 1차 목적은 두 눈에서 조절자극이 조화롭게 잘 이루어질 수 있도록 하는 것이다. 2차 목적으로는 조절작용을 이완시키는 것이다. 따라서 두 눈을 모두 뜬 상태에서 두 눈의 조절반응이 양안에서 균등해야 할 뿐 아니라 최대한 이완되어야 한다. 많은 피검사자들에 있어서 양안균형검사는 새 안경처방을 받은 두 눈의 시력이 조화를 이루도록 하는 또 하나의 역할을 한다.

적응증

이 양안균형검사는 두 눈이 각각 단안 굴절검사를 통해 같은 교정시력을 얻은 상태에서만 양안을 운무시켜 검사를 시행한다. 만약 원거리 자각적 굴절검사를 받은 후 두 눈의 최고 교정시력이 서로 다르다면, 이 양안균형검사 과정은 생략한다. 만약 양안의 최고 교정시력이 다르고 그리고 원거리 단안 자각적 굴절검사를 하는 동안 두 눈의 조절상태가 달라질만한 특별한 원인이 있었다고 판단되는 경우에는, 프리즘을 사용하여 양안의 상을 해리시킨 상태에서 이 색검사를 시행한다.

34. 피검사자는 두 눈 모두를 가리지 않았으므로 양안 모두 뜨고 프로젝터 스크린을 바라본다.
35. 이들 각각의 눈앞에 단안 굴절검사로 얻은 최종 교정도수에 +0.75D의 구면도수를 더 가하여 두 눈 모두 운무시킨다. 피검사자의 양안 시력을 측정하고 만약 필요하다면 피검사자의 양안 교정시력이 20/25 이하로 떨어질 때까지 양쪽 눈앞에 +0.25D의 구면렌즈를 계속 가한다.
36. 제35단계에서 얻어진 교정시력보다 시력표에서 한 줄 더 큰 시표의 글자들만 따로 비추어 보게 한다.
37. 그림 3-13에 보는 것과 같이 포롭터의 로타리프리즘을 사용하여, 오른쪽 눈앞에는 3-4Δ BU으로, 그리고 왼쪽 눈앞에는 3-4Δ BD 프리즘을 댄다.

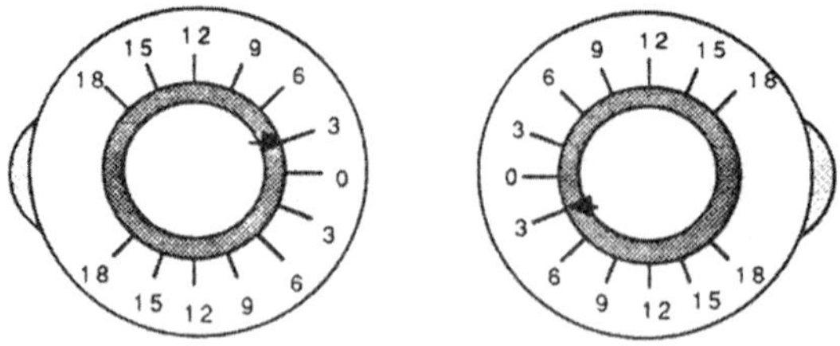

그림 3-13. 양안 균형검사를 시행하기 위해 포롭터의 로타리프리즘을 오른쪽 눈앞에는 3△ BU, 그리고 왼쪽 눈앞에는 3△ BD으로 맞추었다. 이처럼 프리즘을 맞추어 놓은 상태에서, 좌안에 6△ 또는 그 이상의 상측 편위가 있는 경우를 제외하고는, 아래쪽에 보이는 상이 우안으로 보고 있는 것이다.

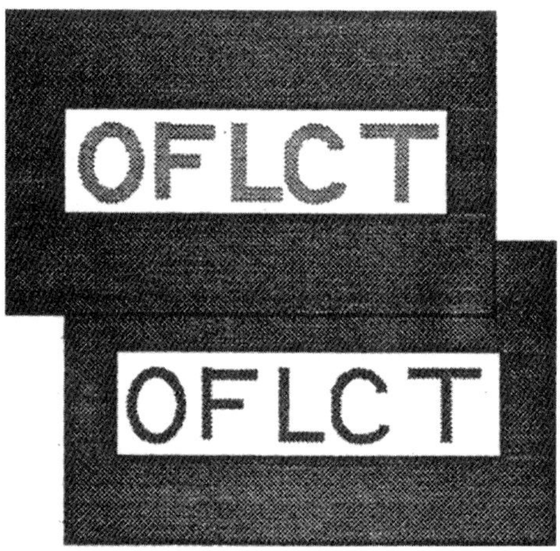

그림 3-14. 프리즘을 사용하여 양안의 상을 해리시켜 양안 균형검사를 시행하기 위한 상황에서 양안을 동시에 20/30으로 운무시켜 놓은 그림. 이 예에서, 위쪽에 있는 좌안이 보고 있는 시표가 아래쪽에 있는 우안으로 보고 있는 시표 보다 흐려 보인다.

38. 피검사자에게 그림 3-14에서 보이는 것과 같이 두 줄의 글자가 보일 것이며, 두 줄 글자 모두 흐릿하게 보일 거라고 말한다. 이것은 하나의 예이다.
39. 피검사자에게 두 줄의 시표를 번갈아 가면서 보고, 검사자에게 위쪽이나 아래쪽 글자 중에서 더 선명하게 보이는 쪽을 지적하라고 한다.

40. 두 줄 가운데 더 선명하게 보인다고 대답한 쪽 눈앞에 +0.25D 구면렌즈를 가해준다(또는 -0.25D의 구면도수를 빼준다)(선명한 쪽을 더 흐려 보이게 만들기 위해). 예를 들어, 피검사자가 그림 3-14에서 아래쪽 줄의 글자가 더 선명하게 보인다고 대답하면, 더 선명하게 보인다고 대답한 오른쪽 눈앞에 +0.25D의 구면도수를 가한다(-0.25D의 구면도수를 빼준다).
41. 피검사자가 두 줄의 글자가 비슷하게 흐려 보인다고 대답하거나 또는 도수를 조정할 때마다 양안이 번갈아 가면서 선명하게 보인다고 대답할 때까지 검사과정 제39단계와 제40단계를 반복한다. 검사를 아무리 해도 두 눈에서 흐릿하게 보이는 정도가 같지 않으면, 피검사자의 두 눈 중 어느 쪽 눈이 우세안(dominant eye)인지를 먼저 찾아내야 한다. 이 우세안이 자각적으로 더 선명한 시력을 갖도록 교정한다.

   주의(Note) : 장시간의 검사에도 시표상 두 줄의 글자를 보고 있는 동안 두 눈 중 더 선명하게 보인다고 대답하는 쪽 눈앞에 계속 +0.25D의 구면도수를 가하여 운무시킨다. 검사를 하는 동안 시표상의 글자들을 피검사자가 계속 읽을 수 있어야 하기 때문에, 검사과정 제39단계와 제40단계를 한두 번 반복한 후에는 더 흐려 보인다고 대답하는 쪽의 눈을 선명하게 보이도록 해 주어야 한다. 흐리게 보이는 눈을 더 선명하게 보이도록 하기 위해서는 눈앞에 -0.25D의 구면렌즈를 가하고(또는 +0.25D의 구면도수를 빼준다), 더 선명하게 보이는 쪽의 눈을 운무시켜 흐려 보이게 할 필요는 없다. 주의해야 할 것은 양안균형검사를 마칠 때까지 양안은 운무시켜 놓은 상태이고, 그리고 두 눈 모두 검사를 받는 동안 운무상태에서도 시표의 글자들을 읽을 수 있어야 한다.
42. 두 눈의 시력이 같아지거나, 우세안의 시력이 조금 더 선명하다는 정도까지만 교정이 되면, 두 눈이 융합작용을 하도록 로타리프리즘을 제거한다.

양안 MPMVA
Binocular MPMVA

검사목적 피검사자가 두 눈을 동시에 사용하여 볼 때 최상의 시력을 갖도록 해주는 최대의 플러스 구면굴절력을 구하기 위함이다.

43. 피검사자는 검사과정 제42단계에서 양안을 운무시킨 상태에서 얻은 결과 값으로 양안의 시력이 같거나, 또는 우세안의 시력이 약간 더 선명하게 보이는 상태에 있다. 피검사자의 양안시력을 운무시킨 상태에서 측정한다.
44. 운무를 시켜놓은 상태에서 Egger 챠트를 사용하여 검사한 피검사자의 교정시력을 알면 최종 구면도수 교정 값을 미리 예상할 수 있다. MPMVA 검사에서 매번 0.25D의 마이너스 구면도수를 가해줄(또는 0.25D의 플러스 구면도수를 빼줄) 때마다 피검사자는 한 시표 더 적은 시표상의 글자를 읽을 수 있어야 한다는 것을 기억하고 있어야 한다.
45. 매번 양안에서 0.25D의 플러스 구면렌즈를 동시에 빼내면서(또는 0.25D의 마이너스 구면렌즈를 가하면서), 시력을 측정하고 피검사자에게 지금 읽을 수 있는 시표상의 글자들 보다 한 시표 작은 글자들을 읽어보라고 한다.
46. 0.25D의 도수를 변화시킬 때마다 읽을 수 있었던 시표보다 더 작은 시표상의 글자들을 읽을 수 있을 것이라는 생각을 가지고 있어야 한다. 시력표상의 글자들이 "더 잘 보여요"하는 대답을 듣기 위해 피검사자에게 더 많은 마이너스 구면도수를 가해줄 필요는 없다.
47. 검사는 적절한 단계에서 멈춘다. 양안 MPMVA 검사를 끝내기 위해서는, 다음의 끝점 찾기 중 하나를 선택한다. 여기 나와 있는 순서가 어떤 우선순위를 나타내는 것은 아니다.

1) 더 작고/진하게 보이는 현상을 이용한 끝점 찾기(The "smaller/darker" endpoint)

(1) 0.25D의 마이너스 구면 도수를 한 번 더 가입한다(또는 0.25D의 플러스 구면 도수를 뺀다).

(2) 피검사자에게 이 상태에서 글자가 더 선명해져 보이는지, 아니면 더 "작아 보이거나", "진해(어두워) 보이거나", 또는 "더 잘 보이는지"를 묻는다.

(3) 만약 이렇게 검사한 결과 피검사자가 글씨가 더 선명해 보인다고 대답하면, 가입한 도수는 그대로 둔 상태에서 위의 제(1)과 제(2) 단계를 반복한다. 만약 검사결과에서 글씨가 "더 작아지거나", "진해(어두워) 보이거나", "더 잘 보인다"고 대답하면 제(1)단계에서 가입한 0.25D의 마이너스 구면 도수는 다시 빼낸다.

주의(note) : 이 방법으로 검사를 할 때, 피검사자는 검사결과에서 최상의 교정시력을 얻은 최종 구면도수 보다 -0.25D의 구면도수를 더 가해주는 것을 종종 좋아한다. 비록 이러한 결과 값도 수용할 수는 있으나, 피검사자에게 최상의 시력으로 교정시킬 수 있는 도수보다 -0.25D 이상의 도수를 더 가해 주어서는 안 된다.

2) 이색검사를 사용한 끝점 찾기(DUOCHROME endpoint)

(1) 투영식 시력표에서 비추어진 글자 시표위에 적록필터를 덧씌워 비춘다.

(2) 피검사자에게서 지금까지 얻은 제일 좋은 교정시력보다 한 줄 큰 시표의 글자에 주의를 기울이도록 한다. 피검사자에 따라서는 이 한 줄의 시표만을 따로 비추어 주어야 하는 경우가 있다.

(3) 피검사자에게 녹색 쪽 글자부터 시작하여 적색 쪽으로 이동하면서 글자를 읽고, 다시 녹색 쪽으로 되돌아오면서 읽어 보라고 한다. 피검사자에게 어느 쪽의 글자가 더 선명하고, 또렷하게 보이는지(더 잘 보인다거나, 더 밝거나, 더 진하게 보인다는 것이 아니고) 아니면 양쪽 모두가 똑같이 선명하고 또렷하게 보이는지를 대답하라고 한다.

(4) 만약 적색 쪽의 글씨가 더 또렷하거나, 양쪽의 글자가 똑같이 보인다고 대답할 경우, 0.25D의 마이너스 구면도수를 더 가해준다. 만약 녹색 쪽이 더 또렷하게 보인다고 하면, 마이너스 구면도수를 0.25D 뺀다(또는 0.25D 플러스 구면도수를 가한다).

(5) 위의 제(3)과 제(4) 단계를 반복하여 피검사자가 "-0.25D를 더 올려주면 녹색쪽이 더 잘 보인다고 하는 상태"가 되도록 도수를 조정한다. 이는 피검사자가 처음으로 녹색 쪽의 글씨가 더 선명하게 보인다고 대답할 때의 제일 낮은 마이너스 구면도수 값이다. 검사자에 따라서는 "-0.25D를 더 올려주면 녹색쪽이 더 잘 보인다고 하는 상태"보다는 적색과 녹색 양쪽의 글자가 똑같이 또렷하고 선명하게 보인다고 대답하는 적록 균형상태를 검사의 끝점으로 선택하는 것이 더 좋다.

(6) 적록필터를 제거하고 다시 시력을 측정한다.

주의(Note) : 피검사자들 중에, 어떤 도수의 렌즈를 사용하여 비교검사를 하더라도 계속 적색 쪽 또는 녹색 쪽 중 한쪽만을 선택하는 경우가 있다. 이러한 피검사자는 이 검사에 제대로 반응하지 못하는 경우이므로, 이러한 피검사자에게 이 적록검사법은 부적절하다. 이 경우 다음에 설명하는 끝점을 찾는 다른 검사방법으로 바꾸어 검사해야함을 검사자는 염두에 두어야 한다.

3) 20/20을 이용한 끝점 찾기(The 20/20 endpoint)

만약 피검사자가 자각적 굴절검사에서 20/20의 교정시력을 보이고 있고, 검사과정 제46단계의 결과 값으로 포롭터 내의 교정렌즈 도수가 검사를 시작할 때 예상했던 결과 값과 일치했다면, 양안 MPMVA 검사를 여기서 끝마친다. 굴절검사가 정확했다면 예상했던 렌즈도수의 변화 값과 실제 검사과정에서 얻은 도수의 변화 값은 거의 차이가 없을 것이다.

주의(note) : 자각적 굴절검사의 결과는 약간의 오차가 있을 수 있다. 그리고 실제로 피검사자를 검사하는 과정 중에 아무런 변화를 주지 않았음에도 불구하고 검사결과에서는 ±0.25D의 구면도수 또는 원주

렌즈 도수의 차이가 나는 것을 알 수 있다.

결과 기록

1. 각 눈앞의 포롭터에 맞추어져 있는 구면도수, 원주렌즈 도수, 원주렌즈의 축을 기록한다.
2. 오른쪽 눈, 왼쪽 눈의 시력을 따로 기록하고 양안시력도 같이 기록한다.

주의(Note) : 피검사자의 최종 안경처방전의 도수는 포롭터에 맞추어진 원거리 자각적 굴절검사의 결과 값과 차이가 있을 수 있다. 몇 가지 예를 들어보자. 만약 안경처방전의 교정 도수 값이 ±4.00D 이상일 경우, 포롭터의 정점간거리를 안경의 정점간거리에 맞추어 조정해야 한다. 원주렌즈 요소에 변화를 주는 경우, 피검사자가 편하게 느끼는 원주렌즈 값(특히 원주렌즈의 축 방향)으로 처방하고 가급적 바꾸지 않는다. 원주렌즈 도수가 높은 경우, 원거리용 안경을 처방할 때의 원주렌즈 도수와 축 방향은 근거리용 안경의 원주렌즈 도수와 축 방향과 다르게 처방할 필요가 있는 경우가 있다.

실 례

1. 단안 자각적 굴절검사(Monocular Subj.)

OD	+1.75 = −1.00 × 165	20/15
OS	+1.75 = −1.00 × 10	20/15

2. 양안균형검사(Binocular Bal.)

OD	+2.00 = −1.00 × 165	20/15
OS	+2.00 = −1.00 × 10	20/15
OU		20/15

검안테를 사용한 안경처방 조정
Use of the Trial Frame to Modify a Prescription

검사목적 피검사자에게 새 안경처방을 하거나 자각적 굴절검사 값을 가지고 피검사자가 최대한 편안하게 안경을 착용할 수 있도록 조정해주기 위함이다.

검사에 필요한 기구들

1. 검안렌즈 세트
2. 검안테
3. 원거리 시력검사용 시력표
4. 근거리 시력검사용 시력표
5. 독서물 - 신문, 잡지, 전화번호부, 악보

검사 전 준비

1. 피검사자에게 검안테를 씌운다. 검안테를 조정해서 피검사자의 얼굴에 편안하게 잘 위치시키고, 피검사자의 눈이 검안테의 렌즈를 끼우는 검사창의 중앙에 오도록 조정한다. 이 장의 검안테를 사용한 굴절검사(Trial frame refraction)부분을 참조할 것.
2. 만약 피검사자가 이전에 착용하던 안경을 가지고 있고 구면도수 값만 바꾸어 주면 되는 상황이라면 그림 3-15에서 보는 것처럼 검안 렌즈를 피검사자가 현재 착용하고 있는 안경위에 직접 대면서 검사를 하면 된다.

단계별 검사과정

1. 새 안경처방이 원거리용 안경이면 원거리 시력검사용 시력표를, 근거리용 안경이면 근거리 시력검사용 시력표를 보도록 한다. 다른 방법으로는, 피검사자에게 원거리용 시력표 대신 창문 밖을 보라고 하고, 근거리용 시력표 대신에는 독서물(신문.. 등)을 보라고 할 수도 있다.

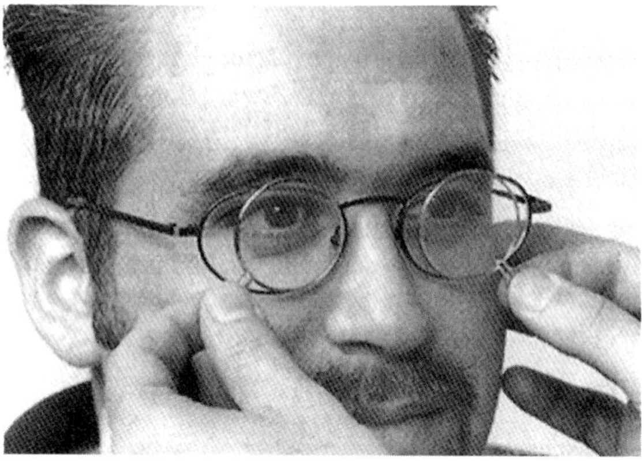

그림 3-15. 피검사자가 자신의 안경을 착용한 상태에서 검사자는 검안렌즈를 사용하여 안경 도수를 검사한다.

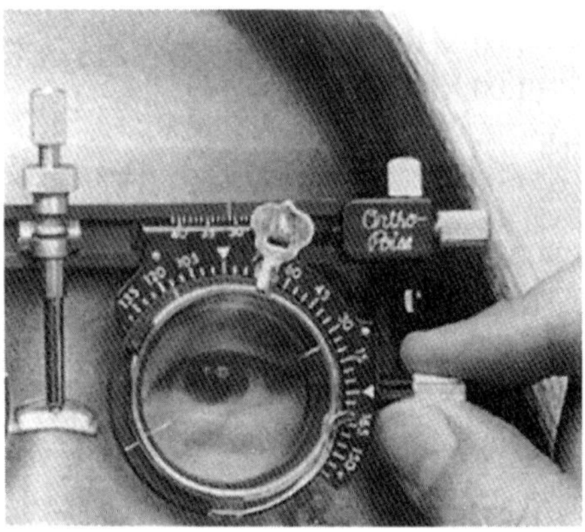

그림 3-16. 검안테에 맞추어져 있는 원주렌즈의 축을 검사자가 조정하고 있다.

2. 피검사자에게 새로 처방된 안경을 쓰고 볼 때 물체가 선명하게 보이고 편안한지 물어본다.
3. 만약 피검사자가 새로 처방된 안경으로 물체가 선명하게 보이지 않는다거나 편안한 느낌이 들지 않는다고 하면, 아래 방법들 중 한 가지 방법으로 피검사자가 선명하게 보이고, 편안한 느낌이 든다고 할 때까지 안경처방을 조정한다.

1) 마이너스 구면도수 값을 0.25D씩 올려본다.
2) 플러스 구면도수 값을 0.25D씩 올려본다.
3) 원주렌즈의 축을 피검사자 이전 안경의 원주렌즈 축 방향 쪽으로 움직여보든가, 또는 90°나 180° 방향으로 돌려본다(그림 3-16).
4) 원주렌즈 도수를 0.25D씩 줄여가며, 그와 반대부호의 구면도수도 같이 변화를 주어 안경처방 전체의 구면렌즈대응치는 일정하게 유지한다.

4. 근거리용 안경처방만을 할 때에는, 독서물인 신문을 멀리 밀거나 바짝 당기면서 흐리게 보이는 범위를 확인한 후, 그 범위 안에서만 선명하게 보인다고 설명해 준다.
5. 근거리용 안경처방만을 할 때에는, 처방안경을 쓰고 원거리 물체를 보라고 하면서 이 때에는 흐리게 보이는 것이 당연하며 정상이라고 설명해 준다.

결과 기록

1. 검사한 모든 검사의 처방 값을 기록한다.
2. 검안테를 사용한 모든 처방에 대한 피검사자의 반응을 각각 따로 기록한다.

실 례

1. 검안테를 사용한 검사 결과 값(TF)

OD −4.75 sphere 20/20
OS −3.50 = −0.50 × 175 20/20

피검사자는 원거리(D)와 근거리(N) 모두에서 편안하게 느꼈다.

2. 검안테를 사용한 근용안경 검사결과 값

1. OD +1.00 = −1.00 × 10
   OS +1.00 = −1.00 × 165
2. OD +1.00 sph
   OS +1.00 sph

3. OD +0.50 sph
   OS +0.50 sph

각각의 도수 모두에서 피검사자의 시력은 20/20이었다 – 이중 가장 편안한 도수는 OU에 +1.00 sph를 꼈을 때였다. 피검사자의 근거리 가독범위(range for patient's near needs)는 적당하였다.

3. 근거리 교정용으로 TF +2.00 OU ; 피검사자가 가까운 신문을 읽기가 편하고 선명하게 보이나, 컴퓨터 모니터는 흐릿하게 보인다고 한다. TF +1.75 OU와 +1.50 OU는 컴퓨터를 볼 때 편안하다고 하였다. 피검사자는 +1.50 OU로 모니터를 볼때 편하다고 하였다.

4. TF +0.25 OU와 +0.50 OU 둘 다 피검사자 근거리 작업용으로 적당하였다 ; 피검사자가 +0.50 OU를 더 선호하였다.

Ⅲ. 기본적인 원거리 자각적 굴절검사에서의 추가 검사들
(Side Trips From The Routine Distance Subjective Refraction

난시표(시계시침방사선시표)
Clock Chart(Sunburst Dial)

검사목적 자각적 검사법을 통해 굴절이상의 원주렌즈 요소들을 결정하기 위함이다.

적응증

이 검사는 구면도수만으로 20/20의 교정시력을 얻지 못하거나 굴절검사의 시작점에서 원주렌즈의 교정이 필요 없다는 결과가 나왔을 때 시행한다. 정적검영법으로 얻어진 원주렌즈의 도수와 축 방향이 부정확하다고 판단될 때에도 사용한다. 이 난시표를 사용한 검사는 한 쪽 눈씩 시행한다.

단계별 검사과정

1. 포롭터에 끼워져 있는 원주렌즈를 모두 제거하고, 구면렌즈만을 사용하여 피검사자가 20/40의 교정시력을 나타낼 때까지 운무시킨다.
2. 피검사자에게 난시표를 보여준다(그림 3-17).
3. 피검사자가 마주보고 있는 시표 중 가장 진하고 선명하게 보이는 선의 방향을 시계의 숫자로 대답하라고 한다. 예를 들어, 2시와 8시 방향, 3시와 9시 방향. 만약 모든 방향의 선이 다 똑같이 흐려 보인다고 대답하면, 검사를 끝낸다. 기본적인 원거리 자각적 굴절검사의 검사과정 제12단계로 돌아간다.
4. 만약 한 방향의 선이 다른 방향의 것들보다 진하고 선명하게 보인다고 대답하면, 피검사자가 대답한 시계방향 중에서 작은 숫자에 30을

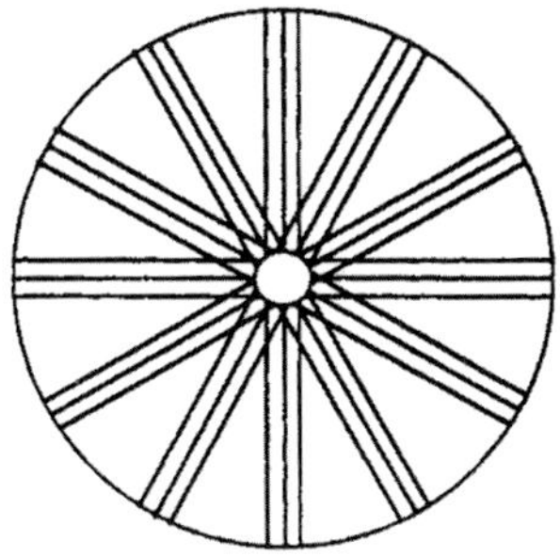

그림 3-17. 전형적인 난시표 또는 방사상 시표

곱한 각도에 포롭터의 마이너스 원주렌즈 축을 맞춘다. 예를 들어, 피검사자가 2시와 8시 방향의 선이 선명하게 보인다고 하면, 30 × 2 = 60 이므로 포롭터의 원주렌즈 축 방향을 60도로 맞춘다. 이를 "*30의 법칙*"이라고 한다.

5. 만약 두 방향의 선들이 비슷한 정도로 진하고 선명하게 보인다고 대답하면, 이 두 방향 선의 중간각도를 원주렌즈의 축 방향으로 정하여 맞춘다. 예를 들어, 만약 1시와 7시 방향의 선과 2시와 8시 방향의 선이 진하게 보인다고 대답하면, 포롭터의 원주렌즈 축 방향은 30 × 1.5 = 45° 위치에 맞춘다.
6. 마이너스 원주렌즈 도수를 −0.25D 올려준다. 피검사자에게 한 방향의 선이 다른 방향의 선들보다 아직도 진하고 선명하게 보이는지를 묻는다.
7. 만약 피검사자가 아직도 어느 한 방향의 선이 다른 방향의 선들보다 더 진하고 선명하게 보인다고 대답하면, 검사과정 제6단계를 반복한다. 만약 피검사자가 모든 방향의 선이 다 똑같이 진하고 선명하게 보인다고 하거나, 또는 다른 방향의 선들이 더 진하고 선명하게 보이기 시작했다고 하면, 단안 원거리 자각적 굴절검사의 검사과정 제12단계로 되돌아가서 검사를 계속한다.

주의(Note) : 이 난시표를 사용한 검사를 진행하는 동안, 검사를 시작한 도수의 구면렌즈대응치를 계속 유지하고 있을 필요는 없다.

JCC렌즈를 사용한 난시검사법

Jackson Corss Cylinder(JCC) Check Test For Uncorrected Astigmatism

검사목적 교정되지 않고 남아있는 약간의 난시를 찾아내기 위함이다.

적응증

JCC 검사는 검사의 시작점에서 원주렌즈의 교정이 필요 없을 거라는 소견이 나왔으나, 피검사자에게 구면도수만으로 교정했을 때 선명한 상을 얻지 못하는 경우에 시행한다.

검사 전 준비

1. 1차 MPMVA 검사가 끝난 후 포롭터에 구면도수가 교정되어 있는 상태

단계별 검사과정

1. 포롭터에 -0.50D의 원주렌즈 도수를 가하고 동시에 포롭터에서 구면도수 -0.25D를 뺀다(또는 +0.25D를 가한다).
2. JCC 렌즈를 사용하여, 원주렌즈 도수가 정확한지를 확인하기 위해 180°, 45°, 90° 그리고 135° 방향에 대어 본다. 만약 교정되어 있는 포롭터의 원주렌즈 축과 JCC 렌즈의 마이너스 원주렌즈 축이 일치되었을 때 피검사자가 글자가 더 선명하게 보인다고 대답하면, 다른 축 방향에서는 검사할 필요가 없다. 포롭터의 원주렌즈 도수는 그대로 두고 원거리 자각적 굴절검사의 검사과정 제13단계로 돌아간다.
3. 만약 JCC 렌즈의 플러스 축을 포롭터 원주렌즈의 4개 축 방향과 일치 시켰을 때 피검사자가 어느 방향으로 축을 대든지 글자가 모두 선명하게 보인다고 대답했다면, 피검사자에게 교정되지 않은 난시가 없는 것으로 판단할 수 있다. 원거리 자각적 굴절검사의 검사과정 제12단계로 돌아가 검사를 계속한다.

프리즘을 사용한 양안 상의 해리상태에서의 이색검사
Prism-Dissociated Duochrome Test

검사목적 양안의 조절 자극을 두 눈에 똑같이 가해주기 위함이다.

적응증

만약 원거리 단안 자각적 굴절검사를 마친 상태에서 양안의 최고 교정시력이 다르고, 원거리 단안 자각적 굴절검사를 하는 동안 두 눈의 조절상태가 달라질만한 특별한 원인이 있었다고 판단되는 경우에는, 이 프리즘을 사용하여 양안의 상을 해리시킨 상태에서 이색검사를 시행한다.

단계별 검사과정

1. 피검사자는 두 눈 모두를 가리지 않았으므로 양안 모두 뜨고 스크린에 있는 시표상의 글자를 바라본다.
2. 단안 자각적 굴절검사에서 두 눈 중 교정시력이 더 나쁜 쪽 눈의 시력보다 한 줄 큰 시표의 글자들만 분리시켜 보게 한다. 운무시킬 렌즈는 끼우지 않는다.
3. 이 단독으로 분리시킨 시표의 글자들 위에 적록필터를 덧씌운다.
4. 포롭터의 로타리프리즘을 사용하여, 오른쪽 눈앞에는 3-4Δ BU으로, 그리고 왼쪽 눈앞에는 3-4Δ BD 프리즘을 댄다.
5. 피검사자에게 적색과 녹색 바탕에 두 줄의 글자가 보일 것이라고 말해준다. 이것은 하나의 예이다.
6. 두 줄의 글자 중, 아래쪽 시표에 있는 글자들을 주의 집중하여 바라보라고 한다.
7. 피검사자에게 녹색 쪽 글자부터 시작하여 적색 쪽으로 이동하면서 글자를 읽고, 다시 녹색 쪽으로 되돌아오면서 읽어 보라고 한다. 피검

사자에게 어느 쪽의 글자가 더 선명하고, 또렷하게 보이는지(더 잘 보인다거나, 더 밝거나, 더 진하게 보인다는 것이 아니고) 아니면 양쪽 모두가 똑같이 선명하고 또렷하게 보이는지를 대답하라고 한다.

8. 만약 적색 쪽의 글씨가 더 또렷하거나, 양쪽의 글자가 똑같이 보인다고 대답할 경우, 0.25D의 마이너스 구면도수를 더 가해준다. 만약 녹색 쪽이 더 또렷하게 보인다고 하면, 마이너스 구면도수를 0.25D 뺀다(또는 0.25D 플러스 구면도수를 가한다).
9. 피검사자에게 위쪽 시표에 있는 글자들을 주의해서 보라고 하면서 검사과정 제7단계와 제8단계를 반복한다.
10. 윗줄 글자와 아랫줄 글자 모두에서 피검사자가 이른바 "−0.25D를 더 올려주면 녹색쪽이 더 잘 보인다고 하는 상태", 즉 피검사자가 처음으로 녹색 쪽의 글씨가 더 선명하게 보인다고 대답할 때의 제일 낮은 마이너스 구면도수 값에 도달할 때까지 검사과정 제6단계에서부터 제9단계까지를 계속 반복한다. 검사자에 따라서는 이 "−0.25D를 더 올려주면 녹색쪽이 더 잘 보인다고 하는 상태"보다는 적색과 녹색 양쪽의 글자가 똑같이 또렷하고 선명하게 보인다고 대답하는 적록균형상태를 검사의 끝점으로 정한다.
11. 적-록 필터를 제거하고 각 눈의 시력을 각각 따로 측정하고, 그 다음 양안시력도 측정한다.

주의(Note) : 피검사자들 중에, 어떤 도수의 렌즈를 사용하여 비교검사를 하더라도 계속 적색 쪽 또는 녹색 쪽 중 한쪽만을 선택하는 경우가 있다. 이러한 피검사자는 이 이색검사에 제대로 반응하지 못하는 경우이므로, 이러한 피검사자에게는 검사의 끝점을 찾는 다른 방법인 더 작고/진하게 보이는 현상을 이용한 끝점 찾기(The "smaller/darker" endpoint)법으로 바꾸어 각각의 눈에서 따로 시행하는 것이 더 좋다(검사과정 제31단계 2)항).

이 추가 검사가 끝나면, 원거리 자각적 굴절검사는 끝난 것이다. 결과를 기록한다.

우세안(優勢眼) 검사
Sighting-Dominant Check

검사목적 피검사자의 우세안(sighting-dominant eye)을 찾아내기 위함이다.

적응증

우세안 검사는 두 눈이 각각 따로 시행한 단안 굴절검사에서는 똑같은 교정시력을 나타내나, 두 줄의 글자를 사용하여 똑같이 선명하게 보이는지를 확인하는 자각적 굴절검사 과정 중 양안균형검사에서 양안의 선명도가 다를 때 시행한다.

검사에 필요한 기구들

비록 우세안 검사는 일반적으로 피검사자가 포롭터를 통해 쳐다보게 하면서 검사를 시행하기는 하지만 별다른 기구는 필요하지 않다.

검사 전 준비

피검사자에게 자신의 손가락으로 한 변이 5 cm(2 inch)인 삼각형을 만들라고 한다.

단계별 검사과정

1. 피검사자에게 팔을 앞으로 쭉 뻗고 두 눈을 다 뜬 상태에서 자신이 만든 삼각형을 통해 검사자의 우세안을 쳐다보도록 한다.
2. 검사자는 피검사자가 현재 어느 쪽 눈으로 검사자의 눈을 쳐다보고 있는지를 확인 한다. 그 눈이 피검사자의 우세안이다. 양안균형검사 과정에서 두 눈의 교정시력이 똑 같이 선명하게 보인다고 하지 않는 경우에는 우세안 쪽이 약간 더 선명한 교정시력을 유지하도록 교정한다.
3. 양안균형검사 과정의 제41단계로 돌아간다.

검안테를 사용한 굴절검사
Trial Frame Refraction

검사목적 포롭터를 사용할 수 없거나 적응증이 되지 않는 피검사자 눈의 굴절상태를 검사하기 위함이다. 검안테를 사용한 굴절검사는 포롭터를 사용하여 얻은 결과 값을 확인하고 그 결과 값의 조정이 필요할 경우에도 시행한다.

적응증

이러한 굴절검사법은 특히 고도의 굴절이상(무수정체증 포함), 저시력, 불안정한 조절력(accommodative instability), 또는 보행에 제한이 있는 피검사자들에게 유용하다.

주의(Note) : 이 검사는 포롭터를 사용한 굴절검사법을 변형시킨 것이다. 중요한 것은 검사과정 중에서 피검사자에 따라, 그리고 굴절이상에 따라 몇몇 과정은 생략되거나 추가될 수가 있다. 이 검안테를 사용한 굴절검사를 할 때, 효율적으로 검사하기 위해서는 몇몇 과정을 변형시켜야 할 필요가 있는 경우도 있다. 이 부분을 공부하기 전에, 검사자는 포롭터를 사용한 기본적 원거리 자각적 굴절검사법을 완전하게 숙지하고 있어야 한다.

검사에 필요한 기구들

1. 검안테
2. 검영법용 보조렌즈(판부렌즈)
3. 검안렌즈 세트
4. 손에 들고 사용하는 잭슨교차원주렌즈(Hand held Jackson Cross Cylinder(JCC)) : 손에 들고 사용하는 JCCs는 여러 가지 굴절력을 가지고 있다. 그 중에서 피검사자의 교정시력에 따라 선택하여 사용한다. 피검사자가 정상 시력을 가지고 있다면 ±0.25D짜리 JCC의 사용을 권한다.

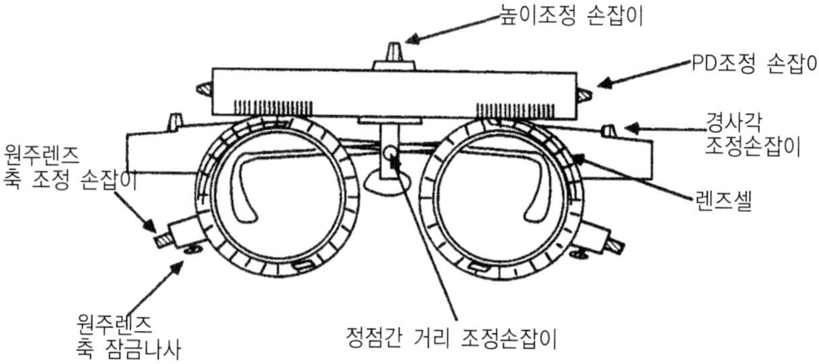

그림 3-18. 전형적인 검안테 그림과 각 부위의 명칭들.

검사 전 준비

1. 피검사자는 쓰고 있는 안경을 벗도록 한다.
2. 피검사자에게 검안테를 씌운다. 검안테를 조정해서 피검사자의 얼굴에 편안하게 위치시키고, 피검사자의 눈이 검안테의 렌즈를 끼우는 검사창의 중앙에 오도록 조정한다. 이 위치에 맞추려면 아래와 같이 조정해야 한다(그림 3-18).
   1) 정점간거리를 최소로 할 수 있도록 검안테의 다리 길이를 조정한다.
   2) 코 받침을 조정하여 검안테의 높이를 조정한다.
   3) 검안테의 경사각과 수평을 조정한다.
   4) 동공간거리를 조정한다.
3. 주시 시표 : 20/400의 큰 E 자를 비추고 그 위에 적-록 필터를 덧씌운다. 피검사자가 검안테를 쓰고 있는 모습은 그림 3-19에서 볼 수 있다.

단계별 검사과정

검영법

1. 피검사자에게 큰 E자를 바라보게 한다. 또는 다른 크고, 눈의 조절작용 없이 잘 볼 수 있는 타겟을 사용한다.

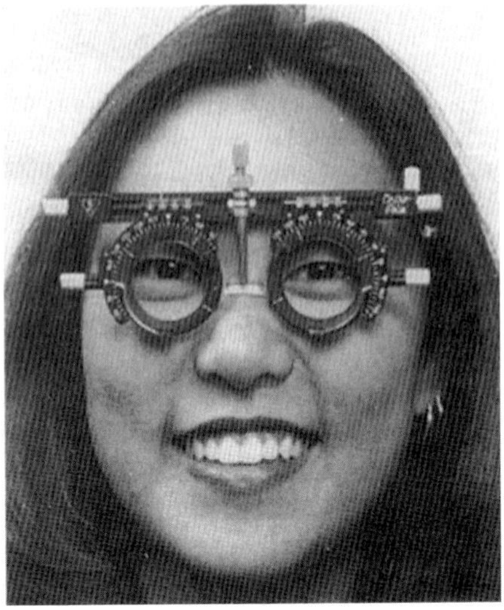

그림 3-19. 피검사자가 검안테를 쓰고 있다. 피검사자의 눈은 검사창의 중심에 위치해야 하고, 검안테의 다리는 피검사자가 편안하도록 조정해야 한다.

2. 검사자는 평상시에 검사할 때의 거리를 유지한 상태에서 검영기를 들고 있는다.
3. 검영법용 판부렌즈를 사용해서, 피검사자의 오른쪽 눈을 중화 시킨다 :
   1) 두 개의 주경선을 찾는다.
   2) 각 주경선을 중화시키는 도수를 찾는다.
4. 검영법 검사로 얻은 총 검영값에 해당되는 도수를 오른쪽 눈앞의 검안테에 끼워 넣는다. 구면렌즈는 검안테 중 피검사자의 눈과 가장 가까운 쪽에 끼워 넣는다(검안테의 테 뒤쪽에 있는 렌즈 끼우는 자리). 그 앞쪽에 원주렌즈를 끼운다(검안테의 앞쪽에 여러 렌즈를 끼우는 자리)(그림 3-20). 원주렌즈의 축을 테에 표시된 축 방향과 일치하도록 맞추어 끼워 넣는다. 검안테에 끼워져 있는 여러 렌즈들 중에서, 피검사자의 눈과 가장 가까이 있는 렌즈는 실제 피검사자가 사용할 안경에서의 정점간거리와 같도록 조정한다.
5. 피검사자의 왼쪽 눈에서 검사과정 제3단계와 제4단계를 반복하여 검

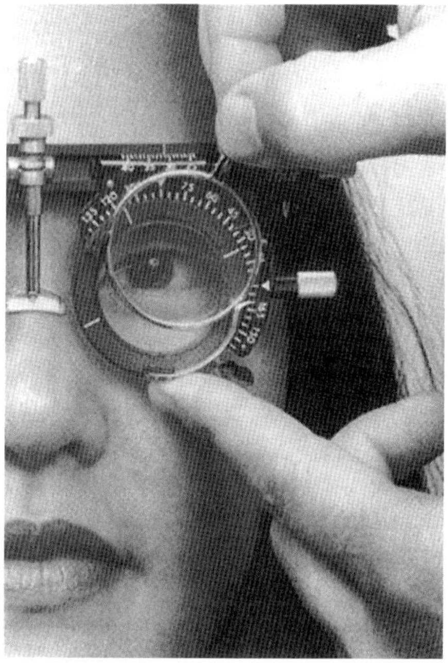

그림 3-20. 검안테에 검안렌즈를 끼우거나 빼낼 때에는 주의해야 한다. 구면렌즈는 테의 뒤쪽에 끼우고, 원주렌즈는 테의 앞쪽에 끼운다.

영법 검사를 시행한다.

6. 검영법 검사로 얻은 총 검영값에 해당되는 도수를 왼쪽 눈앞의 검안테에 끼워 넣고, 오른쪽 눈이 정확하게 중화되었는지를 다시 한번 검사한다.
7. 미세조정 검사를 할 때에는 검안테에 끼워져 있는 렌즈의 도수를 실제 검영값으로 바꾸어 끼운다.
8. 각 눈의 교정시력과 각 눈앞의 렌즈들의 도수를 마이너스 원주렌즈 형태로 실제 검영값을 기록한다.

단안 자각적 굴절검사

9. 피검사자의 왼쪽 눈을 가리개로 가린다.
10. 1차 MPMVA를 시행하여 피검사자의 오른쪽 눈이 −0.25D를 더 올

려주면 녹색쪽이 더 잘 보인다고 하는 상태 또는 -0.25D 정도 과교정된 상태가 되도록 교정한다. 이 검사는 검사자가 손에 여러 렌즈를 들고(예를 들어, +0.25, +0.50, +0.75를 한꺼번에 한 손에 들고) 하거나 또는 판부렌즈를 사용한다. 검안테의 구면도수를 MPMVA 결과에 따라 바꾸어 끼운다.

11. JCC 검사는 손에 들고 하는 JCC 렌즈를 사용하여 시행한다. 손쉽게 검사하기 위해서는 손잡이가 긴 JCC 렌즈의 사용을 추천한다.
12. 원주렌즈의 축을 정밀하게 검사한다. 검안테 앞에 교차원주렌즈의 축이 교정된 원주렌즈의 축으로부터 45° 각도를 유지한 상태에서 JCC 렌즈를 반전 시키면서 검사를 한다. 이때 교차원주렌즈의 손잡이는 일반적으로 교정된 원주렌즈의 축 방향과 일치하게 된다. 교정 원주렌즈의 축을 바꿀 때에는 검안테의 렌즈 셀(lens cell)을 돌린다.
13. JCC 렌즈를 사용하여 원주렌즈 도수를 정밀하게 검사한다. 검안테에 원주렌즈 도수를 맞추어 놓는다. 원주렌즈 도수를 조정할 때 JCC 렌즈의 굴절력 보다 두 배되는 도수를 검안테에 바꾸어 끼워줌으로서 원주렌즈 도수를 여러 번 바꾸어 끼워야하는 번거러움을 피할 수 있다. 예를 들어, 만약 도수가 ±0.25D인 JCC 렌즈를 사용했을 경우, 피검사자가 마이너스 쪽이 더 잘 보인다고 대답하면 원주렌즈 도수에 -0.50D를 가입하고 구면도수대응치를 맞추기 위해 +0.25D의 구면도수도 같이 가한다. 만약 그 다음 단계에서도 피검사자가 마이너스 쪽이 더 잘 보인다고 대답하면, 검사자는 분명 검사과정 중 한 과정을 줄일 수 있게 된다. 이와 같이, 만약 피검사자가 플러스 쪽이 더 잘 보인다고 대답하면, 이 피검사자의 최종 교정도수는 현재 교정되어 있는 원주렌즈 도수보다 0.25D 덜 마이너스 쪽이라는 것을 예상할 수 있다.
14. 검안렌즈 세트의 렌즈나 판부렌즈를 사용하여 MPMVA 검사를 시행하여 피검사자의 최종 구면렌즈 도수를 확인한다.
15. 검사자는 피검사자의 오른쪽 눈의 단안 자각적 굴절검사의 결과와 교정시력을 기록한다.

16. 피검사자의 오른쪽 눈을 가리고, 검사과정 제10단계에서부터 15단계까지를 왼쪽 눈에서 반복하여 시행한다.

양안균형검사

단안 자각적 굴절검사에서 좌우 양안 모두 똑같은 교정시력에 도달했을 때에만 이 검사과정을 시행한다. 포롭터를 사용한 굴절검사 때와 마찬가지로, 양안균형검사는 검안렌즈 세트에 있는 낱개로 된 프리즘 렌즈를 사용하여 양안의 상을 해리시키는 방법을 사용하여 검사한다. 그러나 검안테를 사용하여 검사할 때에는 양안을 번갈아 가리면서 검사를 하는 방법이 더 편하다. 교대로 두 눈을 가리면서 검사하는 방법이 프리즘을 사용하여 양안의 상을 해리시켜 검사하는 방법 보다 정확하지는 못하더라도, 검사하는 방법은 덜 복잡하다.

17. 피검사자는 양안 모두를 가리지 않았으므로 양안을 뜨고 시력표를 바라본다. 양안 앞에 +0.75D의 구면도수를 가하여 양안 모두 운무시켜 놓은 상태에서 시력을 측정한다.
18. 피검사자의 가장 좋은 교정시력보다 한 줄 큰 시표의 글자들을 보고 있게 한다. 만약 검사자가 투영식 시력표나 슬라이드 시표를 사용하고 있다면 그 한 줄의 시표만을 따로 분리시켜 보게 한다.
19. 피검사자의 왼쪽 눈을 먼저 가렸다가 가리개를 오른쪽 눈앞으로 옮겨 오른쪽 눈을 가린다.
20. 피검사자에게 어느 쪽 눈으로 볼 때 시표가 더 선명하게 보이는지를 물어본다.
21. 잘 보인다고 하는 쪽의 눈앞에 +0.25D를 가한다.
22. 검사과정 제19단계에서부터 제21단계까지를 계속 반복하여 피검사자가 두 눈이 비슷하게 보인다고 하거나, 또는 잘 보이던 쪽이 오히려 흐려 보인다고 할 때까지 반복한다. 만약 이렇게 역전현상이 나타나면 바로 앞의 렌즈와 현재의 렌즈 중에서 어느 것이 두 눈의 시력에 보다 더 비슷한 선명도를 나타내는지를 찾아서 선택한다.
23. 검사자는 양손에 검안렌즈를 들고 양안 MPMVA검사를 시행한다.

24. 오른쪽 눈, 왼쪽 눈, 각 눈의 단안 시력과 양안 시력을 측정하고 기록한다.

결과 기록

1. 사용한 검사방법을 기록한다.
2. 왼쪽 눈과 오른쪽 눈의 최종 교정 도수 값을 기록한다.
3. 왼쪽 눈, 오른쪽 눈, 각 눈의 단안 시력과 양안 시력을 기록한다.

실 례

1. 검안테를 사용한 굴절검사 결과(Trial Frame Refraction)

정적(Static) 실제 검영값 :

OD	−3.00 = −0.50 × 135	$20/20^{-1}$
OS	−2.75 = −0.50 × 45	20/20

자각적(Subj) 굴절검사 값 :

OD	−2.75 = −0.50 × 130	20/20
OS	−2.25 = −0.50 × 50	20/20
OU		20/20

주의(Note) : 검안테를 사용한 굴절검사를 보다 효율적으로 하는 방법들 :

1. 검안테에 렌즈를 바꾸어 끼면서 검사하는 것보다, 검사자가 렌즈를 들고 검안테 앞에서 댔다 뗐다하는 방식이 좋다. 또 렌즈를 부드럽게 끼고, 빼는 방법을 익혀 피검사자가 편안하게 검사를 받을 수 있도록 해야 한다.
2. 만약 피검사자의 교정시력이 저하되었다면, 도수를 올려주거나 JCC 도수를 바꾸어 피검사자 스스로 비교해 볼 수 있도록 한다. 예를 들어, 만약 피검사자가 20/40 시표까지만 읽을 수 있었다면, ±0.25D나 ±0.37D JCC 렌즈를 사용하는 것 보다는 ±0.50D JCC 렌즈를 사용하여 검사한다.

열공판 검사
Stenopaic Slit Refraction

검사목적 각 주경선의 굴절이상을 자각적 방법으로 찾아내고 교정하기 위함이다.

적응증

이 검사는 불규칙난시나 시력저하가 있는 피검사자들에 대한 검사결과를 확인하는 방법으로 특히 유용하게 사용된다. 다른 자각적 굴절검사법의 복잡한 검사과정을 잘 따라하지 못하는 피검사자들에게도 도움이 된다.

중요한 것은, 바늘구멍 검사와 같이 이 열공판(stenopaic slit) 검사는 피검사자의 잠재적 시력을 진단학적 측면에서 검사할 때에도 사용될 수 있다.

검사에 필요한 기구들

1. 검안테
2. 1 mm 폭의 열공판(검안렌즈 세트에는 보통 2-3개의 폭이 다른 열공판들이 들어있다)
3. 검안렌즈 세트 또는 판부렌즈
4. 원거리 시력검사용 시력표

검사 전 준비

1. 피검사자에게 검안테를 씌운다. 검안테를 조정해서 피검사자의 얼굴에 편안하게 위치시키고, 피검사자의 눈이 검안테의 렌즈를 끼우는 검사창의 중앙에 오도록 조정한다.(검안테를 사용한 굴절검사 부분을 참조)
2. 시력표 챠트를 투영시킨다. 피검사자의 가장 좋은 교정시력과 일치하는 시표가 투영된 시력표의 가장 밑줄에 오도록 맞춘다. 예를 들어, 피검사자의 교정시력이 20/40인 경우 시력표는 20/70에서부터 20/40까지의 시표를 투영시킨다.

단계별 검사과정

1. 피검사자의 왼쪽 눈을 가린다.
2. 판부렌즈를 사용하여, 오른쪽 눈에서 MPMVA 검사를 시행한다.
3. 검사과정 제2단계에서 얻어진 값에 +1.00D나 +1.50D의 구면렌즈를 검안테 중에서 눈과 가장 가까운 위치에 더 끼운다.
4. 1 mm 폭의 열공판을 운무시킨 눈의 앞에 끼운다. 만약 피검사자의 교정시력이 현저하게 저하되면, 폭이 더 넓은 열공판을 사용한다.
5. 가장 좋은 교정시력이 얻어질 때까지 열공판을 돌린다. 이때, 이 열공판의 방향은 교정할 마이너스 원주렌즈의 축과 평행하게 된다.
6. 판부렌즈를 사용하여 MPMVA에 도달할 때까지 운무시킨 렌즈의 도수를 감소시킨다.
7. 판부렌즈와 운무시킨 렌즈의 도수 합은 열공판 방향과 평행한 경선의 굴절력의 교정 값이 된다. 이때의 도수와 축 방향을 곱하기 표시로 기록한다.
8. 판부렌즈를 눈앞에서 치우고 열공판을 돌려 교정시력이 가장 떨어지는 방향을 찾는다. 만약 이 방향이 검사과정 제5단계에서 얻은 축 방향과 90° 떨어진 위치가 아니라면, 이는 불규칙난시가 있는 것이다.
9. 다시 한번 MPMVA를 시행하여 운무시킨 렌즈의 도수를 감소시킨다.
10. 검사과정 제7단계에서처럼 얻어진 결과 값의 도수와 축 방향을 기록한다.
11. 구면렌즈와 원주렌즈 교정도수를 계산하여 결과 값을 검안테에 끼운다. 이때 운무시킨 렌즈와 열공판은 잊지 말고 빼내야한다. 만약 불규칙난시가 있는 경우, 구면렌즈와 원주렌즈의 교정 값은 검안테에 두 개의 원주렌즈를 끼워 넣고 렌즈미터를 사용해 전체 도수를 측정하던지 또는 사축 교차원주렌즈(obliquely crossed cylinder) 공식을 사용하여 결과 값을 계산한다.
12. 피검사자 오른쪽 눈의 교정시력을 측정한다.
13. 피검사자 오른쪽 눈을 가리고 왼쪽 눈에서 검사과정 제2단계에서부터 제12단계까지의 과정을 반복하여 검사한다.

결과 기록

1. 사용한 검사방법을 기록한다.
2. 만약 규칙난시가 있는 피검사자라면 각 눈의 구면렌즈와 원주렌즈의 교정 값을 마이너스 원주렌즈 형태로 기록한다.
3. 만약 불규칙난시가 있는 피검사자라면 각 주경선들의 교정 값을 따로 적는다.
4. 좌우 각 눈의 교정시력을 따로 기록한다.

실 례

1. 열공판을 사용한 굴절검사 ; Refraction(Stenopaic Slit)

OD	+1.00 = −1.00 × 90	20/20^{+2}
OS	+0.75 = −1.25 × 90	20/20^{+1}
OU		20/15

2. 열공판을 사용한 굴절검사 ; Refraction(Stenopaic slit)

OD	−3.50 at 170,	−5.75 at 105	20/70
OS	−4.00 at 160,	−5.00 at 80	20/40

주의(Note) ; "at"는 그 경선에서의 굴절력을 나타내는 것이며, 축 방향을 의미하는 것은 아니다.

조절마비 굴절검사
Cycloplegic Refraction

검사목적 피검사자 눈의 조절력을 없앤 상태에서 피검사자의 굴절이상을 검사하기 위함이다. 조절마비제를 사용하여 섬모체근(모양체근)을 마비시킨 상태에서 검사를 한다.

적응증

이 검사는 잠복원시가 있을 것이라고 의심될 때, 사시의 원인이 조절과 관계가 있는 경우, 모든 종류의 어린이사시 피검사자, 조절경련이 있던지 또는 시력과 관계된 증상이나 시력이 타각적으로 검사된 눈의 굴절이상이나 눈의 상태와 많은 차이가 있는 피검사자에게 시행한다. 이 검사는 대부분 어린이, 특히 어떤 학자들은 3세미만의 모든 어린이에서 이 검사를 시행해야 한다고 권고한다. 검사자는 이 조절마비 굴절검사를 시행하기 위해 사용할 약물의 부작용이나 금기증을 알고 있어야 한다.

주의(Note) : 어린이들에게서 이 검사를 시행하기 전에 반드시 부모에게 동의를 얻어야 한다.

검사에 필요한 기구들

1. 검영기
2. 포롭터
3. 원거리 시력검사용 시력표
4. 국소마취제
5. 조절마비제(Cycloplegic agent) : 사용하는 약제로 시클로펜톨레이트(cyclopentolate) 1%, 시클로펜톨레이트 0.5%(영유아에 사용), 아트로핀(atropine) 0.5% 또는 1%, 스코폴라민 0.25%, 그리고 호마트로핀 2% 또는 5% 등이 있다. 2세 이상의 어린아이들에서 통상적인 조절마비 굴절검사를 시행할 때에는 1% 시클로펜톨레이트의 사용을 권장한다. 0.5% 또는

1% 아트로핀은 절대적인 조절마비가 필요할 때 사용한다. 예를 들어, 취학 전 조절내사시 환자를 검사할 때 사용한다. 트로픽아미드(Tropicamide) 1%는 근시가 있는 어린이들에게 효과적인 조절마비제로 작용하는 것을 알 수 있다.

검사 전 준비

조절마비 굴절검사를 시행하기 전에 통상적인 굴절검사(dry refraction)를 포함한 전반적인 눈 검사를 먼저 한다. 조절마비 후(post-cycloplegic) 굴절검사는 일반적으로 두 번째 방문했을 때 시행한다.

단계별 검사과정

1. 약물을 점안하기 전에 좌우안의 안압(IOP)과 전방각을 먼저 검사한다. 이는 조절마비제의 동공확대 효과에 의해 야기되는 전방각의 폐쇄를 미리 예방하기 위함이다. 만약 전방각의 깊이를 반 헤리크의 전방각 분류법을 사용하여 검사했을 때 전방의 깊이가 1/4 이하이면, 조절마비제를 점안하기 전에 먼저 전방각경 검사를 시행해야 한다.
2. 양안의 아래 결막낭에 각각 국소마취제 한 방울씩을 점안한다.
3. 1% 시클로펜톨레이트 2방울을 점안한다. 이때 한 방울을 점안한 후 5분 후에 다시 한 방울을 점안한다. 시클로펜톨레이트의 조절마비 효과는 점안 후 10분에서 40분 사이에 최대로 나타난다.
4. 점안 후 30분에 양쪽 눈에서의 섬모체근마비(cycloplegia) 정도를 검사한다. 조절마비의 정도를 검사하는 방법으로 몇 가지가 있다. 그 중 2가지만 여기에 적는다.
   1) 1 m 정도의 거리에 있는 타겟에 조절을 하여 초점을 맞추어 보라고 한다. 조절력은 푸쉬-업법을 사용하여 조절근점을 찾는다. 만약 피검사자의 섬모체근이 적당히 마비되었다면, 조절마비 굴절검사를 시작하기 전에 2D이하의 조절력만이 남아있게 된다.
   2) 만약 피검사자가 너무 어려 윗과정 검사에서 대답을 못하면, 검사자는 검영기를 사용하여 조절력을 검사해 볼 수 있다.

5. 검영법이나 단안 자각적 굴절검사를 사용하여 양안 모두에서 기본적인 굴절검사 과정을 시행한다.
6. 조절마비 굴절검사를 마친 후, 두 눈 모두에서 안압을 다시 측정한다.

결과 기록

1. 약물을 사용할 때에는 항상 약물의 이름, 농도, 점안 횟수, 그리고 점안한 시간을 기록한다.
2. 시행한 굴절검사 방법, 검사 결과로 얻은 교정도수 값, 그리고 최종 교정시력을 기록한다.

실 례

조절마비 굴절검사

옵타인(Ophthain) 0.5% 한 방울, 시클로길(Cyclogel) 1% 두 방울 @ 10:00 am

정적 실제 검영값 :

OD +8.50 = − 1.50 × 95 20/30+

OS +7.00 = − 1.00 × 90 20/20+

자각적 굴절검사 값 :

OD +8.00 = − 1.00 × 90 20/20

OS +7.00 = − 1.00 × 90 20/20

OU 20/20

기대결과치

1. 만약 기본적인 굴절검사법으로 눈의 조절계를 이완시키지 못한다면, 조절마비 굴절검사를 통해 얻어진 결과는 일반적인 굴절검사법으로 얻은 구면도수 보다 더 많은 플러스 도수를 갖게 된다.
2. 어린아이들은 눈의 조절력이 아주 강하게 나타나므로, 조절마비를 시키지 않은 상태에서 시행한 검영법으로 얻은 원주렌즈 도수는 많은 오차가 나타날 수 있다. 보다 정확한 원주렌즈 도수를 찾아내기 위해서는 조절마비 굴절검사를 시행하는 것이 좋다.

지연 자각적 굴절검사
Delayed Subjective Refraction

검사목적 굴절이상을 검사할 때 피검사자의 조절력을 완전히 이완시킨 상태에서 플러스 굴절력을 더 잘 받아들일 수 있도록 하기 위함이다.

적응증
잠복원시나 조절경련이 의심되는 피검사자에게 특히 유효한 검사방법이다.

검사에 필요한 기구들
1. 근거리 시력측정용 봉이 달려있는 포롭터
2. 근거리 시력검사용 시력표
3. 원거리 시력검사용 시력표

검사 전 준비
1. 기본적인 굴절검사를 마친 후에 시행한다.
2. 마지막으로 포롭터를 사용한 음성상대조절력(NRA) 검사를 시행한다.(제4장 참조)
3. NRA 검사에서 얻은 플러스 도수는 포롭터에 놓아둔다.

단계별 검사과정

1. 피검사자의 원거리 최고 교정시력과 일치하는 시표만을 따로 투영시켜 보게 한다(20/20 시표보다 작은 시표는 사용하지 않는다).
2. 근거리 시력측정용 봉을 치우고 피검사자에게 원거리 타겟을 보라고 한다. 피검사자는 흐리게 보인다고 대답할 것이다.
3. 양안 모두에서 플러스 도수를 0.25D씩 줄여주면서 시표상의 글자가 다시 선명하게 보인다고 할 때까지 검사를 계속한다.
4. 적록이색검사를 통해 검사의 끝점을 확인한다(선택사항).

결과 기록

1. 사용한 검사방법을 기록 한다 : 지연 자각적 굴절검사
2. 교정도수 값과 피검사자의 교정시력을 기록한다.

실 례

지연 자각적 굴절검사 :

OD	+1.50 = −0.75 × 175	20/15
OS	+1.25 = −0.25 × 010	20/15

기대결과치

잠복원시나 조절경련이 있다면, 이 방법으로 얻은 결과 값은 기본적인 굴절검사법으로 얻은 플러스 도수보다 더 많은 플러스 도수 값을 얻게 될 것이다.

눈모음 운동을 배제한 상태에서의 굴절검사
Convergence Controlled Refraction

검사목적 심한 외사위가 있는 피검사자에서 눈모음(폭주)을 하려는 욕구를 제거함으로서 조절반응을 없애기 위함이다. 외측 편위된 눈앞에 기저내방 프리즘을 대주어 외측 편위를 중화시킨다. 이 검사법은 단독으로 시행할 수 있으며, 또한 지연 자각적 굴절검사(피어스-보리쉬 검사 ; Pierce-Borish test)법과 연결해서 같이 시행한다. 피어스-보리쉬 검사법은 여기서 설명한다.

적응증

이 검사는 심한 외사위에 의한 2차적 조절이상이 의심되는 피검사자에게 시행한다.

검사에 필요한 기구들

1. 근거리 시력측정용 봉이 달려있는 포롭터
2. 근거리 시력검사용 시력표
3. 원거리 시력검사용 시력표

검사 전 준비

1. 기본적인 굴절검사를 마친 후에 시행한다.
2. 마지막으로 포롭터를 사용한 NRA 검사를 시행한다(제4장 참조).
3. NRA 검사에서 얻은 플러스 도수는 포롭터에 놓아둔다.

단계별 검사과정

1. 포롭터에 -0.25D씩 구면도수를 가하여 플러스 구면도수를 줄여주면서 피검사자에게 근거리 시표가 선명하게 보이도록 한다.

2. 로타리프리즘을 사용하여, 두 눈 앞에 기저내방 프리즘의 디옵터를 서서히 올려주면서 피검사자가 다시 흐려 보이기 시작한다고 할 때 멈춘다.
3. 근거리 시력측정용 봉을 빼고, 플러스 구면렌즈와 기저내방 프리즘은 그 상태로 그대로 놓아둔다.
4. 피검사자의 최고 원거리 교정시력과 일치하는 크기의 원거리 시력검사용 시표만 단독으로 비추어 준다.
5. 피검사자에게 시표를 보라고 하고, 많이 흐려 보일 거라고 설명해준다.
6. 프리즘 렌즈는 그대로 끼워져 있는 상태에서, 운무를 시킨 두 눈 앞에 동시에 +0.25D씩 도수를 줄여주면서 글자가 선명하게 보일 때까지 계속한다.
7. 적록이색검사를 통해 검사의 끝점을 확인한다(선택사항).

결과 기록

1. 사용한 검사방법을 기록한다.
   1) 피어스-보리쉬 검사
   2) 기저내방 프리즘을 사용한 지연 자각적 굴절검사
2. 피검사자에게 필요한 교정도수 값과 교정시력을 기록한다.

실 례

기저내방 프리즘을 사용한 지연 자각적 굴절검사(Delayed with BI prism)

OD	+2.50 sphere	20/20
OS	+2.00 = −0.50 × 90	20/20

기대결과치

이 검사를 통해 얻은 교정 플러스 도수가 기본적인 굴절검사를 통해 얻은 플러스 도수보다 더 많다면, 조절경련이 있다는 것을 확인할 수 있다.

벡터그래픽 슬라이드를 사용한 양안 굴절검사
Binocular Refraction with the Vectographic Slide

검사목적 양안으로 보면서 단안 굴절검사를 하기 위함이다. 편광현상을 이용해 좌안과 우안 각각의 타겟이 동시에 보이게 한다. 눈모음을 일으키는 시스템을 적극적으로 관여시켜 조절력을 안정시킨다.

적응증

이 검사는 주로 단안 자각적 굴절검사와 양안균형검사를 대신해 시행한다. 굴절검사 하는 동안 양안을 모두 사용하므로, 이 검사는 조절력이 많이 관여되거나, 단안 자각적 굴절검사에서 검사된 원주렌즈 축보다 더 정확한 축 방향을 찾아내야 할 때 시행한다. 이 검사는 피검사자가 양안시 기능을 가지고 있어야 시행이 가능하다.

검사에 필요한 기구들

1. 포롭터와 편광필터(polarized filters)
2. AO 벡터그래픽 프로젝터 슬라이드(AO Vectographic projector slide) (그림 3-21)

검사 전 준비

1. 피검사자는 포롭터 뒤에 편안하게 앉도록 한다. 포롭터를 맞추어 피검사자와 수평이 되도록 한다. 만약 포롭터와 피검사자의 눈높이가 제대로 맞추어지지 않으면, 편광효과는 떨어진다.
2. 편광필터를 포롭터에 끼워 넣지 않는다.
3. 벡터그래픽 슬라이드를 20/200 시표가 제일 윗줄에 투영되도록 투영식 시력표를 비춘다. 편광필터를 사용하지 않은 상태에서, 이 타겟은 두 눈 모두에서 볼 수 있으며 검영법 검사 때의 주시 시표로도 적절하다.

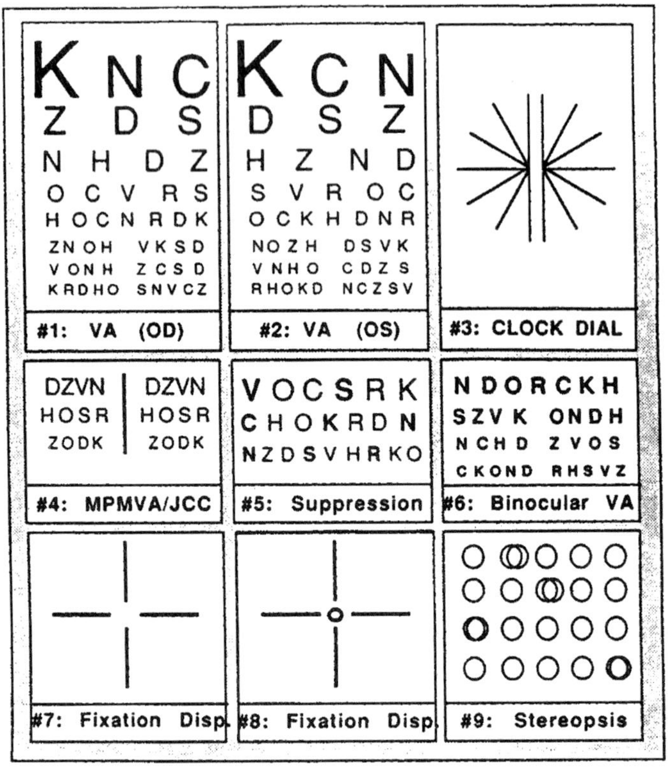

그림 3-21. 성인의 굴절검사 때 사용하는 AO사의 벡터그래픽 슬라이드. 각각의 시표마다 번호가 붙여져 있으며 설명도 같이 되어 있다.

단계별 검사과정

검영법 검사

1. 기본적인 방법으로 검영법을 시행한다.
2. 검사거리(working distance)를 계산하여 실제 검영값을 포롭터에 맞춘다.
3. 편광필터를 끼워 넣는다.
4. 피검사자 각 눈의 시력을 측정한다(설명되는 챠트 번호는 그림 3-21에 표시되어 있다). 편광렌즈를 두 눈앞에 대줌으로서, 피검사자의 오른쪽 눈은 1번(#1) 챠트만을 보게 되고, 왼쪽 눈으로는 2번(#2) 챠

트만을 보게 된다.

5. 실제 검영값과 피검사자의 시력을 기록한다.

자각적 굴절검사 과정

난시표 검사

굴절검사에서 이 과정은 선택사항이다. 검영법으로 검사해 낸 원주렌즈 값이 비교적 정확하거나 구면렌즈 값으로만 좋은 교정시력(20/20 이상)을 얻을 수 있다면, 난시표를 사용한 검사과정은 생략한다. 검사과정 제13단계로 바로 넘어간다.

6. 검영법에서 검사된 원주렌즈 값을 무시하고, 피검사자 각각 눈의 시력이 20/40 정도가 되게 운무시킨다.
7. "난시표" 타겟인 3번(#3) 시표를 보여준다. 피검사자의 오른쪽 눈으로는 타겟의 오른쪽만을 볼 것이고, 왼쪽 눈으로는 타겟의 왼쪽만이 보이게 된다.
8. 피검사자에게 난시표의 오른쪽에 집중하라고 말한다.
9. 오른쪽 눈에서 난시표 검사를 시행한다.
10. 피검사자에게 난시표의 왼쪽에 집중하라고 말한다.
11. 왼쪽 눈에서 난시표 검사를 시행한다.

단안 MPMVA 검사

12. 4번(#4) 타겟으로 시표를 바꾼다.
13. 피검사자에게 오른쪽에 있는 세 줄의 글자에 집중하라고 한다.
14. 오른쪽 눈에서 MPMVA 검사를 시행한다.
15. JCC 검사를 위해 마이너스 도수를 0.25D 더 가한다.
16. 피검사자에게 왼쪽에 있는 세 줄의 글자에 집중하라고 한다.
17. 검사과정 제14단계와 제15단계를 왼쪽 눈에서 반복하여 검사한다.

JCC 렌즈 검사

18. 피검사자의 최고 교정시력보다 한 줄 큰 시표만을 단독으로 보여준다. 만약 4번(#4) 챠트에 있는 세 줄의 글자가 충분히 크지 못하다

면 모다 큰 시표(#1와 #2)를 사용할 수도 있다. 하지만 이럴 경우 피검사자의 융합능력과 조절안정성(accommodative stability)에 대한 자극을 감소시킨다.

19. 피검사자에게 오른쪽에 있는 글자들에 집중하라고 하고 JCC 검사를 통해 교정 원주렌즈의 도수와 축을 바꾸어준다.
20. 피검사자에게 이번에는 왼쪽에 있는 글자들에 집중하라고 하고 JCC 검사를 통해 교정 원주렌즈의 도수와 축을 바꾸어준다.

단안 MPMVA 검사

21. 4번(#4) 챠트의 세 줄 글자 모두를 보여준다.
22. 피검사자의 양쪽 눈앞에 +0.75D 렌즈를 끼워 운무시킨다.
23. 오른쪽 눈에서 MPMVA 검사를 시행한다.
24. 왼쪽 눈에서 MPMVA 검사를 시행한다.

양안(Binocular) MPMVA 검사

25. 6번(#6) 챠트로 넘어간다(20/30부터 20/15 사이의 네 줄이 있는 챠트, 양안으로 본다).
26. 양쪽 눈앞에 +0.75D 구면렌즈를 대주어 양안 모두를 운무시킨다. 검사의 최종 결과 값을 찾아내기 위해 양안 MPMVA 검사를 시행한다.

실 례

양안 굴절검사(벡터그래픽)

OD	+4.00 sph	20/20
OS	+3.50 = −0.50 × 180	20/20
OU		20/15

기대결과치

이 굴절검사의 결과 값은 단안 자각적 굴절검사와 양안균형검사를 시행해서 얻은 결과 값과 매우 비슷하다. 구면도수 값은 +0.25D 더 나올 수 있다. 회선사위가 있는 피검사자들에서는 원주렌즈의 축이 약 5° 정도 차이가 날 수 있다.

주의(Note) : 벡터그래픽 슬라이드는 몇 가지 다른 타겟이 더 있다. 이 타겟들은 원거리 검사에서 검사자가 피검사자의 양안 기능을 측정할 때 사용된다. 억제의 유무를 검사하기 위한 챠트, 연합사위 검사에서 중심융합 자극을 주는 챠트와 중심융합 자극을 주지 않는 챠트, 그리고 입체시 검사 챠트 등이 있다. 4번(#4) 챠트의 양 쪽을 비교하는 방법을 통해 부등상시(aniseikonia)를 검사해 낼 수도 있다.

험프리스 즉시 대비검사
Humphriss Immediate Contrast Method

검사목적 단안 중심시력(Foveal vision)을 검사하는 동안 주변융합을 유지한 상태에서 자각적 굴절검사를 하기 위함이다. 이때 검사하지 않는 쪽 눈에는 운무렌즈를 가입시켜 중심시력을 억제 시킨다. 비중심와(Non-foveal) 부분은 양안 기능과 조절안정성을 유지한다.

주의(Note) : 검영법이나 단안 자각적 굴절검사 결과를 검사의 시작점으로 하며, 이 검사는 일반적으로 정밀한 검사 값을 얻기 위한 검사법이다. 아래 기술된 방법은 검영법을 사용하여 검사의 시작점을 찾고, 실제 검영값으로 검사한 각 눈의 교정시력이 20/20임을 가정한 것이다.

검사에 필요한 기구들

1. 원거리 시력검사용 시력표
2. 포롭터 또는 검안테

검사 전 준비

1. 검영법을 시행한다. 이 검사법이 정확하게 이루어지려면, 검영법의 결과값이 상당히 정확하여, 중화 값으로부터 0.50D 이내의 오차만을 나타내야 한다.
2. 검사자는 실제 검영값을 포롭터에 맞추어 넣는다. 피검사자의 양쪽 눈 모두 가릴 필요는 없다.
3. 원거리 시력검사용 시력표를 20/15에서부터 20/50까지의 시표가 보이도록 비추어준다.

단계별 검사과정

1. 왼쪽 눈앞에 실제 검영값 보다 +0.75D를 더 가하여 운무시킨다. 피검사자의 운무시킨 쪽 눈의 시력은 20/30이나 20/40이 되도록 만든다. 검사자가 피검사자의 오른쪽 눈을 가리면서 피검사자에게 시표상

의 글자들 중 읽을 수 있는 제일 작은 시표상의 글자들을 읽어 보라고 한다.

2. 실제 검영값을 통해 피검사자 오른쪽 눈의 시력을 측정한다. 이 단계부터 피검사자의 양쪽 눈은 다 뜨고 있도록 한다.
3. 피검사자의 오른쪽 눈앞에 +0.75D 구면렌즈를 가하여 운무시키고 MPMVA 검사를 시행한다.
4. 시력표의 20/30 시표만을 단독으로 보여준다.
5. 오른쪽 눈앞에 +0.25D를 가입했다가, 빨리 −0.25D 구면렌즈로 바꾼다. 피검사자에게 어느 렌즈를 통해 볼 때 글자가 더 또렷하게 보이는 지를 묻는다. 이 검사는 검안 렌즈를 사용하면 더 효과적으로 진행할 수 있다.
   1) 만약 피검사자가 −0.25D를 가할 때 더 또렷하게 보인다고 하면, −0.25D를 교정 구면도수에 가하고 검사과정 제5단계를 계속 반복하여, 두 개의 렌즈를 통해 보이는 글자들이 똑같아 보인다고 할 때까지 반복한다.
   2) 만약 +0.25D쪽이 더 잘 보인다고 하면, +0.25D를 교정 구면도수에 가하고 검사과정 제5단계를 계속 반복한다. 만약 다음번 비교에서 피검사자가 −0.25D쪽이 더 잘 보인다고 하면, −0.25D를 가하고 검사과정 제6단계로 넘어간다.
   3) 만약 두 렌즈를 통해 보이는 선명도가 같다면, 교정되어 있는 도수는 그대로 두고 검사과정 제6단계로 넘어간다.
6. 오른쪽 눈에서 JCC 검사를 시행하여 원주렌즈의 축과 도수를 검사한다.
7. 오른쪽 눈앞에 +0.75D 구면렌즈를 가하여 운무시키고, 왼쪽 눈에서 굴절검사를 시행한다.
8. 왼쪽 눈앞에 +0.25D를 가입했다가, 빨리 −0.25D 구면렌즈로 바꾼다. 피검사자에게 어느 렌즈를 통해 볼 때 글자가 더 또렷하게 보이는 지를 묻는다. 이 검사는 검안 렌즈를 사용하면 더 효과적으로 진행할 수 있다.
   1) 만약 피검사자가 −0.25D를 가할 때 더 또렷하게 보인다고 하면,

−0.25D를 교정 구면도수에 가하고 검사과정 제8단계를 계속 반복하여, 두 개의 렌즈를 통해 보이는 글자들이 똑같아 보인다고 할 때까지 반복한다.

2) 만약 +0.25D쪽이 더 잘 보인다고 하면, +0.25D를 교정 구면도수에 가하고 검사과정 제8단계를 계속 반복한다. 만약 다음번 비교에서 피검사자가 −0.25D쪽이 더 잘 보인다고 하면, −0.25D를 가하고 검사과정 제9단계로 넘어간다.

3) 만약 두 렌즈를 통해 보이는 선명도가 같다면, 교정되어 있는 도수는 그대로 두고 검사과정 제9단계로 넘어간다.

9. 오른쪽 눈에서 JCC 검사를 시행하여 원주렌즈의 축과 도수를 검사한다.

10. 피검사자의 오른쪽 눈과 왼쪽 눈 모두에서 운무시킬 때 가해준 +0.75D 구면렌즈를 제거한다.

11. 오른쪽 눈, 왼쪽 눈 그리고 양안 시력을 측정한다.

결과 기록

1. 시행한 굴절검사법의 이름을 기록한다.
2. 피검사자의 최종 교정도수 값과 시력을 기록한다.

실 례

양안 굴절검사 / 험프리스 즉시 대비검사

OD	− 3.50 = −1.00 × 45	20/20+
OS	− 2.75 = −1.25 × 135	20/20+
OU		20/15

기대결과치

굴절검사를 시행하는 동안 피검사자는 두 눈을 모두 뜨고 있기 때문에, 구면도수 값이 보다 더 플러스 도수 쪽으로 나올 수 있고, 회선사위가 있는 피검사자들에서는 이를 보정하기 위해 원주렌즈의 축 방향에 약간의 변화가 있을 수 있다.

원거리 균형검사
Infinity Balance

모간에 의해 수정된 "터빌 원거리 균형검사(Turville Infinity Balance)"에 기초한 것이며, 격벽(septum)과 프로젝터로 투영시킨 차트를 사용한다(거울 대신).

검사목적 단안 굴절검사에 의해 얻은 결과 값과 차이가 있어, 원거리에서 양안을 동시에 사용하는 조건하에서 피검사자의 굴절상태(구면도수, 원주렌즈 도수와 축)를 보다 정밀하게 검사하기 위함이다.

검사에 필요한 기구들

1. 포롭터
2. 적당한 폭을 가진 격벽(스크린과 비슷한 색깔) – 아래 나온 계산법을 참조
3. 격벽을 세워줄 받침대나 막대기

검사 전 준비

1. 기본적인 원거리 굴절검사 값이나 실제 검영값을 검사의 시작점으로 하고 포롭터를 사용하여 검사를 시작한다.
2. 포롭터를 피검사자의 원용 PD에 맞춘다.
3. 격벽을 받침대로 고정하고, 원거리 시력표의 절반씩만 한쪽 눈에서 보이도록 하며 다른 쪽 눈에서는 가려지도록 장치해 놓는다. 격벽을 피검사자로부터 어느 정도의 거리를 두고 세워 놓아야 할 것인지와 격벽의 폭은 얼마로 해야 하는지에 대한 계산법은 실례(examples)에 적어 놓았다.

단계별 검사과정

1. 한쪽 눈씩 교대로 가려가면서, 원거리 시력표의 반쪽이 한쪽 눈에서는 보이나 반대쪽 눈에서는 완전히 가려져 보이지 않도록 격벽이 적

절하게 놓여 있는지를 확인한다. 주의해야 할 것은 만약 피검사자에게 원거리에서 수평사위가 있다면 양쪽 눈에서 보이는 절반씩의 시력표가 더 멀리 떨어져 보이거나 겹쳐 보일 수가 있다. 만약 피검사자에게 수직사위가 있다면 양쪽 눈에서 보이는 절반씩의 시력표가 같은 높이에서 보이지 않을 수가 있다. 이런 변화들이 양쪽 눈 모두에서 최소한 각 시표의 두 글자이상씩에서 보이게 되면 무시할 수 있으나 그러나 한쪽 눈에서만 이런 현상이 발생하면 문제가 된다.

2. 프로젝터 슬라이드를 조정하여 최고 시력인 20/20 시표가 시력표의 가장 아래 부분에 오도록 맞춘다.
3. 만약 양쪽 눈의 시력이 똑같다면, 양쪽 눈에 교대로 +0.25D의 구면렌즈를 가하여 주면서 피검사자가 양쪽 눈 모두 흐려 보인다고 할 때까지 운무시킨다(즉, 시력표의 반쪽씩 양쪽 모두가 흐려 보인다고 한다).
4. 양안균형검사를 시행한다.
   1) 만약 이 시력표의 양쪽 절반씩 보이는 시표가 똑같은 선명도로 보인다고 하면 양쪽 눈에서 교대로 운무시켰던 도수를 한 단계씩 줄여주면서(MPMVA) 다시 최상의 시력으로 되돌린 후 양안균형검사를 진행한다.
   2) 만약 이 시력표의 양쪽 절반씩 보이는 시표가 똑같이 흐려 보이지 않는다고 하면, 구면도수를 가해주어 양쪽 눈의 시력이 균형상태를 이루거나 약간 흐려 보인다고 할 때까지 조정한다. 그런 다음, 양쪽 눈에서 교대로 운무시켰던 도수를 한 단계씩 줄여주면서(MPMVA) 다시 최상의 시력으로 되돌린 후 양안균형검사를 진행한다.

결과 기록

1. 원거리균형검사(IB) 검사법으로 시행했음을 기록한다.
2. 각 눈에서 검사된 최종 처방 값인 구면도수, 원주렌즈 축과 도수, 그리고 단안 시력을 기록한다.

실 례

1. IB 굴절검사

OD	−2.50 = −0.50 × 95	20/20
OS	−1.75 sph	20/15

격벽을 세워둘 거리와 폭 계산(To Calculate Septum Distance and Width)

1. 단위는 cm로 통일한다.
   D = 시력표에서 피검사자까지의 거리
   S = 시력표 전체 폭의 절반
   PD = 피검사자의 PD거리
2. 아래 공식을 사용하여 피검사자로부터 격벽까지의 필요한 거리를 계산한다:
   Y(거리) = (PD 곱하기 D)를 (S + PD)로 나누거나 또는
   Y = (PD × D) ÷ (S + PD)
3. 아래 공식을 사용하여 적절한 격벽의 폭을 계산한다:
   X(격벽 폭) = S 곱하기 Y를 D로 나누거나 또는
   X = S × Y / D

모힌드라 근거리 검영법
Mohindra's Near Retinoscopy

검사목적 검영기 빛을 주시타겟으로 사용하여 피검사자의 원거리 굴절이상을 찾아내기 위함이다.

적응증

이 검사는 성인에서도 사용하지만, 주로 어린이나 유아들의 굴절이상을 검사할 때 시행한다.

검사에 필요한 기구들

1. 검영기
2. 판부렌즈

검사 전 준비

1. 검사자는 피검사자로부터 50 cm 정도 거리를 두고 앉는다. 이 검사과정에서 검사자가 피검사자의 양쪽 눈을 검사할 때 검사하고자 하는 피검사자의 각 눈과 검사자의 같은 쪽 눈을 사용한다.
2. 검사실은 완전히 어둡게 한다.
3. 검영기 빛의 밝기를 조절하여 빛의 반사는 관찰할 수 있으나 피검사자에게 불쾌감을 주지 않을 정도로 맞춘다.

단계별 검사과정

1. 피검사자의 왼쪽 눈을 가리고 오른쪽 눈을 검사한다.
2. 만약 유아를 검사한다면, 유아는 빛에 초점을 맞추려 할 것이다. 만약 유아가 빛에 초점을 맞추지 않으려하면, 소리를 내어 유아의 관심을 집중시킨다. 큰 아이나 성인에게 이 검사를 시행할 때에는, 피검사자에게 빛을 주시하라고 한다.

3. 전체 각막을 검사하고 주경선을 찾아낸다.
4. 판부렌즈를 사용하여, 각 경선을 중화시킬 도수를 찾는다.
5. 검사된 총 검영값을 마이너스 원주렌즈 형태로 표기한다.
6. 검사된 총 검영값 중에서 구면도수부분에 -1.25D를 더 가한다. 이 값이 피검사자의 원거리 교정용 구면-원주렌즈 도수 값이다.
   주의(Note) : -1.25D 구면도수는 경험적으로 정의된 상수이다. 어린 아이들에서는 총 검영값에 -1.00D를 더 가하고, 유아들에서는 -0.75D나 -1.00D를 더 가한다. 모든 피검사자에서 -1.25D를 가하는 것은 아니다.
7. 피검사자의 오른쪽 눈을 가린다.
8. 왼쪽 눈에서 검사과정 제2단계에서부터 제6단계까지를 반복하여 검사한다.
9. 시력측정이 가능하다면 피검사자의 검사결과를 통해 교정시력을 측정한다.

결과 기록

1. "모힌드라 근거리 검영법"이라고 적는다.
2. 오른쪽 눈과 왼쪽 눈 각각의 교정도수 값과 시력(만약 시력측정이 가능하다면)을 기록한다.

실 례

모힌드라 근거리 검영법

OD +1.00 = -0.50 × 80 시력측정 할 수 없음

OS +1.50 sph

노안 가입도수 검사
Determining the Add for the Presbyope

검사목적 노안피검사자에게서 근거리용 안경처방을 하기 위함이다.
주의(Note) : 일반적으로 근거리용 안경처방은 원거리 굴절검사의 최종 값에 근거하여 처방을 한다. 가입도수 "add"란 원거리용 안경도수와 근거리용 안경도수간의 차이를 말하는 것이다.

검사에 필요한 기구들

1. 근거리 시력측정용 봉이 달려있는 포롭터
2. 검안테
3. 검안 렌즈 세트
4. 여러 개의 20/30 크기 글자들이 들어있는 근거리검사용 포인트(point) 카드
5. 근거리 시력검사용 카드

검사 전 준비

1. 원거리 굴절검사를 끝내고 난 뒤 다음 단계 검사를 위해 검사된 도수를 그대로 포롭터에 놔둔다. 이 값은 최종 근거리 안경처방을 구하기 위한 원거리 교정도수 값이다.
2. 피검사자를 포롭터 뒤에 앉히고, 피검사자의 근거리 PD에 맞춘다.
3. 피검사자에서부터 40 cm 정도 떨어진 위치에 20/30 크기의 글자가 여러 개 있는 근거리검사용 포인트 카드를 근거리 시력측정용 봉에 꽂아 놓는다.
4. 근거리검사용 포인트 카드에 조명을 밝게 비춘다.

단계별 검사과정

1. 예상 가입도수를 선택한다. 예상 가입도수를 선택할 때에는 아래의

표 3-3. 나이와 굴절상태에 따른 예상 가입도수

나 이	근시 정시	낮은 도수의 원시	고도 원시
33-37	PL	PL	+0.75
38-43	PL	+0.75	+1.25
44-49	+0.75	+1.25	+1.75
50-56	+1.25	+1.75	+2.25
57-62	+1.75	+2.25	+2.50
63과 그 이상	+2.50	+2.50	+2.50

방법 중 하나를 사용한다. 여기 제시한 순서는 선호도에 따라 기록한 것은 아니다.

1) 나이와 굴절상태에 따라(표 3-3)
2) 융합 교차원주렌즈(Fused cross cylinder)(4장에서 설명된 검사순서 참조). 융합 교차 원주렌즈를 사용한 검사과정의 끝점 값을 예상 가입도수 값으로 사용할 수 있다.
3) *조절력의 1/2을 여분 조절력으로 남기는 방법(Half the amp in reserve rule)*: 피검사자의 근거리 작업거리를 디옵터 값으로 환산한다. 이 값에서 피검사자 조절력의 50%를 빼준다. 조절력은 푸쉬-업법을 사용하여 검사한다(2장에서 설명된 검사순서 참조). 그 나머지 값이 예상 가입도수가 된다(그림 3-22).
4) 사용 중인 안경도수 값과 시력: 렌즈미터로 측정된 피검사자의 근거리 안경도수에 +0.25D를 더 가하여 양쪽 눈의 근거리 시력 모두를 20/20 보다 더 아래 줄의 시표까지 읽을 수 있도록 한다. 만약 원거리용 안경처방을 바꾸어야할 경우, 이 변화시킨 원거리용 도수는 예상 가입도수를 계산할 때에도 고려해 넣어야 한다(그림 3-23).

2. 가입도수 미세조정 검사: 음성상대조절력(NRA)과 양성상대조절력(PRA) 값을 단순히 더해주고(4장 참조), 합한 값을 2로 나눈다. 그 결과 값을 검사과정 제1단계에서 구한 예상 가입도수 값에 더한다.

예 #1

예상 가입도수 값(조절력의 1/2을 여분 조절력으로 남기는 방법을 기초로)

+2.50 D 피검사자 근거리 작업거리(40 cm), 이를 D로 변환한 값
−1.50 D 피검사자 조절력인 3.0 D의 절반 값, 푸쉬-업 검사법으로 얻은 값

+1.00 D 예상 가입도수 값

가입도수 미세조정 검사(NRA/PRA에 의해)
예 : NRA/PRA = +1.25 / −0.75 (예상 가입도수 +1.00 D로 검사하여 얻은 값)

+0.25 D NRA와 PRA 값을 합하고 2로 나눈 값
+1.00 D 검사과정 제1단계에서 얻은 예상 가입도수 값

+1.25 D 미세조정한 가입도수 값

최종 가입도수 값

+1.25 D 검사과정 제2단계에서 얻은 가입도수 미세조정 값
+0.25 D 작업거리가 짧은 사람을 위해 +0.25 D를 추가로 가해 본다.

+1.50 D 검안테에 이 가입도수를 끼워 놓는다.

검안테 : +1.50 Add OD 20/20 @ 40cm 가독거리 25cm - 75cm
+1.50 Add OS 20/20 @ 40cm

근거리 시력과 선명하게 읽을 수 있는 가독거리에 대해서는 피검사자가 만족했다. 그러므로 +1.50 D를 최종 가입도수로 처방한다.

그림 3-22. 예 #1은 피검사자 조절력의 반을 남긴 상태에서 어떻게 예상 가입도수를 결정하는가 하는 것을 보여주는 예이다.

3. 최종 가입도수 결정

1) 여기까지의 검사는 피검사자로부터 40 cm 떨어진 거리에서 시행했다. 체구가 큰 사람은 가독거리를 40 cm 보다 더 멀리 두고, 체구가 작은 사람은 40 cm 보다 가깝게 두고 읽는 경우가 있다. 피검사자의 특성을 고려하여 가입도수 값을 멀리 두고 읽는 사람에게는 +0.25D씩 빼고, 가깝게 놓고 읽는 사람에게서는 +0.25D씩을 가하면서 도수를 조정한다.

예 #2

1. 예상 가입도수 값(피검사자 사용 중인 근거리 안경으로 측정한 근거리 시력을 기초로)

+1.75 D 피검사자가 사용 중인 근거리 안경도수, 원거리도수 +0.75, 가입도수 +1.00
+0.50 D J2 시표를 사용한 근거리 시력측정 결과, 피검사자의 근용 안경도수 보다 더 필요한 도수

+2.25 D 근용 안경도수로 필요한 전체 처방 도수
−1.00 D 새로 측정된 원거리 교정용 안경 도수

+1.25 D 예상 가입도수 값

2. 가입도수 미세조정 검사(NRA/PRA에 의해)
예 : NRA/PRA = +0.75 / −1.25 (예상 가입도수 +1.25 D로 검사하여 얻은 값)

−0.25 D NRA와 PRA 값을 합하고 2로 나눈 값
+1.25 D 검사과정 제1단계에서 얻은 예상 가입도수 값

+1.00 D 미세조정한 가입도수 값

3. 최종 가입도수 값

+1.00 D 검사과정 제2단계에서 얻은 가입도수 미세조정 값

검안테 : +1.00 Add OD 20/20 @ 40 cm 가독거리 30 cm − 60 cm
+1.00 Add OS 20/20 @ 40 cm

근거리 시력과 선명하게 읽을 수 있는 가독거리에 대해서는 피검사자가 만족했다. 그러므로 +1.00 D를 최종 가입도수로 처방한다.

그림 3-23. 예 #2는 피검사자가 자신의 근거리 안경을 사용하여 얻은 근거리 시력을 기초로 예상 가입도수를 결정하는 예이다.

2) 여기서 세밀하게 미세조정한 가입도수와 피검사자가 가지고 있던 안경의 가입도수를 비교해 본다. 만약 근거리 처방도수를 올려 주려면, 가능한 최소한의 도수만을 올려주고, 올린 도수만큼 근거리 교정시력이 좋아지는지도 확인해야 한다.
3) 위의 미세조정 검사로 얻은 근거리 교정도수 값을 검안테에 맞추어 끼워 놓는다.

4) 이 처방을 가지고, 단안 근거리 시력과 양안 근거리 시력을 측정한다. 근거리 검사에서 얻은 최상의 교정시력은 원거리에서의 최상 교정시력과 같아야 한다. 만약 그렇지 못하면 가입도수를 올려 본다.
5) 선명하게 보이는 시력범위(명시역)를 검사 한다 : 피검사자에게 인쇄물을 가까이 당겨보면서 흐리게 보이기 시작할 때 멈추라고 한다. 인쇄물과 검안테 간의 거리를 측정한다. 다음으로, 인쇄물을 피검사자로부터 멀리 움직이면서 다시 흐려 보이기 시작할 때 멈추라고 하고 그 때의 거리도 측정한다. 피검사자가 가까이 당겼을 때 흐리게 보이기 시작한 위치와 멀어지게 했을 때 흐리게 보이기 시작한 위치까지의 거리를 측정하여 cm 단위로 기록한다.
6) 피검사자 평상시의 근거리 작업거리는 일반적으로 이 명시역의 중간지점이 되어야 한다. 만약 이 중간지점이 피검사자로부터 너무 멀리 떨어져 있으면 가입도수를 증가시키고, 만약 이 중간지점이 피검사자로부터 너무 가깝게 있으면 가입도수를 감소시킨다.
7) 최종 가입도수 값을 통해 피검사자의 근거리 교정시력을 다시 측정한다. 근거리 검사에서 얻은 최상의 교정시력은 원거리에서의 최상 교정시력과 같아야 한다. 만약 그렇지 못하면 가입도수를 올리고, 검사과정 제3단계를 반복한다.
8) 가입도수는 피검사자의 시력 요구조건도 충족시켜야 한다. 마지막으로 고려해야 할 것은 이 가입도수를 사용할 경우 피검사자가 얼마나 편안함과 만족감을 느낄 수 있을까 하는 것이다.

결과 기록

1. 각각의 눈에 "가입도수 ; add"라고 적고, 최종 가입도수를 디옵터 값으로 표기한다(실제 근거리 안경처방 값이 아니다).
2. 최종 가입도수를 통해 측정된 근거리 시력을 기록한다.
3. "양안의 명시역 ; range OU"라고 적는다.
4. 피검사자가 양쪽 눈 모두를 뜬 상태에서 인쇄물을 가까이 당겨가며 처음으로 글씨가 흐려 보이기 시작하는 위치와 피검자사이의 거리를 측정하여 기

노안 가입도수 검사 일견표	
목 적	검 사 방 법
예상 가입도수 선택 (표 3-3)	• 나이와 굴절상태 • 융합 교차원주렌즈 • 조절력을 1/2 남김 • 처방도수 및 시력(Rx + VA)
가입도수 미세조정	NRA/PRA의 평균 값
최종 가입도수	• 검안테 • 근거리 시력 및 명시역 • 필요에 따라 처방도수를 조정

록한다. 이 위치는 근용안경(가입도수)을 낀 상태에서의 근점(near point)이 된다.

5. "–(dash)" 표시를 한다.
6. 이번에는 반대로 피검사자가 양쪽 눈 모두를 뜬 상태에서 인쇄물을 멀리 밀어가며 처음으로 글씨가 흐려 보이기 시작하는 위치와 피검자사이의 거리를 측정하여 기록한다. 이 위치는 근용안경(가입도수)을 낀 상태에서의 원점(far point)이 된다.

실 례

OD add +1.25 VA 20/20 @40 cm =

OS add +1.25 VA 20/20 @40 cm =

양안의 명시역(Range OU) 25 cm – 50 cm

격벽 근거리 균형검사
Septum Near Balance

검사목적 근거리 검사결과 값의 원주렌즈 또는 구면렌즈의 도수가 원거리 굴절검사 값과 차이가 있어서 보다 정확히 검사를 위하여, 또는 두 눈에서의 가입도수(add) 값이 다르게 나타나는 경우에서 가입도수 값을 재조정하기 위함이다.

검사에 필요한 기구들

1. 근거리 시력측정용 봉이 달려있는 포롭터
2. 격벽 근거리 균형(SNB) 검사용 근거리 시표(그림 3-24)
3. SNB 검사용 격벽(그림 3-25)

검사 전 준비

1. 양안균형검사나 최종 가입도수 결과에서 얻어진 원거리 구면도수와 원주렌즈의 도수와 축을 포롭터에 맞추어 놓고 검사를 시작한다.
2. 포롭터에 피검사자의 근거리 PD를 맞춘다.
3. 근거리 시력측정용 봉에 SNB 검사용 격벽을 포롭터로부터 약 20 cm 떨어진 거리에 위치시킨다.
4. 근거리 시력측정용 봉에 SNB 검사용 근거리 시표를 포롭터로부터 약 40 cm 거리에 위치시키고, 밝은 조명으로 비춘다.

단계별 검사과정

원주렌즈 미세조정(Cylinder Refinement)

1. 두 눈을 모두 뜨고, 격벽을 천천히 피검사자 쪽으로 움직이면서 카드에 적혀있는 조건들에 맞도록 해준다. 즉, 오른쪽 눈으로는 오른쪽에 있는 글자들이, 왼쪽 눈으로는 왼쪽에 있는 글자들이 보이고, 두 눈을 동시에 사용하여 볼 때에는 가운데와 아래쪽에 있는 글자들을 볼

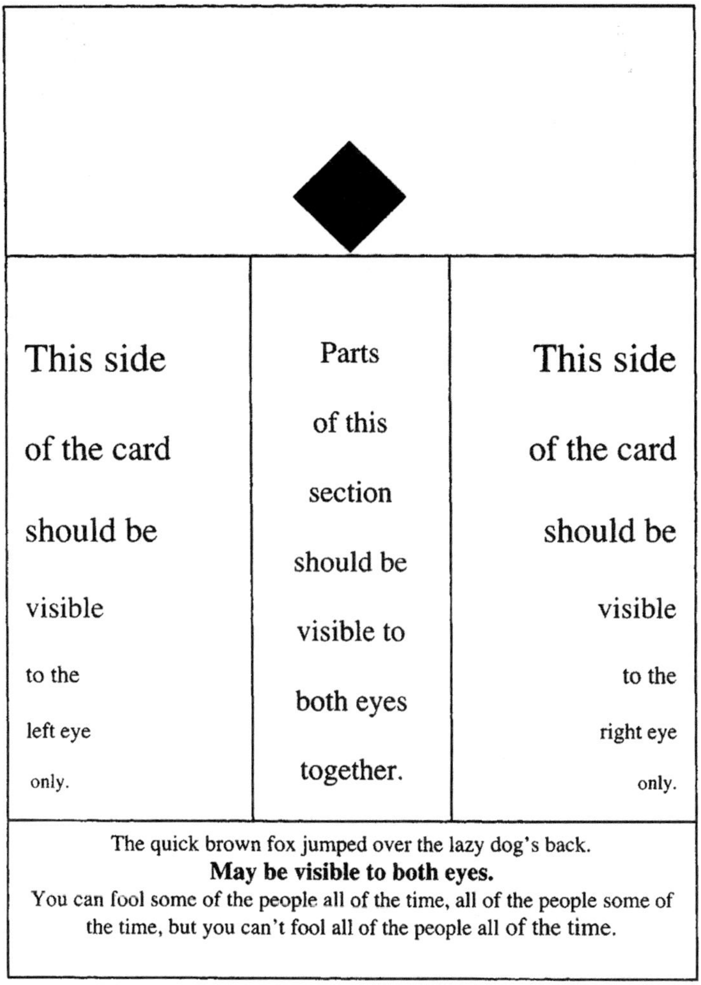

그림 3-24. 격벽 근거리 균형검사를 시행할 때 사용하는 근거리 시표

수 있으면 된다. 맞추어 놓은 PD와 근거리 시표가 40 cm 거리에 있을 때, 그리고 격벽이 포롭터로부터 15 cm – 25 cm 정도 떨어져 있을 때 이 조건들에 부합된다.

2. SNB 검사용 근거리 시표의 오른쪽에 피검사자의 주의를 집중시키면서, 일반적인 굴절검사의 순서에 따라 JCC 렌즈를 사용하여 피검사자 오른쪽 눈에서 원주렌즈의 축과 도수에 대한 미세조정을 시행한다.

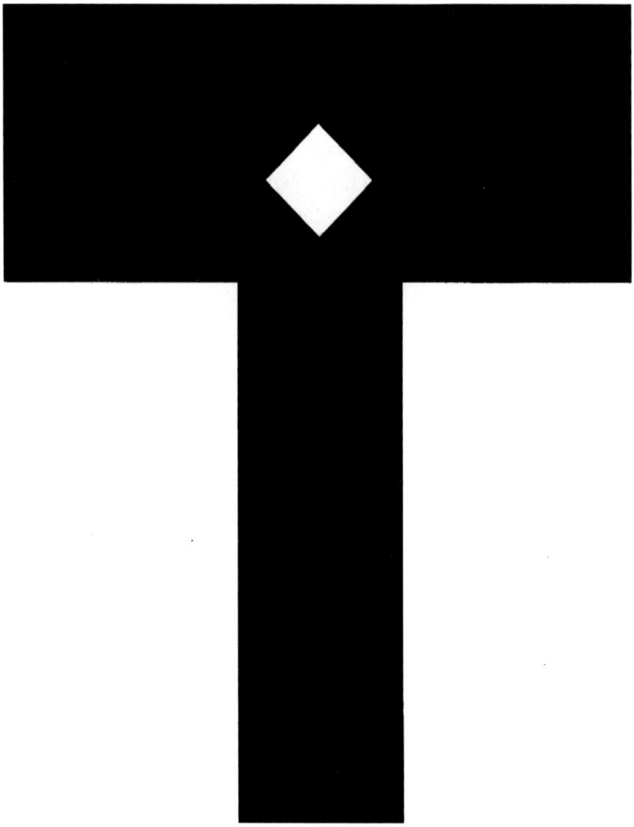

그림 3-25. 격벽 근거리 균형검사를 시행할 때 사용하는 격벽

3. SNB 검사용 근거리 타겟의 왼쪽에 피검사자의 주의를 집중시키면서, 일반적인 굴절검사의 순서에 따라 JCC 렌즈를 사용하여 피검사자 왼쪽 눈에서 원주렌즈의 축과 도수에 대한 미세조정을 시행한다.

단계별 검사과정

단안 가입도수 검사(Monocular Add Determination)

1. 두 눈을 모두 뜨고, 격막을 천천히 피검사자 쪽으로 움직이면서 카드에 적혀있는 조건들에 맞도록 해준다. 즉, 오른쪽 눈으로는 오른쪽에 있는 글자들이, 왼쪽 눈으로는 왼쪽에 있는 글자들이 보이고, 두 눈

을 동시에 사용하여 볼 때에는 가운데와 아래쪽에 있는 글자들을 볼 수 있으면 된다. 맞추어진 PD와 근거리 시표가 40 cm 거리에 있을 때, 그리고 격벽이 포롭터로부터 15 cm – 25 cm 정도 떨어져있을 때 이 조건들이 부합된다.

2. SNB 검사용 근거리 시력표의 오른쪽에 피검사자의 주의를 집중시키면서:
   1) 오른쪽 눈앞에 플러스 도수를 가입시켜 가면서 피검사자가 처음으로 흐리게 보인다고 할 때까지 가한다; 처음의 시작한 도수(원거리 굴절검사 값 또는 대략적인 가입도수 값)에서 더 가입된 플러스 도수 값을 기록한다.
   2) 다음으로 오른쪽 눈앞에 마이너스 도수를 가입시켜 가면서 피검사자가 다시 흐리게 보이기 시작한다고 할 때까지 가한다; 처음의 시작한 도수(원거리 굴절검사 값 또는 예상 가입도수 값)에서 더 가입된 마이너스 도수 값을 기록한다.
   3) 예상 가입도수 값을 조정해서 단안 플러스 도수 가입 때 흐려 보이기 시작하는 시점과 마이너스 도수 가입 때 흐려 보이기 시작하는 시점의 중간에서 최종 가입도수 값을 결정한다.
3. SNB 검사용 근거리 시표의 왼쪽에 피검사자의 주의를 집중시키면서:
   1) 왼쪽 눈앞에 플러스 도수를 가입시켜 가면서 피검사자가 처음으로 흐리게 보인다고 할 때까지 가한다; 처음의 시작한 도수(원거리 굴절검사 값 또는 내략적인 가입도수 값)에서 더 가입된 플러스 도수 값을 기록한다.
   2) 다음으로 왼쪽 눈앞에 마이너스 도수를 가입시켜 가면서 피검사자가 다시 흐리게 보이기 시작한다고 할 때까지 가한다; 처음의 시작한 도수(원거리 굴절검사 값 또는 대략적인 가입도수 값)에서 더 가입된 마이너스 도수 값을 기록한다.
   3) 예상 가입도수 값을 조정해서 단안 플러스 도수 가입 때 흐려 보이기 시작하는 시점과 마이너스 도수 가입 때 흐려 보이기 시작하는 시점의 중간에서 최종 가입도수 값을 결정한다.
4. 피검사자에게 SNB 검사용 근거리 시표의 오른쪽과 왼쪽의 글자들이

얼마나 선명하게 보이는지를 비교해 보도록 한다. 만약 양쪽이 똑같이 보인다고 대답하면 검사를 끝낸다. 만약 똑같아 보이지 않는다고 대답하면, 흐리게 보인다고 하는 쪽 눈앞에 +0.25D를 더 가하여 양쪽이 똑같이 선명하게 보이는지를 다시 물어본다.

결과 기록

1. 각 눈의 최종 근거리 처방, 즉 구면 도수, 원주렌즈의 도수와 축, 그리고 가입도수 값을 기록한다.
2. 우안, 좌안 각 눈의 근거리 시력과 양안 근거리 시력을 모두 측정하고 기록한다.

실 례

1. 격벽 근거리 균형검사(SNB)

OD −2.00 = −4.50 × 87 +1.50 add VA : 20/20
OS +2.00 = −5.50 × 103 +2.00 add VA : 20/20
OU : 20/20

격벽을 세워둘 거리와 폭 계산(원거리 균형검사 때와 같은 공식)
(To Calculate Septum Distance and Width)
(SAME FORMULAS AS FOR INFINITY BALANCE)

1. 단위는 cm로 통일한다.
   D = 시력표에서 피검사자까지의 거리
   S = 시력표 전체 폭의 절반
   PD = 피검사자의 PD거리(주의 : 단위는 mm가 아니고 cm이다)
2. 아래 공식을 사용하여 피검사자로부터 격벽까지의 필요한 거리를 cm 단위로 계산한다 :
   Y(거리) = (PD 곱하기 D)를 (S + PD)로 나누거나 또는
   Y = (PD × D) / (S + PD)
3. 아래 공식을 사용하여 적절한 격벽의 폭을 cm 단위로 계산한다 :
   X(격벽 폭) = S 곱하기 Y를 D로 나누거나 또는

X = S × Y / D

시표와 격벽(TARGET AND SEPTUM)

시표와 격벽을 만들 때에는, 그림 3-24와 그림 3-25를 복사해서 사용하면 된다. 격벽과 시표를 오려내서 단단한 종이에 붙인 후, 다이아몬드모양 부분을 오려내서 근거리 시력측정용 봉이 통과할 수 있도록 구멍을 낸다. 격벽의 길이나 폭은 각 포롭터의 종류에 맞도록 조정해 주는 것이 좋다.

보리쉬 양안 근거리 시력검사용 카드를 이용한 근거리 교정용 원주렌즈의 축과 굴절력의 미세조정
Near Refinement of Cylinder Axis and Power Using the Borish Binocular Near Point Card

검사목적 근거리 검사결과 값의 원주렌즈 또는 구면렌즈의 도수가 원거리 굴절검사 값과 차이가 있거나, 또는 근거리 검사결과 값의 원주렌즈 축과 굴절력이 원거리 굴절검사에서 얻은 결과 값과 다를 때, 근거리에서 양안을 동시에 사용하여 원주렌즈의 축과 굴절력을 재조정하기 위함이다.

검사에 필요한 기구들

1. 근거리 시력측정용 봉과 편광 필터가 있는 포롭터
2. 보리쉬 양안 근거리 시력검사용 카드

검사 전 준비

1. 양안균형검사나 최종 가입도수 결과에서 얻어진 원거리 구면도수와 원주렌즈의 도수와 축을 포롭터에 맞추어 놓고 검사를 시작한다.
2. 포롭터에 피검사자의 근거리 PD를 맞추고, 편광 필터를 양안의 검사창 앞에 삽입한다.
3. 포롭터로부터 약 40 cm 떨어진 거리에 있는 근거리 시력측정용 봉에 보리쉬 양안 근거리 시력검사용 카드를 고정시키고, 세 개의 근거리시력 검사용 스넬렌 시표가 피검사자를 향하도록 맞추어 놓는다. 그리고 밝은 조명이 비추어지고 있는지 확인한다.

단계별 검사과정

1. 피검사자가 세 개의 근거리시력 검사용 스넬렌 시표를 모두 보고 있는지 확인한다.

2. 피검사자에게 오른쪽 시표를 보라고 하면서, 근거리 시력을 다시 측정한다.
3. 피검사자 오른쪽 눈의 최고 교정시력보다 한두 줄 정도 위쪽 시표의 글자들을 오른쪽 눈으로 보라고 한다.
4. 일반적인 굴절검사의 순서에 따라 JCC 렌즈를 사용하여 피검사자 오른쪽 눈에서 원주렌즈의 축과 도수에 대한 미세조정을 시행한다.
5. 오른쪽 눈의 원주렌즈 축과 도수에 대한 미세조정이 끝나면, 이번엔 왼쪽 시표를 보게 하면서 근거리 시력을 다시 측정한다.
6. 피검사자 왼쪽 눈의 최고 교정시력보다 한두 줄 정도 위쪽 시표의 글자들을 왼쪽 눈으로 보라고 한다.
7. 일반적인 굴절검사의 순서에 따라 JCC 렌즈를 사용하여 피검사자 왼쪽 눈에서 원주렌즈의 축과 도수에 대한 미세조정을 시행한다.

결과 기록

1. 각 눈의 최종 근거리 처방 즉, 구면 도수, 원주렌즈의 도수와 축 값을 기록한다.
2. 우안, 좌안 각 눈의 근거리 시력과 양안 근거리 시력을 모두 측정하고 기록한다.

실 례

1. 보리쉬 카드(Borish card) :

OD +4.00 = −1.00 × 85 = +2.00 add 20/20 @40 cm

OS +3.50 = −1.25 × 100 = +2.00 add 20/20 @40 cm

OU 20/20

변형 험프리스법을 사용한 근거리 원주렌즈의 축과 굴절력의 미세조정

Modified Humphriss for Near Refinement of Cylinder Axis and Power

검사목적 근거리 굴절검사에서 얻은 원주렌즈 굴절력 또는 축의 값이 원거리 굴절검사 값과 차이가 있어 근거리에서 원주렌즈의 굴절력과 축을 재조정하기 위함이다.

검사에 필요한 기구들

1. 근거리 시력측정용 봉이 달려있는 포롭터
2. 근거리시력 검사용 스넬렌 카드

검사 전 준비

1. 양안균형검사나 최종 가입도수 결과에서 얻어진 원거리 구면도수와 원주렌즈의 도수와 축을 포롭터에 맞추어 놓고 검사를 시작한다.
2. 포롭터에 피검사자의 근거리 PD를 맞춘다.
3. 근거리 시력측정용 봉에 근거리 시력검사용 스넬렌 카드를 포롭터로부터 약 40 cm 떨어진 거리에 위치시키고, 밝은 조명으로 비춘다.

단계별 검사과정

1. 가리개로 오른쪽 눈을 가린다.
2. 근거리에서, 피검사자의 왼쪽 눈앞에 플러스 도수를 가입하여 교정시력이 20/40이 되도록 만든다. 일반적으로 원거리 굴절검사 값에서 3.50D 정도를 가입해주면 된다.
3. 왼쪽 눈을 가리지 않은 상태에서 오른쪽 눈의 가리개를 제거한다.
4. 피검사자가 오른쪽 눈으로 최소한 20/30의 근거리 시력검사용 시표상의 글자들을 읽을 수 있는지 확인한다.

5. 피검사자에게 근거리 시표상의 20/30 시표를 보고 있도록 하면서, JCC 렌즈를 사용하여 피검사자 오른쪽 눈에서 원주렌즈의 축과 도수에 대한 미세조정을 시행한다.
6. 왼쪽 눈을 가린다.
7. 근거리에서, 피검사자의 오른쪽 눈앞에 플러스 도수를 가입하여 교정시력이 20/40이 되도록 만든다. 일반적으로 원거리 굴절검사 값에서 3.50D 정도를 가입해주면 된다.
8. 오른쪽 눈을 가리지 않은 상태에서 왼쪽 눈의 가리개를 제거한다.
9. 왼쪽 눈앞의 구면도수 값을 검사를 시작했을 때의 처음값(양안균형검사 값이나 최종 가입도수 값)으로 되돌린다.
10. 피검사자가 왼쪽 눈으로 최소한 20/30의 근거리 시력검사용 시표상의 글자들을 읽을 수 있는지 확인한다.
11. 피검사자에게 근거리 시표상의 20/30 시표를 보고 있도록 하면서, JCC 렌즈를 사용하여 피검사자 왼쪽 눈에서 원주렌즈의 축과 도수에 대한 미세조정을 시행한다.

결과 기록

1. 각 눈의 최종 근거리 처방 즉, 구면 도수, 원주렌즈의 도수와 축 값을 기록한다.
2. 우안, 좌안 각 눈의 근거리 시력과 양안 근거리 시력을 모두 측정하고 기록한다.

실 례

OD +4.50 = −2.00 × 165 = +2.25 add 20/25 @ 40 cm

OS +1.50 = −1.50 × 15 = +2.00 add 20/20 @ 40 cm

OU 20/20

4

기능검사 Functional Tests

Nancy B. Carlson, OD

기능검사 서론 Introduction to Functional Tests

피검사자의 안기능 평가에는 조절계(accommodative system)와 이향운동계(vergence system)의 검사가 포함된다. 피검사자가 선명하고 편안하며, 양안시력이 잘 유지되기 위해서는 여러 가지 시기능이 동시에 잘 협조되어야 한다. 피검사자의 두 눈은 모두 똑바로 정렬되어 있어야 하고, 정렬상태가 한동안 잘 유지되어야 한다. 또한 작업거리에 따라 조절작용이 바로 나타나야 하고 또한 조절작용이 편안하게 유지되어야 한다. 조절과 이향운동이 서로 잘 협조되어 나타나야 한다. 이 장에서 소개되는 방법들은 검사자가 피검사자의 이러한 기능들을 잘 수행할 수 있는지, 그리고 만약 기능적 문제가 있다면 그 것들을 찾아내는 방법을 설명한 것이다. 검사를 통해 피검사자의 기능적 문제가 렌즈를 사용함으로써 교정이 가능한 것인지, 아니면 더 자세한 양안 검사나 치료가 필요한지를 판단할 수 있다.

검사자들 마다 핵심 검사에 어느 검사를 포함시켜야 할지 각자가 결정해야 한다. 결정의 근거에는 피검사자의 나이, 증상, 눈기능의 예비검사 결과, 검사자의 전문가적 판단 등이 포함된다. 기능검사 순서는 각기 검사자들 마다 다르므로, 이 장에서는 전체적인 순서와 추가 검사들이 포함된 흐름도를 제시하지 않았다(표 4-1은 이 장에서 다룰 모든 기능검사법과 정상 값들을 적어놓았다). 그러나 그렇다고 효율을 생각지 않아도 된다는 말은 아니다. 일단 검사사가 검사할 항목들을 정했다면, 다음과 같은 방법으로 각기 효율적으로 순서를 정하는 것이 좋다. 포롭터를 사용하는 검사들을 같이 묶어 한꺼번에 시행한다. 포롭터를 사용하지 않는 검사들은 따로 묶어서 시행한다. 원거리검사들을 하나로 묶고, 근거리 검사들도 하나로 묶어 시행한다. 또한 같은 교정렌즈를 사용한 상태에서 시행할 검사들도 하나로 묶는다.

피검사자의 안경처방에 따라 피검사자의 조절계와 이향운동계에 영향을 줄 수 있다는 것을 아는 것은 매우 중요하다. 검사자는 이것을 늘 염두에 두고, 피검사자가 예전에 사용하던 안경 값(*habitual findings*)에 맞추어 검사를 할 것인지 아니면 가장 최근에 검사받은 자각적 굴절검사 값(*induced findings*)을 사용하여 검사를 할 것인지, 아니면 이 두 값 모두를 사용하여 검사해야 할 것인지를 결정해야 한다.

표 4-1. 기능검사법들과 기대예상치

가림검사	원거리에서 1△외사위(평균 편차 = 2△); 근거리에서 3△외사위(평균 편차 = 3△)
눈모음 근점	5 cm / 7 cm
입체시	20초 (seconds of arc)
원거리 수평사위 (폰 그레페)	1△외측 편위
원거리 수직사위 (폰 그레페)	정위
원거리 수평이향운동	Margan의 예상 값 BI X/7/4 ; BO 9/19/10 Saladin과 Sheedy BI X/8/5 ; BO 15/28/20
원거리 수직이향운동	3-4△ / 1.5-2△
근거리 수평사위 (폰 그레페)	3△외측 편위
근거리 수직사위 (폰 그레페)	정위
근거리 수평이향운동	Margan의 예상 값 BI 13/21/13 ; BO 17/21/12 Saladin과 Sheedy BI 14/19/13 ; BO 22/30/23
근거리 수직이향운동	3-4△ / 1.5-2△
근거리 이향운동력	12△ BO / 3△ BI ; 15 cycles/minute
융합 교차원주렌즈	+0.50(비노안 피검사자는 ±0.50)
음성 상대조절력/양성 상대조절력	+2.00(±0.50) / −2.37(±1.00)
조절력	단안성 8-12세 어린이 : 7 cpm 성인 : 11 cpm 양안성 8-12세 어린이 : 5 cpm 13-30세 성인 : 10 cpm
동적 검영법(MEM)	+0.25에서 +0.50까지
동적 검영법(Bell)	역행운동에 대해서는 38-43 cm 동행운동에 대해서는 35-45 cm
마이너스 렌즈 부가법	Donder의 값보다 2D 적다.

원거리 수평사위검사(폰 그레페법)
Distance Lateral Phoria by Von Graefe Technique

검사목적 융합을 차단시킨 상태에서 원거리 주시 때 양안 시축의 상대적 수평위치(relative horizontal position)를 검사하기 위함이다.

검사에 필요한 기구들

1. 포롭터
2. 한 글자씩 독립적으로 분리시킬 수 있는 원거리 시력표

검사 전 준비

1. 포롭터에는 피검사자의 원거리 안경 값을 맞추어 놓고, 피검사자의 원거리 PD를 맞춘다.
2. 피검사자의 원거리 교정시력이 나쁜 쪽 눈이 읽을 수 있는 가장 작은 시표의 크기보다 한 줄 큰 원거리 시표상의 글자를 하나만 단독으로 분리시켜 놓는다.
3. 양쪽 눈앞에 로타리프리즘을 댄다. 검사자가 프리즘을 가입하는 동안 피검사자에게는 눈을 감고 있으라고 한다. 오른쪽 눈앞에는 12△ BI으로 맞추어 놓고, 왼쪽 눈앞에는 6△BU 프리즘을 댄다. 이 12△BI 프리즘은 편위 정도를 검사하기 위한 측정프리즘(measuring prism)의 역할을 하고, 6△BU 프리즘은 수평 사위검사(그림 4-1)를 위해 양안의 상을 분리시키는 해리프리즘(dissociating prism)의 역할을 한다.

단계별 검사과정

1. 피검사자에게 두 눈을 모두 뜨라고 한다. 피검사자에게 타겟(시표상의 글자)이 몇 개로 보이는지 그리고 그 타겟들의 상호위치관계상 어떻게 배열되어 있는지를 말해보라고 한다. 피검사자는 두 개의 타겟이 보여야 하고, 하나는 우상측에, 다른 하나는 좌하측에 위치해 있

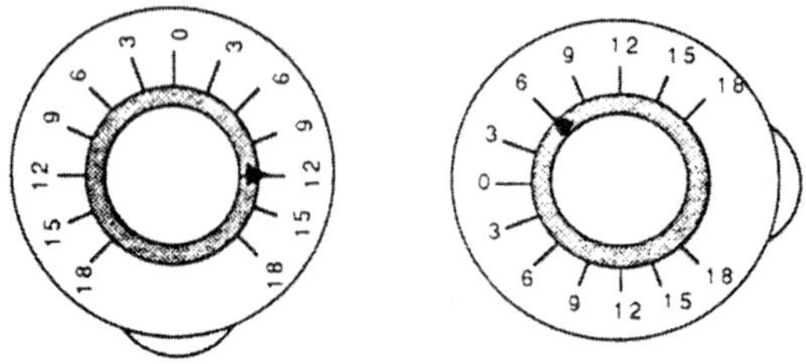

12△ BI
측정프리즘

6△BU
해리프리즘

그림 4-1. 폰 그레페법을 사용한 원거리 수평사위 검사법, 그림에서 보는 것처럼 포롭터의 검사창 앞에 로타리프리즘의 프리즘 굴절력을 맞추어 놓은 상태.

어야 한다.

가. 만약 피검사자가 타겟이 하나만 보인다고 하면, 혹시 한쪽 눈이 가려져 있는지 확인하고, 아니면 한쪽 눈씩 번갈아 가리면서 피검사자가 각각의 눈에 의해 보이는 상의 위치를 확인할 수 있도록 도와준다. 다른 방법으로 왼쪽 눈앞에 댄 6△BU 프리즘을 6△BD(기저하방)으로 바꾸어 주던지 또는 우안 앞에 댄 BI 프리즘의 굴절력(도수)을 변화시켜 본다.

나. 만약 피검사자가 두 개의 타겟이 보인다고 하지만, 하나는 좌상측에 위치하고, 다른 하나는 우하측에 위치하고 있다고 대답하면, 오른쪽 눈앞에 댄 BI(기저내방) 프리즘의 굴절력을 높여 준다. 보이는 두개의 타겟이 하나는 우상측에, 하나는 좌하측의 정상적 위치로 되돌아 올 때까지 BI 프리즘의 굴절력을 올려 준다.

2. 피검사자에게 아래쪽의 타겟을 주시하고 있으라고 하고, 계속 또렷이 보이는 지를 확인하라고 한다.

3. 피검사자에게 아래 쪽 타겟을 주시하고 있으면서 위쪽에 위치한 타겟도 생각하고 있으라고 한다. 이제 위쪽 타겟을 움직일 것이라고 설명한다. 두개의 타겟이 수직선상에 일직선으로 배열이 될 때 말하라고 한다. 두 타겟이 항상 두 개로 분명하게 보여야 하며, 둘 다 또렷하게 보이도록 노력하라고 한다. 계속 아래쪽 타겟만 주시하고 있으라고 한다.

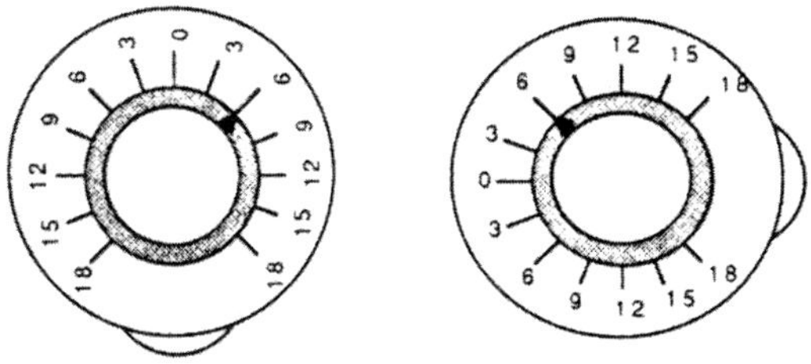

6△ 외사위

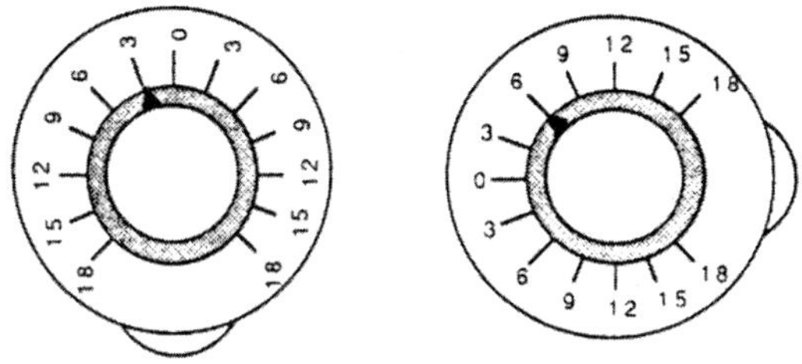

3△ 내사위

그림 4-2. 로타리프리즘을 사용한 원거리 수평사위 검사 때 프리즘의 기저방향을 맞추어 놓은 두 가지 예.

4. 일초에 2△씩 BI(기저내방) 프리즘을 줄이면서 피검사자가 두 타겟이 수직선상에 일직선으로 배열되었다고 말할 때까지 프리즘 굴절력을 줄여준다. 일직선으로 배열되었다고 대답했을 때의 프리즘 굴절력과 기저방향을 기록해 둔다.
5. 같은 방향으로 측정프리즘의 굴절력을 계속 변화시켜(예를 들어 ; 수직선상에 일직선으로 정렬된 상태를 지나치게 만든다) 피검사자가 두 개의 타겟이 각각 좌상측과 우하측에서 보인다고 대답할 때까지 계속 변화를 준다.
6. 피검사자가 두개의 타겟이 다시 수직선상에 일직선으로 정렬된 상태로 보인다고 할 때까지 측정프리즘을 반대방향으로 돌려가면서 굴절력을 조정한다. 이 때의 프리즘 굴절력과 기저방향을 기록한다(그림 4-2).
7. 결과 값은 검사과정 제4단계와 제6단계에서 얻어진 결과 값들 간의 차이가 3△ 이내였다면 이 값들의 평균값이 결과 값이 된다. 만약 두

결과 값의 차이가 3△ 이상이라면 검사를 다시한다. 피검사자에게 검사방법에 대한 교육을 확실하게 다시 시키고, 재검사에서 얻어진 가장 가까운 두 값의 평균을 낸다.

결과 기록

1. 편위된 각도크기를 프리즘 디옵터로 표기하고, 관찰된 편위 방향을 기록한다.

실 례

1. 원거리 수평사위 (DLP) : 정위 (ortho)
2. 원거리 수평사위 (DLP) : 2△ 외사위 (exo)
3. 원거리 수평사위 (DLP) : 4△ 내사위 (eso)

기대결과치

1△ 외사위(XP) (±3△); 노안에서 1△ 내사위(EP) (±1△)

원거리 수직사위검사(폰 그레페법)
Distance Vertical Phoria by von Graefe Technique

검사목적 융합을 차단시킨 상태에서 원거리 주시 때 양안 시축의 상대적 수직위치(relative vertical position)를 검사하기 위함이다.

검사에 필요한 기구들

1. 포롭터
2. 한 글자씩 독립적으로 분리시킬 수 있는 원거리 시력표

검사 전 준비

1. 포롭터에는 피검사자의 원거리 안경 값을 맞추어 놓고, 피검사자의 원거리 PD를 맞춘다.
2. 피검사자의 원거리 교정시력이 나쁜 쪽 눈이 읽을 수 있는 가장 작은 시표의 크기보다 한 줄 큰 원거리 시표상의 글자를 하나만 단독으로 분리시켜 놓는다.
3. 양쪽 눈앞에 로타리프리즘을 댄다. 검사자가 프리즘을 가입하는 동안 피검사자에게는 눈을 감고 있으라고 한다. 오른쪽 눈앞에는 12△BI으로 맞추어 놓고, 왼쪽 눈앞에는 6△BU 프리즘을 댄다. 이 6△BU 프리즘은 편위 정도를 검사하기 위한 측정프리즘의 역할을 하고, 12△BI 프리즘은 수직사위검사(그림 4-3)를 위해 양안의 상을 분리시키는 해리프리즘의 역할을 한다.

   주의(Note) : 원거리 수평사위검사와 원거리 수직사위검사는 일반적으로 일련의 순서로 시행한다. 그 이유는 이 두 검사의 검사 전 준비가 같기 때문이다.

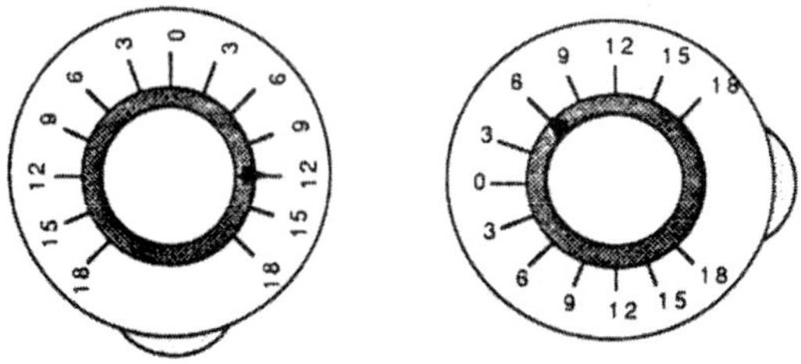

그림 4-3. 폰 그레페법을 사용한 원거리 수직사위 검사법, 그림에서 보는 것처럼 포롭터의 검사창 앞에 로타리프리즘의 프리즘 굴절력을 맞추어 놓은 상태.

단계별 검사과정

1. 피검사자에게 두 눈을 모두 뜨라고 한다. 피검사자에게 타겟(시표상의 글자)이 몇 개로 보이는지 그리고 그 타겟들의 상호위치관계상 어떻게 배열되어 있는지를 말해보라고 한다. 피검사자는 두 개의 타겟이 보여야 하고, 하나는 우상측에, 다른 하나는 좌하측에 위치해 있어야 한다. 만약 피검사자가 타겟이 하나만 보인다고 하면, 혹시 한쪽 눈이 가려져 있는지 확인하고, 아니면 한쪽 눈씩 번갈아 가리면서 피검사자가 각각의 눈에 의해 보이는 상의 위치를 확인할 수 있도록 도와준다. 또는 우안 앞에 댄 BI 프리즘의 굴절력을 변화시켜 본다. 만약 피검사자가 두 개의 타겟이 보인다고 하지만, 하나는 좌상측에 위치하고, 다른 하나는 우하측에 위치하고 있다고 대답하면, 오른쪽 눈앞에 댄 BI(기저내방) 프리즘의 굴절력을 높여 준다. 보이는 두 개의 타겟이 하나는 우상측에, 하나는 좌하측의 정상적 위치로 되돌아올 때까지 BI 프리즘의 굴절력을 올려 준다.
2. 피검사자에게 오른쪽의 타겟을 주시하고 있으라고 한다.
3. 피검사자에게 오른쪽 타겟을 주시하고 있으면서 왼쪽에 위치한 타겟도 생각하고 있으라고 한다. 이제 왼쪽 타겟을 움직일 것이라고 설명한다. 두 개의 타겟이 수평선상에 일직선으로 배열이 될 때 말하라고 한다. 두 타겟이 항상 두 개로 분명하게 보여야 하고, 계속 오른쪽 타

겟만 주시하고 있으라고 한다.

4. 일초에 2△씩 BU(기저상방) 프리즘을 줄이면서 피검사자가 두 타겟이 수평선상에 일직선으로 배열되었다고 말할 때까지 프리즘 굴절력을 줄여준다. 일직선으로 배열되었다고 대답했을 때의 프리즘 굴절력과 기저방향을 기록해 둔다.
5. 같은 방향으로 측정프리즘의 굴절력을 계속 변화시켜(예를 들어 ; 수평선상에 일직선으로 정렬된 상태를 지나치게 만든다) 피검사자가 두 개의 타겟이 각각 좌상측과 우하측에서 보인다고 대답할 때까지 계속 변화를 준다.
6. 피검사자가 두개의 타겟이 다시 수평선상에 일직선으로 정렬된 상태로 보인다고 할 때까지 측정프리즘을 반대방향으로 돌려가면서 굴절력을 조정한다. 이 때의 프리즘 굴절력과 기저방향을 기록한다(그림 4-4).

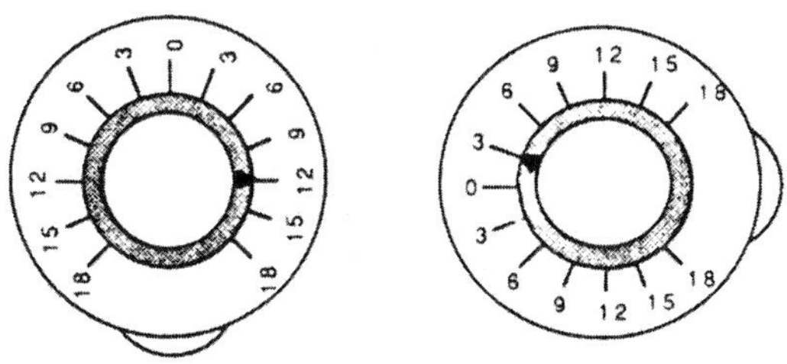

좌안 앞에 3△ 기저상방 프리즘, 3△ 우안 상사위

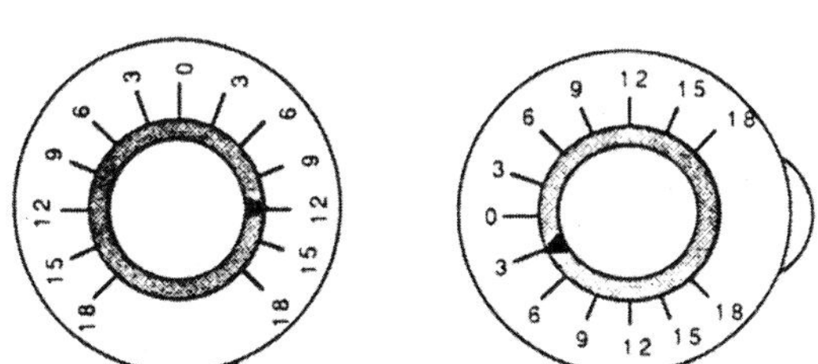

좌안 앞에 3△ 기저하방 프리즘, 3△ 좌안 상사위

그림 4-4. 로타리프리즘을 사용한 원거리 수직사위 검사 때 프리즘의 기저방향을 맞추어 놓은 두 가지 예.

7. 결과 값은 검사과정 제4단계와 제6단계에서 얻어진 결과 값들 간의 차이가 2△ 이내였다면 이 값들의 평균값이 결과 값이 된다. 만약 두 결과 값의 차이가 2△ 이상이라면 검사를 다시 한다. 피검사자에게 검사방법에 대한 교육을 확실하게 다시 시키고, 재검사에서 얻어진 가장 가까운 두 값의 평균을 낸다.

결과 기록

1. 편위된 각도크기를 프리즘 디옵터로 표기하고, 관찰된 편위 방향을 기록한다. 수직사위에 있어서, 검사자는 항상 상측으로 편위된 눈을 찾아내야 한다.

실 례

1. 원거리 수직사위(DVP) : 정위(ortho)
2. 원거리 수직사위(DVP) : 2△ 우안 상사위(right hyper)
3. 원거리 수직사위(DVP) : 1△ 좌안 상사위(left hyper)

기대결과치

정위(Ortho ; 편위 없음) 상태로 나와야 한다.

원거리 수평이향운동
Horizontal Vergences at Distance

검사목적 피검사자가 양안시력을 유지하기 위해 어느 정도의 수평이향운동을 사용하고 있는지에 대해 프리즘을 사용하여 측정하기 위함이다.
프리즘 굴절력을 점차 올려줌으로서 양안 망막의 상을 해리시키며, 이 해리된 상을 보정하기 위한 피검사자의 이향운동량을 검사해 내기 위함이다.

수평 이향운동(BI and BO vergences)

BI(기저내방)과 BO(기저외방) 프리즘을 사용한 이향운동을 검사할 때, 검사자는 다음 세 가지 소견 중 어느 것이 보이는지를 찾아야 한다. 나타나는 소견들은 :

1. *흐림점(Blur-point)* : 흐림점이란 피검사자가 안정적인 조절을 하고 있는 상태 하에서, 프리즘에 의해 유발된 망막 상의 해리(retinal disparity)를 극복해 내지 못할 점에 도달했을 때를 말한다.
2. *종말점(Break-point)* : 종말점이란 피검사자가 가지고 있는 최대한의 이향운동량을 발휘한 상태에서도 단일시를 유지할 수 없는 점에 도달했을 때를 말한다.
3. *회복점(Recovery-point)* : 회복점이란 유발된 망막 상의 해리 정도가 피검사자의 이향운동에 의해 보정되어 상의 해리 정도가 점차감소하고 다시 단일시를 회복하는 점에 도달했을 때를 말한다.

검사에 필요한 기구들

1. 포롭터
2. 한 글자씩 독립적으로 분리시킬 수 있는 원거리 시력표

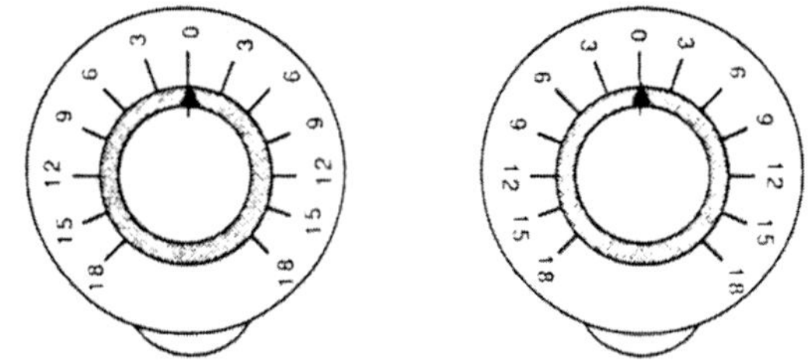

그림 4-5. 폰 그레페법을 사용한 원거리 수평이향운동 검사법. 그림에서 보는 것처럼 포롭터의 검사창 앞에 로타리프리즘의 프리즘 굴절력을 맞추어 놓은 상태.

검사 전 준비

1. 포롭터에는 피검사자의 원거리 안경 값을 맞추어 놓고, 피검사자의 원거리 PD를 맞춘다.
2. 피검사자의 원거리 교정시력이 나쁜 쪽 눈이 읽을 수 있는 가장 작은 시표의 크기보다 한 줄 큰 원거리 시표상의 글자를 하나만 단독으로 분리시켜 놓는다.
3. 양쪽 눈앞에 로타리프리즘을 대고 모두 0에 맞춘다. 이렇게 함으로서 수평 프리즘을 가해 줄 수 있게 된다(그림 4-5).

단계별 검사과정

1. 피검사자에게 두 눈을 모두 뜨고 보라고하고 뭐가 보이는지를 말해 보라고 한다. 피검사자는 또렷한 한 개의 상만이 보여야 한다. 만약 두 개의 타겟이 보인다고 대답하면 검사를 중단하고, "복시"라고 기록한다.
2. 피검사자에게 타겟을 보면서 또렷이 보이도록 노력하라고 한다. 피검사자에게 다음과 같이 보이면 대답하라고 한다:

   가. 타겟이 흐리게 보인다.(흐림점)

   나. 타겟이 두 개로 보인다.(종말점)

   다. 타겟이 왼쪽이나 오른쪽으로 이동되어 보인다. 이는 한 쪽 눈이 억제되고 있다는 것을 의미한다. 만약 이런 현상이 나타나면, 이 검사는 무의미하므로 검사를 마쳐야 한다. "억제"라고 기록하고, 어느 쪽 눈인지도 표기한다. 억제되고 있는 눈이 어느 쪽인지를 알려면 피검사자에게 타겟이 어느 방향으로 움직이는 것 같은가 하고 물어보면 알 수 있다. 타겟은 억제 받지 않는 쪽 눈앞 프리즘의 정각부(apex) 쪽으로 이동되어 보이게 된다. 예를 들어, 만약 BO 이향운동을 검사하고자 했을 때, 피검사자가 타겟이 왼쪽으로 움직이는 것 같다고 말하면, 오른쪽 눈은 정상이고 왼쪽 눈이 억제 받고 있는 눈이다. 이는 오른쪽 눈앞에 댄 프리즘의 정각부가 왼쪽을 가리키고 있으므로, 보이는 타겟의 위치도 왼쪽으로 이동되어 보이게 된다.

3. 양쪽 눈앞에 1초당 약 1△씩의 BI 프리즘을 동시에 가입한다. BI 프리즘 검사는 BO 프리즘을 대고 시행하는 검사보다 항상 먼저 한다. 그 이유는 BO 프리즘을 대고 검사를 시행하는 경우 조절과 눈모음에 영향을 미치므로 BI 프리즘을 대고 검사를 나중에 하는 경우 결과 값에 영향을 미칠 수 있기 때문이다.
4. 프리즘을 가입하면서 검사를 할 때에는 다음의 각 점에 도달했을 때의 양안 앞에 대준 전체 프리즘 굴절력의 양을 기록 한다 :
   가. 피검사자가 제일 처음으로 글자가 흐려져 보인다고 말한 때(흐림점).
   나. 글씨가 두 개로 분리되어 보인다고 말할 때(종말점).
   예를 들어, 만약 피검사자의 오른쪽 눈앞에 3△, 왼쪽 눈앞에 4△의 프리즘을 대 주었을 때 피검사자가 글씨가 두 개로 보인다고 대답했다면 이 사람의 종말점은 7△이다.
5. 같은 방향으로 약간의 프리즘 디옵터를 더 가해주어 종말점보다 조금 더 지나치게 한다.
6. 피검사자에게 타겟이 다시 하나로 보이게 될 때 얘기하라고 설명해 준다.
7. 피검사자가 글씨가 다시 하나로 보인다고 할 때까지 프리즘 굴절력을 낮추어 준다. 이 때가 회복점이다. 양안 앞에 대 준 프리즘 굴절력의 총량을 기록한다.
8. 양안 앞에 BO 프리즘을 대고 검사과정 제2단계에서부터 제7단계까지

를 반복한다.

결과 기록

1. 검사가 원거리에서 이뤄졌음을 기록하고, 검사할 때 대준 프리즘의 방향이 BI인지 BO인지를 기록하고 결과 값도 같이 적는다.
2. 각각의 결과는 세 가지 값을 가져야 한다. 흐림점, 종말점, 그리고 회복점의 프리즘 굴절력 값이다.
3. 만약 흐림점이 없었다면, "X"로 표시를 한다.
4. 만약 회복점 값이 검사자가 예상했던 방향과 반대방향에서 나타났다면, 예를 들어 BO 검사를 했는데, BI 프리즘에서 결과 값을 얻었다면, 마이너스(negative) 값으로 기록한다.

실 례

1. 원거리 이향운동(Distance vergences)
   BI X/10/4 BO 12/18/8
2. 원거리 이향운동(Distance vergences)
   BI : 우안 억제(Suppression OD) BO : 4/6/22

기대결과치

1. Morgan(성인, 임상집단 clinical population)
   원거리 BI : X/7/4 표준편차 : X/3/2
   원거리 BO : 9/19/10 표준편차 : 4/8/4
2. Saladin and Sheedy(성인, 비임상집단 non-clinical population)
   원거리 BI : X/8/5 표준편차 : X/3/3
   원거리 BO : 15/28/20 표준편차 : 7/10/11
3. 위에 기록된 숫자들은 정상 평균치이다. 이는 일반적인 지표 역할을 한다. 이향운동 값의 정확한 해석은 다른 기능검사 결과 값들과 비교해서 해석해야 한다.
4. 일반적으로 원거리에서 BI 이향운동 검사를 할 때 흐림점이 나타나지 않는다. BI 이향운동 검사에서 흐림점이 나타난다는 것은 피검사자의 눈이

조절이완 상태에 있다는 것을 의미하고 굴절이상을 적절하게 교정하면 흐림점은 나타나지 않는다. 그러므로, BI 이향운동 검사를 시행할 때 흐림점이 나타나면 말하라고 한다. 그 이유는 피검사자의 굴절상태가 정확하게 교정되지 않았다는 것을 의미하기 때문이다.

원거리 수직이향운동
Vertical Vergences at Distance

검사목적 기저상방 혹은 기저하방 프리즘을 사용하여 피검사자의 융합성 수직이향운동 능력을 측정하기 위함이다.

수직 이향운동(Supra-and Infra-vergences)

이향 상전운동(Supravergence ; BD)과 이향 하전운동(Infravergence ; BU)을 검사할 때, 검사자는 다음 두 가지 소견 중 어느 것이 보이는지를 찾아야 한다. 나타나는 소견들은 :

1. *종말점* : 종말점이란 피검사자가 가지고 있는 최대한의 수직 이향운동량을 발휘한 상태에서도 단일시를 유지할 수 없는 점에 도달했을 때를 말한다.
2. *회복점* : 회복점이란 유발된 망막 상의 분리 정도가 피검사자의 수직 이향운동에 의해 보정되어 상의 분리 정도가 점차감소하고 다시 단일시를 회복하는 점에 도달했을 때를 말한다.

   주의(Note) : 수직 이향운동 검사에서 흐림 현상은 나타나지 않는데, 이는 조절에 의해 안구의 수직 이향운동은 영향을 받지 않기 때문이다.

검사에 필요한 기구들

1. 포롭터
2. 한 글자씩 독립적으로 분리시킬 수 있는 원거리 시력표

검사 전 준비

1. 포롭터에는 피검사자의 원거리 안경 값을 맞추어 놓고, 피검사자의 원거리 PD를 맞춘다.

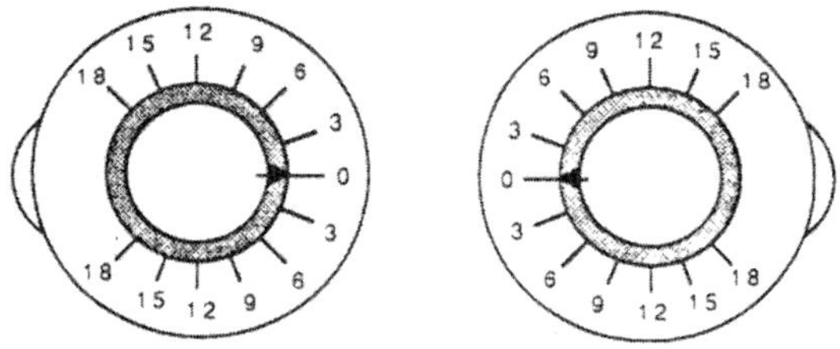

그림 4-6. 폰 그레페법을 사용한 원거리 수직이향운동 검사법. 그림에서 보는 것처럼 포롭터의 검사창 앞에 로타리프리즘의 프리즘 굴절력을 맞추어 놓은 상태.

2. 피검사자의 원거리 교정시력이 나쁜 쪽 눈이 읽을 수 있는 가장 작은 시표의 크기보다 한 줄 큰 원거리 시표상의 글자를 하나만 단독으로 분리시켜 놓는다.
3. 양쪽 눈앞에 로타리프리즘을 대고 모두 0에 맞춘다. 이렇게 함으로서 수직 프리즘을 가해 줄 수 있게 된다(그림 4-6).

단계별 검사과정

1. 피검사자에게 두 눈을 모두 뜨고 보라고하고 뭐가 보이는지를 말해 보라고 한다. 피검사자는 또렷한 한 개의 상만이 보여야 한다.
2. 피검사자에게 글씨를 계속 주시하고 있는 상태에서 두 개로 보이면 말하라고 한다.
3. 양쪽 눈앞에 1초당 약 1△씩의 BU(기저상방) 프리즘을 우안 앞에 가한다. 이것은 우안의 이향 하전운동을 검사하는 것이다.

   주의(Note) : 수평 이향운동 검사 때와 다르게, 한쪽 눈앞의 프리즘 굴절력만 변화시키면 된다. 한 눈의 이향 상전운동을 검사하는 것은 반대쪽 눈의 이향 하전운동을 검사하는 것과 같다. 굴절력이 없는 두 번째 프리즘을 사용하여 반대쪽 눈앞에 대주어 두 눈에 맺히는 상의 선명도가 같도록 해준다.
4. 종말점에 도달했을 때의 오른쪽 눈앞에 대준 BU 프리즘 굴절력을 기록한다.
5. 같은 방향으로 약간의 프리즘 디옵터를 더 가해주어 종말점보다 조금 더 지나치게 한다. 일반적으로 2-3△ 정도면 충분하다.

6. 피검사자에게 타겟이 다시 하나로 보이게 될 때 얘기하라고 설명해 준다.
7. 피검사자가 글씨가 다시 하나로 보인다고 할 때까지 프리즘 굴절력을 낮추어 준다. 이 때가 회복점이다. 우안 앞에 대 준 BU 프리즘 굴절력의 양을 기록한다.
8. 우안 앞에 BD 프리즘을 대고 검사과정 제2단계에서부터 제7단계까지를 반복한다. 이것은 우안 이향 상전운동을 검사하는 것이다.

결과 기록

1. 검사방법과 어느 거리에서 검사했는지를 기록한다.
2. 어느 쪽 눈앞에 프리즘을 대고 검사했는지를 기록한다.
3. 프리즘의 방향(BU, BD)을 기록하고 또한 검사결과에 따라 나타난 이향운동방향(상전 또는 하전)을 같이 기록한다.
   가. 각각의 결과는 두 가지 값을 가져야 한다, 종말점과 회복점이다.
   나. 만약 회복점 값이 검사자가 예상했던 방향과 반대방향에서 나타났다면, 예를 들어 BU 검사를 했는데, BD 프리즘에서 결과 값을 얻었다면, 마이너스 값으로 기록한다.

실 례

1. 원거리 수직 이향운동(Distance vertical vergences) :
   우안 하전(infra) 4/2 우안 상전(supra) 2/−1
2. 원거리 수직 이향운동(Distance vertical vergences) :
   우안 기저상방(BU) 6/4 기저하방(BD) 3/1

기대결과치

1. 종말점 : 3△ − 4△
   회복점 : 1.5△ − 2△
2. 위에 기록된 숫자들은 정상 평균치이다. 이는 일반적인 지표 역할을 한다. 이향운동 값의 정확한 해석은 만약에 있을 수 있는 수직 사위와 비교해서 해석해야 한다.

근거리 수평사위검사(폰 그레페법)
Near Lateral Phoria by von Graefe Technique

검사목적 융합을 차단시킨 상태에서 근거리 주시 때 양안 시축의 상대적 수평위치를 검사하기 위함이다.

검사에 필요한 기구들

1. 포롭터
2. 근거리 시력검사용 봉(Near point rod)
3. 대략 20/30 시표크기의 글자들이 배열되어 있는 근거리시력 검사용 시표

검사 전 준비

1. 포롭터에는 피검사자의 근거리 안경 값을 맞추어 놓고, 피검사자의 근거리 PD를 맞춘다.
2. 피검사자로부터 40 cm 정도 떨어진 거리에 근거리 시표를 근거리시력 검사용 봉에 위치시키고 밝은 조명을 시표에 맞춘다.
3. 양쪽 눈앞에 로타리프리즘을 댄다. 검사자가 프리즘을 가입하는 동안 피검사자에게는 눈을 감고 있으라고 한다. 오른쪽 눈앞에는 12△BI으로 맞추어 놓고, 왼쪽 눈앞에는 6△BU 프리즘을 댄다. 이 12△BI 프리즘은 편위 정도를 검사하기 위한 측정프리즘의 역할을 하고, 6△BU 프리즘은 수평사위검사(그림 4-7)를 위해 양안의 상을 분리시키는 해리프리즘의 역할을 한다.

단계별 검사과정

1. 피검사자에게 두 눈을 모두 뜨라고 한다. 피검사자에게 타겟(시표상의 글자)이 몇 개로 보이는지 그리고 그 타겟들의 상호위치관계상 어떻게 배열되어 있는지를 말해보라고 한다. 피검사자는 두 개의 타겟이 보여야 하고, 하나는 우상측에, 다른 하나는 좌하측에 위치해 있

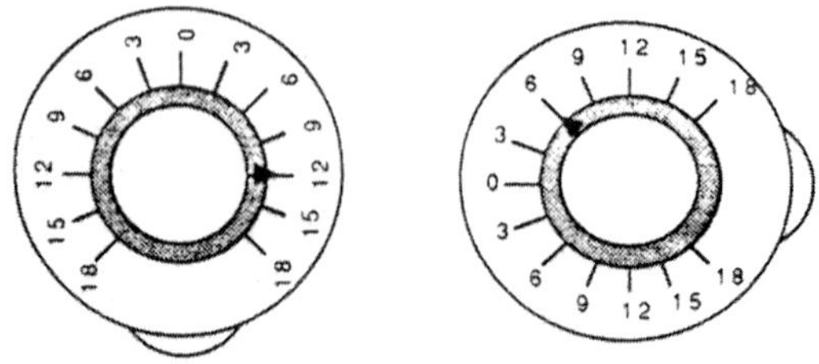

그림 4-7. 폰 그레페법을 사용한 근거리 수평사위 검사법. 그림에서 보는 것처럼 포롭터의 검사창 앞에 로타리프리즘의 프리즘 굴절력을 맞추어 놓은 상태.

어야 한다. 만약 피검사자가 타겟이 하나만 보인다고 하면, 혹시 한쪽 눈이 가려져 있는지 확인하고, 아니면 한쪽 눈씩 번갈아 가리면서 피검사자가 각각의 눈에 의해 보이는 상의 위치를 확인할 수 있도록 도와준다. 피검사자가 계속해서 타겟이 두개로 보이지가 않는다고 하면 왼쪽 눈앞에 댄 6△BU 프리즘을 6△BD(기저하방)으로 바꾸어 주던지 또는 우안 앞에 댄 BI 프리즘의 굴절력을 변화시켜 본다. 만약 피검사자가 두 개의 타겟이 보인다고 하지만, 하나는 좌상측에 위치하고, 다른 하나는 우하측에 위치하고 있다고 대답하면, 오른쪽 눈앞에 댄 BI(기저내방) 프리즘의 굴절력을 높여 준다. 보이는 두개의 타겟이 하나는 우상측에, 하나는 좌하측의 정상적 위치로 되돌아 올 때까지 BI 프리즘의 굴절력을 올려 준다.

2. 피검사자에게 아래쪽의 타겟을 주시하고 있으라고 하고, 계속 또렷이 보이는 지를 확인하라고 한다.
3. 피검사자에게 아래 쪽 타겟을 주시하고 있으면서 위쪽에 위치한 타겟도 생각하고 있으라고 한다. 이제 위쪽 타겟을 움직일 것이라고 설명한다. 두개의 타겟이 수직선상에 일직선으로 배열이 될 때 말하라고 한다. 두 타겟이 항상 두 개로 분명하게 보여야 하며, 둘 다 또렷하게 보이도록 노력하라고 한다. 계속 아래쪽 타겟만 주시하고 있으라고 한다.
4. 일초에 2△씩 BI(기저내방) 프리즘을 줄이면서 피검사자가 두 타겟이

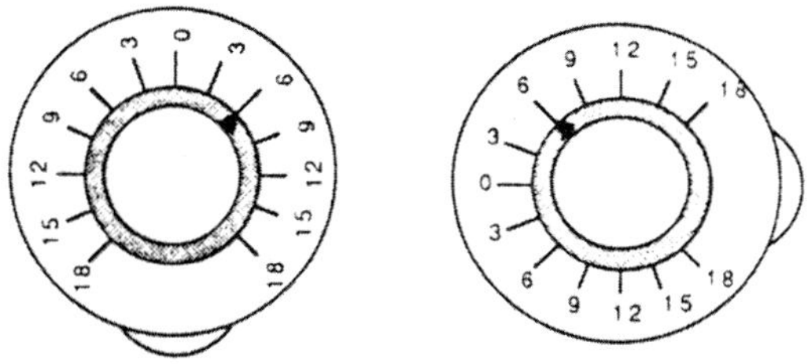

6△ 외사위

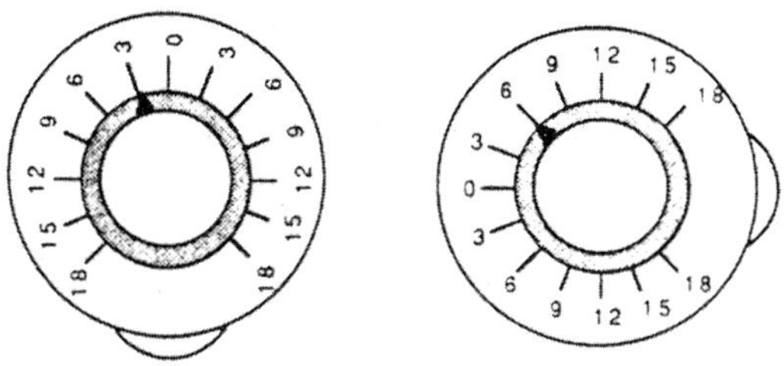

3△ 내사위

그림 4-8. 로타리프리즘을 사용한 근거리 수평사위 검사 때 프리즘의 기저방향을 맞추어 놓은 두 가지 예.

수직선상에 일직선으로 배열되었다고 말할 때까지 프리즘 굴절력을 줄여준다. 일직선으로 배열되었다고 대답했을 때의 프리즘 굴절력과 기저방향을 기록해 둔다.

5. 같은 방향으로 측정프리즘의 굴절력을 계속 변화시켜(예를 들어 ; 수직선상에 일직선으로 정렬된 상태를 지나치게 만든다) 피검사자가 두 개의 타겟이 각각 좌상측과 우하측에서 보인다고 대답할 때까지 계속 변화를 준다.
6. 피검사자가 두개의 타겟이 다시 수직선상에 일직선으로 정렬된 상태로 보인다고 할 때까지 측정프리즘을 반대방향으로 돌려가면서 굴절력을 조정한다. 이 때의 프리즘 굴절력과 기저방향을 기록한다(그림 4-8).
7. 결과 값은 검사과정 제4단계와 제6단계에서 얻어진 결과 값들 간의 차이가 3△ 이내였다면 이 값들의 평균값이 결과 값이 된다. 만약 두

결과 값의 차이가 3△ 이상이라면 검사를 다시 한다. 피검사자에게 검사방법에 대한 교육을 확실하게 다시 시키고, 재검사에서 얻어진 가장 가까운 두 값의 평균을 낸다.

8. 폰 그레페 사위검사법으로 AC/A 비(ratio)의 정도를 측정하는데 사용할 수도 있다. 근거리 수평사위검사는 피검사자의 근거리 교정도수에 +1.00D 또는 −1.00D의 구면도수를 가하여 반복 검사함으로 사위의 정도를 찾아낼 수 있다. 근거리 교정안경을 사용한 상태에서 검사된 값과 ±1.00D의 구면도수를 가하여 얻은 결과 값들과 비교한다. +1.00D의 구면도수를 가하여 검사하면 외사위의 편위 정도는 더 심해지고 내사위는 호전된다. −1.00D의 구면도수를 가하여 검사하면 내사위는 더 심해지고 외사위는 호전된다.

결과 기록

1. 편위된 각도크기를 프리즘 디옵터로 표기하고, 관찰된 편위 방향을 기록한다.
2. AC/A 비의 값은, +1.00D의 구면도수를 가하여 검사했는지 또는 −1.00D를 가하여 사위를 검사했는지를 기록하고, 검사된 사위의 결과를 기록한다. AC/A 비의 값을 기록한다(이 값은 구면도수를 가하여 얻어진 사위검사 값들의 차이에 의해 얻을 수 있다).

실 례

1. 근거리 수평사위(NLP) : 정위(ortho)
2. 근거리 수평사위(NLP) : 2△ 외사위, −1.00 2△ 내사위, AC/A 4/1
3. 근거리 수평사위(NLP) : 5△ 내사위, +1.00 3△ 외사위, AC/A 8/1

기대결과치

1. 근거리 수평사위 : 3△ 외사위(XP) (±3△); 노안에서 8△ 외사위(XP) (±3△)
2. AC/A : 4/1 (±2△)

근거리 수직사위검사(폰 그레페법)
Near Vertical Phoria by von Graefe Technique

검사목적 융합을 차단시킨 상태에서 근거리 주시 때 양안 시축의 상대적 수직위치를 검사하기 위함이다.

검사에 필요한 기구들

1. 포롭터
2. 근거리시력 검사용 봉
3. 대략 20/30 시표크기의 글자들이 배열되어 있는 근거리시력 검사용 시표

검사 전 준비

1. 포롭터에는 피검사자의 근거리 안경 값을 맞추어 놓고, 피검사자의 근거리 PD를 맞춘다.
2. 피검사자로부터 40 cm 정도 떨어진 거리에 근거리 시표를 근거리시력 검사용 봉에 위치시키고 밝은 조명을 시표에 맞춘다.
3. 양쪽 눈앞에 로타리프리즘을 댄다. 검사자가 프리즘을 가입하는 동안 피검사자에게는 눈을 감고 있으라고 한다. 오른쪽 눈앞에는 12△BI으로 맞추어 놓고, 왼쪽 눈앞에는 6△BU 프리즘을 댄다. 이 6△BU 프리즘은 편위정도를 검사하기 위한 측정프리즘의 역할을 하고, 12△BI 프리즘은 수직사위검사(그림 4-9)를 위해 양안의 상을 분리시키는 해리프리즘의 역할을 한다.

단계별 검사과정

1. 피검사자에게 두 눈을 모두 뜨라고 한다. 피검사자에게 타겟(시표상의 글자)이 몇 개로 보이는지 그리고 그 타겟들의 상호위치관계상 어떻게 배열되어 있는지를 말해보라고 한다. 피검사자는 두 개의 타겟이 보여야 하고, 하나는 우상측에, 다른 하나는 좌하측에 위치해 있

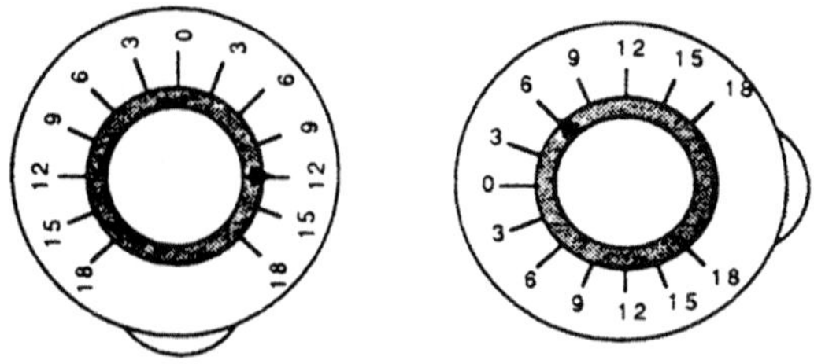

그림 4-9. 폰 그레페법을 사용한 근거리 수직사위 검사법. 그림에서 보는 것처럼 포롭터의 검사창 앞에 로타리프리즘의 프리즘 굴절력을 맞추어 놓은 상태.

어야 한다. 만약 피검사자가 타겟이 하나만 보인다고 하면, 혹시 한쪽 눈이 가려져 있는지 확인하고, 아니면 한쪽 눈씩 번갈아 가리면서 피검사자가 각각의 눈에 의해 보이는 상의 위치를 확인할 수 있도록 도와준다. 또는 우안 앞에 댄 해리프리즘의 굴절력을 올리거나 낮추면서 변화를 준다. 만약 피검사자가 두 개의 타겟이 보인다고 하지만, 하나는 좌상측에 위치하고, 다른 하나는 우하측에 위치하고 있다고 대답하면, 오른쪽 눈앞에 댄 BI(기저내방) 프리즘의 굴절력을 높여 준다. 보이는 두 개의 타겟이 하나는 우상측에, 하나는 좌하측의 정상적 위치로 되돌아 올 때까지 BI 프리즘의 굴절력을 올려 준다.

2. 피검사자에게 오른쪽의 타겟을 주시하고 있으라고 한다.
3. 피검사자에게 오른쪽 타겟을 주시하고 있으면서 왼쪽에 위치한 타겟도 생각하고 있으라고 한다. 이제 왼쪽 타겟을 움직일 것이라고 설명한다. 두 개의 타겟이 수평선상에 일직선으로 배열이 될 때 말하라고 한다. 두 타겟이 항상 두 개로 분명하게 보여야 하고, 계속 오른쪽 타겟만 주시하고 있으라고 한다.
4. 일초에 2△씩 BU(기저상방) 프리즘을 줄이면서 피검사자가 두 타겟이 수평선상에 일직선으로 배열되었다고 말할 때까지 프리즘 굴절력을 줄여준다. 일직선으로 배열되었다고 대답했을 때의 프리즘 굴절력과 기저방향을 기록해 둔다.

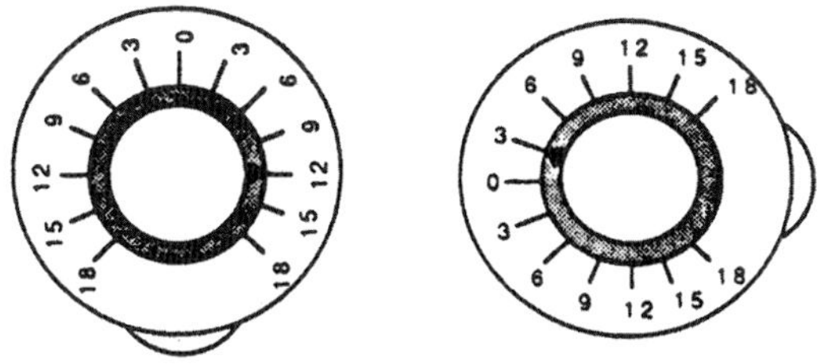

좌안 앞에 3△ 기저상방 프리즘, 3△ 우안 상사위

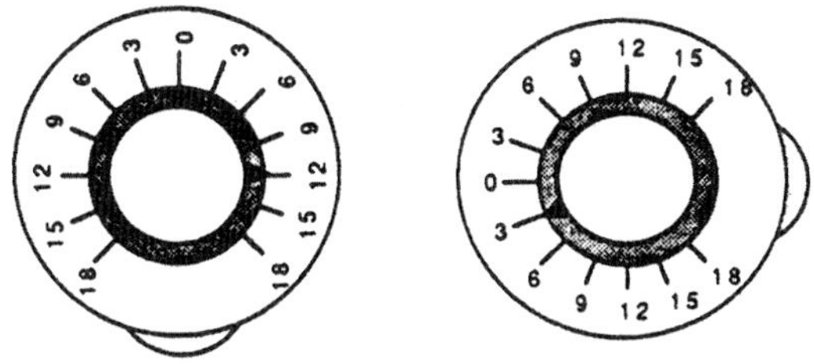

좌안 앞에 3△ 기저하방 프리즘, 3△ 좌안 상사위

그림 4-10. 로타리프리즘을 사용한 근거리 수직사위 검사 때 프리즘의 기저방향을 맞추어 놓은 두 가지 예.

5. 같은 방향으로 측정프리즘의 굴절력을 계속 변화시켜(예를 들어 ; 수평선상에 일직선으로 정렬된 상태를 지나치게 만든다) 피검사자가 두 개의 타겟이 각각 좌상측과 우하측에서 보인다고 대답할 때까지 계속 변화를 준다.
6. 피검사자가 두 개의 타겟이 다시 수평선상에 일직선으로 정렬된 상태로 보인다고 할 때까지 측정프리즘을 반대방향으로 돌려가면서 굴절력을 조정한다. 이 때의 프리즘 굴절력과 기저방향을 기록한다(그림 4-10).
7. 결과 값은 검사과정 제4단계와 제6단계에서 얻어진 결과 값들 간의 차이가 2△ 이내였다면 이 값들의 평균값이 결과 값이 된다. 만약 두 결과 값의 차이가 2△ 이상이라면 검사를 다시 한다. 피검사자에게 검사방법에 대한 교육을 확실하게 다시 시키고, 재검사에서 얻어진 가장 가까운 두 값의 평균을 낸다.

결과 기록

1. 편위된 각도크기를 프리즘 디옵터로 표기하고, 관찰된 편위 방향을 기록한다. 수직사위에 있어서, 검사자는 항상 상측으로 편위된 눈을 찾아내야 한다.

실 례

1. 근거리 수직사위 (NVP) : 정위 (ortho)
2. 근거리 수직사위 (NVP) : 1△ 우안 상사위 (right hyper)
3. 근거리 수직사위 (NVP) : 3△ 좌안 상사위 (left hyper)

기대결과치

정위(Ortho ; 편위 없음) 상태로 나와야 한다.

근거리 수평이향운동
Horizontal Vergences at Near

검사목적 피검사자가 양안시력을 유지하기 위해 어느 정도의 수평이향운동을 사용하고 있는지에 대해 프리즘을 사용하여 측정하기 위함이다.
프리즘 굴절력을 점차 올려줌으로서 양안 망막의 상을 분리시키며, 이 분리된 상을 보정하기 위한 피검사자의 이향운동량을 검사해 내기 위함이다.
주의(Note) : 아래 설명은 이 책의 독자가 이미 원거리 수평 이향운동 검사부분의 과정을 읽은 것으로 간주하고 설명했다. 원거리와 근거리 검사가 아주 비슷하기 때문에, 앞에서 설명한 부분들은 여기서 생략하였다.

검사에 필요한 기구들

1. 포롭터와 근거리시력 검사용 봉
2. 글씨들을 수직방향으로 한 줄만 배열시켜 보게 할 수 있는 근거리 시표. 대략 20/30 시표 크기의 글자들이 배열되어 있는 근거리 시표. 이 시표와 비슷한 크기의 글자들로 이루어져 있는 책자(block of letters)도 자주 사용한다.

검사 전 준비

1. 포롭터에는 피검사자의 근거리 안경 교정 값을 맞추어 놓고, 피검사자의 근거리 PD를 맞춘다.
2. 피검사자로부터 40 cm 정도 떨어진 거리에 이향운동 검사용 타겟을 근거리시력 검사용 봉에 위치시키고 밝은 조명을 시표에 맞춘다.
3. 양쪽 눈앞에 로타리프리즘을 0으로 맞춘다(그림 4-11).

단계별 검사과정

1. 피검사자에게 두 눈을 모두 뜨고 보라고하고 뭐가 보이는지를 말해

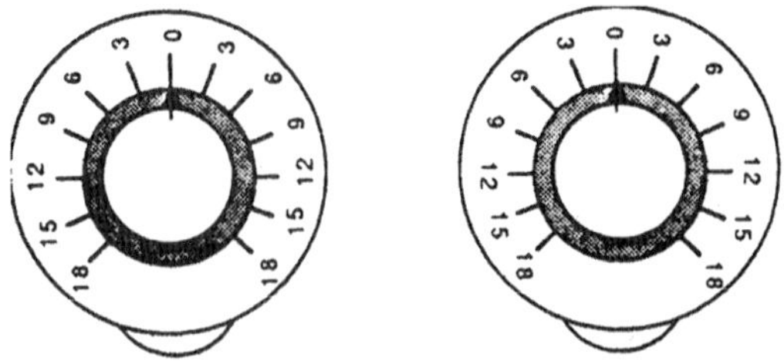

그림 4-11. 폰 그레페법을 사용한 근거리 수평이향운동 검사법. 그림에서 보는 것처럼 포롭터의 검사창 앞에 로타리프리즘의 프리즘 굴절력을 맞추어 놓은 상태.

보라고 한다. 피검사자는 또렷한 한 개의 상만이 보여야 한다. 만약 두 개의 타겟이 보인다고 대답하면 검사를 중단하고, "복시"라고 기록한다.

2. 피검사자에게 타겟을 보면서 또렷이 보이도록 노력하라고 한다. 피검사자에게 다음과 같이 보이면 대답하라고 한다 :
   가. 타겟이 흐리게 보인다.(흐림점)
   나. 타겟이 두 개로 보인다.(종말점)
   다. 타겟이 왼쪽이나 오른쪽으로 이동되어 보인다.(억제 : suppression)
3. 양쪽 눈앞에 1초당 약 1△씩의 BI(기저내방) 프리즘을 동시에 가입한다.
4. 프리즘을 가입하면서 피검사자가 글씨들이 흐려져 보인다고 말할 때(흐림점)와 글씨들이 두 줄로 분리되어 보인다고 말할 때(종말점)의 양안 앞에 대준 전체 프리즘 굴절력의 양을 기록한다.
5. 같은 방향으로 약간의 프리즘 디옵터를 더 가해주어 종말점보다 조금 더 지나치게 한다.
6. 피검사자에게 타겟이 다시 하나로 보이게 될 때 얘기하라고 설명해준다.
7. 피검사자가 글씨가 다시 하나로 보인다고 할 때(회복점)까지 프리즘 굴절력을 낮추어 주고, 양안 앞에 대 준 프리즘 굴절력의 총량을 기록한다.

8. 양안 앞에 BO 프리즘을 대고 검사과정 제2단계에서부터 제7단계까지를 반복한다.

결과 기록

1. 검사방법과 검사를 시행한 거리(근거리 또는 40 cm)를 기록한다.
2. 검사할 때 대준 프리즘의 방향(BI 또는 BO)을 기록하고 결과 값도 같이 기록한다.
3. 각각의 결과는 세 가지 값을 가져야 한다. 흐림점, 종말점, 그리고 회복점의 프리즘 굴절력 값이다.
4. 만약 흐림점이 없었다면, "X"로 표시를 한다.
5. 만약 회복점 값이 검사자가 예상했던 방향과 반대방향에서 나타났다면, 마이너스 값으로 기록한다.

실 례

1. 근거리 수평 이향운동(Near Horizontal Vergences)
   BI : 8/14/8 BO : 20/24/18
2. 근거리 수평 이향운동(Near Horizontal Vergences)
   BI : 좌안 억제(Suppression OS) BO : 12/16/−4

기대결과치

1. Morgan(성인, 임상집단 clinical population)
   근거리 BI : 13/21/13 표준편차 : 4/4/5
   근거리 BO : 17/21/11 표준편차 : 5/6/7
2. Saladin and Sheedy(성인, 비임상집단 non-clinical population)
   근거리 BI : 14/19/13 표준편차 : 6/7/6
   근거리 BO : 22/30/23 표준편차 : 8/12/11
3. 위에 기록된 숫자들은 정상 평균치이다. 이는 일반적인 지표 역할을 한다. 이향운동 값의 정확한 해석은 다른 기능검사 결과 값들과 비교해서 해석해야 한다.

근거리 수직이향운동
Vertical Vergences at Near

검사목적 눈앞에 기저상방(BU) 또는 기저하방(BD) 프리즘을 대주어, 피검사자의 융합성 수직이향운동 능력을 측정하기 위함이다. 아래 설명은 이 책의 독자가 이미 원거리 수직이향운동 검사부분의 과정을 읽은 것으로 간주하고 설명했다. 원거리와 근거리 검사가 아주 비슷하기 때문에, 앞에서 설명한 부분들은 여기서 생략하였다.

검사에 필요한 기구들

1. 포롭터와 근거리시력 검사용 봉
2. 글씨들을 수직방향으로 한 줄만 배열시켜 보게 할 수 있는 근거리 시표. 대략 20/30 시표 크기의 글자들이 배열되어 있는 근거리 시표. 이 시표와 비슷한 크기의 글자들로 이루어져 있는 책자(block of letters)도 자주 사용한다.

검사 전 준비

1. 포롭터에는 피검사자의 근거리 안경 교정 값을 맞추어 놓고, 피검사자의 근거리 PD를 맞춘다.
2. 피검사자로부터 40 cm 정도 떨어진 거리에 이향운동 검사용 타겟을 근거리시력 검사용 봉에 위치시키고 밝은 조명을 시표에 맞춘다.
3. 양쪽 눈앞에 로타리프리즘을 0으로 맞추고 수직 프리즘을 가입시킬 수 있도록 한다(그림 4-12).

단계별 검사과정

1. 피검사자에게 두 눈을 모두 뜨고 보라고하고 뭐가 보이는지를 말해보라고 한다. 피검사자는 또렷한 한 개의 상만이 보여야 한다.
2. 피검사자에게 타겟들을 보고 있으면서 타겟이 두 개로 보이기 시작할

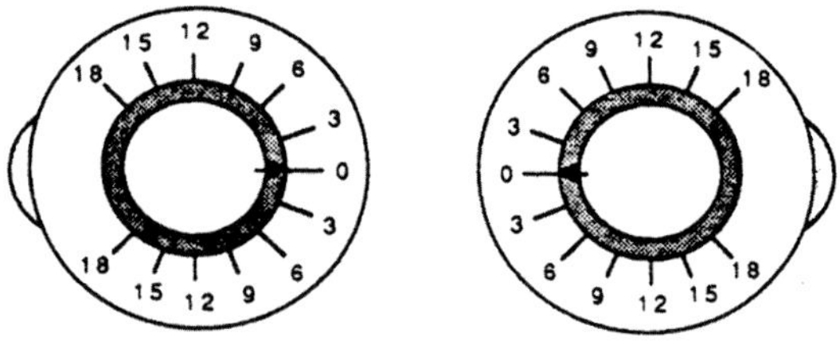

그림 4-12. 폰 그레페법을 사용한 근거리 수직이향운동 검사법, 그림에서 보는 것처럼 포롭터의 검사창 앞에 로타리프리즘의 프리즘 굴절력을 맞추어 놓은 상태.

때 말하라고 한다.

3. 우안 앞에 1초당 약 1△씩의 BU(기저상방) 프리즘을 가입한다(우안 이향하전).
4. 종말점에 도달했을 때의 우안 앞에 가입해 준 BU 프리즘의 굴절력 값을 기록한다.
5. 같은 방향으로 약간의 프리즘 디옵터를 더 가해주어 종말점보다 조금 더 지나치게 한다.
6. 피검사자에게 타겟이 다시 하나로 보이게 될 때 얘기하라고 설명해 준다.
7. 피검사자가 글씨가 다시 하나로 보인다고 할 때(회복점)까지 프리즘 굴절력을 낮추어 주고, 양안 앞에 대 준 프리즘 굴절력의 총량을 기록한다.
8. 우안 앞에 BD(기저하방) 프리즘을 대고 검사과정 제2단계에서부터 제7단계까지를 반복한다(우안 이향상전).

결과 기록

1. 검사방법과 검사를 시행한 거리(원거리 또는 근거리)를 기록한다.
2. 검사할 때 어느 쪽 눈앞에 프리즘을 대 주었는지, 대준 프리즘의 방향(BU 또는 BD)을 기록하고 결과 값도 같이 기록한다. 각각의 결과는 두 가지 값을 갖는다. 종말점, 그리고 회복점이다.
3. 만약 회복점 값이 검사자가 예상했던 방향과 반대방향에서 나타났다면, 마

이너스 값으로 기록한다.

실 례

1. 수직이향운동 (근거리) OD : 하향(infra) 4/2, 상향(supra) 2/-1
2. 수직이향운동 (근거리) OD : BU 6/4, BD 3/1

기대결과치

1. 종말점 : 3△에서 4△
   회복점 : 1.5△에서 2△
2. 위에 기록된 숫자들은 정상 평균치이다. 이는 일반적인 지표 역할을 한다. 이향운동 값의 정확한 해석은 기존에 가지고 있을 수 있는 수직사위의 편위 정도를 감안하여 비교 해석해야 한다.

근거리 융합성 이향운동능력
Fusional Vergence Facility at Near

검사목적 장시간에 걸친 양안 상의 분리 현상에 대한 반응으로 피검사자의 융합성 이향운동계의 능력을 검사하기 위함이다. 이 검사는 특히 융합성 이향운동은 정상이지만 양안시 기능에 이상증상을 나타내는 피검사자에게서 양안시에 문제가 있는지 여부를 검사할 때 도움이 된다.

검사에 필요한 기구들

1. 12△ BO(기저외방)과 3△ BI(기저내방) 프리즘이 양면에 붙어 있는 반전이 가능한 기구(flipper device)
2. 근거리 검사용 시표 : 세로로 나열된 작은 글자들
3. 조명
4. 초침 시계

검사 전 준비

1. 피검사자는 평소에 사용하던 근거리용 안경을 쓴다.
2. 피검사자에게 밝은 조명 하에서 40 cm거리에 근거리 시표를 들고 있도록 한다.
3. 근거리 검사용 시표에 조명을 밝게 비춘다.

단계별 검사과정

1. 피검사자 눈앞에 12△ BO(기저외방) 프리즘을 대주고, 검사 시표상의 글자들이 한 개로 또렷하게 보일 때 말하라고 한다.
2. 검사 시표상의 글자들이 한 개로 또렷하게 보이게 되면, 검사 기구를 반전시켜 3△ BI(기저내방) 위치로 맞춘다.
3. 검사과정 제1단계와 제2단계를 반복한다. 60초 동안에 피검사자가 몇

사이클(cycle)이나 반복하는지를 기록한다. 한 사이클은 BI과 BO 프리즘이 모두 포함된 횟수를 말한다.

결과 기록

60초 동안에 피검사자가 몇 사이클이나 반복했는지를 기록한다.

실 례

근거리 융합성 이향운동능력 : 1분당 4회

기대결과치

근거리 융합성 이향운동능력 : 1분당 15회

융합 교차원주렌즈
Fused Cross Cylinder

검사목적 피검사자가 양안으로 근거리 타겟을 보고 있을 때의 조절상태를 평가하기 위함이다. 이 교차 원주렌즈검사법은 근거리에서 과(over) 조절 혹은 저(under) 조절이 의심될 때 기능적 분석을 제공한다. 노안 피검사자에서 예상 가입도수 검사를 위해서도 이 검사법이 사용될 수 있다.

검사에 필요한 기구들

1. 잭슨 교차원주렌즈(JCC)가 부착되어 있는 포롭터
2. 교차원주렌즈 검사용 타겟(그림 4-13)
3. 근거리시력 검사용 봉
4. 조명

검사 전 준비

1. 피검사자가 현재 사용하고 있는 안경도수나 최근에 검사받고 최상의 교정 시력이 나오는 원거리 안경도수를 포롭터에 맞춘다.
2. 어두운 조명 하에서 피검사자로부터 40 cm 거리 떨어진 위치에 근거리시력 검사용 봉을 고정시키고 교차원주렌즈 검사용 격지 시표를 꽂는다.
3. 잭슨 교차원주렌즈를 양쪽 눈에 대고, 마이너스 원주렌즈의 축 방향을 90° 에 맞춘다(빨간점 이 수직방향에 오도록). 이 검사를 시행하는 과정에서 포롭터에 맞추어 놓은 피검사자 안경의 원래 축 방향을 변화시켜서는 안 된다.
4. 포롭터를 피검사자의 근거리 PD에 맞추고, 검사자는 피검사자의 두 눈 모두 가려지지 않은 상태에 있음을 확인해야 한다.

그림 4-13. A. 융합 교차원주렌즈 검사 때 사용되는 시표. **B.** 양 방향의 선 모양이 모두 흐려 보이나, 수평방향의 선들이 약간 더 선명하게 보인다. 이 피검사자에게는 조절래그가 있을 것이라고 예상된다.

단계별 검사과정

1. 피검사자에게 어느 방향의 선이 더 선명하거나 뚜렷해 보이는지를 묻는다. 위아래인 수직선인지 아니면 옆으로의 수평선인지를 묻는다.
2. 어느 렌즈를 가하던지, 피검사자가 수직선이 수평선보다 선명하게 보인다고 하면, 조명을 약간 어둡게 한다. 만약 피검사자가 수평선이 수직선보다 더 뚜렷하게 보인다거나 두 방향의 선이 똑같이 선명하게 보인다고 대답하면, 검사과정의 제4단계로 넘어간다. 그렇지 않으면 제3단계로 이동한다.
3. 만약 피검사자가 조명을 조금 어둡게 한 상태 하에서도 수직선이 더 뚜렷하게 보인다고 한다면, JCC의 축을 반전시켜서 빨간 점(마이너스 원주렌즈의 축)이 수평방향과 일직선이 되도록 위치시키고, 피검사자에게 어느 방향의 선이 더 뚜렷하게 보이는지를 다시 묻는다.
   가. 만약 피검사자가 수직선이 아직도 뚜렷하게 보인다고 대답하면, 검사를 중단하고 "수직방향 더 좋아함(vertical preference)"이라고 적는다.
   나. 만약 피검사자가 수평선이 더 뚜렷하게 보인다고 대답하면 "마이너스 도수 가입 필요(minus add indicated)"라고 적는다.
4. 만약 피검사자가 수평선들이 더 뚜렷하거나 두 방향의 선들이 모두 똑같이 선명하게 보인다고 한다면, 양쪽 눈앞에 동시에 +0.25D의 구면렌즈를 똑같이 가해주면서 피검사자가 수직선이 더 뚜렷하게 보인다고 말할 때까지 반복한다.
5. 플러스 구면도수의 굴절력을 양쪽 눈 모두에서 똑같이 줄여가면서 다

시 두 방향의 선들이 똑같이 보인다고 대답할 때 까지 계속한다. 만약 두 방향의 선들이 똑같이 선명하게 보이지 않는다면, 피검사자가 수평선이 더 뚜렷하게 보인다고 대답한 것들 중에서 가장 강한 플러스 구면도수에서 검사를 마친다.

결과 기록

1. 피검사자의 원거리 교정도수보다 검사가 끝났을 때 얻어진 더 가해진 최종 플러스 구면도수 값을 기록한다(검사과정 제5단계에서 얻은 값).
2. 상황에 따라, “마이너스 도수 가입 필요”, “수직방향 더 좋아함” 등으로 기록한다(검사과정 제3단계 참조).

실 례

1. 융합 교차원주렌즈(FCC) = +1.00
2. 융합 교차원주렌즈(FCC) 마이너스 도수 가입 필요

기대결과치

1. +0.50(±0.50) (노안피검사자 제외)
2. 조절래그(FCC검사에서 얻어진 플러스 구면도수의 총량)는 피검사자의 나이에 따라 나타나는 기능으로 연령이 증가함에 따라 점차 증가한다.

음성 상대조절력 / 양성 상대조절력
Negative Relative Accommodation(NRA) / Positive Relative Accommodation(PRA)

검사목적 총 눈모음량이 일정하게 요구되는 상태 하에서 양안시를 할 때 피검사자가 조절력을 증가시키거나 또는 감소시킬 수 있는 능력을 검사하기 위함이다. 이런 상황 하에서, 조절성눈모음량의 변화는 융합성 이향운동량의 변화로 중화시켜 보상한다. 이 NRA/PRA의 결과는 기능적 분석에 기여한다. 이는 또한 노안 피검사자에게서 가입도수를 결정하는데 필요한 굴절검사과정 중의 일부분이다.

검사에 필요한 기구들

1. 포롭터
2. 근거리시력 검사용 시력표
3. 근거리시력 검사용 봉
4. 조명

검사 전 준비

1. 피검사자가 노안피검사자가 아니라면 피검사자가 현재 사용하고 있는 안경도수나 최근에 검사받고 최상의 교정시력이 나오는 원거리 안경도수를 포롭터에 맞춘다. 만약 피검사자가 노안피검사자라면, 예상(tentative) 근거리교정용 도수를 포롭터에 맞춘다.
2. 피검사자로부터 40 cm 정도 떨어진 거리에 근거리 시력표를 근거리시력 검사용 봉에 위치시키고 밝은 조명을 시표에 맞춘다.
3. 포롭터를 피검사자의 근거리 PD에 맞추고, 검사자는 피검사자의 두 눈 모두 가려지지 않은 상태에 있음을 확인해야 한다.

단계별 검사과정

1. 피검사자에게 자신의 가장 좋은 근거리 교정시력보다 한두 줄 정도

큰 시표상의 글자들을 보고 있으라고 한다. 이 검사는 글씨가 흐려 보이게 되면 끝내야 하기 때문에, 검사를 시작할 때 피검사자에게 글씨가 확실하게 뚜렷이 보이는 지를 확인해 둘 필요가 있다. 만약 글씨들이 뚜렷이 보이지 않는다면, 검사자는 피검사자가 글씨들이 뚜렷이 보인다고 대답할 때까지 한번에 +0.25D씩의 구면도수를 계속 가한다. 이것이 "예상 가입도 처방(tentative near prescription)"이 된다. 만약 플러스 구면도수를 가입시켰음에도 불구하고 글씨들이 계속 흐리게 보인다고 말하면, NRA/PRA검사는 할 수 없게 된다.

2. NRA 검사법 : 양안 앞에 플러스 구면렌즈를 한번에 +0.25D씩 가입하여, 피검사자가 "최초 흐림점(first sustained blur)"이라고 대답할 때까지 계속한다. "최초 흐림점"이라는 의미는 아직 글씨들를 읽을 수는 있지만 처음에 보이던 것처럼 선명하고 또렷하게 보이지 않는 단계를 말한다.
3. 총 가해진 플러스 구면도수 값을 기록한다.
4. 처음 검사를 시작했을 때의 안경도수 값을 다시 포롭터에 맞추어 놓는다, 피검사자의 원거리시력 교정도수나 예상 근거리 가입도수를 포롭터에 맞춘다.
5. 피검사자에게 다시 한번 글씨들이 뚜렷하게 보이도록 만든다.
6. PRA 검사법 : 양안 앞에 마이너스 구면렌즈를 한번에 -0.25D씩 가입하여, 피검사자가 "최초 흐림점"이라고 대답할 때까지 계속한다. 총 가해진 마이니스 구면도수 값을 기록힌다.

결과 기록

1. NRA 검사를 하면서 실제 가해진 총 플러스 구면도수의 값과 PRA 검사 때 가해진 총 마이너스 구면도수의 값을 기록하고, 처음 검사를 시작할 때 포롭터에 가입한 피검사자의 원거리 교정도수나 예상 근거리 가입도수 값의 비(比)로 기록한다. NRA/PRA를 노안 피검사자에게서 근거리 굴절검사과정의 한 부분으로 사용할 때, 예상 가입도수(예상 근거리 가입도수에 도달할 때까지 원거리 교정도수에 추가로 더 가한 플러스 구면도수의 총 값)를 기록한다.

실 례

1. NRA/PRA : +2.25/−2.50
2. NRA/PRA : +1.00/−1.00 예상 가입도수 +1.25

기대결과치

1. 비노안 피검사자 : NRA : +2.00(±0.50) ; PRA −2.37(±1.00)
2. 노안 피검사자에서는 NRA와 PRA의 범위가 상당히 넓다. 그러나 가입도수와 NRA의 합은 +2.50D가 넘어서는 안 된다. 만약 노안 피검사자에게서 노안 가입도수의 검사가 적절했다면, NRA와 PRA의 절대 값은 같아야 한다.

조절효율검사
Accommodative Facility

검사목적 단안이나 양안을 사용하는 조건하에서 피검사자의 빠르고 정확한 조절력의 변화를 측정하기 위함이다. 이 검사는 전체 기능적 분석의 일부이다. 이 검사결과 값은 1차 조절이상을 1차 양안기능 이상으로부터 감별할 수 있도록 도움을 준다.

적응증

여기에 기술한 조절효율검사법은 노안 피검사자가 아닌 사람에게만 적용된다.

검사에 필요한 기구들

1. 양쪽에 +2.00/−2.00 구면렌즈를 붙여 놓은 반전이 가능한 기구(flipper device)
2. 근거리시력 검사용 시표(피검사자 양안의 근거리 교정시력 중 교정시력이 나쁜 쪽 눈이 읽을 수 있는 가장 작을 시표 크기의 글씨보다 한두 줄 큰 시표에 맞춘다)
3. 안대
4. 편광안경
5. 편광 바 리더(Polaroid bar reader)
6. 조명
7. 초침 시계

검사 전 준비

1. 피검사자에게 자신의 원거리교정용 안경을 쓰도록 한다.
2. 피검사자에게 40 cm 정도 떨어진 거리에 근거리시력 검사용 시표를 들고 있도록 하고 밝은 조명을 시력표에 맞춘다.
3. 양안을 동시에 사용해서 검사를 할 때에는 착용하고 있는 안경위에 편광안

경을 덧씌우고 검사를 시행하나, 단안 검사를 시행할 때에는 편광안경이 필요하지 않다.

4. 양안을 동시에 사용해서 검사를 할 때에는 근거리시력 검사용 시표 위에 바 리더를 대고 검사를 시행하나, 단안 검사를 시행할 때에는 바 리더가 필요하지 않다.

단계별 검사과정

1. 양안 모두 가리지 않은 상태임을 확인하고, 피검사자는 편광안경을 쓴다.
2. 피검사자의 양안 앞에 +2.00D 구면도수를 가하고 글씨들이 선명하게 보이면 말하라고 한다.
3. 글씨가 선명하게 보인다고 대답하면, 렌즈를 반전시켜 −2.00D 위치에 맞추어 지도록 돌린다.
4. 검사과정 제1단계와 제2단계를 반복한다. 60초 동안에 피검사자가 몇 사이클이나 반복하는지를 기록한다. 한 사이클은 +2.00과 −2.00 렌즈가 모두 포함된 횟수를 말한다. 검사과정 제1단계에서 제3단계까지 검사하는 동안, 검사자는 계속해서 피검사자에게 바 리더의 바를 통해 보이는 모든 글씨들이 선명하게 보이면 말하라고 한다(그림 4-14). 만약 피검사자가 모든 바를 통해 글씨들이 보이지 않으면, 피검사자의 한쪽 눈은 억제된 것이다. 이 피검사자에게서는 양안 조절효율검사가 불가능하다. 어느 쪽 눈이 억제되었는지 찾아야 한다(그림 4-15). 검사과정 제6단계로 넘어간다.
5. 만약 피검사자가 60초 동안에 8번 이상의 사이클이 나오면, 실제 얻어진 결과 값을 기록한다. 만약 1분에 8 사이클 이하의 결과를 얻었다면 검사과정 제6단계로 간다.
6. 편광안경과 바 리더를 제거한다. 만약 피검사자가 양안 조절효율검사를 통과했다면, 검사는 끝난 것이다. 만약 피검사자가 양안 조절력 검사에 실패했다면, 단안 조절효율검사를 위한 검사과정 제7단계와 제8단계로 넘어간다.

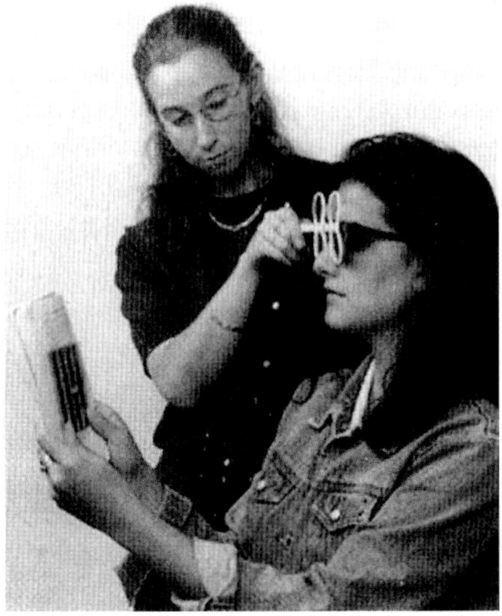

그림 4-14. 양안 조절효율검사

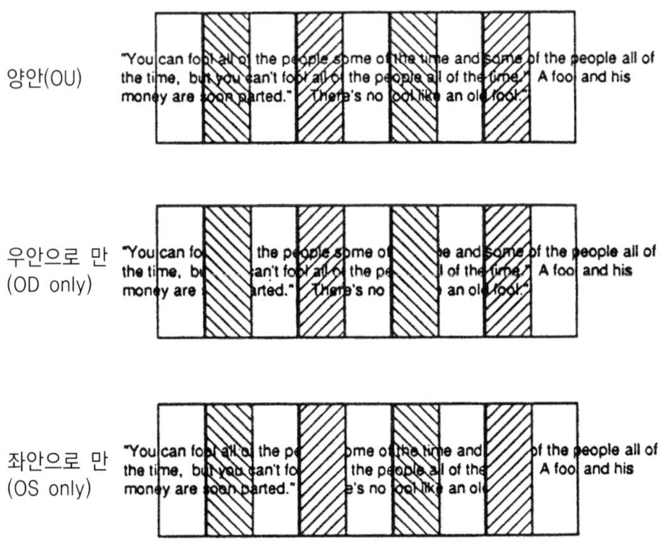

그림 4-15. 바 리더를 통해 글자를 읽는다. "양안"으로 읽은 것은 양안 중 어느 눈에도 억제가 없는 것을 의미한다. "우안으로 만"은 좌안이 억제되어 우안으로만 글자를 읽었다는 것을 뜻한다. "좌안으로 만"은 우안이 억제되어 좌안으로만 글자를 읽었다는 것을 뜻한다.

7. 피검사자의 왼쪽 눈을 가리고, 오른쪽 눈에서 검사과정 제2단계와 제3단계를 반복 시행한다. 60초 내에 피검사자가 몇 사이클의 결과를 얻었는지 횟수를 기록한다.
8. 다음으로 피검사자의 오른쪽 눈을 가리고, 왼쪽 눈에서 검사과정 제2단계와 제3단계를 반복 시행한다. 60초 내에 피검사자가 몇 사이클의 결과를 얻었는지 횟수를 기록한다.

결과 기록

1. 양안을 동시에 검사했을 때, 그리고 각 눈을 따로 단안으로 검사하여 60초 내에 피검사자가 몇 사이클의 결과를 얻었는지 횟수를 기록한다.
2. 만약 피검사자가 검사받는 동안 1분에 예상 정상 사이클(cycles per minute ; cpm) 수 보다 낮은 횟수가 나타났을 경우, 실제로 얻어진 결과 값(cpm)을 기록하고, 그리고 피검사가 검사를 받는 과정 중에서 어느 렌즈를 사용하여 검사할 때 어려움을 겪었는지도 기록한다. 즉 플러스 구면렌즈를 사용했을 때, 마이너스 구면렌즈를 사용했을 때, 또는 두 렌즈 모두에서 글씨들을 선명하게 보기가 어려웠는지를 기록한다.
3. 만약 양안 검사를 시행하는 과정 중에서 억제가 나타나면, 어느 쪽 눈에 억제가 있는지를 기록한다.

실 례

1. 조절효율검사(Accom. Fac.)
   OU 4 cpm, 플러스 렌즈 때는 느리다, 마이너스 렌즈 때는 바로 선명하게 보였다 / OD 12 cpm, OS 11 cpm
2. 조절효율검사(Accom. Fac.)
   OU 3 cpm(마이너스 렌즈 때는 검사 실패)/
   OD 4 cpm(마이너스 렌즈 때는 검사 실패), OS 3 cpm(마이너스 렌즈 때는 검사 실패)
3. 조절효율검사(Accom. Fac.)
   OU 1 사이클 뒤 OD 억제/ OD 8 cpm, OS 7 cpm

기대결과치

1. 8세 - 12세의 어린이 : 양안검사 5 cpm, 단안검사 7 cpm
2. 13세 - 30세의 성인 : 양안검사 10 cpm, 단안검사 11 cpm
3. 단안검사에서 얻은 두 눈의 결과 차이는 4 cpm 이내이어야 한다.

동적검영법(단안검영법 : MEM법)
Dynamic Retinoscopy : Monocular Estimation Method(MEM)

검사목적 근거리 작업거리에서의 조절반응을 객관적으로 측정하기 위함이다. 이 검사는 양안 이상을 진단하고 몇 가지 유형의 치료적 효과를 예측할 때에도 사용할 수 있다.

검사에 필요한 기구들

1. 검영기
2. MEM 검영법용 카드
3. 검안렌즈 세트 또는 판부렌즈

검사 전 준비

1. MEM 카드를 검영기에 부착시키고, 검영기의 빛이 MEM 카드의 중심에 있는 구멍을 통과하도록 한다.
2. 검사는 통상적인 실내조명 하에서 실시한다.
3. 피검사자는 자신이 사용하던 근거리교정용 안경을 쓴다.
4. 이 검사는 양안을 동시에 사용하여 시행한다.

단계별 검사과정

1. 검사자의 검사위치:
   1) MEM 카드는 피검사자의 평상시 근거리 작업거리에 놓는다. 아이들을 검사할 때에는, 피검사자의 팔을 쭉 뻗은 상태에서 팔꿈치에서 주먹까지의 거리에 놓는다.
   2) 검사자는 피검사자의 정면에서 약간 낮게 앉아, 피검사자의 눈이 자연스럽게 독서할 때와 같이 약간 아래쪽으로 내려다보도록 한다(그림 4-16).
2. 검영기의 선조 빛은 수직방향으로 조정하여 피검사자 콧등에 위치하

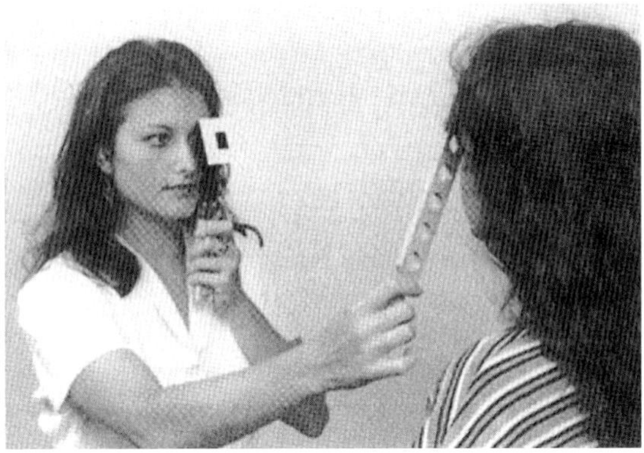

그림 4-16. MEM 검영법을 시행하는 모습.

게 한다.

3. 피검사자에게 카드에 적힌 글자들을 읽어보도록 한다. 아이들의 경우 큰 소리로 읽어보라고 하면 잘 따라한다.
4. 피검사자가 읽는 동안 빠르게 선조 빛을 피검사자의 오른쪽 눈을 통해 지나도록 하면서 빛의 동행, 역행, 또는 중화 현상을 확인한다. 이 때 반사 빛을 관찰할 때에는 동공의 가장자리보다는 중심부의 빛의 운동을 주의 깊게 본다.
5. 관찰된 운동 형태를 중화시키기 위해 필요한 디옵터 값을 측정한다 (동행 – 플러스 렌즈 ; 역행 – 마이너스 렌즈).
6. 재확인을 위해 검사과정 제5단계에서 얻은 도수의 렌즈를 빠르게 (1초 이내) 피검사자의 눈앞에 끼워 넣는다. 만약 측정된 도수가 정확했다면, 중화 현상이 나타날 것이다.

   주의(Note) : 이 때 렌즈를 끼우면서 바로 중화가 되었는지를 확인하고, 곧 바로 렌즈를 다시 빼낸다. 렌즈를 장시간 끼워 놓으면 피검사자에게서 조절반응에 변화가 나타나 부정확한 검사결과를 얻게 된다.
7. 왼쪽 눈에서 검사과정 제4단계에서부터 제6단계까지를 반복 검사한다.

결과 기록

1. 시행한 검사법을 기록한다(MEM).
2. 우안과 좌안의 굴절이상을 중화시키기 위해 사용된 렌즈의 도수를 각각 기록한다.

실 례

1. MEM OD +0.50
   OS +0.75

기대결과치

+0.25D에서 +0.50D 사이

동적 검영법(벨 검영법)
Dynamic Retinoscopy : Bell Retinoscopy

검사목적 움직이는 물체와 검영기를 사용하여 조절래그의 양(linear magnitude)을 측정하기 위함이다. 이 검사과정에서는 검사자가 직접적으로 피검사자의 시각적 자극에 따른 조절반응의 변화를 볼 수 있다. 이 검사는 양안 이상을 진단하고 몇 가지 유형의 치료적 효과를 예측할 때에도 사용할 수 있다.

검사에 필요한 기구들

1. 검영기
2. 벨 검영법용 타겟 : 현재 임상에서는 크롬 도금된 반사경(Reflectant chrome)이나 투명한 구형 Lucite의 사용을 권장한다. 실제 타겟은 구형이 아니라 반사되거나 투영된 상이다.
3. 미터 자

검사 전 준비

1. 검사실의 실내조명은 정상적인 밝기로 맞춘다.
2. 피검사자는 평소 사용하던 안경이나 검사된 근거리 교정용 도수를 낀다.
3. 이 검사는 양안시 상태 하에서 실시한다.
4. 피검사자는 미터 자의 한쪽 끝을 자신의 볼에 댄 채로 잡고, 검사자는 반대쪽 끝을 자신의 어깨나 귀에 댄다.
5. 검사자는 피검사자의 눈높이로부터 50 cm(20 inch) 정도 떨어진 거리에서 검영기를 든다(그림 4-17).

단계별 검사과정

1. 검사용 타겟을 검영기 바로 위 검사자의 이마 위에 위치시킨다.
2. 피검사자에게 타겟인 둥근 공(sphere) 안에 있는 상을 바라보라고 하

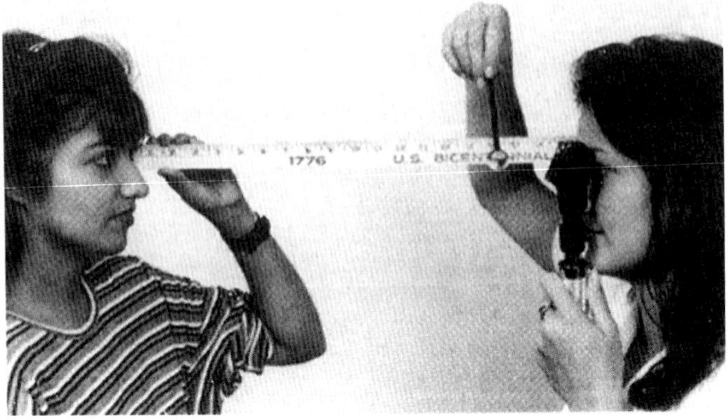

그림 4-17. 벨 검영법을 시행하는 모습.

고 계속 뚜렷하게 보이도록 노력하라고 한다.

3. 수직 선조 빛을 사용하여 피검사자 오른쪽 눈의 검영기 빛에 의한 최초의 반사를 관찰한다. 일반적으로, 조절래그가 있다면 동행 운동이 관찰된다. 이 경우에는 선조의 방향을 돌려서 난시가 있는지 여부를 확인할 수 있다.
4. 예상한 것과 같이, 동행 운동이 관찰되면, 검사자는 움직이지 말고 가만히 있는 상태에서 타겟인 둥근 공을 피검사자 쪽으로 가까이 움직인다.

   주의(Note) : 만약 처음 소견에서 역행이 관찰되었다면, 검사자는 +0.50D의 검사용 렌즈를 사용한다. 만약 피검사자가 근거리작업 시 플러스 렌즈가 필요했다면, 이처럼 검사용 플러스 렌즈를 가해줌으로서 조절이완을 시켜 동행 운동으로 바꾸어 놓을 수가 있다.
5. 타겟을 피검사자 쪽으로 가까이 움직여 주는 것은 동행 운동이 역행 운동으로 바뀌게 될 때까지 계속한다. 미터 자를 보고 마음속으로 이 거리를 기억해 둔다.
6. 피검사자 쪽으로 5 – 8 cm 정도 더 가까이 움직여 준 후, 타겟을 반대 방향인 검사자 쪽으로 움직인다.
7. 검영기 반사 빛의 움직임을 계속 잘 관찰하면서, 빛의 운동방향이 어

느 거리에서 역행 운동이 다시 동행 운동으로 바뀌게 되는 지를 기억한다.

8. 왼쪽 눈에서 검사과정 제3단계에서부터 제8단계까지를 반복한다.

결과 기록

1. 시행한 검사법을 기록한다.
2. 각각의 눈에서 처음 동행이 역행으로 바뀐 거리와 역행에서 다시 동행으로 바뀐 거리를 기록한다.
3. 만약 검영기의 반사 빛이 처음부터 역행 운동을 보였다면, 이 상황을 기록하고 검사용 렌즈를 가입한 후 피검사자의 반응도 기록한다.

실 례

1. 벨(Bell) 검영법 : OD 38 cm/ 43 cm
   OS 35 cm/ 43 cm
2. 벨 검영법 : 역행 운동/ +0.50D 검사용 렌즈를 사용 후에도 변화 없음.

기대결과치

벨 검영법의 정상 값은 동행 운동에서 역행 운동으로 바뀔 때에는 43 cm(17 in)에서 35 cm(14 in) 정도의 거리이고, 반대로 다시 동행 운동으로 되돌아오는 거리는 38 cm(15 in)에서 46 cm(18 in) 정도이다.

조절력(마이너스 렌즈 부가법)
Amplitude of Accommodation : Minus Lens to Blur

검사목적 마이너스 구면렌즈를 사용하여 조절력에 자극을 증가시켜 각 눈의 조절력을 한쪽 눈씩 측정하기 위함이다.

적응증

이 검사는 비노안 피검사자에게서 푸쉬-업 검사법과 같은 다른 조절력 검사법에서 조절력의 저하가 있을 때 시행한다.

검사에 필요한 기구들

1. 포롭터
2. 근거리시력 검사용 시력표
3. 근거리시력 검사용 봉
4. 조명

검사 전 준비

1. 피검사자가 최근에 검사받고 최상의 교정시력이 나오는 원거리 안경도수를 포롭터에 맞춘다.
2. 피검사자로부터 40 cm 정도 떨어진 거리에 근거리시력 검사용 봉에 근거리시력 검사용 시력표를 고정시키고 밝은 조명을 비춘다.
3. 이 검사는 한쪽 눈씩 실시한다는 것을 기억하고 있어야 한다.

단계별 검사과정

1. 피검사자는 포롭터 뒤에 앉고, 왼쪽 눈을 가린다.
2. 피검사자의 가장 좋은 근거리 교정시력 보다 한두 줄 큰 시표의 글자들을 보고 있으라고 한다. 비노안 피검사자에서는 20/30 시표가 적당하다.

3. 매번 −0.25D 구면렌즈를 가입시키면서 피검사자에게 5초 내지 10초의 시간을 주어 글씨가 선명하게 보이도록 노력해보라고 한다. 더 이상 선명하게 볼 수가 없고 또한 계속 선명하게 보이도록 유지할 수 없을 때까지 마이너스 구면도수를 계속 올려준다. 최초로 흐리게 보인다고 하는 이 때가 이 검사의 끝점이다.
4. 검사를 시작한 안경처방전 값에 가해진 총 마이너스 구면도수에 2.50 D (이 값은 40 cm 거리에서 눈에 필요한 조절력이다)를 더한 값이 전체 조절력이다.
5. 오른쪽 눈을 가린 상태에서 왼쪽 눈을 검사과정 제2단계에서부터 제4단계까지를 반복하여 검사한다.

결과 기록

1. 디옵터 단위로 조절력을 표기하고 각 눈의 결과를 각각 따로 기록한다.
2. 사용한 검사법을 기록한다.

실 례

1. 조절력(Amp) OD 7D OS 7D(마이너스 렌즈 부가법)
2. 조절력(Amp) OD 3.5D OS 3.5D(마이너스 렌즈 부가법)

기대결과치

마이너스 렌즈를 사용한 조절력 검사법으로 측정한 조절력 값은 푸쉬-업법(Donder 표 참조)으로 얻어진 결과 값보다 대략 2.0D 정도 작게 나온다.

연합사위
Associated phoria

검사목적 양안시 상태 하에서 시축의 비정렬상태를 중화시켜 주기위한 프리즘 굴절력 양을 측정하기 위함이다. 이 연합사위는 수직 사위 또는 수평 사위상태로 나타나게 된다.

적응증

이 연합사위 검사는 수직 편위를 가지고 있는 피검사자에게 어느 정도의 프리즘 굴절력으로 교정을 해야 하는지를 검사할 때 필수적이다. 일반 피검사자에서 양안의 문제를 진단할 때 매우 유용하게 사용되는 검사법이지만, 특히 노안 피검사자에서 최상의 검사결과를 얻을 수 있는 검사법이다.

검사에 필요한 기구들

1. 다음의 3가지 형태로 디자인되어 있는 연합사위 검사 타겟 :
   1) 중심융합자극이 없는 것.
   2) 중심융합자극이 있는 것.
   3) 주변융합자극이 있는 것(그림 4-18).

제조회사에 따라, 수직과 수평 기능을 검사하기 위해 수직과 수평 선들(nonius lines)이 분리되는 타켓이 있으며 ; 다른 종류는 하나의 타겟으로 합쳐져 있다.

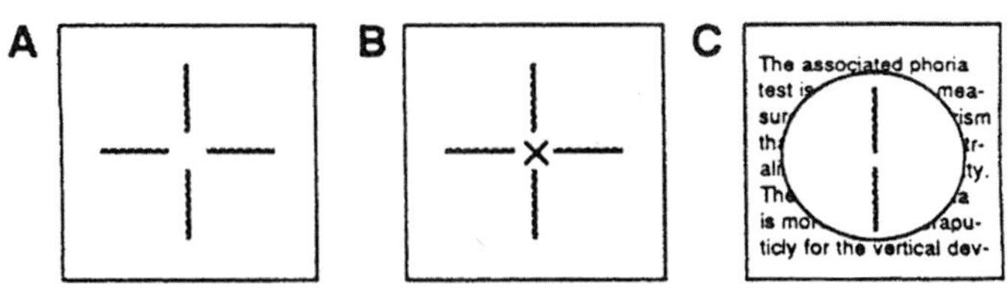

그림 4-18. 3종류의 연합사위 검사 시표. **A.** 융합을 유발시키기 위한 중심 또는 주변 자극이 없는 시표. **B.** 중심융합 자극 시표. **C.** 주변융합 자극 시표.

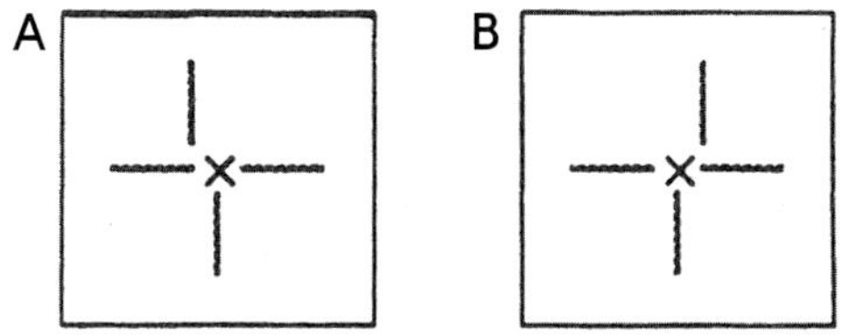

그림 4-21. 수평 주시시차가 있을 때 보이는 시표 모양. 그림 A는 피검사자가 외사위 때 보이는 주시시차의 모양이고, 그림 B는 내사위 때 보이는 주시시차의 모양이다.

1) 만약 수직선들이 정확하게 정렬되어 있다면, 수평 주시시차가 없는 것이며 검사를 여기서 종료한다.
2) 만약 수직선들이 정렬되어 있지 않다면, 수평 주시시차가 있는 것으로 간주한다. 검사과정 제7단계로 가서 검사를 계속 진행한다.

7. 피검사자의 수평 연합사위의 방향을 결정한다(그림 4-21).
   1) 만약 위쪽의 수직선이 왼쪽으로 치우쳐 있으면, 이는 교차(외사위) 주시시차가 있는 것이다. 왼쪽 눈이든 오른쪽 눈이든 아무 쪽 눈앞에 선들이 정렬될 만큼의 BI 프리즘을 대주어 수평 연합사위의 편위 정도를 검사한다.
   2) 만약 위쪽의 수직선이 오른쪽으로 치우쳐 있다면, 이는 동측(내사위) 주시시차가 있는 것이다. 왼쪽 눈이든 오른쪽 눈이든 아무 쪽 눈앞에 선들이 정렬될 만큼의 BO 프리즘을 대주어 수평 연합사위의 편위 정도를 검사한다.
8. 수직 선들을 정렬시킬 수 있는 최소의 프리즘 굴절력을 찾아내어 연합사위의 편위 정도를 검사한다. 이 프리즘 값은 수평 연합사위의 편위 정도가 된다.

결과 기록

1. 시행한 검사방법과 어느 거리에서 검사를 시행했는지를 기록한다.
2. 선들을 직선상태로 정렬시키는데 필요한 프리즘 굴절력의 양과 방향을 기록한다.

3. 만약 수직 연합사위가 있다면, 어느 쪽 눈앞에 프리즘을 대주었는지를 기록한다.

실 례

1. 연합사위 : 정위/정위, D and N
2. 연합사위 : 2△ BO/ 2△ BD OD at N
3. 연합사위 : OS 억제

마독스봉 사위검사
Maddox Rod Phoria

검사목적 원거리와 근거리에서 수평사위와 수직사위를 검사하기 위함이다.

적응증

이 마독스봉 사위검사법은 폰 그레페 사위검사법을 대신할 수 있는 검사방법이다. 이 검사법은 폰 그레페 검사에서 피검사자가 두 개의 타겟을 볼 수 없거나 또는 사위검사를 포롭터 뒤에서 시행하는 것보다 열린 공간에서 피검사자와 마주보고 검사를 해야 할 경우에 사용된다. 이 검사법은 피검사자가 자신의 안경을 착용한 상태에서 마주보고 검사를 시행할 수 있기 때문에, 포롭터를 사용해 검사를 할 겨우 피검사자의 머리 기울임에 의해 유발되는 수직사위를 배제해야 할 때 매우 유용하다.

검사에 필요한 기구들

1. 근거리 검사에는 펜라이트, 원거리 검사에는 주시광원
2. 마독스봉(적색 또는 흰색)
3. 프리즘(로타리프리즘, 프리즘 바, 또는 손으로 들고 사용하는 낱개의 프리즘 ; hand-held prisms)

검사 전 준비

마독스봉 사위검사는 원거리와 근거리 모두에서 시행할 수 있다. 포롭터를 사용할 때에는 로타리프리즘을 사용하고, 포롭터 없이 피검사자와 마주보면서 검사를 시행할 때에는 손으로 들고 사용하는 마독스봉과 낱개로 된 프리즘 또는 프리즘 바를 사용하여 검사한다.

포롭터를 사용할 때의 검사 전 준비

1. 원거리 검사를 위해 검사자는 주시광원을 켠다. 근거리 검사를 할 때에는

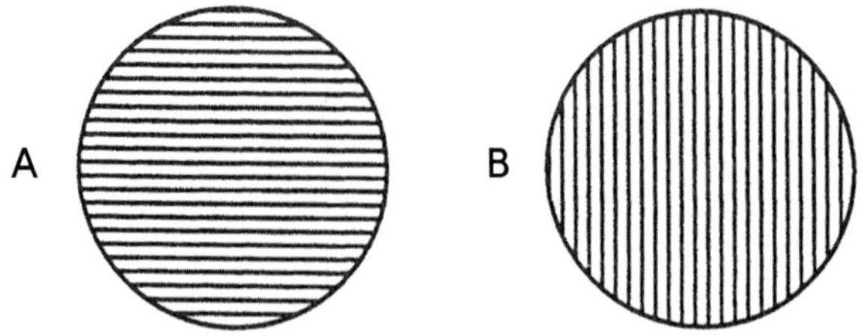

그림 4-22. 사위 검사를 위한 마독스봉의 방향. 그림 A는 수평 사위를 검사할 때의 봉의 방향을 보여준 것이고, 그림 B는 수직 사위를 검사할 때의 봉의 방향을 보여준다.

펜라이트를 피검사자로부터 40 cm(16 inch) 거리에서 들고 있는다.

2. 원거리 검사를 할 때에는 포롭터에 피검사자 원거리용 교정안경의 도수와 PD를 맞추어 놓는다. 근거리 검사를 할 때에는 포롭터에 피검사자 근거리용 교정안경의 도수와 PD를 맞추어 놓는다.
3. 다음과 같이 마독스봉을 피검사자의 오른쪽 눈앞에 댄다:
   1) 수평 사위를 검사할 때, 마독스봉의 홈(groove)방향은 수평방향으로 맞추어 놓는다. 이 때 피검사자는 수직모양의 선조를 보게 된다.
   2) 수직 사위를 검사할 때, 마독스봉의 홈방향은 수직방향으로 맞추어 놓는다. 이 때 피검사자는 수평모양의 선조를 보게 된다(그림 4-22).
4. 로타리프리즘을 아래와 같이 피검사자의 오른쪽 눈앞에 댄다:
   1) 수평 사위를 측정할 때에는 충분한 양의 BI(기저내방) 프리즘을 가하여 선조가 반대쪽 눈에서 보이는 불빛 보다 오른쪽 편에 오도록 한다.
   2) 수직 사위를 측정할 때에는 충분한 양의 BU(기저상방) 프리즘을 가하여 선조가 반대쪽 눈에서 보이는 불빛 보다 아래쪽으로 오도록 한다.

열린 공간에서 마주보고 검사할 때의 검사 전 준비

1. 원거리 검사를 위해 검사자는 주시광원을 켠다. 근거리 검사를 할 때에는 펜라이트를 피검사자로부터 40 cm 거리에서 들고 있는다.
2. 원거리 검사를 할 때에는 원거리 시력교정용 안경을 착용한다. 근거리 검사를 할 때에는 근거리 시력교정용 안경을 착용한다.

3. 피검사자는 마독스봉을 자신의 오른쪽 눈앞에 다음과 같이 댄다 :
   1) 수평 사위를 검사할 때, 마독스봉의 홈방향은 수평방향으로 맞추어 놓는다. 이 때 피검사자는 수직모양의 선조를 보게 된다.
   2) 수직 사위를 검사할 때, 마독스봉의 홈방향은 수직방향으로 맞추어 놓는다. 이 때 피검사자는 수평모양의 선조를 보게 된다.
4. 검사자는 프리즘 바를 피검사자의 오른쪽 눈앞에 다음과 같이 댄다:
   1) 수평 사위를 측정할 때에는 충분한 양의 BI(기저내방) 프리즘을 가하여 선조가 반대쪽 눈에서 보이는 불빛 보다 오른쪽 편에 오도록 한다.
   2) 수직 사위를 측정할 때에는 충분한 양의 BU(기저상방) 프리즘을 가하여 선조가 반대쪽 눈에서 보이는 불빛 보다 아래쪽으로 오도록 한다.

단계별 검사과정

1. 피검사자에게 불빛을 보라고 하면서 적색 또는 흰색 선조도 보고 있도록 한다.
2. 수평 사위를 검사할 때에는, BI(기저내방) 프리즘의 도수를 줄여가면서 피검사자가 선조와 불빛의 중심이 겹쳐 보인다고 할 때까지 계속한다. 프리즘 도수와 기저부의 방향을 기록한다.
3. 수직 사위를 검사할 때에는, BU(기저상방) 프리즘의 도수를 줄여가면서 피검사자가 선조와 불빛의 중심이 겹쳐 보인다고 할 때까지 계속한다. 프리즘 도수와 기저부의 방향을 기록한다.

결과 기록

1. 원거리는 D, 근거리는 N이라고 적는다.
2. 수평사위와 수직사위를 각각 따로 적는다.
3. 편위된 정도의 크기를 프리즘 디옵터로 적는다.
4. 편위된 방향을 기록한다.
5. 사용한 마독스봉의 종류를 기록한다(적색 또는 흰색).

실 례

1. 적색 마독스봉을 사용한 원거리 수평사위검사 : 정위
   적색 마독스봉을 사용한 원거리 수직사위검사 : 정위
2. 적색 마독스봉을 사용한 근거리 수평사위검사 : 6△외사위
   적색 마독스봉을 사용한 근거리 수직사위검사 : 2△우안상사위

변형 토링톤 사위검사
Modified Thorington Phoria

검사목적 근거리에서 수평, 수직사위를 검사하기 위함이다.

적응증

이 검사는 근거리에서 수평과 수직사위를 측정하기 위한 폰 그레페 검사를 대신할 수 있는 검사이다. 이 검사는 피검사자와 대면하여 하는 검사이므로, 피검사자가 포롭터 뒤에서 하는 검사를 잘 적응하지 못할 경우에 효과적이다.

검사에 필요한 기구들

1. 펜라이트
2. 마독스봉
3. 토링톤 카드. 약 40 cm의 거리에서 카드를 보면서 검사를 하는데, 이 카드 위의 각 타겟(글자)들은 1 프리즘 디옵터의 간격을 두고 배열되어 있다. 이 카드의 중앙에는 작은 구멍이 뚫려 있다. 펜라이트를 이 구멍의 뒤에 위치시켜 광원 역할을 하도록 한다.

검사 전 준비

1. 피검사자는 자신의 근거리용 안경을 착용한다.
2. 피검사자는 마독스봉을 자신의 오른쪽 눈앞에 다음과 같이 댄다 :
   1) 수평 사위를 검사할 때, 마독스봉의 홈방향은 수평방향으로 맞추어 놓는다. 이 때 피검사자는 수직모양의 선조를 보게 된다. 토링톤 카드에 배열되어 있는 타겟(글자)들 중에서 수평방향으로 나열된 타겟을 사용하여 검사한다.
   2) 수직 사위를 검사할 때, 마독스봉의 홈방향은 수직방향으로 맞추어 놓는다. 이 때 피검사자는 수평모양의 선조를 보게 된다. 토링톤 카드에

배열되어 있는 타겟(글자)들 중에서 수직방향으로 나열된 타겟을 사용하여 검사한다.

3. 토링톤 카드는 피검사의 눈으로부터 40 cm 정도 거리에서 들고 있고, 카드 중앙의 구멍을 통해 펜라이트로 비춘다.

단계별 검사과정

1. 피검사자에게 카드 중앙의 펜라이트 불빛을 보라고 한다.
2. 피검사자에게 중앙의 불빛을 기준으로 선조가 어느 쪽에 위치하고 있는지를 말하라고 한다 : 수평사위를 검사하는 경우는 선조가 불빛 보

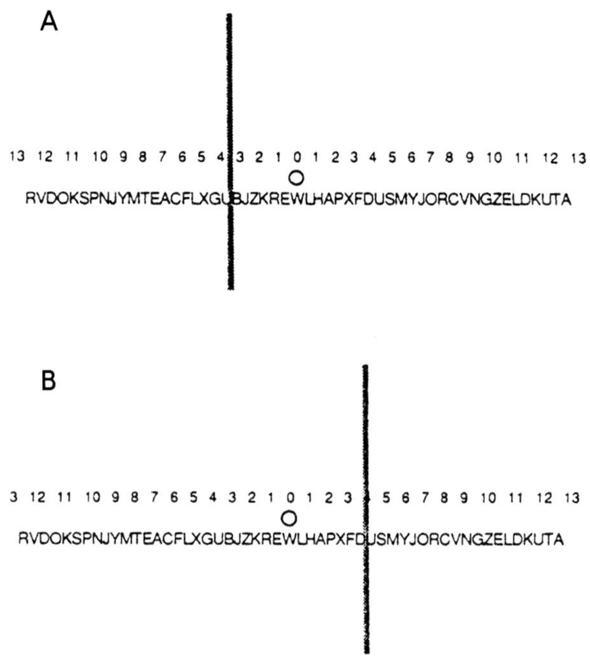

그림 4-23. 마독스봉을 우안 앞에 댄 상태에서 근거리 수평 사위를 변형 토링톤 검사법으로 검사할 때 피검사자가 보인다고 대답하는 모양의 두 가지 예. A. 적색 선이 0으로부터 좌측 3과 4 사이에 겹쳐져 있다. 이는 교차복시를 나타내며 3.5△의 외사위를 의미한다. B. 적색 선이 0으로부터 우측의 4와 겹쳐져 있다. 이는 비교차(동측)복시를 나타내며 4△의 내사위를 의미한다.

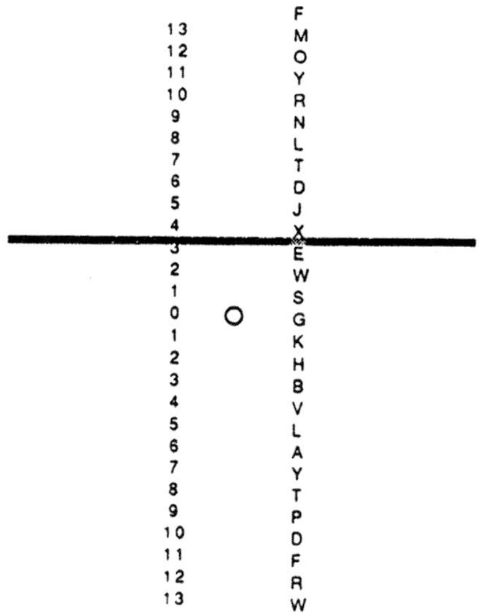

그림 4-24. 마독스봉을 우안 앞에 댄 상태에서 근거리 수직 사위를 변형 토링톤 검사법으로 검사할 때 피검사자가 보인다고 대답하는 모양의 한 예. 적색 선이 0으로부터 위쪽 3과 4 사이에 겹쳐져 있다. 이는 3.5△의 좌안 상사위를 의미한다.

다 오른쪽, 왼쪽, 또는 불빛과 겹쳐 보이는지(그림 4-23), 수직사위를 검사하는 경우는 선조가 불빛 보다 위쪽, 아래쪽, 또는 불빛과 겹쳐 보이는지(그림 4-24)를 묻는다.

수평사위를 검사하는 경우, 만약 선조가 불빛과 겹쳐 보인다고 하면, 피검사자는 편위가 없는 정위상태이다. 만약 선조가 불빛 보다 오른쪽에서 보인다면, 피검사자는 내사위이고 ; 만약 선조가 불빛 보다 왼쪽에서 보인다면, 피검사자는 외사위이다.

수직사위를 검사하는 경우, 만약 선조가 불빛과 겹쳐 보인다고 하면, 피검사자는 편위가 없는 정위상태이다. 만약 선조가 불빛 보다 위쪽에서 보인다면, 피검사자는 좌안상사위이고 ; 만약 선조가 불빛 보다 아래쪽에서 보인다면, 피검사자는 우안상사위이다.

3. 사위의 편위 정도를 알려면, 피검사자에게 선조와 겹쳐있는 가장 가까운 숫자를 말해보라고 한다.

4. 이 카드는 3 m(10 ft) 거리에서 사위를 검사할 때에도 사용이 가능하며 위의 검사과정과 같은 방법으로 검사한다.

결과 기록

사위의 편위 정도와 편위 방향을 기록한다.

실 례

1. 변형 토링톤사위검사법으로 근거리 수평사위와 근거리 수직사위검사 : 근거리 수평사위 6△ 외사위 / 근거리 수직사위 2△ 좌안상사위

4프리즘디옵터검사
4Δ Base Out test

검사목적 작은 중심암점(central scotoma)의 존재를 확인하거나 배제하기 위함이다.

적응증

한쪽 눈의 시력이 약간 저하되어 있고(20/25에서 20/40사이) 입체시 기능(30초에서 80초)이 조금 떨어져 있는 환자의 경우 작은 중심억제 영역이 있는지 여부를 의심해 보아야 한다. 미세각(small angle) 사시에 의해 2차적으로 단안주시 증후군(monofixation syndrome)이 발생하면 이런 중심억제의 원인으로 종종 작용을 한다. 중심와를 침범하는 황반질환이 발생했을 경우에도 이와 비슷한 증상을 나타낸다.

검사에 필요한 기구들

1. 낱개로 된 4△ 프리즘(loose 4△ prism)
2. 한 글자씩 독립적으로 보여줄 수 있는 원거리 시력검사용 시력표

검사 전 준비

1. 피검사자는 원거리용 안경을 착용한다.
2. 실내조명은 검사자가 피검사자 눈의 움직임을 잘 볼 수 있을 정도의 충분한 밝기를 유지한다.
3. 검사자는 피검사자 눈의 움직임을 잘 볼 수 있는 위치에 자리를 잡으나 피검사자가 시력표상의 시표를 보는데 방해되지 않는 위치에 선다.
4. 두 눈 중 교정시력이 보다 낮은 쪽 눈으로 볼 수 있었던 가장 작은 시표의 글자 보다 한 줄 큰 시표크기의 글자 하나만을 단독으로 보여준다.

단계별 검사과정

1. 피검사자에게 타겟이 움직이더라도 타겟에 눈을 계속 고정하여 주시하도록 하고, 검사하는 동안 타겟이 하나로 보이도록 계속 노력하라고 한다.
2. 검사자의 엄지와 검지 사이에 4△ 프리즘을 잡고 피검사자의 교정시력이 보다 좋은 쪽 눈앞에 BO(기저외방)으로 프리즘을 댄다.

   주의(Note) : 항상 잘 보이는 쪽 눈부터 검사를 한다. 만약 피검사자의 오른쪽 눈부터 검사를 한다면, 검사자는 프리즘을 왼손으로 잡되 프리즘 기저부가 검사자의 왼쪽을 향하도록 한다. 만약 피검사자의 왼쪽 눈을 검사할 때에는, 검사자는 프리즘을 오른쪽 손으로 잡고 기저부가 검사자의 오른쪽을 향하도록 한다.
3. 피검사자의 시력이 좋은 쪽 눈앞에 프리즘을 대면서 동시에 그 반대쪽 눈의 움직임을 살펴본다. 정상적인 소견으로 반대쪽 눈은 프리즘을 대준 눈이 움직인 만큼(일치성) 바깥쪽으로 움직였다가 주시를 위해 다시 안쪽으로 움직인다(재주시를 위한 안구운동 ; refixation movement). 이때 프리즘을 눈앞에 대놓은 상태에서 재주시를 위한 안구운동을 관찰하기 위해서는 몇 초 동안의 시간을 주어야 한다. 두 눈 중 교정시력이 좋지 않은 쪽 눈의 움직임을 관찰하기 위해서는 이 제3단계 검사과정을 여러 번 반복한다.
4. 프리즘을 옮겨서 교정시력이 좋지 않은 쪽 눈앞에 BO(기저외방)으로 댄다. 피검사자의 잘 안 보이는 쪽 눈앞에 프리즘을 빨리 갖다 대면서 동시에 좋은 쪽 눈의 움직임을 살펴본다. 정상인 경우 좋은 쪽 눈은 나쁜 쪽 눈이 움직인 만큼(일치성) 바깥쪽으로 움직였다가 다시 주시를 위해 안쪽으로 움직인다(재주시를 위한 안구운동). 이때 프리즘을 눈앞에 대놓은 상태에서 재주시를 위한 안구운동을 관찰하기 위해서는 몇 초 동안의 시간을 주어야 한다. 두 눈 중 교정시력이 좋은 쪽 눈의 움직임을 관찰하기 위해서는 이 제4단계 검사과정을 여러 번 반복한다.

   주의(Note) : 몇몇 문헌에서 이 4△BO(기저외방) 검사로는 비전형적

결과가 나타난다는 보고들이 있으므로, 이 검사에서 비전형적이거나 일정하지 않은 결과 값이 나올 경우에는 중심억제를 찾기 위해 이 검사 이외의 여러 다른 검사를 시행해야 한다.

결과 기록

1. "4△ BO(기저외방) 검사" 혹은 "4BO"라고 적는다.
2. 만약 검사결과 한쪽 눈에 억제가 있다면 "양성(positive)"이라고 기록한다. 이때 어느 쪽 눈에 억제가 있는지도 기록한다.
3. 만약 억제가 없다면 "음성(negative)"이라고 적는다.

실 례

1. 4BO - 양성, OD 억제
2. 4BO - 음성, 양쪽 눈 모두 억제가 없음

기대결과치

1. 정상(양안 모두 억제가 없는 것). 만약 프리즘을 오른쪽 눈앞에 대게 되면, 왼쪽 눈은 헤링의 법칙에 의해 오른쪽 눈이 움직인 만큼(일치성) 바깥쪽으로 움직이게 된다. 이 상태에서 피검사자는 물체가 두 개로 보이게 되고, 복시를 피하기 위해 재주시를 위한 안구운동으로 눈은 다시 안쪽으로 움직이게 된다. 만약 프리즘을 왼쪽 눈앞에 대면, 오른쪽 눈은 바깥쪽으로 움직였다가 재주시를 위해 다시 안쪽으로 움직인다(그림 4-25).
2. 비정상의 경우(잘 안 보이는 쪽 눈에서 억제가 있는 것을 말한다). 잘 보이는 쪽 눈앞에 프리즘을 댈 경우, 반대쪽 눈은 헤링의 법칙에 의해 잘 보이는 쪽 눈이 움직인 만큼(일치성) 바깥쪽으로 움직이게 된다. 그러나 프리즘을 대지 않은 쪽은 억제되어 있기 때문에, 피검사자는 복시를 느끼지 않는다. 그러므로 이 눈에서는 복시를 없애기 위해 재주시를 위한 안구운동이 나타나지 않게 된다. 만약 프리즘을 억제 받는 쪽 눈에 댈 경우에는, 망막에 맺히는 상의 위치를 느끼지 못한다. 따라서 이때에는 어느 쪽 눈도 움직이질 않는다(그림 4-26).

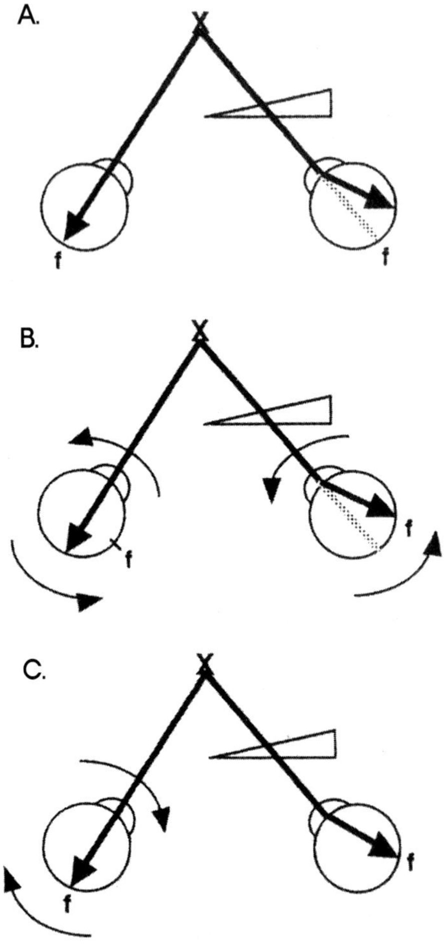

그림 4-25. 억제암점이 없는 피검사자에서 4△ BO(기저외방) 검사를 할 때 눈의 움직임.

A. 프리즘을 피검사자의 오른쪽 눈에 대면 망막에 맺히는 상의 위치가 바뀌어 피검사자는 복시를 느끼게 된다. **B.** 복시를 피하기 위해 오른쪽 눈이 재주시를 위해 안쪽으로 움직인다. 왼쪽 눈에서는 오른쪽 눈의 움직임과 같은 정도(일치성)로 바깥쪽으로의 안구운동이 나타난다. **C.** 복시를 피하기 위해, 왼쪽 눈은 중심와 주시를 위한 재주시를 위해 안쪽으로 움직이게 된다.

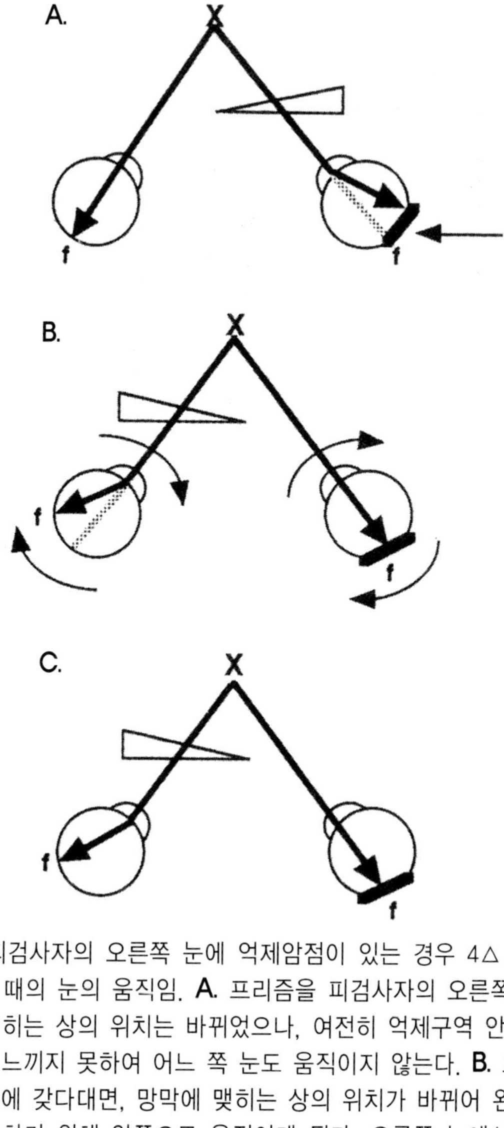

그림 4-26. 피검사자의 오른쪽 눈에 억제암점이 있는 경우 4△ BO(기저외방) 검사를 시행할 때의 눈의 움직임. **A.** 프리즘을 피검사자의 오른쪽 눈앞에 갖다 대면 망막에 맺히는 상의 위치는 바뀌었으나, 여전히 억제구역 안에 있다. 피검사자는 복시를 느끼지 못하여 어느 쪽 눈도 움직이지 않는다. **B.** 프리즘을 피검사자의 왼쪽 눈에 갖다대면, 망막에 맺히는 상의 위치가 바뀌어 왼쪽 눈은 중심와에 재주시를 하기 위해 안쪽으로 움직이게 된다. 오른쪽 눈에서는 왼쪽 눈의 움직임과 같은 정도(일치성)로 바깥쪽으로의 움직임이 나타난다. **C.** 오른쪽 눈의 망막상은 여전히 억제지역 안에 있으므로, 오른쪽 눈에서는 재주시를 위한 안구운동이 나타나지 않는다.

4△ BO(기저외방) 검사 일견표

검사 방법	중심억제 없는 정상의 경우	오른쪽 눈에 억제가 있는 경우	왼쪽 눈에 억제가 있는 경우
우안 앞에 4△BO	우안이 안쪽으로 움직인다. 좌안이 바깥쪽으로 움직인 후 다시 안쪽으로 움직인다.	우안 움직임 없음 좌안 움직임 없음	우안이 안쪽으로 움직인다. 좌안이 바깥쪽으로 움직이나 다시 안쪽으로 움직이지 않는다.
좌안 앞에 4△BO	좌안이 안쪽으로 움직인다. 우안이 바깥쪽으로 움직인 후 다시 안쪽으로 움직인다.	좌안이 안쪽으로 움직인다. 우안이 바깥쪽으로 움직이나 다시 안쪽으로 움직이지 않는다.	좌안 움직임 없음 우안 움직임 없음

5

눈 건강검사 Ocular Health Assessment

Nancy B. Carlson, OD

눈 건강검사 서론 Introduction to Ocular Health Assessment

눈의 건강검사는 보통 검사 끝부분에 하게 되는데 그 이유는 동공을 확대 시키고 밝은 조명 하에서 여러 검사를 시행하게 되면 다른 검사들의 결과에 영향을 줄 수 있기 때문이다. 검사의 마무리 단계에 도달하게 되면 검사자는 피검사자 눈의 건강상태에 대해 잘 알고 있어야 한다. 병력조사결과에 피검사자 눈의 건강상태를 알 수 있는 많은 정보가 들어 있다. 빛의 달무리(halos), 빛의 번쩍임, 혹은 안통 등과 같은 증상들은 매우 심각한 병이 있을 수 있음을 시사한다. 피검사자 중에 눈에 영향을 줄 수 있는 전신질환을 가지고 있을 수도 있고, 복용 중인 약이 눈에 영향을 줄 수도 있다. 예비검사 즉, 동공검사, 색각검사, 외안근운동 검사 같은 스크리닝 검사들로 눈의 건강상태를 체크해 볼 수 있다. 피검사자의 최대 교정시력은 눈의 건강상태를 말해주는 가장 좋은 지표가 된다. 만약 시력이 20/20 이상이면 황반부와 시신경은 정상이며 시축이 통과하는 부분의 매질들도 투명하다는 것을 뜻한다. 만약 시력이 20/20 이하이고 검사상 약시 등이 없다면, 눈의 건강상태가 원인이 될 것이다.

눈의 건강검사는 다음 세 가지 중요한 부분의 질환여부를 효과적으로 스크린하기 위한 검사들로 나뉘어 있다 :

1. 눈의 앞쪽 부분
2. 눈의 뒤쪽 부분
3. 눈과 시로에 있는 신경학적 요소들(녹내장 스크리닝 포함). 피검사자의 신경학적 상태를 더 정확하게 검사하려면, 8장의 뇌신경 스크리닝 부분을 참조하면 된다.

만약 주 검사에서 이상소견이 발견되었거나 또는 피검사자의 증상이나 피검사자의 병력 조사에서 눈의 이상이 의심되면, 검사 중 추가 검사 또는 증상에 따른 특수검사를 중간에 추가하여 검사한 후 다시 주 검사를 진행한다(그림 5-1). 여러 가지 증상에 따른 특수검사들이 있으며 새로운 기법과 기계를 사용하는 방법이 발전할수록 새로운 검사법들이 계속 추가된다. 그러나 이 책에서 그 모든 방법을 전부 다룰 수는 없다. 이 책에 설명된 내용들은 사용빈도가 많으면서 비싼 기구를 사용하지 않

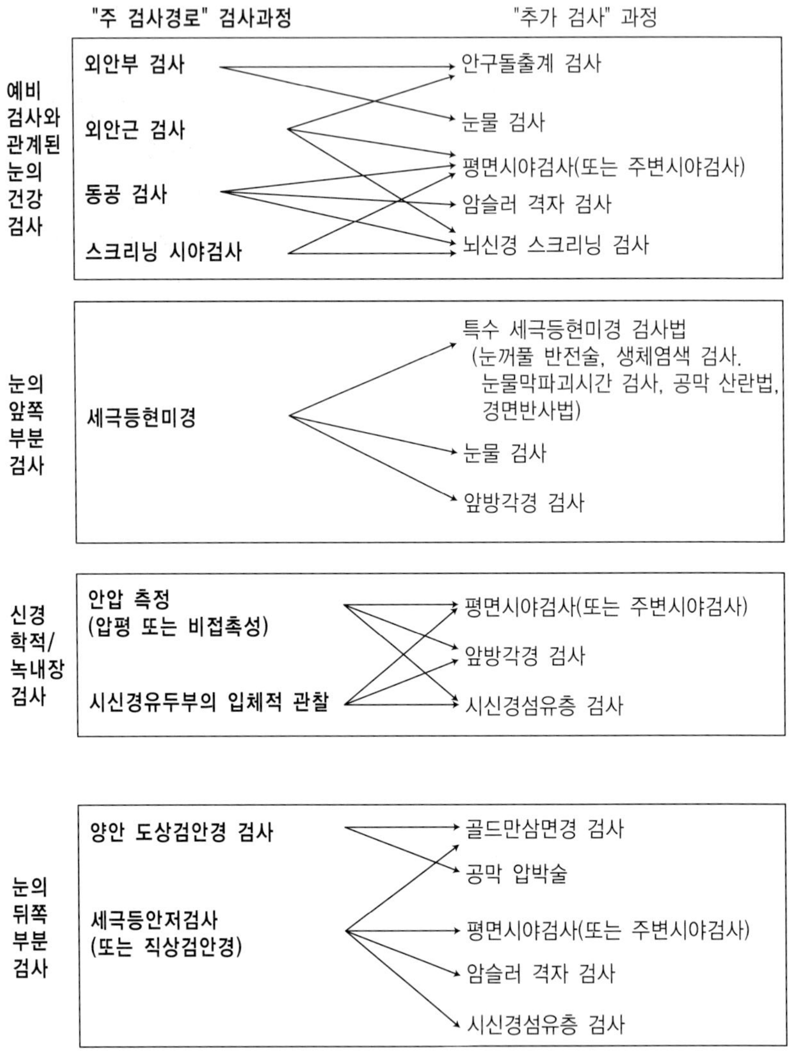

그림 5-1. 이 도표는 눈의 건강검사 때의 주 검사경로와 추가 검사(또는 증상에 따른 특수검사) 간의 상호연관성을 보여 준다. 주 검사과정은 왼쪽에 굵은 글씨로 써 놓았으며 추가 검사과정은 오른쪽에 보통 글씨로 적어 놓았다.

아도 검사가 가능한 것들에 한해 포함시켰다.

이 장에 제시된 주 검사의 순서는 굳이 지키지 않아도 괜찮다. 검사자들 개개인의 판단이나 피검사자군에 따라 검사순서를 바꾸어도 문제가 될 것은 없다. 예를 들어 피검사자들 중 노인피검사자들이 많은 경우에는 주 검사에 암슬러 격자검사를 포함시켜 황반부 질환에 대한 스크리닝을 할 수도 있다.

어떤 검사를 주 검사에 포함시킬 것인가를 정할 때에는 피검사자의 동공을 확대시켜서 검사를 시행할 것인지 여부가 매우 중요하다. 피검사자의 동공을 확대시키게 되면 검사자는 수정체, 유리체, 그리고 망막의 주변부를 쉽게 관찰할 수가 있다. 동공을 확대시키면 확대시키지 않았을 때에는 시행할 수 없었던 검사들을 할 수가 있다. 그 검사들로 양안 도상 검안경검사, 세극등안저검사, 골드만 삼면경을 이용한 망막검사 등이 있다. 현재 시행되는 표준 검안검사에서는 종합적인 안기능검사를 시행할 때 동공을 확대시킨 상태에서 안저 검사를 시행하는 것을 포함시키도록 권고하고 있다.

검사에 동공확대 검사를 포함시킬 경우, 검사순서를 매우 조심스럽게 정해야 한다. 동공을 확대시키기 위해 사용되는 많은 동공확대제는 눈의 조절력에 영향을 미치므로, 정확히 초점이 맞추어져야 검사가 가능한 검사들은 동공확대제를 점안하기 전에 먼저 검사를 끝내야 한다. 동공반응 검사도 동공을 확대시키기 전에 시행하여야 하는데 이는 동공을 일단 확대시켜 놓으면 동공축소 반응이 나타나지 않기 때문이다. 세극등 현미경 검사로 눈의 앞쪽 부분이 정상인지 여부를 확인해야 하며, 반 헤리크(van Herick)법으로 앞방각의 깊이를 검사하여 동공을 확대 시켜도 안전한지를 검사해야 한다. 만약 앞방각의 깊이가 1/4:1 이하이면 앞방각경 검사로 앞방각의 깊이를 보다 자세하게 검사하여 동공을 확대시켰을 경우에 안전할지 여부를 먼저 검사해야 한다. 마지막으로, 동공을 확대시키기 전에 피검사자의 안압(IOP)을 반드시 측정해야 한다.

동공이 확대된 후에 시행하기가 편한 검사들은 동공이 충분히 확대된 후에 실시한다. 이에 속한 검사들로 수정체와 유리체 앞쪽을 세극등 현미경으로 검사하는 것과, 안구 뒤쪽부분에 대한 검사들이다. 그림

5-2는 동공을 확대시킨 후에 종합적인 검사를 시행할 때 권장되는 검사 순서를 써놓았다.

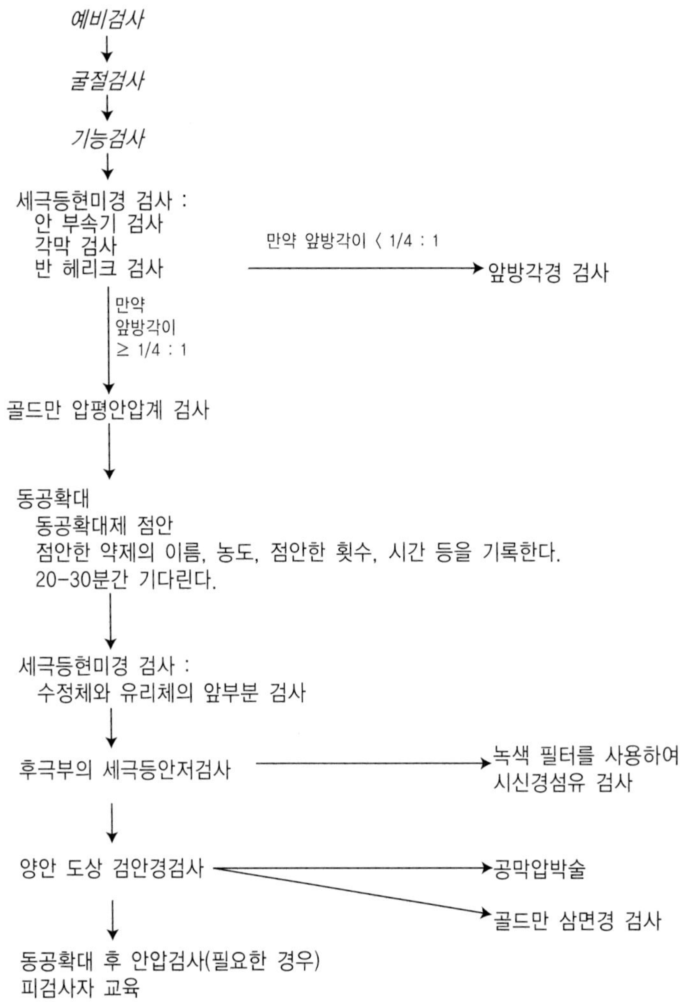

그림 5-2. 피검사자의 동공을 확대시킨 상태에서 눈의 건강검사를 진행하는 순서를 보여주는 흐름도이다. 처음의 세 단계(이태릭체로 쓰여 있음) 검사는 눈의 건강검사에는 속하지 않으나, 검사자는 피검사자의 동공을 확대시켜 검사하기 전에 반드시 이 검사들을 먼저 시행해야 한다는 것을 기억하고 있어야 한다. 오른쪽에 적어 놓은 검사법들은 특별한 증상에 따라 검사가 필요한 경우에만 시행한다.

이 장에 나온 여러 가지 검사들 가운데 많은 경우 기구를 눈이나 눈물에 직접 대고 하는 검사들이 많다. 따라서 기구마다 CDC(질병통제국 Centers for Disease Control)에서 제시한 방법대로 소독을 철저히 해야 한다. 기구는 최소한 10분 정도 아래 용액 중 하나에 담그도록 한다 : 3% 과산화수소(hydrogen peroxide), 70% 에탄올(ethanol) 혹은 이소프로필 알코올(isopropyl alcohol), 또는 0.5% 차아염소산나트륨(sodium hypochlorite) (보통 집에서 사용하는 표백제의 1:100 희석액). 또한 살균액에서 꺼낸 기구들은 용액을 깨끗이 닦아낸 후에 눈에 대야 한다. 검사자가 피검사자를 촉진할 경우에는 항상 매우 신중을 기해야 한다. 매번 피검사자를 접촉하기 전과 후에는 비누와 더운물로 손을 깨끗이 씻거나 살균용액으로 씻는 등 감염이 다른 사람에게 전파되지 않도록 예방에 유의해야 한다.

이 장에 제시된 검사순서는 주 목적에 따라 분류해 놓았다. 눈의 앞쪽을 검사하기 위한 방법이 먼저 기술되어 있다. 그 다음 눈 뒤쪽을 검사하는 방법들이 설명되어 있다. 눈의 신경학적 기능을 평가하는 방법 및 녹내장 검사법 등은 이 장의 맨 끝부분과 제8장에서 다루었다.

세극등현미경검사
Biomicroscopy : Slit Lamp

검사목적 눈의 앞쪽 부위에서부터 뒤쪽으로 유리체의 앞부분까지의 이상 유무를 확인하기 위함이다. 세극등현미경을 사용하여 앞방각과 망막을 검사하기 위해서는 보조렌즈들을 사용하면 가능하다. 이 세극등현미경은 눈에 착용한 콘택트렌즈를 검사할 때에도 꼭 필요하다.

검사에 필요한 기구들

1. 세극등현미경

세극등 현미경의 기본구조

제조회사에 따라 세극등현미경의 종류는 다양하지만, 많은 부분들은 모든 세극등현미경에 공통으로 포함되어 있다.

조명부(Illumination arm)

조명부에는 조명시스템이 붙어있다. 조명부는 정면의 0°에서부터 90°까지 각도를 조정할 수 있다. 조명부에는 다음 구조물들이 포함된다 :

1. *빛 조절(Slit controls)* : 조명 빛은 두 가지의 크기를 조정할 수 있다 ; 하나는 빛의 폭을 조정하는 것이고 다른 하나는 빛의 길이를 조정하는 것이다. 빛의 방향 각도를 바꿀 수 있으며, 또한 빛의 기울임 각도도 조정할 수 있다.
2. *클릭 스톱(Click stop)* : 클릭 스톱은 관찰계에 따라 빛의 각도를 바꿔주기 위해 반사 거울의 위치를 바꿔주는 기능을 한다. 거울이 정확한 각도에 있을 때, 세극등 현미경에서 나오는 광선의 초점과 관찰계의 초점이 일치하게 된다. 이것은 세극등현미경의 “초점을 공유하는” 특성이라고 알려져 있다.
3. *필터들(Filters)* : 필터는 빛의 색깔을 변화시키기 위해 있는 것이다. 대부분의 세극등현미경은 코발트블루 필터, 녹색 혹은 적색이 없는 필터, 그리

고 최소한 하나의 뉴트럴 필터가 포함되어 있다.

현미경부(Microscopic Arm)

현미경부에는 대물렌즈와 접안렌즈들이 포함되어 있는 관찰계를 갖고 있다. 현미경부의 각도는 바꿀 수 있지만 일반적으로 정면 똑바른 위치에 맞추어져 있다. 현미경부에는 다음 구조물들이 포함된다 :

4. *접안렌즈(Oculars)* : 접안렌즈는 검사자의 굴절이상을 보정시켜주는 역할을 한다. 접안렌즈 간의 거리는 조정이 가능하고 검사자의 PD에 맞게 바꿀 수 있다.
5. *배율 변환 다이알(Magnification changer)* : 배율 변환 다이알은 배율을 변경하는 방법으로 계단식(stepwise)으로 바꾸거나 또는 연속식(continuous), 줌식(Zoom system)으로 바꾼다.

세극등현미경 위치조정(Slit Lamp Position Controls)

6. *조이스틱(Joystick/elevation knob)* : 이는 높낮이와 앞뒤로 움직이도록 하는 두 개의 별도 조정장치가 있는 것과 한 개의 조정장치로 모든 방향을 조정하는 두 가지 종류가 있다. 이 장치들은 기계의 아래쪽에 있다. 조이스틱은 전후로의 움직임을 조정하므로 세극등현미경의 초점을 맞출 때 사용한다. 또한 세극등현미경의 좌우 움직임도 조정할 수 있다. 상하 조정 다이알은 세극등현미경의 상하 높이를 맞출 때 사용한다.

검사 전 준비

1. 피검사자는 자신의 안경을 벗는다.
2. 실내조명은 약간 어둡게 한다.
3. 이마 받침대와 턱 받침대를 깨끗하게 소독한다.
4. 피검사자와 검사자 모두가 편안하도록 기계의 높이를 조정한다.
5. 반사 거울을 클릭 스톱 위치에 맞춘다.
6. 피검사자의 턱은 턱 받침대에 대고, 이마는 이마 받침대에 살짝 밀면서 대라고 한다.
7. 턱 받침대를 조정하여 피검사자의 양쪽 외측 눈구석이 이마받침대를 지지

하고 있는 기둥에 표시되어 있는 선과 일치하도록 맞춘다.

8. 배율을 낮은 배율에 맞춘다(6X나 10X). 조명계에서 모든 필터들을 제거한다.
9. 피검사자에게 눈을 감으라고 한다. 기계의 전원을 넣는다. 피검사자의 속눈썹을 주시물체로 하여, 한쪽 눈씩 번갈아 감고 각 눈앞의 접안렌즈를 돌려가면서 접안렌즈의 초점을 맞춘다. 검사를 시작할 때 접안렌즈는 가장 높은 플러스 도수(접안렌즈를 최대한 반시계방향으로 돌린다)에 맞추고 최초로 상이 선명하게 보일 때까지 시계방향으로 계속 돌리면서 초점을 맞춘다.
10. 검사자는 양쪽 눈을 모두 뜬 채로 세극등현미경 접안렌즈들의 거리를 조정하여 검사자의 PD에 맞춘다. 만약 PD가 적절하게 맞추어졌다면, 검사자는 이 접안렌즈들을 통해 봤을 때, 양안시가 가능하다.
11. 한 손으로 조이스틱(세극등현미경의 좌우 앞뒤 정렬과 초점맞춤)과 상하조정 다이알(세극등현미경의 높이 정렬) 둘 다를 조정하고, 다른 한 손으로는 빛의 모양을 조정하면서, 조명계와 세극등현미경간의 각도를 조정하고, 피검사자의 눈꺼풀을 조작한다.

단계별 검사과정

전안부(눈의 앞부분) 검사는 일반적으로 맨 앞쪽에서부터 시작하여 뒤쪽으로 진행하면서 검사한다. 눈의 구조물들은 다음의 순서대로 검사를 한다 : 눈꺼풀과 속눈썹, 결막, 눈물막, 각막, 앞방각, 홍채, 그리고 수정체 순이다. 기본 세극등현미경 검사를 시행할 때 일반적으로 우안을 먼저 검사하고, 좌안은 그 다음에 검사한다.

눈꺼풀과 속눈썹

1. 조명부를 정면에서부터 30° 정도 옆으로 맞추고 빛은 확산조명(diffuse illumination)을 사용한다.
2. 배율은 저배율로 맞춘다(6X나 10X).
3. 피검사자에게 눈을 감으라고 한다. 검사는 외측 눈구석에서부터 시작

하여, 윗눈꺼풀과 속눈썹을 가로지르면서(scan) 검사한다.

4. 피검사자에게 눈을 뜨라고 한다. 아래눈꺼풀과 속눈썹을 코 쪽에서부터 귀 쪽으로 가로지르면서 검사하고, 눈물띠(tear meniscus)(눈물이 차있는 아래눈꺼풀위의 반월형부위)를 관찰하며, 눈꺼풀과 안구가 맞닿아 있는 모양, 그리고 마이봄선의 개구부를 관찰한다.

결 막

5. 조명부를 정면에서부터 30° 정도 옆으로 맞추고 빛을 좁혀 넓은 평행육면체(wide parallelpiped) 모양으로 만든다.
6. 배율은 저배율로 맞춘다(6X나 10X).
7. 피검사자에게 눈을 뜨고 위를 쳐다보라고 한다.
8. 피검사자의 아래눈꺼풀을 만질 것이라고 말한다. 검지로 피검사자의 아래속눈썹 바로 밑 부위를 누르면서 눈꺼풀을 아래쪽으로 당긴다. 아래쪽 눈꺼풀결막과 눈알결막을 검사하면서 부어올라 있거나 함몰되어 있거나, 또는 변색되어 있는 부위가 있는지를 검사한다. 아래눈물점이 어느 정도 열려있는지도 검사한다. 이때 검사는 귀 쪽에서부터 코 쪽으로 가로지르면서 검사한다.

표 5-1. 기본적인 세극등현미경 검사를 시행할 때의 세극등 빛의 모양, 정면으로부터 조명부의 각도, 그리고 검사해야 할 조직에 따른 배율

눈의 구조	세극등 빛의 모양	조명부의 각도	배율
눈꺼풀 / 속눈썹	확산 조명	30°	저배율
결막	넓은 평행육면체	30°	저배율
각막	좁은 평행육면체	30-45°	중간배율
전방(앞방)			
깊이	광학단편	60°	중간배율
방수	원뿔모양	30°	고배율
홍채	넓은 평행육면체	30-45°	중간배율
수정체	좁은 평행육면체	20-30°	중간배율

9. 피검사자에게 눈을 아래로 내려다보라고 한다.
10. 피검사자의 윗눈꺼풀을 만질 것이라고 말한다. 엄지로 피검사자의 위속눈썹 바로 윗부분을 누르면서 눈꺼풀을 위로 당겨 올린다. 위쪽 눈알결막을 가로지르면서 검사한다.
11. 피검사자에게 먼저 왼쪽을 보라고 하고, 그 다음 오른쪽을 보라고 한다. 그러는 동안 코 쪽과 귀 쪽 눈알결막을 검사한다.
12. 필요하다면, 윗눈꺼풀을 뒤집어 윗눈꺼풀결막을 관찰한다(특수 세극등현미경 검사 부분 참조).

각막과 눈물막

13. 빛을 더 좁혀 1-3 mm의 좁은 평행육면체 모양으로 만든다. 조명부를 정면으로부터 30°에서 45° 정도 옆으로 맞춘다(그림 5-3과 5-4).
14. 배율은 중간배율로 맞춘다(16X나 20X).
15. 피검사자에게 똑바로 정면을 주시하라고 한다. 이때 조명부를 귀 쪽으로 두어, 반 헤리크법(다음의 검사과정 제19단계에서 제26단계까지 참조)을 사용하여 귀 쪽 앞방의 깊이를 보다 쉽게 측정할 수 있도록 하기 위함이다. 그 다음, 각막의 중앙부를 검사하면서 혼탁부위나 불규칙한 부위가

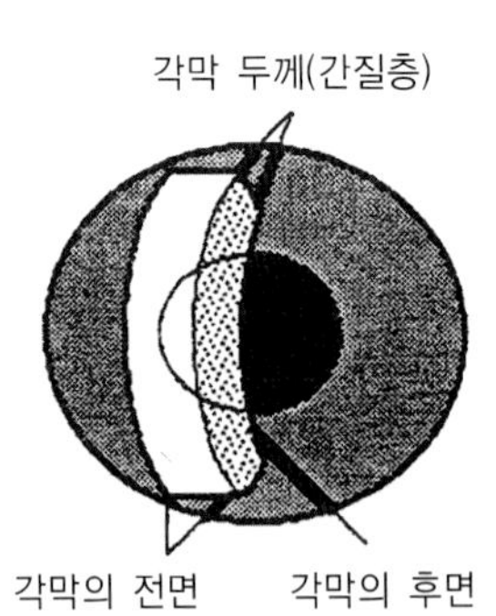

그림 5-3. 각막의 평행육면체 조명 그림. 평행육면체 조명이 정확하게 초점이 맞추어지면 3차원적 효과를 얻을 수 있다.

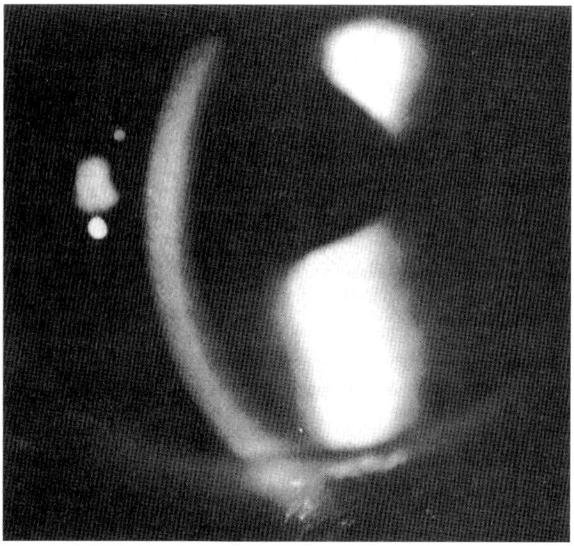

그림 5-4. 각막의 평행육면체 조명 사진.

없는지 찾아본다. 각막의 정점부에 도달하면 조명부를 반대편으로 당겨, 적당한 각도를 유지하면서 계속해서 검사를 한다. 조명부를 반대편으로 옮긴 후에도 먼저 검사한 쪽의 각막부로 다시 되돌아옴으로서 각막 중 검사를 못하고 그냥 지난치 부분이 없도록 한다. 만약 조명부를 적절하게 맞추었다면, 코 쪽 각막을 검사할 때 반 헤리크법을 사용하여 코 쪽 앞방의 깊이를 측정한다.

16. 피검사자에게 아래로 내려다보라고 한다. 피검사자의 윗눈꺼풀을 엄지로 올린 뒤, 각막의 위쪽 1/3 부분을 검사한다. 이때에도 각막의 정점에 도달하면 조명부를 반대편으로 옮겨 검사를 해야 한다는 것을 기억하고 있어야 한다.
17. 피검사자에게 위로 올려 보라고 한다. 필요하면 피검사자의 아래눈꺼풀을 검지를 사용하여 아래로 당긴다. 각막의 아래쪽 1/3 부분을 검사한다. 이때에도 각막의 정점에 도달하면 조명부를 반대편으로 옮겨 검사를 한다.
18. 만약 필요하다면 각막 내피검사도 이때 같이 시행한다.(특수 세극등현미경 검사 부분 참조)

반 헤리크법으로 앞방각 깊이 검사

만약 앞부분 검사과정에서 이 검사를 시행하지 않았다면, 여기서 앞방각 깊이를 측정한다.

19. 조명부를 피검사자가 주시하고 있는 정면에서부터 60° 귀 쪽 또는 코 쪽에 맞춘다. 다른 방법으로, 조명부를 정면에서부터 한쪽으로 30° 방향에 맞추고, 세극등현미경의 현미경부는 반대쪽으로 30° 돌린 방향에 위치시킴으로서, 결국 조명부와 현미경부 간에는 총 60°

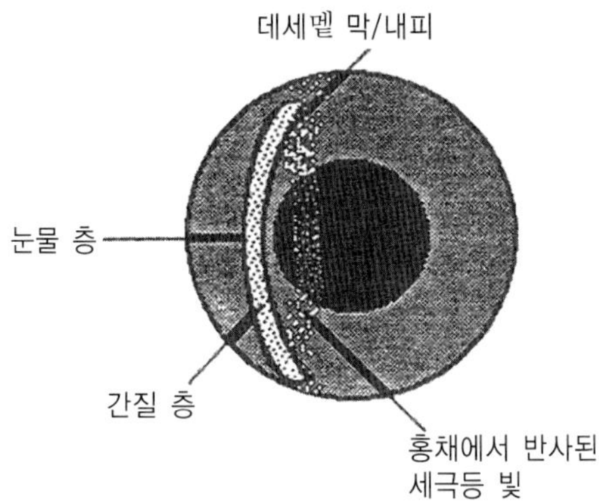

그림 5-5. 각막 광학단편의 그림

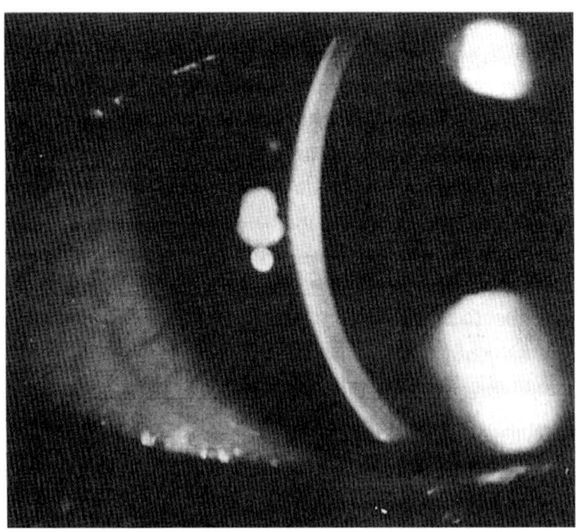

그림 5-6. 각막 광학단편 사진

각을 이루게 된다.

20. 배율은 중간배율을 유지하게 한다(16X나 20X).
21. 빛을 좁혀 광학단편으로 만든다(그림 5-5와 5-6).
22. 피검사자에게 똑바로 정면을 주시하라고 한다.
23. 각막의 귀 쪽 윤부에 빛의 초점을 정확히 맞춘다.
24. 홍채에 생긴 "그림자"의 넓이(앞방의 깊이를 의미)와 광학단편의 넓이(각막의 두께를 의미)를 비교한다(그림 5-7와 5-8).

    주의(Note) : 이 그림자는 각막에 비추어진 빛과 홍채에 비추어진 빛 사이의 실제 공간이 검은 부분으로 보이는 것으로, 광학적으로 기능하지 않는 전방의 방수를 나타낸다.
25. 만약 앞방각의 폭이 $\frac{1}{4}$: 1보다 적으면, 앞방각을 보다 정밀하게 검사하기 위해 앞방각경검사를 시행해야 한다.

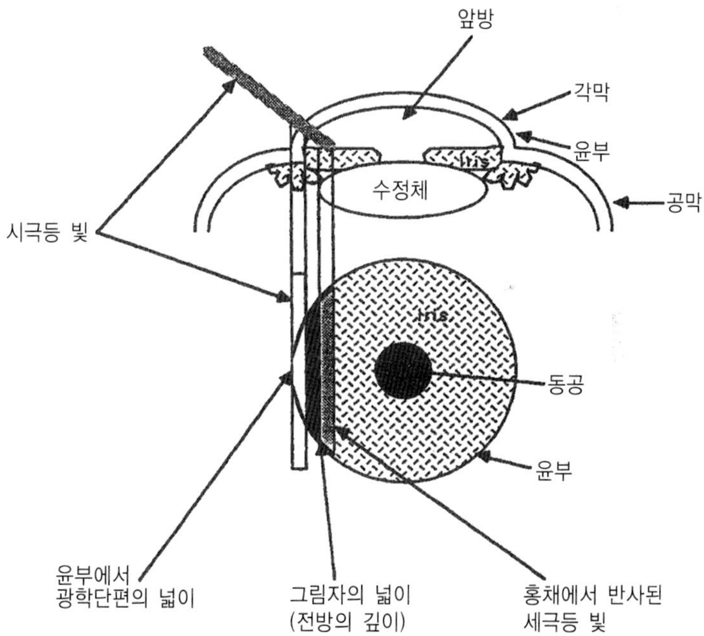

그림 5-7. 반 헤리크법으로 앞방각의 깊이를 검사하는 그림. "그림자"의 넓이 또는 검정 부분(전방의 깊이를 나타냄)과 광학단편의 넓이(각막의 두께를 나타냄)를 비교한다.

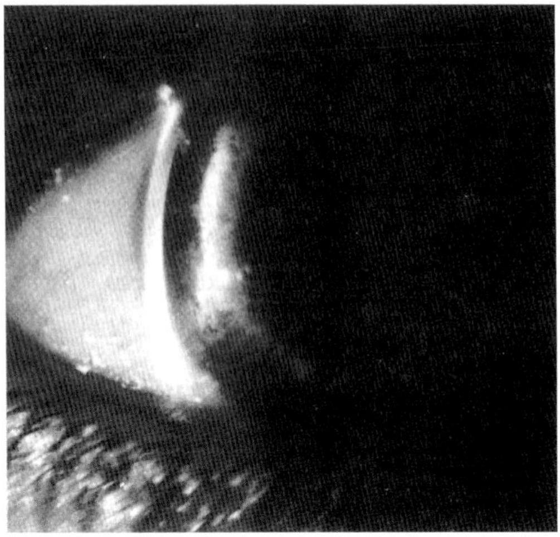

그림 5-8. 반 헤리크법으로 앞방각의 깊이를 검사하는 사진. 광학단편 빛을 각막의 귀 쪽 윤부에 비춤. "그림자"의 넓이가 광학단편의 넓이 보다 크므로, 전방의 깊이는 〉 1 : 10이다.

26. 위 검사과정 중에서 만약 현미경부를 움직였다면(검사과정 제19단계), 검사를 계속 진행하기 전에 현미경부를 다시 정면 위치로 되돌린다.

홍채

27. 빛의 폭을 넓혀 넓은 평행육면체(약 3 mm)를 만들고, 조명부를 정면으로부터 30°에서 45° 정도 옆으로 맞춘다.
28. 배율은 중간배율을 유지하게 한다(16X나 20X).
29. 피검사자에게 똑바로 정면을 주시하라고 한다.
30. 홍채표면을 따라 가로지르면서 검사하여, 불규칙한 부분이 있는지 찾아본다. 동공의 대광반사도 확인한다. 동공은 세극등 빛이 동공연에 비추어질 때 수축하게 된다.

수정체

31. 조명부의 각도를 줄여 정면으로부터 10° 에서 20° 정도 옆으로 맞춘다.

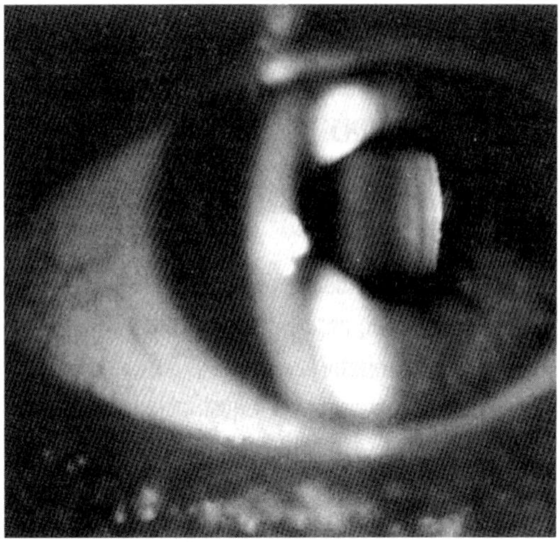

그림 5-9. 동공을 확대시키지 않은 상태에서 평행육면체 빛을 사용하여 수정체를 검사하는 사진.

32. 배율은 중간배율을 유지하게 한다(16X나 20X).
33. 빛의 폭을 좁혀 좁은 평행육면체를 만든다.
34. 세극등현미경을 서서히 피검사자 쪽으로 움직여가면서 빛이 동공을 지나 수정체의 앞쪽 면에 초점이 맞춰지게 한다(그림 5-9). 수정체의 전면을 가로지르면서 검사한다. 그 다음 세극등현미경을 피검사자 쪽으로 더 가까이 밀면서 수정체의 안쪽 조직을 검사한다. 수정체의 뒤쪽 면에 초점을 맞춘다. 수정체 내에 혼탁, 불규칙, 또는 변색된 부분이 있는지 찾아본다. 조명부를 반대쪽으로 옮겨 적당한 각도에 맞추고, 수정체의 앞쪽에서부터 뒤쪽까지 다시 검사를 한다. 만약 어떠한 혼탁이 발견되면, 세극등 빛의 폭을 좁혀 광학단편으로 만들어 수정체 내 정확한 혼탁부위의 위치(깊이)를 찾는다.

결과 기록

1. 각 눈의 결과를 따로 기록한다.
2. 검사한 눈의 각 부위를 나열하고, 부위별로 검사결과를 기록한다.

3. 모든 비정상이거나 이상소견들을 기록한다.
4. 설명을 돕기 위해 그림을 그려놓거나 사진으로 찍어놓아도 좋다.

실 례

OD(우안)		OS(좌안)
깨끗함	눈꺼풀	깨끗함
정상	속눈썹	끊어져 있다(flaky)
깨끗함	결막	아래 눈꺼풀결막에 결석
작은 혼탁, 3시 방향 윤부의 앞 간질층	각막	노년환, 아래쪽
$\frac{1}{2}$: 1	앞방각	$\frac{1}{2}$:1
편평	홍채	편평, 3시 방향에 모반(점)
투명	수정체	수정체 낭에 별모양 혼탁

세극등현미경 검사 일견표	
목 적	검 사 방 법
세극등현미경 검사 전 준비	접안렌즈의 초점을 맞춘다. PD를 맞춘다. 클릭 스톱을 체크한다. 저배율에 맞춘다.
피검사자 검사 전 준비	피검사자가 편안하도록 검사기구의 높이를 조정한다. 턱 받침대의 높이를 적절하게 조정한다.
눈꺼풀과 속눈썹 검사(scan)	확산 조명 조명부는 정면과 30도를 이루도록 맞춘다. 저배율
결막 검사(scan)	좁은 평행육면체 조명부는 정면과 30도를 이루도록 맞춘다. 저배율 눈꺼풀을 잡고 검사하기 편한 방향으로 피검사자의 시선 방향을 돌리라고 한다.
각막 검사(scan)	좁은 평행육면체 조명부는 정면과 30-45도를 이루도록 맞춘다. 중간배율 세 번을 검사한다- 각막의 위쪽, 중간 부분, 아래쪽- 눈꺼풀을 잡고 필요에 따라 피검사자의 시선 방향을 돌리라고 한다.
앞방각 깊이 검사	광학단편 조명부는 정면과 60도를 이루도록 맞춘다. 중간배율 귀 쪽 윤부에 초점을 맞춤 앞방의 깊이와 각막의 두께를 비교
홍채 검사(scan)	넓은 평행육면체 조명부는 정면과 30-45도를 이루도록 맞춘다. 중간 배율
수정체 검사(scan)	좁은 평행육면체 조명부는 정면과 20-30도를 이루도록 맞춘다. 중간 배율

특수 세극등현미경 검사(Special Slit Lamp Procedures)

다음에 나와 있는 검사법들은 기본적인 세극등현미경 검사 때 사용하는 방법들이 아니고, 특별한 경우에만 사용하는 검사방법들이다. 특수 세극등현미경 검사를 위한 검사 전 준비는 일반적인 세극등현미경 검사 때와 같다.

앞방(전방) 검사
Examination of the Anterior Chamber

검사목적 방수 내에 세포들이나 방수흐림(플레어 ; flare)이 있는지를 검사하기 위함이다.

적응증

피검사자가 호소하는 증상, 과거력, 또는 다른 검사소견들을 기초로 피검사자에게 홍채염 또는 앞포도막염이 의심되거나 배제해야 할 경우에 시행한다.

단계별 검사과정

1. 이 검사는 일반적인 세극등현미경 검사 때 맞추어 놓은 세극등의 세팅들을 다시 조작하여 맞추어야 하기 때문에, 이 검사과정은 일반 세극등현미경 검사의 마지막단계에서 시행한다.
2. 실내의 모든 불은 끈다. 검사자가 어둠에 순응될 때까지 몇 분간 기다린다.
3. 조명부를 정면에서부터 30° 정도 옆으로 맞춘다.
4. 배율을 고배율에 맞춘다(25X나 40X).
5. 빛의 폭을 좁혀 좁은 평행육면체로 만들고, 불빛의 수직 길이는 가장 짧게 맞추어 원뿔모양의 빛으로 만든다.
6. 피검사자에게 똑바로 정면을 주시하라고 하고 눈은 자유롭게 깜빡여도 된다고 한다.
7. 불빛을 동공에 비춘다. 세극등현미경을 앞뒤로 움직이면서 각막과 수정체 전면에 번갈아 가면서 초점을 맞춘다. 그 다음 각막과 수정체 사이에 초점을 맞추고, 방수 안에 세포가 있는지 또는 플레어가 있는지 여부를 확인한다.

결과 기록

1. 이 검사결과는 통상적인 세극등현미경 검사결과를 적는 란에 같이 기록하되, "앞방"란에 적는다.
2. 각 눈의 결과를 따로 적는다.
3. 만약 앞방이 깨끗하면, "세포(Cell)나 플레어(Flare) 없음" 혹은 "C나 F 없음"이라고 적는다.
4. 만약 앞방이 깨끗하지 않으면 관찰된 대로 적는다. 앞방 내 세포의 수나 플레어의 정도는 1등급에서 4등급까지로 등급을 매기거나, 소량, 중간, 또는 많음 등으로 표기한다. 또한 앞방 안에 있는 세표의 수로 기록해도 된다.

실 례

1. OD(우안)		OS(좌안)
세포나 플레어 없음	앞방	중간정도 플레어, 세포 없음
2. OD		OS
플레어 2+ 등급 세포 소량	앞방	깨끗함, C나 F 없음

윗눈꺼풀 반전술
Eversion Of The Upper Lid

검사목적 윗눈꺼풀결막의 검사를 위함이다.

적응증

모든 콘택트렌즈 착용자나 앞으로 콘택트렌즈를 착용하고자 하는 피검사자들에 있어서 눈꺼풀결막의 기본적인 검사가 필요할 때. 피검사자의 눈이 충혈되어 있거나, 피검사자가 호소하는 증상, 과거력, 또는 다른 검사소견들을 종합해 볼 때 윗눈꺼풀에 이물질이 되어 있는 것이 의심될 때 시행한다.

추가로 검사에 필요한 기구들

1. 소독된 면봉

주의(Note) : 이 검사를 시행하기 전에 검사자는 손을 깨끗이 씻었는지 다시 확인한다.

단계별 검사과정

1. 피검사자 앞에 세극등현미경을 맞추고, 피검사자에게 아래로 내려보라고 한다.
2. 피검사자 윗속눈썹 바로 위 또는 눈꺼풀테 부분을 검사자의 엄지와 검지로 잡는다. 부드럽게 윗눈꺼풀을 아래쪽으로 당기면서 눈에서 눈꺼풀이 떨어지도록 한다.
3. 눈꺼풀을 잡고 있지 않은 손으로, 소독된 면봉을 윗눈꺼풀판(tarsal plate)의 제일 위쪽 경계부위 중앙에 댄다. 다른 방법으로는 검지와 중지를 면봉대신 사용하기도 한다.
4. 한 손으로 면봉을 지그시 누르는 동안 한 손은 눈꺼풀을 앞으로 당기면서 위로 뒤집는다. 일단 윗눈꺼풀이 뒤집히면, 검사자의 엄지나 검

지를 사용하여 뒤집힌 눈꺼풀을 안와 상연에 단단히 밀착시킨다.

5. 면봉을 빼내고 세극등현미경을 다시 위치시켜 윗눈꺼풀결막을 관찰한다. 조명부를 정면에서부터 30° 정도 옆으로 맞추고, 빛은 넓은 평행육면체 모양으로 비춘다.
6. 윗눈꺼풀결막을 가로지르면서 부어올라와 있거나 함몰되어 있거나, 이물질이 있는지, 또는 충혈되어 있는 부위가 있는지를 검사한다.

결과 기록

1. 이 검사결과는 세극등현미경 기록항목 중 "눈꺼풀결막"란에 기록한다.
2. 각 눈의 결과를 따로 기록한다.
3. 기록할 때 눈꺼풀을 뒤집어 보았다고 하는 말을 굳이 적을 필요는 없다. 윗눈꺼풀결막을 검사했다는 것만으로 피검사자의 눈꺼풀을 뒤집어 보았다는 것을 알 수 있다.

각막 또는 결막의 생체염색
Corneal or Conjunctival Staining

검사목적 각막 또는 결막 상피의 이상 유무를 검사하기 위함이다.

적응증
세극등현미경 검사에서 각막상피가 손상되었다고 의심될 때 안과용 염색약을 사용해 검사한다. 이 검사는 또한 각막 질환의 증상을 호소하거나 각막 질환의 소견이 보일 때에도 시행한다.

추가로 검사에 필요한 기구들
1. 플루레신 용지
2. 로즈뱅갈(Rose bengal) 또는 리사민 그린(lissamine green) 용지
3. 멸균 생리식염수

주의(Note) : 리사민 그린과 로즈뱅갈은 비슷한 염색 모양을 보인다. 그러나 리사민 그린으로 염색할 때 덜 따갑거나 덜 자극적이며 그리고 대부분의 피검사자에게서 로즈뱅갈 염색보다 더 쉽게 견딘다.

단계별 검사과정

1. 플루레신 용지의 끝부분을 멸균 생리식염수 한 방울로 적신다.
2. 피검사자에게 왼쪽 또는 오른쪽을 보라고 한다. 그림 5-10에서 보듯이, 아래눈꺼풀을 아래로 잡아당기면서 젖어있는 플루레신 용지의 끝부분을 피검사자의 귀 쪽 눈알결막에 닿도록 접촉시킨다. 이때 만약 피검사자가 용지의 접촉에 의해 눈을 깜빡거리게 되더라도, 이 용지가 각막을 스쳐 지나가지 않도록 주의한다.
3. 피검사자에게 몇 번 깜빡거리라고 해서 염색약이 각막과 결막표면 전체에 고르게 퍼지도록 한다.

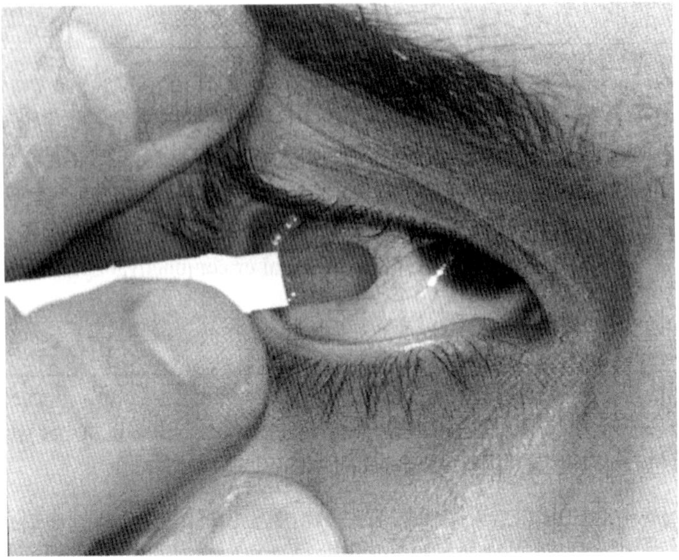

그림 5-10. 피검사자의 눈을 플루레신으로 염색하는 사진. 피검사자가 코 쪽을 주시하고 있는 상태에서, 검사자는 윗눈꺼풀을 고정시키고, 아래눈꺼풀을 아래로 잡아당기면서 젖어있는 플루레신 용지의 끝부분을 피검사자의 귀 쪽 눈알결막에 접촉시킨다.

4. 피검사자를 다시 세극등현미경 앞에 위치시킨다.
5. 조명부를 정면에서부터 30° 정도 옆으로 맞추고, 빛은 넓은 평행육면체 모양으로 비춘다. 배율은 중간배율로 맞춘다.
6. 만약 플루레신 용액을 사용하여 검사하는 경우에는 코발트블루 필터를 사용한다. 로즈뱅갈 또는 리사민 그린 용액을 사용하는 경우에는 필터를 사용하지 않고 검사를 한다.
7. 각막과 결막을 가로지르면서 염색되어 보이는 부분이 있는지를 살펴본다. 플루레신 염색 하에 코발트불루 필터로 검사하면 염색된 부분은 밝은 녹색으로 보인다. 로즈뱅갈 염색 하에서 백색 불빛으로 검사하면 염색부위는 진한 핑크색으로 보인다. 리사민 그린 염색 하에서 백색 불빛으로 검사하면 염색부위는 엷은 녹색으로 보인다.

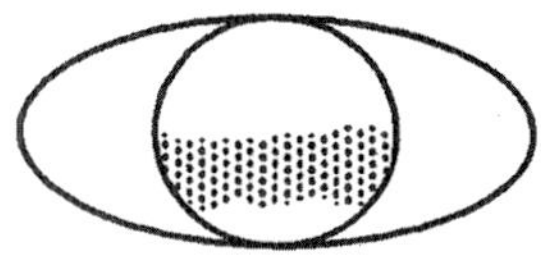

그림 5-11. 각막의 눈꺼풀틈새 부위에 중등도 정도의 각막 짓무름을 나타내는 그림. 이런 모양의 염색은 일반적으로 건성안에서 흔히 볼 수 있는 소견이다.

8. 염색된 부위와 모양을 주의 깊게 관찰한다. 최근 들어 눈의 염색된 위치와 정도에 따라, 손상된 정도의 평가와 등급을 판정하는데 도움이 되는 많은 사진으로 된 표준 기준과 표준 세트가 있다. 검사자가 임상에서 같은 환자를 반복검사하거나 또는 다른 환자들을 검사할 때 관찰된 염색의 모양과 정도를 판단할 때에는 항상 위의 표준기준 중에서 선택하여 판정할 것을 권고한다.

결과 기록

1. 이 검사의 결과 값은 세극등현미경 기록항목 중 "각막" 또는 "결막"란에 기록한다.
2. 각 눈의 결과를 따로 기록한다.
3. 사용한 염색약의 종류를 기록한다.
4. 만약 검사결과가 정상이면, "염색된 부위 없음(no staining)"이라고 적는다. 만약 염색된 부위가 있으면, 염색의 부위와 모양을 기록한다. 그림으로 그리면 더욱 도움이 된다(그림 5-11).

실 례

1. OD		OS
로즈뱅갈 용액에 의해 염색된 부위 없음	각막	아래쪽 각막에 로즈뱅갈용액에 의한 작은 점상염색
2. OD		OS
각막중심부의 넓은 부위에 걸쳐 융합성염색이 플루레신 염색에서 보인다.	각막	플루레신 용액에 의해 염색된 부위 없음

경면반사법
Specular Reflection Technique

검사목적 각막내피를 검사하기 위함이다.

적응증

다른 검사에서 각막내피 기능의 이상이 의심될 때 시행한다.

단계별 검사과정

1. 빛을 폭을 중간넓이 평행육면체로 맞춘다.
2. 배율은 중간배율로 맞춘다.
3. 조명부를 정면에서부터 30° 정도 옆으로 맞추고, 각막에 평행육면체 빛의 초점을 맞춘다.
4. 조이스틱을 이용하여 세극등현미경의 위치를 조정하고 조명부의 각도를 바꿔서 각막에서 반사되는 빛과 세극등현미경의 빛이 서로 교차되도록 한다. 이 때의 입사광과 반사광의 각도는 서로 같다. 이 위치를 정확하게 찾았다면, 검사자는 피검사자의 각막 표면에서 밝게 빛나는 빛(bright glare)을 보게 된다. 이는 한쪽 눈으로 볼 때에만 볼 수 있다.
5. 배율을 올려 가장 고배율로 맞춘다(25×나 40×).
6. 세극등현미경의 초점을 맞추어 피검사자 각막내피에 정확히 초점이 맞추어 지도록 한다. 정확히 초점을 맞추는 것이 중요하다. 내피세포들의 모자이크 패턴을 관찰한다(그림 5-12).
7. 다른 부분들의 내피를 관찰하기 위해서는, 전체 세극등현미경을 움직인 후 조명부를 다시 조정해야 한다.

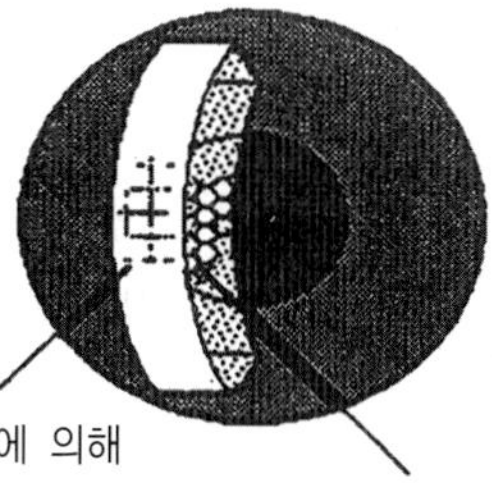

그림 5-12. 경면반사법으로 각막내피를 검사하는 그림. 고배율(25×나 40×)을 사용하며, 평행육면체 빛의 뒤쪽에서 각막내피세포의 모자익 패턴을 관찰할 수 있다.

결과 기록

1. 이 검사의 결과는 세극등현미경 기록항목 중 "각막"란에 기록한다. 경면반사법을 사용해서 검사했다고 기록할 필요는 없다.
2. 각 눈의 결과를 따로 기록한다.

공막산란법
Sclerotic Scatter Technique

검사목적 각막의 부분적 부종이 있는지 여부를 검사하기 위함이다. 하드 콘택트렌즈에 의해 발생한 각막 부종의 일차적 검사로 공막산란법을 시행한다.

적응증

이 검사는 모든 하드 콘택트렌즈(RGP)를 착용하는 사람들에게 적용된다. 이 검사는 검사시행 바로 직전에 콘택트렌즈를 뺀다, 그 이유는 렌즈를 빼면 부종이 바로 사라질 수 있기 때문이다.

단계별 검사과정

1. 빛을 좁은 평행육면체 모양으로 만든다.
2. 세극등현미경을 한 쪽으로 밀어서 세극등현미경을 통하지 않고 나안으로 피검사자의 시선을 따라 각막을 직접 볼 수 있도록 한다.
3. 빛을 좁은 평행육면체로 맞추고 조명부를 대략 피검사자의 시선으로부터 45° 방향에 맞춘다.
4. 피검사자의 귀 쪽 각막윤부에 빛의 초점을 맞춘다. 빛이 정확하게 맞추어졌다면, 코 쪽 각막윤부에서 빛의 달무리를 볼 수 있다(그림 5-13과 5-14).
5. 동공부의 어두움을 배경으로 피검사자의 각막을 살펴보아, 혼탁해 보이는 부분이 있는지를 살펴본다.

결과 기록

1. 이 검사의 결과는 세극등현미경 기록항목 중 "각막"란에 기록한다. 공막산란법을 사용해서 검사했다고 기록할 필요는 없다.
2. 각 눈의 결과를 따로 기록한다.
3. 각막의 국소적인 부종 때문에 흐릿하게 보이는 각막부분은 중심각막혼탁

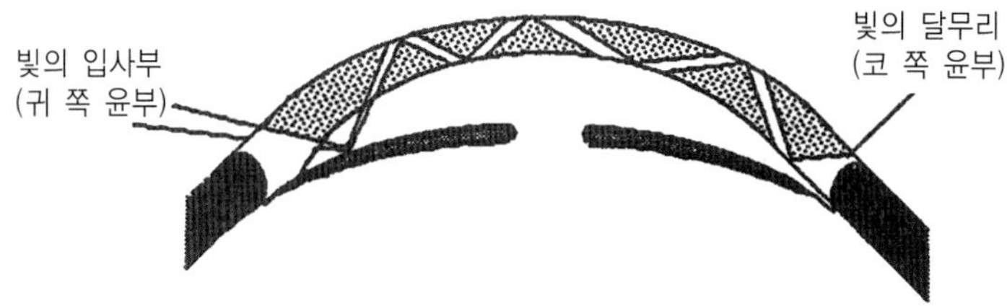

그림 5-13. 공막산란법 그림. 빛이 각막 속을 통과하는 경로를 보여준다. 만약 각막이 투명하다면, 귀 쪽 윤부를 통해 각막으로 들어온 빛은 전반사 되어 코 쪽 윤부를 통해 나오게 되어 코 쪽 윤부에서 빛을 내게 된다. 만약 각막에 부종이나 혼탁이 있다면, 빛은 반사되는 대신 산란되어 각막에 안개처럼 뿌연 부위가 관찰된다.

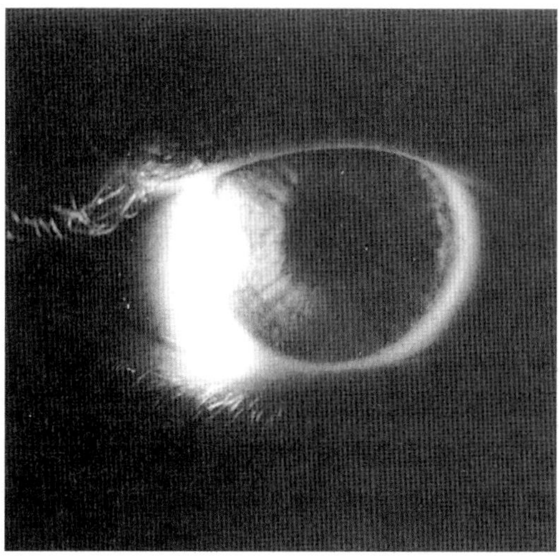

그림 5-14. 공막산란법 사진. 평행육면체 빛을 귀 쪽 윤부에 맞춘 상태에서 코 쪽 윤부에서 빛의 달무리가 관찰된다.

(central corneal clouding ; CCC)이라고 적는다. 이는 정도에 따라 1에서부터 4까지 등급을 나누거나, 최소, 중간, 최대로 나누기도 한다.

실 례

OD		OS
부종 없음	각막	1+ 등급 CCC

안약 점안법
Installation of Drops

검사목적 피검사자의 동공을 확대시키거나 또는 각막을 마취시키기 위한 목적으로 물약의 형태로 만들어진 안약(점안액)을 자주 사용한다. 다른 치료목적으로 사용되는 물약 형태로 만들어진 약제들도 같은 방법으로 사용(점안)한다.

검사에 필요한 기구들

1. 안약이 들어 있는 약병
2. 종이티슈

검사 전 준비

1. 피검사자를 앉히고 티슈를 준비한다.
2. 실내를 약간 어둡게 하면 눈물분비를 줄일 수 있다.

단계별 검사과정

1. 피검사자에게 안약을 넣을 것이라고 미리 말해주고 안약이 약간 따가울 수 있다고 설명해준다. 만약 동공확대제를 점안할 경우라면 피검사자에게 점안 후에 나타날 수 있는 부작용에 대해 미리 설명해 주어야 한다. 그 다음 피검사자의 동의를 얻고 검사를 시작한다.
2. 개봉한 약병의 뚜껑은 손바닥으로 잘 감싸서 뚜껑의 내부가 오염되지 않도록 뚜껑의 안쪽은 만지지 않도록 주의한다. 안약병은 검사자 우세수(dominant hand)의 엄지와 검지로 잡는다.
3. 피검사자에게 머리를 뒤로 젖히고 천장을 보라고 한다. 필요한 경우 주시할 수 있는 타겟을 정해준다.
4. 병뚜껑을 잡고 있는 쪽 손의 가운데 손가락이나 반대쪽 손의 검지로 피검사자 오른쪽 눈의 아래눈꺼풀을 그림 5-15에서 보는 것처럼 지

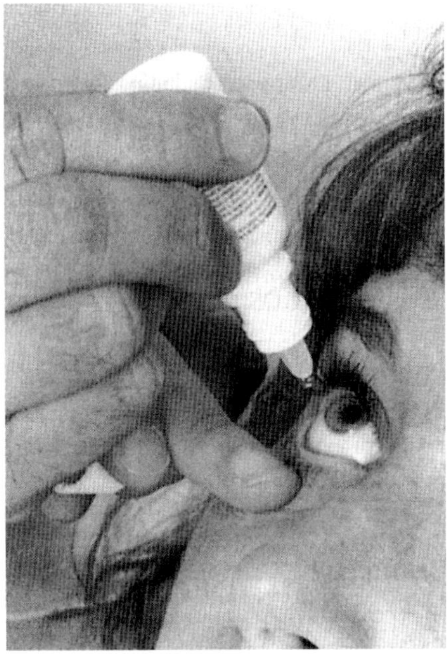

그림 5-15. 피검사자의 우안에 안약을 점안하는 사진. 피검사자는 위쪽을 주시하고, 검사자가 아래 눈꺼풀을 아래쪽으로 당겨 아래 결막낭에 안약을 점안할 때 수용할 수 있는 충분한 공간을 만들어 준다.

그시 아래쪽으로 당긴다. 이렇게 하면 아래 결막낭에는 안약을 점안했을 때 수용할 수 있는 충분한 공간이 만들어지게 된다. 경우에 따라, 아래눈꺼풀을 당긴 상태에서 윗눈꺼풀도 같이 잡고 있어야 할 때가 있다. 이 경우, 한쪽 손으로는 눈꺼풀들을 잡고 다른 손으로는 약병을 잡고 있는다.

5. 안약병의 끝부분은 피검사자가 눈을 깜빡여도 속눈썹에 닿지 않을 정도의 거리까지 가깝게 가져간다(1-2 cm).
6. 약병을 가볍게 눌러 한 방울의 안약만이 아래 결막낭에 들어가도록 점안한다.
7. 좌안에도 점안이 필요한 경우 검사과정 제3단계에서부터 제6단계까지를 좌안에서도 반복한다.

8. 피검사자에게 눈을 감도록 한 후 넘쳐 흘러나온 안약은 티슈로 닦아 낸다.
9. 만약 점안을 위한 눈꺼풀을 충분히 벌리기가 어려운 상태라면(예 ; 어린이), 다음과 같은 방법으로 하면 된다.
   1) 피검사자의 눈을 벌리려고 하지 말고, 자연스럽게 눈을 살짝 감고 있으라고 한다.
   2) 피검사자를 똑바로 눕힌다.
   3) 안약 두 방울을 아래, 윗눈꺼풀이 만나는 내측눈구석부위에 떨어뜨린다.
   4) 피검사자에게 눈을 천천히 뜨라고 한다. 피검사자 눈물의 정수압(hydrostatic pressure)이 안약을 눈 안으로 빨아들여, 눈에 작용을 나타낼 수 있는 충분한 양의 약이 흡수된다.

결과 기록

사용한 안약의 종류와 이름, 농도, 각 눈에 점안한 양, 그리고 시간을 기록한다.

실 례

1. 1% 트로픽아미드 1방울을 점안하여 동공을 확대시킴, 2.5% 페닐에프린 1방울을 OD에만 점안, @ 오전 9:45분
2. 1% 시클로펜톨레이트를 OD와 OS 모두에 한 방울씩 점안, @ 오전 11시35분

앞방각경검사
Gonioscopy

검사목적 앞방각을 관찰하고 평가하기 위함이다.

적응증

앞방각경 검사는 반 헤리크법에 의한 검사에서 앞방각이 $\frac{1}{4}$: 1 이하로 좁아졌다고 판단될 때, 동공을 확대시키기 전에 시행한다. 다른 적응증들로는, 녹내장이 있거나 개방각 또는 폐쇄각 녹내장이 의심될 때, 홍채에 신생혈관이 있거나 녹내장과 관련된 증후군(색소분란 증후군 ; pigment dispersion syndrome 또는 거짓비늘 증후군 ; pseudoexfoliation syndrome)이 있는 경우, 좌상을 받은 과거력이 있거나 다른 홍채질환 등이 의심될 때에도 시행한다. 금기증으로는 각막에 천공상이 있거나 또는 전방출혈이 있을 때이다.

검사에 필요한 기구들

1. 소독된 골드만삼면경 또는 사면 거울 앞방각경
2. 세극등현미경
3. 앞방각경 검사용 짐탄액 또는 다른 고점탄성 윤활제
4. 국소 마취제(예 ; 0.5% 프로파라카인)
5. 멸균 생리식염수

주의(Note) : 여러 종류의 간접(거울) 앞방각경들이 사용되며, 이들은 크기, 모양, 그리고 붙어있는 거울의 개수가 다르다. 제일 흔하게 사용되는 것은 골드만삼면경이다. 그 이유는, 이 렌즈를 사용하면 앞방각의 구조뿐 아니라 망막 전체를 검사할 수 있기 때문이다. 여기에서 설명하는 검사방법은 삼면경을 사용한 검사과정을 주로 하였으나, 거울의 개수가 다른 렌즈이거나, 어떤 종류의 간접 앞방각경을 사용하여 검사를 하더라도 적용할 수 있다.

검사 전 준비

1. 피검사자와 검사자 모두에게 편하도록 세극등현미경을 조정한다.
2. 접안렌즈의 초점을 맞추며, PD를 맞추고, 모든 필터를 제거한다. 배율을 가장 낮은 배율에 맞춘다.
3. 세극등현미경 불빛(Slit beam)을 중간넓이 평행육면체로 맞추고 세극등현미경의 조명부를 피검사자의 정면 위치(0도)에 맞춘다.
4. 앞방각경의 오목한 면에 검사용 점탄액 2-3방울을 떨어뜨려 채운다. 점탄액 안에 공기방울이 생기지 않도록 주의 한다. 병에서 짜낸 점탄액의 첫 방울은 티슈에 짜 버린다. 점탄액병을 보관할 때에는 병을 거꾸로 세워 놓는다.
5. 피검사자 눈의 앞부분을 세극등현미경으로 검사하여 앞방각경검사의 금기증, 즉 심한 각막 외상이나 눈의 전염질환에 의한 충혈 등이 있는지 여부를 확인한다.
6. 피검사자 각막에 점안용 국소마취제를 한 방울 점안한다. 만약 양안을 모두 검사해야 하는 경우, 국소마취제는 검사 시작하기 전에 양안 모두에 점안한다.

단계별 검사과정

골드만삼면경 삽입법(Insertion of 3-Mirror Lens)

1. 피검사자를 세극등현미경앞에 위치시킨다. 턱 받침대를 약간 내려서, 피검사자 눈의 외측눈구석이 이마받침대를 지지하고 있는 기둥에 표시되어 있는 선보다 약간 아래에 위치하도록 한다. 이렇게 맞추어 놓으면, 앞방각경 거울이 위쪽으로 놓였을 때, 세극등 빛이 거울에 비추어 지게 된다.
2. 검사자는 삼면경을 우세수(dominant hand)의 엄지와 검지로 잡고, 삼면경 렌즈가 피검사자의 눈에 닿도록 하여 엄지손톱 모양의 거울이 12시 방향에 오도록 맞춘다.
3. 피검사자에게 내려다보라고 하면서, 비우세수(nondominant hand)로는 피검사자의 윗눈꺼풀을 단단히 잡는다.

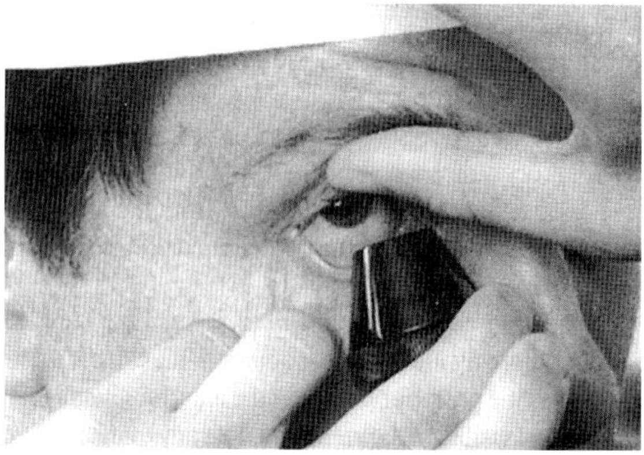

그림 5-16. 앞방각경을 눈에 삽입하는 사진. 검사자의 오른쪽 손으로 피검사자의 윗눈꺼풀을 잡는다. 피검사자의 아래 눈꺼풀은 검사자 왼쪽 손(렌즈를 잡고 있는 손)의 넷째 손가락을 사용하여 아래쪽으로 당긴다.

4. 피검사자에게 위를 쳐다보라고 하면서 삼면경을 들고 있는 쪽 손의 중지나 무명지로 아래눈꺼풀을 아래로 잡아당긴다. 동시에 윗눈꺼풀을 안와 상연에 단단히 밀착시킨다.
5. 삼면경경의 아래쪽 테두리를 아래 결막낭에 삽입한다(그림 5-16). 삼면경을 그림 5-17에서 보듯이 눈 전체에 렌즈가 밀착될 때까지 눈 쪽으로 렌즈를 민다. 골드만삼면경의 중심렌즈(central lens)를 통해 렌즈가 안구에 닿을 때가 언제인지를 확인한다.
6. 피검사자가 정면을 똑바로 주시할 때까지 천천히 아래로 내려다보라고 한다. 서서히 피검사자의 눈꺼풀을 놓는다. 검사하는 동안 렌즈를 잡고 있으나, 렌즈가 피검사자의 각막을 밀지 않도록 주의해야 한다.
7. 엄지손톱 모양의 거울이 12시 방향에 위치해 있는지를 확인한다. 만약 12시 방향에 있지 않으면 이 위치에 오도록 렌즈를 돌린다. 이렇게 맞추어 놓으면 아래쪽 앞방각을 먼저 관찰할 수 있다. 일반적으로 아래쪽 앞방각이 가장 넓게 열려있고 색소도 많으므로, 앞방각의 구조를 관찰하기가 가장 쉽다.

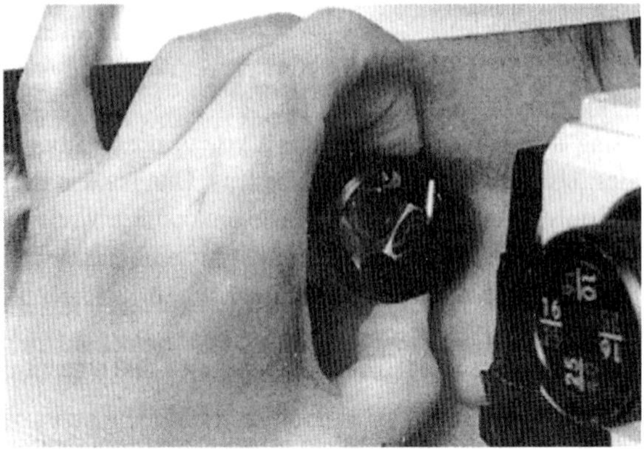

그림 5-17. 검사를 위해 앞방각경이 삽입되고 눈에 위치한 사진. 렌즈는 피검사자의 얼굴과 평행하게 잡고, 앞방각을 검사하기 위한 거울(엄지손톱 모양)이 12시 방향에 위치하도록 맞추어 아래 쪽 방향(5-7시 방향)의 앞방각을 검사한다.

사면-거울 앞방각경 삽입법(Insertion of 4-Mirror Gonioscopy lens)

1. 피검사자를 세극등현미경에 맞춘다. 턱 받침대를 약간 내려서, 피검사자 눈의 외측눈구석이 이마받침대를 지지하고 있는 기둥에 표시되어 있는 선보다 약간 아래에 위치하도록 한다. 이렇게 맞추어 놓으면, 앞방각경 거울이 위쪽으로 놓였을 때, 세극등 빛이 거울에 비추어 지게 된다.
2. 검사자는 앞방각경을 엄지와 검지로 잡거나 또는 렌즈의 손잡이를 잡고 있는다.
3. 피검사자에게 정면을 똑바로 주시하라고 한다.
4. 앞방각경을 부드럽게 각막위에 밀착시킨다, 이때 거울들은 3시, 6시, 9시, 그리고 12시 방향에 맞추도록 한다. 렌즈가 각막과 계속 밀착된 상태로 있어야 하나 각막을 힘주어 눌러서는 안 된다.

앞방각의 관찰

8. 접안렌즈의 바깥쪽에서 보면서 세극등의 수직 빛이 12시 방향에 위치한 앞방각경 거울에 맞추어 지도록 한다.
9. 접안렌즈를 통해 들여다보면서, 앞방각 구조에 초점을 맞춘다. 일단

앞방각에 초점이 맞추어지면 세극등 빛의 폭을 넓히거나 배율을 증가시켜 검사자의 시야를 좋게 만든다. 만약 거울이나 렌즈에 의한 반사로 인해 검사자의 시야가 방해를 받게 되면, 조명부를 약간 움직여서(5~10° 정도) 빛의 반사를 제거한다.

10. 앞방각의 검사는 동공에서부터 시작한다. 홍채를 관찰하면서, 융기된 부분이 있는지 또는 다른 이상소견이 있는지 유무를 검사한다. 홍채의 종지부가 어딘지를 자세히 검사한다. 이 부분이 앞방각의 뒤쪽 경계부이다. 앞방각에서 관찰할 수 있는 구조들을 살펴보고, 비정상 소견이나 이상 소견이 없는지 확인한다(그림 5-18).
11. 만약 앞방각의 구조물들을 관찰하기가 어려우면, 빛의 넓이를 좁혀 광학단편으로 맞추고, 조명부의 각도도 20° 정도로 넓힌다. 이 빛은 각막의 돔(dome)형 구조를 따라 두 개의 초선으로 나타나나, 그림

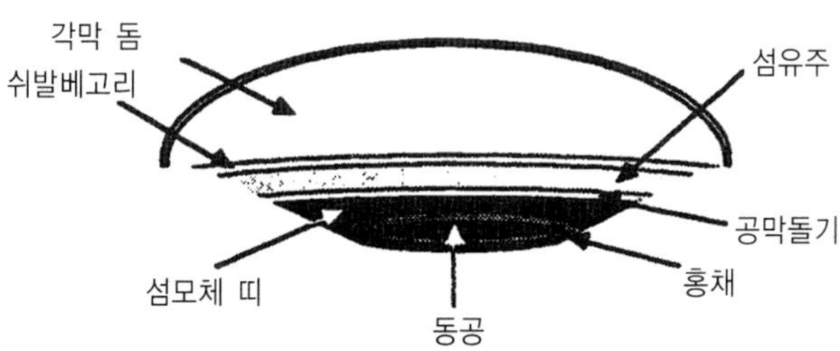

그림 5-18. 앞방각경 거울을 통해 관찰되는 앞방각 구조들의 그림. 섬모체 띠가 제일 뒤쪽에서 관찰되므로, 이는 광우각임을 의미한다.

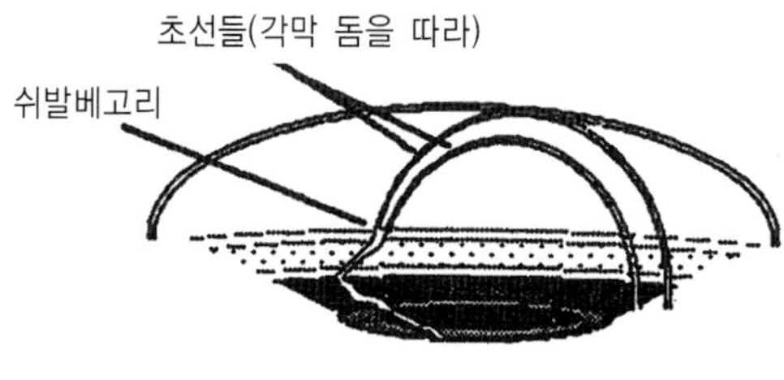

그림 5-19. 초선들을 사용하여 쉬발베고리의 위치를 찾는 그림. 빛을 광학단편으로 맞추고, 조명부의 각도를 20° 정도에 맞추면 각막 돔을 따라 두 개의 초선을 볼 수 있다. 이 두 선은 쉬발베고리에서 하나로 합쳐진다. 광학단편 빛은 쉬발베고리를 지나고 나면 약간 휘어진다는 것을 알 수 있다.

5-19에서 보듯이 쉬발베고리(Schwalbe's line)에서 서로 교차하여 하나로 합쳐진다. 쉬발베고리는 실제로 약간 돌출되어 있는 구조이므로, 광학단편의 빛이 이 구조물을 지날 때 약간 휘어진다는 것을 검사자는 알아야 한다.

12. 만약 골드만삼면경으로 검사하고 있다면 렌즈를 90° 돌려 3시 또는 9시 방향의 앞방각 중 하나를 관찰한다. 렌즈를 돌릴 때에는 두 손을 사용한다. 한 손은 렌즈를 단단히 잡고 안구에 계속 밀착되어 있도록 하고, 다른 손을 사용하여 렌즈를 돌린다. 만약 사면-거울 앞방각경을 사용하는 경우, 렌즈를 돌릴 필요는 없고, 다만 관찰하고자 하는 앞방각의 위치에 따라 세극등을 움직여 빛을 적절한 위치의 거울에 맞추어 검사한다.
13. 세극등의 빛을 수평방향으로 돌려 검사과정 제9단계에서부터 제11단계까지를 반복한다.
14. 만약 삼면경을 사용하는 경우, 렌즈를 90° 씩 두 번 더 돌려, 360° 전체 앞방각을 모두 관찰한다. 매번 렌즈를 돌릴 때마다 세극등 빛의 방향도 돌려 거울의 위치와 상응하도록 맞춘다. 거울이 위쪽이나 아래쪽에 맞추어져 있을 때 빛의 방향은 수직으로 맞추고, 거울이 코쪽이나 귀 쪽에 위치하고 있으면 세극등 빛의 방향은 수평으로 맞춘다. 만약 사면-거울 앞방각경을 사용하는 경우에는, 관찰하고자 하는 앞방각의 위치에 따라 세극등을 움직여 빛을 적절한 위치의 거울에 맞추어 검사하면 된다.

앞방각경 제거

15. 피검사자에게 이마를 이마받침대에 밀착시키고 있도록 상기시키고, 위쪽 또는 코 쪽으로 천천히 쳐다보라고 한다.
16. 1) 만약 사면-거울 앞방각경을 사용했다면, 눈으로부터 렌즈를 앞으로 당겨 빼면 된다.
    2) 만약 골드만삼면경을 사용했다면, 렌즈를 한 손으로 가볍게 잡는다. 다른 손 검지로 렌즈가 닿아있는 아래눈꺼풀부위를 지그시 누르면서, 렌즈로 공막을 아래위로 눌러 주어 렌즈와 각막 사이

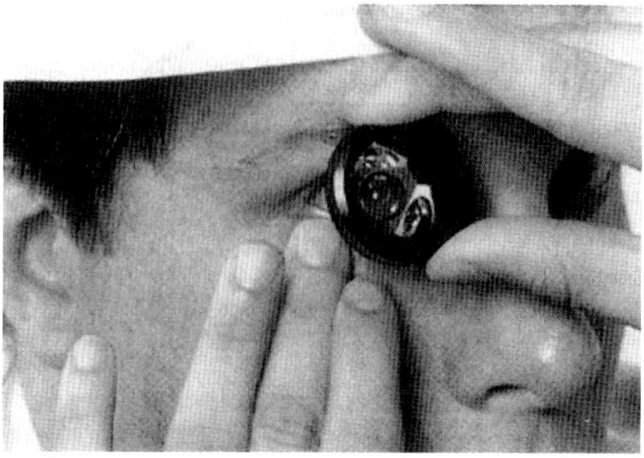

그림 5-20. 앞방각경을 제거하는 사진. 피검사자는 위쪽을 주시하고, 검사자는 피검사자의 아래 눈꺼풀을 렌즈의 아래쪽 끝부분과 접해있는 공막부를 향해 누르면서 렌즈를 제거한다.

의 밀착된 부분에 공간을 만들어 준다. 렌즈를 그냥 각막으로부터 당겨 빼서는 안 된다(그림 5-20).

17. 만약 앞방각경 검사용 점탄액을 사용했다면, 렌즈에 묻은 점탄액을 티슈로 닦아낸다. 이 렌즈는 하드콘택트렌즈 크리너로 닦고 Disease Control(CDC) 가이드라인에 의거해 소독한다.
18. 만약 앞방각경 검사용 점탄액을 사용했다면, 피검사자의 눈을 멸균 생리식염수로 부드럽게 세척하여 점탄액을 씻어낸다. 점탄액이 눈에 남아있게 되면 안구에 자극을 일으킬 수 있기 때문이다.

결과 기록

1. 큰 "X"자를 적는다. 이 X자 중 각 부분은 앞방각의 각각 1/4 부분을 의미한다.
2. 각 부분에, 앞방각의 가장 뒤쪽에서 보이는 구조들을 기록한다.
3. 다음의 약어들을 사용한다.
   1) 섬모체띠(CBB) : Ciliary Body Band
   2) 공막극(SS) : Scleral spur
   3) 섬유주(TM) : Trabecular meshwork

4) 쉬발베고리(SL) : Schwalbe's line

앞방각 각도의 깊이에 따라 0에서부터 4까지 등급을 나누는 분류법을 사용한다. 그러나 이러한 등급 분류법은 표준화되어 있지 않고 혼란을 초래할 수 있다.

3. 각 사분구역에 이상 소견 또는 비정상 소견들을 기록한다. 섬유주의 색소침착 정도도 0에서부터 4까지 등급을 나누며, 0은 무색소이고, 4는 심하게 색소침착이 된 것이다.
4. 앞방각경 검사에서 거울을 통해 관찰된 상은 뒤집힌 상이라는 것을 기억하고 있어야 한다. 따라서 기록할 때 해부학적 위치를 정확하게 기록해야 한다.

실 례

앞방각경 검사 소견을 기록하는 실례로 그림 5-21과 같다.

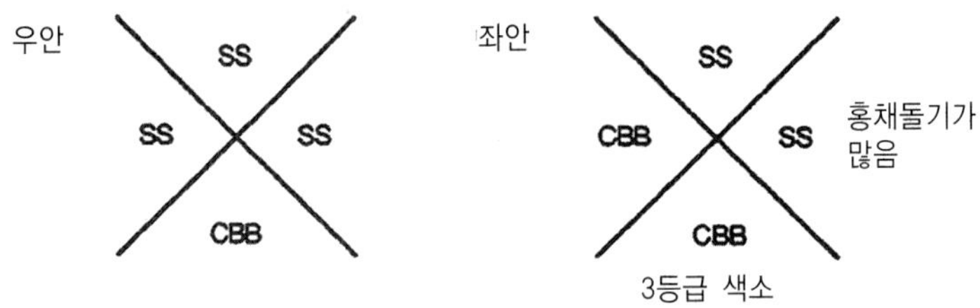

그림 5-21. 앞방각경의 검사소견 기록. 앞방각의 각 1/4 부분에서 맨 뒤쪽에 보이는 구조를 약어로 표시한다. 비정상 소견이나 일반적이지 않는 변형들(색소, 홍채돌기)도 검사된 각 1/4부분에 기록한다.

앞방각경 검사 일견표	
목 적	검 사 방 법
세극등현미경 검사 전 준비	접안렌즈의 초점을 맞추고, PD를 맞춘다. 저배율 조명부는 정면을 향하도록 0도에 맞춘다. 중간넓이 평행육면체
앞방각경 검사 전 준비	앞방각경의 오목 면에 검사용 점탄액 2-3 방울을 떨어뜨려 채운다.
피검사자 검사 전 준비	눈의 앞부분 검사(scan) 국소마취제 점안
앞방각경 렌즈 삽입	우세수(dominant hand)로 렌즈를 잡는다. 피검사자의 아래, 위 눈꺼풀을 잡는다. 렌즈의 아래 끝부분을 아래 결막낭에 삽입한다. 렌즈를 돌리면서 각막에 닿도록 한다. 피검사자는 정면을 주시한다. 눈꺼풀을 놓는다.
앞방각 관찰	앞방각경의 거울을 12시 방향에 위치시킨다. 세극등 빛을 거울에 맞춘다. 앞방각 구조에 초점을 맞추고, 필요하면 배율을 올린다. 거울을 90도 돌린다, 세극등 빛도 돌리고, 초점을 맞춘다. 거울을 360도 돌리면서, 모든 방향에 초점을 맞추어 검사한다.
앞방각경 제거	피검사자는 위쪽을 주시한다. 렌즈 아래쪽 끝부분의 아래 눈꺼풀을 눌러 진공상태를 제거한다. 렌즈를 깨끗하게 닦는다. 피검사자의 눈을 멸균생리식염수로 세척한다.

눈물막파괴시간 검사
Tear Break-Up Time(TBUT)

검사목적 눈물막의 안정성을 측정하기 위함이다.

적응증

TBUT검사는 피검사자가 눈물이 부족하다는 자각증상을 호소하거나 또는 세극등 현미경 검사 상 눈물의 분비저하가 의심될 때 시행한다. 피검사자가 콘택트렌즈를 피팅하기 전에 기준(baseline) TBUT 검사를 시행해야 한다. 눈물막의 성질을 변화시킬 수 있는 국소마취제나 동공확대제를 넣기 전에 TBUT 검사를 먼저 시행해야 한다.

검사에 필요한 기구들

1. 세극등현미경
2. 플루레신 용지
3. 멸균 생리식염수

검사 전 준비

1. 피검사자와 검사자 모두가 편안하게 세극등현미경의 위치를 조정한다.
2. 접안렌즈의 초점을 맞추고, PD를 맞춘다. 현미경은 가장 낮은 배율에 맞춘다(6X 혹은 10X).
3. 코발트 블루 필터를 삽입하고, 조명부를 정면에서 30° 정도 돌려 맞춘다. 세극등의 빛은 넓은 평행육면체 모양으로 만든다.

단계별 검사과정

1. 플루레신 용지의 끝부분을 멸균 생리식염수 한 방울로 적신다.
2. 피검사자에게 왼쪽 또는 오른쪽을 보라고 한다. 그림 5-10에서 보듯

이, 아래눈꺼풀을 아래로 잡아당기면서 젖어있는 플루레신 용지의 끝 부분을 피검사자의 귀 쪽 눈알결막에 닿도록 접촉시킨다. 이때 만약 피검사자가 용지의 접촉에 의해 눈을 깜빡거리게 되더라도, 이 용지가 각막을 스쳐 지나가지 않도록 주의한다.

3. 피검사자에게 몇 번 깜빡거리라고 해서 염색약이 각막과 결막표면 전체에 고르게 퍼지도록 한다. 그 다음 피검사자에게 눈을 뜨고 똑바로 정면을 주시하라고 한다.
4. 피검사자를 세극등현미경 앞에 위치시키고 피검사자의 각막에 초점을 맞춘다. 눈물막은 형광물질에 의해 녹색으로 보이게 된다.
5. 각막 전체를 가로지르면서 건조한 부분이 있는지를 살핀다. 이 건조한 부분은 검은 점이나 선조 모양으로 나타난다. 마지막으로 눈을 깜빡거린 후부터 처음으로 건조한 부분이 나타날 때까지의 시간을 초단위로 세어서 기록한다.
6. 검사과정 제4단계와 제5단계를 두 차례 더 반복한 뒤 평균값으로 결과를 낸다. 제일 먼저 건조한 점이 나타나는 부분을 관찰한다. 만약 눈물막이 지속적으로 특정한 한 부위에서 건조한 점이 나타나면 잘 관찰해야 한다.
7. 검사과정 제1단계에서부터 제3단계까지의 과정과 같이하여 피검사자의 왼쪽 눈에 플루레신 용액을 넣는다.
8. 검사과정 제4단계에서부터 제6단계까지의 과정을 피검사자의 왼쪽 눈에서 반복 시행한다.

결과 기록

1. 각 눈의 결과를 따로 기록한다.
2. 세 번 검사한 결과의 평균값을 기록한다.

실 례

1. TBUT : OD 15초 OS 12초

기대결과치

1. 정상 TBUT 값은 15초에서 45초 사이이다. 눈물막파괴시간이 20초보다 긴 경우에는 진단적 의미가 없다.
2. TBUT 값이 10초 이내이면 눈물막이 불안정하다는 것을 의미한다.
3. 만약 눈물막이 지속적으로 같은 위치에서 눈물막파괴 현상이 나타난다면, 이는 눈물막의 이상에 의한 것보다 각막상피의 결손일 가능성을 시사한다.

쉬르머 검사 : 쉬르머 #1 검사와 기초분비량 검사
Schirmer Tests : Schirmer #1 Test and Basic Lacrimation Test

검사목적 눈물분비계의 이상 유무를 평가하기 위함이다. 쉬르머 #1 검사는 5분 동안에 분비되는 눈물의 총 양을 검사하는 것이다. 총 눈물분비 양은 기초분비량과 반사성분비량의 합을 의미한다. 기초분비량 검사 때에는, 국소마취제를 점안하여 눈물의 반사성분비를 제거함으로서, 5분 내에 분비되는 눈물의 기초분비량만을 측정하게 된다.

적응증

쉬르머 검사는 피검사자가 눈물이 부족하다는 자각증상을 호소하거나 또는 세극등 현미경 검사 상 눈물의 분비저하가 의심될 때 시행한다.

검사에 필요한 기구들

1. 2개의 쉬르머 검사 용지
2. 국소마취제(예 ; 0.5 % 프로파라카인)
3. 밀리미터로 표시된 자 (혹은 밀리미터가 표시되어 있는 쉬르머 용지)

검사 전 준비

1. 쉬르머 검사 용지를 셀로판 포장에서 꺼내기 전에, 검사 용지의 둥근 끝부분을 접어서 v자 모양으로 절개된 부위에 주름이 잡히도록 한다.
2. 셀로판 포장에서 검사 용지를 꺼내고, 둥근 끝 부분에는 손대지 않도록 주의한다.
3. 실내조명은 약간 어둡게 한다.
4. 이 검사는 피검사자가 똑바로 앉은 자세에서 시행한다.

단계별 검사과정

쉬르머 #1 검사

1. 피검사자에게 위를 보라고 한다.
2. 오른쪽 눈의 아래눈꺼풀을 부드럽게 아래로 잡아당긴다.
3. 쉬르머 용지의 접힌 부분을 아래눈꺼풀테의 바깥쪽 1/3 위치에 넣는다. 쉬르머 용지가 각막에 닿지 않도록 주의한다(그림 5-22).
4. 같은 방법으로 두 번째 쉬르머 용지를 왼쪽 눈에 넣는다.
5. 피검사자는 눈을 뜬 채로 계속 위를 바라보고 있으라고 한다. 과다한 눈깜빡임은 반사성 눈물분비를 증가시킬 수 있으나, 눈을 깜빡이는 것은 자유롭게 해도 된다고 한다.
6. 검사 시간인 5분 내에 용지가 전부 젖지 않은 이상, 쉬르머 검사 용지는 검사 시작 5분 후에 빼낸다.

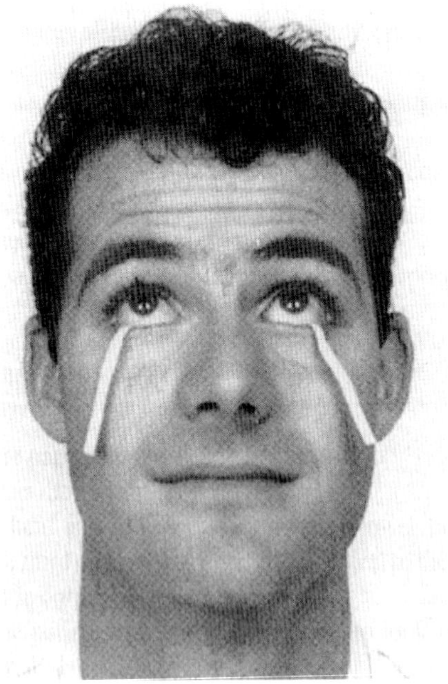

그림 5-22. 쉬르머 용지가 피검사자 아래 눈꺼풀의 외측 1/3 위치에 끼워져 있다. 피검사자는 위쪽을 주시하고 있으며 이는 각막과 검사용지가 서로 접촉하지 않도록 하기 위함이다.

7. 쉬르머 용지의 젖은 부분을 표시한다. 용지의 접힌 부분에서부터 용지가 젖어 있는 부분까지를 밀리미터(mm) 단위로 측정한다.

기초 눈물분비검사

1. 피검사자의 양쪽 눈에 국소마취제를 한 방울씩 점안한다.
2. 일시적인 자극성 과충혈현상과 반사성 눈물분비가 사라지기를 기다린 후, 피검사자의 아래결막낭에 고여 있는 눈물을 모두 제거한다.
3. 쉬르머 #1 검사과정의 제1단계에서부터 제7단계까지의 과정을 반복하여 시행한다.

결과 기록

1. 두 눈의 결과를 각각 따로 기록한다.
2. 검사한 방법을 적는다(쉬르머 #1 검사 또는 기초 눈물분비검사).
3. 쉬르머 검사 용지가 눈에 놓여 있던 시간(분 단위)과 쉬르머 용지가 젖은 양(mm 단위)을 기록한다.

실 례

1. 쉬르머 #1 검사 : OD 30 mm/3 min
2. 기초 눈물분비검사 : OS 10 mm/5 min

기대결과치

1. 결과를 해석하는 데 있어서 몇몇 일치하지 않는 부분도 있지만, 일반적으로 쉬르머 #1 검사나 기초 눈물분비검사에서 10 mm/5 min 이하인 결과가 나왔을 때에는 문제가 있다고 의견일치를 보이고 있다. 쉬르머 용지의 적셔진 부분이 5 mm/5 min 이하인 경우에는 눈물분비부족이라는 진단을 내린다.
2. 만약 쉬르머 #1 검사에서 쉬르머 용지가 5분 내에 25 mm 이상 젖게 되면 이는 과도한 반사성 눈물분비 때문이라고 생각할 수 있다. 이 경우 기초 눈물분비검사를 시행해야 한다.

면실검사
Cotton Thread Test

검사목적 눈물분비계의 기능을 검사하기 위함이다.

적응증

면실검사는 피검사자가 눈물이 부족하다는 자각증상을 호소하거나 또는 세극등 현미경 검사 상 눈물의 분비저하가 의심될 때 시행한다.

검사에 필요한 기구들

1. 눈물분비검사를 위해 디자인된 면실(예, Phenol red thread)
2. mm 단위로 표시된 자(또는 면실을 담고 있는 박스 위에 표시된 mm자)
3. 초침 시계

검사 전 준비

1. 아무 점안액을 점안한 후 최소 5분 정도 기다린다. 이 검사는 국소마취제는 필요 없다.
2. 면실들을 셀로판 포장에서 꺼낸다. 면실이 다른 것에 닿아 오염되지 않도록 주의한다.
3. 면실 끝을 구부려 아래눈꺼풀에 쉽게 걸 수 있고 그리고 아래 눈꺼풀결막에 잘 접촉할 수 있도록 한다.
4. 한번에 한쪽 눈씩 검사한다.
5. 피검사자는 똑바로 앉은 자세에서 검사를 받는다.

단계별 검사과정

1. 피검사자에게 위로 올려다보라고 한다.
2. 오른쪽 눈의 아래눈꺼풀을 부드럽게 아래로 잡아당긴다.

3. 끝부분을 구부린 면실 하나를 외측 눈구석에서부터 내측 눈구석까지의 1/3 정도 되는 위치의 아래눈꺼풀테에 놓는다. 이때 면실이 각막에 닿지 않도록 주의한다.
4. 피검사자에게 눈을 뜨고 정면을 주시하도록 하며, 평상시처럼 눈을 깜박여도 된다고 한다.
5. 정확히 15초 후에 아래눈꺼풀을 아래로 당기면서 검사용 면실을 위로 잡아 뺀다.
6. 면실의 끝부분에서부터 젖은 부분까지의 길이를 mm 단위로 측정한다. 구부려 놓은 부분은 무시한다.
7. 검사과정 제3단계에서 제6단계까지를 왼쪽 눈에서 반복 시행한다.

결과 기록

1. 각 눈의 결과 값을 따로 기록한다.
2. "면실검사"라고 적는다.
3. 면실의 젖은 부분을 기록한다(mm 단위). 만약 검사 시간이 15초가 아니었다면, 검사한 시간도 같이 기록한다.

실 례

1. 면실검사 : OD 15 mm OS 10 mm

기대결과치

1. 면실이 10-20 mm 사이의 길이가 적셔지면 정상이다.

형광물질 소실 검사(혹은 "색소 소실 검사")
Fluorescein Clearance Test(or "Dye Disappearance Test")

검사목적 눈물이 얼마나 빨리 새로 분비된 눈물로 교체되는지를 검사하기 위함이다.

적응증

형광물질 소실검사는 피검사자가 자각증상을 호소하거나 또는 세극등 현미경 검사 상 눈물의 분비저하나 눈물배출계의 폐쇄가 의심될 때 시행한다.

검사에 필요한 기구들

1. 한쪽 눈을 검사할 때 필요한 쉬르머 검사 용지 네 개. 대부분의 피검사자는 한쪽 눈의 검사만이 필요하다.
2. 버튼램프(Burton lamp)나 다른 UV 광원
3. 멸균 생리식염수
4. 정확한 시계
5. 플루레신 용지

검사 전 준비

1. 쉬르머 검사 용지를 셀로판 포장에서 꺼내기 전에, 검사 용지의 둥근 끝부분을 접어서 v자 모양으로 절개된 부위에 주름이 잡히도록 한다.
2. 셀로판 포장에서 검사 용지를 꺼내고, 둥근 끝 부분에는 손대지 않도록 주의한다.
3. 실내조명은 약간 어둡게 한다.
4. 플루레신 용지를 멸균식염수에 적신다.
5. 이 검사는 피검사자가 똑바로 앉은 자세에서 시행한다.

단계별 검사과정

1. 피검사자에게 왼쪽이나 오른쪽을 보라고 하면서 천천히 오른쪽 눈의 아래눈꺼풀을 아래로 잡아당긴다.
2. 젖은 플루레신 용지를 눈알결막에 접촉시킨다. 이는 플루레신 용액 5 μl를 눈물 속으로 혼합시키는 것이 목적이다.
3. 쉬르머 용지의 접힌 부분을 아래눈꺼풀테의 바깥쪽 1/3 위치에 넣는다. 쉬르머 용지가 각막에 닿지 않도록 주의한다(그림 5-22).
4. 첫 번째 쉬르머 용지를 60초 후에 빼내고 다른 용지로 교체해 넣는다.
5. 피검사자는 눈을 뜬 채로 계속 위를 바라보고 있으라고 한다. 과다한 눈 깜빡거림은 반사성 눈물분비를 증가시킬 수 있으나, 눈을 깜빡이는 것은 자유롭게 해도 된다고 한다.
6. 두 번째 쉬르머 용지를 10분 후에 빼내고 다른 용지로 교체해 넣는다.
7. 세 번째 쉬르머 용지를 처음 형광물질을 넣은 후 20분 후에 빼내고 마지막 용지로 교체해 넣는다. 이 마지막 용지는 검사를 시작한지 30분 후에 빼내도록 한다.
8. 매번 용지를 빼낸 후에는 푸른색 등에 비추어 형광물질이 남아있는지를 확인한다.

결과 기록

1. 검사받은 쪽 눈을 적는다.
2. 검사시작 후, 중간 중간 검사에 사용된 쉬르머 용지에 형광물질이 묻어 있는지 여부를 기록한다.

실 례

1. 형광물질 소실 검사 : OD 1분 +fl, 10분 +fl, 20분 −fl, 30분 −fl
2. 형광물질 소실 검사 : OD 1분 +fl, 10분 +fl, 20분 +fl, 30분 +fl

기대결과치

1. 눈물분비와 배출이 정상인 경우 검사 후 20-30분에서는 플루레신 용액이 검출 되서는 안 된다.
2. 만약 20-30분 후에도 형광물질이 아직 용지에 묻어나오면, 눈물의 부족이 확실하다.
3. 다른 형태나 다른 원인에 의해 유발된 안구건조증 피검사자들에 있어서, 반 정도만이 검사시작 후 20-30분에서도 형광물질이 검출되었다. 이런 경우에서는 결과해석이 모호해진다.

존스 색소유출 검사
Jones #1 (Primary Dye) Test

검사목적 눈물점(punctum)에서부터 하비도(inferior nasal meatus)까지의 눈물배출계에 기능장애가 있는지 여부를 알아보기 위함이다.

적응증

존스 #1 검사는 피검사자가 눈물흘림, 특히 한쪽 눈에서 만의 눈물흘림을 호소하거나, 또는 세극등 현미경검사에서 눈물이 고여 있거나 눈물점의 협착이 보일 때 시행한다. 이 검사는 한번에 한쪽 눈 밖에는 검사를 할 수 없다. 그리고 압평안압검사나 다른 양안 플루레신 검사를 시행해야 하는 피검사자에게는 이 검사를 먼저 해야 한다.

검사에 필요한 기구들

1. 플루레신 용지
2. 멸균 면봉
3. 하얀 종이티슈
4. 버튼램프 또는 다른 자외선(UV) 광원

검사 전 준비

1. 플루레신 용지의 끝부분에 멸균 생리식염수 두 방울을 떨어뜨려 적신다.
2. 피검사자에게 위를 보라고 한다. 눈의 아래눈꺼풀을 부드럽게 아래로 잡아당긴다. 그리고 아래 결막낭에 적당량의 플루레신을 넣는다. 이는 한 두 물방울의 양과 같다. 증상이 있거나 폐쇄가 의심되는 쪽 눈에만 플루레신을 넣는다.
3. 피검사자에게 3-4번 눈을 꼭 감았다 뜨라고 한다.

단계별 검사과정

검사법 #1(전통적 존스 #1 검사)

1. 플루레신을 넣은 뒤 2분 동안 기다린다.
2. 코를 통해 하비도 밑으로 멸균 면봉을 갖다 댄다. 하비도는 비강바닥을 따라 코 안쪽으로 4-5 cm 정도에 위치한다.
3. 면봉을 빼낸 후 면봉위에 플루레신이 묻어있는 가를 확인한다. 만약 플루레신이 잘 보이지 않으면, 자외선 빛으로 플루레신을 확인한다.

검사법 #2(변형된 존스 #1 검사)

1. 플루레신을 넣은 후 피검사자에게 깜빡거리라고 하고, 넘쳐흘러 나오는 플루레신은 닦아낸다.
2. 약 6분간 기다린 후 피검사자에게 하얀 티슈에 코를 풀라고 한다.
3. 티슈에서 플루레신이 묻어 있는지 검사한다. 만약 플루레신이 잘 보이지 않으면, 자외선 빛으로 플루레신을 확인한다.

검사법 #3(플루레신 검출 검사)

1. 플루레신을 넣은 후 피검사자에게 깜빡거리라고 하고, 넘쳐흘러 나오는 플루레신은 닦아낸다.
2. 15분에서 30분 기다린 후 피검사자의 인후 뒤쪽(목구멍의 뒷부분)에 자외선을 비추어서 플루레신을 검사한다.
3. 만약 플루레신이 검출되지 않으면, 플루레신을 넣은 후 90분까지 계속 검사를 한다. 대부분 피검사자의 경우, 플루레신을 넣은 후 30분에서 60분 사이에 검출된다.

결과 기록

1. 어떤 검사방법을 사용 하였는지(존스 #1 검사, 변형된 존스 #1 혹은 플루레신 검출 검사) 그리고 어느 쪽 눈을 검사했는지를 기록한다.
2. 존스 검사 때 면봉이나 티슈 혹은 목 부위에서 플루레신이 검출되면 "양성"이라고 기록한다. "양성"이란 눈물배출계가 막히지 않았다는 것을 의

미한다.

3. 존스 검사 후 플루레신이 검출되지 않으면 "음성"이라고 기록한다.
4. 일반적으로 결과를 기록할 때 "양성"이라는 용어는 이상소견이 있다는 것을 의미할 때 사용하므로, 위의 정상소견에서 "양성"이라고 기록할 때 비정상으로 혼동될 수가 있다. 따라서 혼동을 줄이기 위해 결과를 기록할 때 간단히 플루레신이 검출 되었는지 또는 안 되었는지 만 기록해도 된다.

실 례

1. 존스 #1 검사 : OD 음성
2. 플루레신 검출 검사 : OD 90분 지나도 플루레신 검출 안됨

직상검안경검사
Direct Ophthalmoscopy

검사목적 눈 뒤쪽 부분의 건강상태를 검사하기 위함이다. 직상검안경은 또한 전안부(눈의 앞쪽 부분)의 이상 소견을 검사할 때에도 유용하게 사용된다.

검사에 필요한 기구들

1. 단안 직상 검안경

검사 전 준비

1. 검사자용 의자의 높이를 조정하여 검사자보다 피검사자의 눈높이를 조금 낮게 맞춘다.
2. 피검사자에게 안경을 벗도록 하고 피검사자의 조절을 제거하기 위해 전방 원거리에 피검사자의 눈높이 보다 약간 높게 있는 타겟을 주시하고 있으라고 한다.

단계별 검사과정

1. 검안경의 손잡이를 오른 손으로 잡고 피검사자의 오른쪽 눈을 검사하기 위해 검사자의 오른쪽 눈을 검사창에 맞춘다. 검안경의 머리부위를 검사자의 얼굴이나 안경에 밀착시킨다. 검사자는 검지를 사용하여 도수 조정 다이알을 돌린다.
2. 검안경을 피검사자 눈으로부터 10-15 cm 정도 거리를 두고, 피검사자 시선으로부터 15° 귀 쪽에 위치시킨다. +8D에서 +10D 렌즈에 맞춘 상태에서 점상 불빛을 사용하여 피검사자의 홍채 위에 초점을 맞춘다. 검안경을 모든 방향(상, 하, 좌, 우)으로 30° 정도씩 움직이면서 매질의 투명성을 검사한다. 동공을 통해 보이는 오렌지색의 안저 반사나 투명한 매질의 혼탁을 나타내는 어두운 부분이 있는 지를 관

찰한다.

주의(Note) : 이것은 직상검안경을 사용하여 부르크너 검사를 시행하는 것과 비슷하다.

3. 플러스 도수를 조금씩 감소시켜 가면서 피검사자에게 가까이 다가가며 검안경을 들고 있는 손이 피검사자의 얼굴에 닿을 거리까지 다가간다. 안저(망막)에 초점이 맞추어질 때까지 플러스 도수를 계속 줄여간다.
4. 검안경의 불빛을 시신경유두에 맞춘다. 시신경유두는 피검사자의 시선에서 15° 정도 귀 쪽에 검안경를 위치시켜 검사할 때 보이게 된다.
5. 시신경유두 검사 : 시신경유두연, 시신경유두연의 조직(색깔, 모양), 함몰부의 크기 그리고 깊이 등을 관찰한다. 수평방향과 수직방향 모두에서의 C/D비(cup-to-disc)의 크기를 검사한다. 이 검사과정은 아주 중요하다. 정맥이 함몰부(Cup)에서 나올 때의 망막정맥 박동(spontaneous venous pulsation ; SVP)의 유무를 검사한다.
6. 시신경유두부와 가까운 주변부를 검사한다.
7. 시신경유두부에서 분지되어 나온 혈관을 따라 상측, 하측, 비측 및 이측방향의 주변부 망막을 검사한다. 검사자는 검사하고자 하는 부위를 관찰하기 위해 피검사자에게 위, 아래, 좌측 그리고 우측방향으로 눈을 움직이라고 한다. 혈관의 모양을 검사할 때 동정맥(A/V) 교차부가 있는지 여부를 주의 깊게 관찰한다. 동맥과 정맥 혈관의 직경비율(A/V ratio)을 관찰한다. 망막의 배경(background)을 전체적으로 관찰하여 망막의 색깔과 색소의 고른 분포도를 검사한다.
8. 검사자는 피검사자의 시선 앞에 서서 황반부를 검사한다. 다른 방법으로, 피검사자에게 검안경의 빛을 쳐다보라고 하면서 황반부를 검사한다. 첫 번째 방법이 주로 사용되는데, 그 이유는 나중 방법은 근접반사에 의해 피검사자의 동공을 축소시킬 수 있기 때문이다. 황반부의 색깔이 균일한지를 관찰하고, 중심와 반사(foveal reflex)가 있는지 여부도 검사한다.
9. 피검사자의 왼쪽 눈도 검사과정 제2단계부터에서 제8단계까지를 반복하여 검사한다. 검사자는 검안경을 왼손으로 잡고 왼쪽 눈을 사용

하여 피검사자의 왼쪽 눈을 검사한다.

결과 기록

1. 각 눈에서 검사된 결과를 따로 기록한다.
2. 다음의 각각의 항목들을 관찰하고 결과를 기록한다 : 매질의 혼탁 유무, 시신경유두연, 시신경유두의 색깔, C/D비(ratio)(수평과 수직방향 모두), 혈관(A/V ratio 및 SVP의 유무), 황반부(중심와 반사의 유무), 그리고 망막 배경을 관찰한다. 비정상이거나 기타 이상소견들을 기록한다.
3. 이상 소견을 강조하여 기록하고자 할 때에는 그림으로 그려 이해를 도울 수도 있다.

실 례

OD		OS
투명	매질	투명
0.3 수평과 수직	C/D	0.3/0.5 수평/수직
분홍	시신경 유두의 색깔	분홍
경계가 분명, 편평함	시신경 유두연	위쪽이 불분명, 편평함
A/V $\frac{2}{3}$, +SVP	혈관	A/V $\frac{2}{3}$, +SVP
깨끗함, 중심와 반사 정상	황반부	색소 반점, 중심와반사 소실
깨끗함	배경	깨끗함, 바둑판 무늬

양안도상검안경검사
Binocular Indirect Ophthalmoscopy

검사목적 눈 뒤쪽 부분의 건강상태를 검사하기 위함이다. 양안도상검안경검사는 확대시켜 놓은 동공을 통해 전체 안저(망막)를 검사할 수 있다. 주변망막의 스크리닝 검사를 위한 방법으로도 사용된다.

검사에 필요한 기구들

1. 전원 공급이 가능한 양안도상검안경(BIO)
2. 손에 들 수 있는 집광렌즈(condensing lens). 통상적으로 +14D에서 +33D짜리 렌즈를 사용한다. 제일 많이 사용하는 것은 +20D짜리 렌즈이다.
3. 동공확대제(예를 들어 ; 0.5%나 1%의 트로픽아미드와 2.5%짜리 페닐에프린 또는 1% 히드록시암페타민).

검사 전 준비

피검사자 준비

1. 동공을 확대시키기 전에, 피검사자의 최고 교정시력과 안압을 먼저 검사해야 하고, 전방깊이도 검사해 놓아야 한다. 동공을 확대시키기가 적당하지 않거나 확대 시켰을 경우, 피검사자 눈에 문제가 발생할 수 있을 것이라고 의심되면 다른 검사들을 추가로 먼저 시행해야 한다.
2. 검사 30분 전에 피검사자의 동공을 확대시킨다.
3. 피검사자를 눕히어 피검사자의 얼굴이 천장을 향하고 바닥과 평행하게 하고, 검사자의 허리보다 조금 낮게 위치를 조정한다.

   주의(Note) : 어떤 검사자들은 양안도상검안경검사를 할 때 피검사자를 앉혀 놓은 상태에서 하기도 한다. 그러나 피검사자를 눕혀서 검사하게 되면, 검사자가 피검사자의 눈꺼풀을 다루기가 쉬워지며 먼 주변부 망막까지도 관찰할 수가 있다. 특히 아래쪽 망막을 더 광범위하게 검사할 수 있다. 아래 기술된 검사과정들은 피검사자를 눕혀 놓은 상태를 가정한 것이지만,

약간의 변화를 주면 앉은 자세에서도 같은 방법으로 검사가 가능하다.

양안도상검안경(BIO)과 집광렌즈의 준비

4. 검사자는 양안도상검안경을 머리에 쓰고, 머리에서 검안경이 한쪽으로 쏠리거나 불편하지 않도록 헤드밴드를 잘 조정한다. 이마에 걸쳐지는 띠는 눈썹 바로 위에 위치하도록 조정한다.
5. 접안렌즈를 검사자의 눈(또는 안경)과 최대한 가까이에 갖다 댄다. 제대로 위치시켰다면, 접안렌즈는 약간 범초점용기울임(pantoscopic tilt) 상태에 맞추어진다. 조명계를 헤드밴드에 부착시키는 받침대에 있는 조정 나사를 느슨하게 하여 접안렌즈의 위치를 조정한다.
6. PD를 조정하여 양안시가 가능하게 맞춘다. PD조정은 접안렌즈 밑이나 옆에 붙어 있는 나사를 돌리면서 또는 각각의 접안렌즈를 움직이면서 맞춘다. 검사자는 왼쪽 눈을 감고 엄지손가락을 눈높이로부터 40-50 cm 거리에 들어올린다. 오른쪽 접안렌즈를 조정하여 검사자의 엄지손가락이 시야의 중심에 오도록 한다. 다음으로 오른쪽 눈을 감고 왼쪽 접안렌즈를 사용하여 같은 방법으로 중심을 맞춘다. PD를 정확하게 맞추게 되면, 두 눈을 다 뜨고 물체를 봤을 때 하나로 보이게 된다.
7. 전원을 키고 조광기(rheostat)를 돌려 빛의 강도를 조정한다. BIO에서 비추어지는 빛의 위치는 수평간(horizontal rod)이나 조정 나사를 사용하여 거울의 각도를 바꾸면서 조정한다. 빛은 검사자가 자신의 손가락을 40-50 cm 거리를 두고 볼 때 자신의 시야 위쪽 $\frac{1}{2}$ 부위에 비추어 지도록 한다.
8. 검사자의 주로 사용하는 쪽 손의 엄지와 검지로 집광렌즈를 잡는다. 이 렌즈의 더 볼록한 면이 검사자 쪽을 향하게 한다. 일반적으로 렌즈의 더 볼록하거나 오목한 쪽에 동그라미나 점 표시가 되어 있다.
9. 렌즈를 기울여서 검사자의 얼굴과 평행되도록 한다. 또한 렌즈를 수평이나 수직 축을 따라 조금 기울여 렌즈에 의해 발생되는 빛의 반사를 없앤다.

단계별 검사과정

정적 관점(stationary view)을 얻는 법

1. 검사자는 피검사자의 망막 검사부위에 따라 피검사자에게 검사하기 좋은 방향으로 시선을 움직이게 한다.(예를 들어, 피검사자의 위쪽 망막을 검사하려면 위쪽을 바라보라고 한다.)
2. 검사자는 한쪽 손으로 피검사자의 윗눈꺼풀을 당기고 다른 손으로는 아래눈꺼풀을 잡는다. 우세수(dominant hand)(집광렌즈를 잡고 있는 손)의 중지로 피검사자의 눈꺼풀 한 쪽을 잡고 있는다. 이렇게 하면 검사자의 손이 피검사자의 얼굴에 밀착되어 렌즈를 안정되게 잡고 있을 수 있다.
3. BIO에서 나오는 빛이 피검사자의 동공에 비추어 지도록 검사자의 머리를 움직인다.
4. 집광렌즈는 검사자로부터 팔꿈치 하나정도, 피검사자 눈에서부터 약 2 cm 정도 떨어진 거리에 위치시킨다. 이 위치에 렌즈를 놓아야 불빛과 교차되고 빛이 피검사자 동공 앞에서 초점이 맞추어 진다. 만약 렌즈가 적절하게 놓였다면 렌즈를 통해 망막에서 흐리게 반사되는 붉은 반사 빛(red fundus reflex)을 보게 된다.
5. 붉은 반사 빛이 렌즈의 가운데에 계속 위치하도록 유지하면서, 렌즈를 서서히 검사자쪽으로 움직여서 렌즈 전체에 붉은 반사 빛이 차도록 한다. 만약 +20D짜리 렌즈를 사용했다면, 피검사자 눈으로부터 4–5 cm 정도 떨어진 위치가 된다. 집광렌즈를 통해 깨끗한 망막 상이 관찰되어야 한다(그림 5–23).

망막 관찰

망막전체를 관찰하기 위해서는, 검사자는 정적 관점을 하면서 동시에 BIO로 망막 전체를 가로지르면서 검사를 시행해야 한다. 가로지르면서 검사한다는 것은 망막을 관찰하면서 검사자와 집광렌즈 둘 다를 움직이면서 검사를 한다는 것을 의미한다.

6. 먼저 위에서 설명한 것처럼 검사과정 제1단계에서부터 제5단계까지

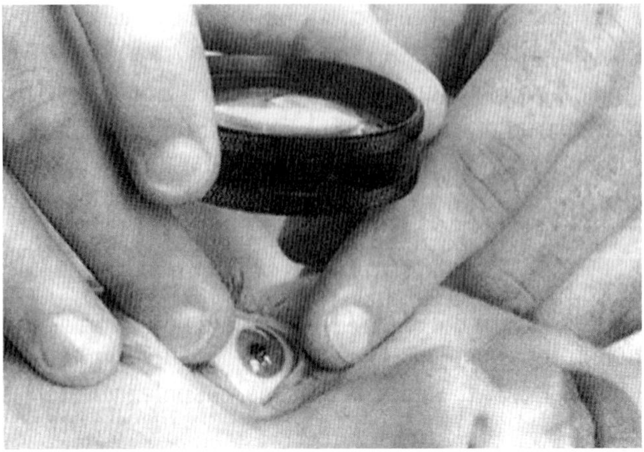

그림 5-23. 렌즈를 통해 전체 망막 상을 얻기 위해 적절하게 집광렌즈를 위치시킨 사진. 검사자가 렌즈를 안정적으로 잡고 있기 위해 검사자의 손을 피검사자의 얼굴에 걸쳐 놓은 모습.

를 시행하여 정적 관점을 얻는다.

7. 검사자는 앞뒤, 좌우로 움직이면서 검사한다. 움직일 때 전체 광학계(검사자의 시선, 집광렌즈의 중심, 피검사자 동공의 중심)의 정렬이 흐트러지지 않도록 해야 한다. 이 정렬상태가 흐트러지면 망막 상을 볼 수 없게 된다. 집광렌즈는 검사자로부터 팔꿈치 하나 정도, 그리고 피검사자 눈으로부터 4-5 cm 정도 떨어진 거리에 위치시켜야 한다는 것을 잊어서는 안 된다. 검사자가 움직일 때, 렌즈를 기울여서 검사자의 얼굴과 대략 평행이 유지되도록 한다.

체계적 검사방법

주변부망막부터 먼저 검사를 하고 끝으로 후극부를 검사하게 되면 피검사자는 보다 더 편안하게 검사를 받을 수 있다. 피검사자에게 검사받는 중에 언제든지 눈을 깜빡여도 좋지만 눈 깜빡거리지 않을 때에는 두 눈을 뜨고 있으라고 한다. 불빛을 한 곳에 8초 이상 계속 비추고 있지 않도록 한다.

8. 피검사자의 오른쪽 눈부터 검사하기 위해서는 피검사자의 오른쪽에 선다.
9. 망막검사는 먼저 상측에서부터 시작하고, 여덟 방향 즉 상측, 상비측, 비측, 하비측, 하측, 하이측, 이측, 상이측으로 이동하면서 검사하나 경계부는 조금씩 겹치도록 검사를 한다. 검사자가 검사하기 원하는 쪽 방향으로 피검사자에게 눈을 돌려 보라고 하고, 검사자는 180도 반대 방향에 서서 검사한다. 즉, 피검사자 오른쪽 눈의 코 쪽(비측) 망막부위를 검사하려면 피검사자에게 자신의 왼쪽방향을 보라고 하고 검사자는 피검사자의 오른쪽 즉, 귀 쪽(이측)에 서서 검사한다. 위에 제시한 검사방향대로 오른쪽 눈을 검사하기 위해서는 검사자가 시계방향을 따라 피검사자 주변을 돌아가면서 검사를 시행해야 한다. 피검사자가 검사를 받기 위해 주시하라는 방향으로 최대한 끝까지 눈을 돌릴 필요는 없고, 검사자가 지시하는 대로 피검사자가 눈을 움직이면 된다.
10. 여덟 방향 각각에서 먼저 적도부위의 정적 관점을 얻는다. 그 다음 망막주변부를 관찰할 뒤, 후극부쪽으로 움직이면서 검사를 하고 왼쪽과 오른쪽으로 가로지르면서 검사를 한다.
11. 망막주변부 검사가 끝나면, 피검사자에게 검사자의 오른쪽 귀를 보라고 한다. 피검사자 후극부의 정적 관점을 얻는다.
12. 오른쪽 눈의 검사가 끝나면, 검사자는 피검사자의 왼쪽에 선다.
13. 검사과정 제9단계에서부터 제11단계까지를 피검사자의 왼쪽 눈에서 시행하며, 검사자는 피검사자주변을 반시계방향으로 움직이면서 검사한다. 검사가 끝나면 검사자는 피검사자의 오른쪽에 서있게 된다.

결과 기록

1. 망막의 이상이나, 기타 비정상적인 소견들이 관찰되면 크기(시신경유두 직경크기로 표시 ; DD)도 같이 기록한다. 병변의 위치는 시계의 몇 시 방향인지, 그리고 망막의 특정 부위를 기준으로 어느 거리만큼 떨어져 있는지(DD로 표기)로 기록한다. 그림 5-24에서 정상 주변망막의 기준 지표들을 볼 수 있다. +20D 집광렌즈를 사용하여 검사할 때 관찰할 수 있는 전체 시야의 넓이는 8DD라는 것을 기억하고 있으면 도움이 될 수 있다.

2. 설명을 보다 확실하고 하기 위해서는 사진, 그림을 사용할 수도 있다.
3. 집광렌즈를 통해 보이는 상은 뒤집어져 보이는 것이다(즉 상하가 바뀌고, 좌우가 바뀐 것). 그림이나 묘사할 때 해부학적으로 정확해야 한다. 즉, 집광렌즈를 통해 보이는 병변의 위치가 아니라, 망막의 실제 병변위치를 묘사해야 하는 것이다.
4. 가능하면 망막병변과 관련된 이상이 없는지 기록한다, 예를 들어, "주변망막은 정상(WNL), 망막열공 없음, 망막파열이나 망막박리 없음"

실례

OD : 1시 방향에 격자무늬 변성이 있고, 또아리정맥 팽대부(Vortex ampulla)에서부터 2DD정도 앞쪽에 위치. 망막열공 없음, 망막파열이나 망막박리 없음.
OS : 4시 30분 방향에 드루젠이 덮고 있는 맥락막모반(choroidal nevus)이 관찰되며, 시신경유두에서부터 3DD정도 떨어져 있으며, 둥글고 2DD 정도 크기, 융기되어 있지 않음. 주변부는 깨끗하고 ; 망막열공 없음, 망막파열이나 망막박리 없음.

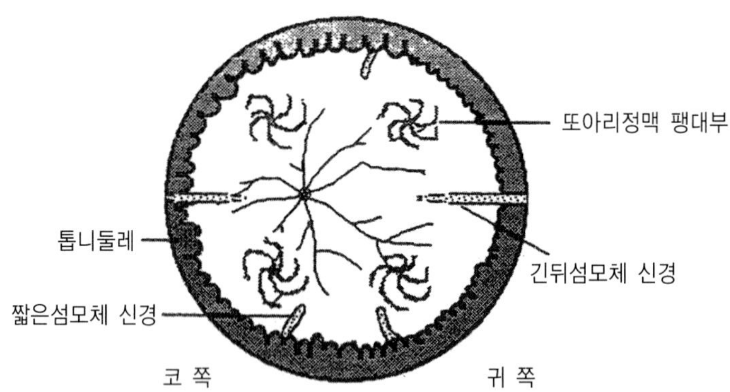

그림 5-24. 주변부 망막의 경계를 보여주는 그림. 톱니둘레는 망막의 앞쪽 경계부이다. 코 쪽 톱니둘레이 귀 쪽 보다 더 부채살 모양을 띄고 있다. 긴뒤섬모체 신경은 3시와 9시 방향에 위치하여 망막을 상하로 반분한다. 짧은섬모체 신경은 수직면에 가까이 위치하므로 망막을 개략적으로 좌우로 반분한다. 또아리정맥 팽대부는 망막의 적도부를 나타내 준다. 각 1/4 영역 내에는 하나 또는 그 이상의 팽대부가 있다.

양안 도상검안경 검사 일견표	
목 적	검 사 방 법
피검사자 검사 전 준비	동공을 확대시킨 후 약 30분 간 기다린다. 피검사자를 눕힌다.
BIO 검사 전 준비	머리 밴드를 조정한다. 접안렌즈를 눈앞에 맞춘다. PD를 조정하여 맞춘다. 검사자 시야 안에서 불빛의 위치를 조정한다. 우세수(dominant hand)로 집광렌즈를 잡고 적절한 위치에 갖다 댄다.
망막의 정적 관점을 얻는다.	피검사자의 눈꺼풀을 잡고, 똑바로 주시하라고 한다. 동공의 중앙에 BIO의 불빛이 오도록 맞춘다. 집광렌즈를 피검사자의 눈에 가까이 대고, 붉은 반사 빛(red reflex)이 보이도록 맞춘다. 안저의 상이 렌즈 전체에 꽉 차 보일 때까지 렌즈를 검사자 쪽으로 당긴다. 반사 빛을 줄이고 선명한 상을 얻기 위해 필요하면 렌즈를 기울여 검사한다.
망막을 체계적으로 검사(scan)	위쪽 망막에서 시작하여, 8개 방향의 경계부가 조금씩 겹치도록 검사한다. 각 방행에 있어서, 검사는 적도부에서 시작하여 주변부로 향하고, 그 다음 다시 후극부를 향해 움직이면서 검사한다. 피검사자 주위를 돌아가면서 검사를 시행한다, 검사자는 검사하고자 하는 부위의 반대 방향에 서서 검사를 한다. 후극부의 정적 관점을 얻는다.

공막압박술
Scleral Depression

검사목적 공막압박술은 양안도상검안경검사를 시행할 때 더 먼 부위의 주변부망막까지 검사할 수 있도록 도와주며 또한 주변부망막의 병변을 3차원적으로 관찰할 수 있도록 해주기 위함이다.

적응증

공막압박술은 검사자가 양안도상검안경검사를 시행하여 주변부 망막병변이 발견되었을 때 보다 더 자세히 검사를 하고자 할 때 사용한다. 피검사자가 광시증이나 날파리증의 증상을 호소하거나, 유리체견인 띠가 있는 것이 의심될 때, 또는 최근에 눈에 직접적인 외상을 입었을 경우에 적응증이 된다.

검사에 필요한 기구들

1. 양안도상검안경(BIO)
2. 손에 잡는 집광렌즈
3. 공막압박기

검사 전 준비

1. 검사 전 준비는 양안도상검안경검사 때와 같다.
2. 공막압박기는 우세수(dominant hand)의 엄지와 검지로 잡는다. 만약 골무모양(thimble type)의 압박기를 사용한다면, 압박기는 검지에 끼고 필요한 경우 엄지로 지지해 주어 안정시킨다.
3. 피검사자에게 압박기 때문에 약간의 압박감은 있겠지만, 아프지는 않을 것이라고 미리 설명해준다.

단계별 검사과정

1. BIO검사를 통해, 눌러서 검사하고자 하는 병변부위나 망막부위를 정

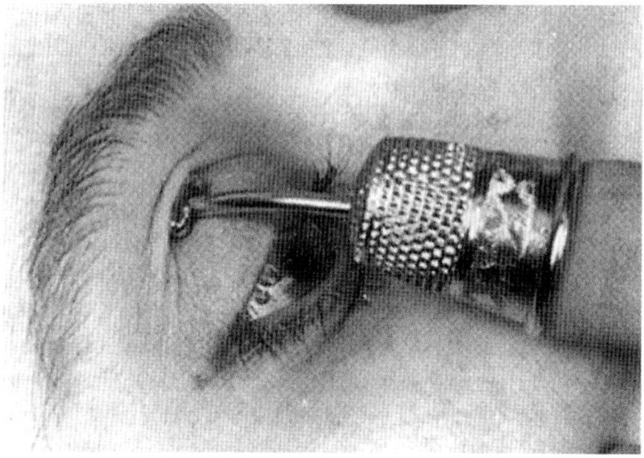

그림 5-25. 검사자는 공막압박기를 피검사자 위쪽 윤부보다 위쪽의 윗눈꺼풀에 갖다 댄다. 공막압박기를 피검사자의 안구와 수평이 되도록 댄다.

확히 찾는다.

2. 검사자는 검사할 부위로부터 180° 위치에 선다. 피검사자에게 검사자 쪽을 향해 보라고 한다.
3. 그림 5-25에서 보는바와 같이 공막압박기를 피검사자의 눈꺼풀에 댈 때에는 안구와 수평이 되게 하고, 압박을 가해 검사할 부위 바로 위에 정확히 댄다. 톱니둘레는 각막 윤부로부터 8 mm 정도 뒤에 위치하고 있고, 그리고 적도부는 톱니둘레로부터 6 mm 정도 뒤쪽에 위치하고 있다는 것을 기억하고 있으면 도움이 될 것이다.
4. 피검사자에게 검사자가 서있는 위치와 반대쪽을 바라보라고 한다. 즉 압박기 쪽으로 눈을 돌리라고 한다. 압박기를 안구에 거의 뉘어서 누르고 있는다(그림 5-26).
5. 집광렌즈를 통해 망막을 관찰한다. 만약 공막압박기가 적절하게 안구를 누르고 있다면 압박기 끝부분에 눌린 부위는 약간 돌출되어 보이고 주변 망막보다 조금 희게 보일 것이다. 만약 이런 돌출된 부분이 보이지 않으면, 압박기를 약간 더 뒤쪽으로 움직이거나 좌우로 움직이면서 관찰한다. 단 이때에도 압박기는 항상 안구에 거의 뉘인 상태

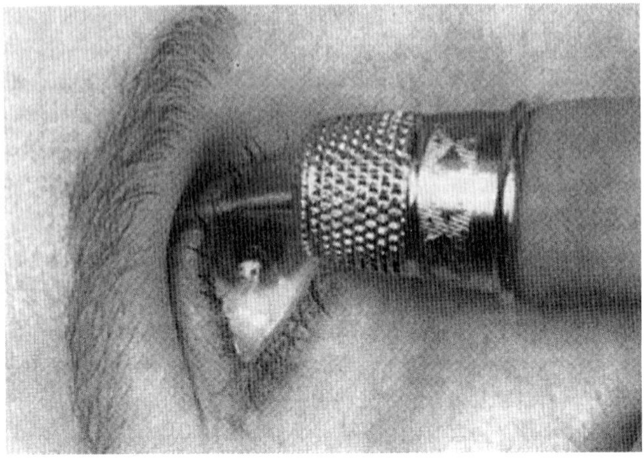

그림 5-26. 공막압박기가 피검사자의 상측 주변망막을 검사하기 위해 적절하게 안구를 누르고 있는 상태. 이 처럼 압박기를 댄 상태에서는 피검사자에게 위를 보라고 한다.

로 이동시켜야 한다. 안구에 너무 힘을 가하지 않도록 주의한다. 공막압박을 위해서는 아주 작은 힘만이 필요하다.

6. 만약 공막압박기가 검사하고자 하는 망막부위를 정확히 압박하고 있다고 판단이 되면, 눈꺼풀을 따라 마사지 하듯 움직이면서 병변부위의 망막을 여러 각도에서 검사를 하고 병변 주변의 다른 망막부위들도 검사를 한다.
7. 만약 공막압박기를 사용하여 특정 병변부위만을 검사하기보다 주변부망막 전체를 관찰하고자 한다면, 통상적인 양안도상검안경검사 때의 검사과정 제3단계에서부터 제6단계까지를 8개 주시방향에 따라 각각 반복해서 검사한다.

결과 기록

1. 피검사자 의무기록지의 주변부망막 검사부분에 관찰된 결과를 기록한다.
2. 공막압박검사를 시행했음을 기록한다.
3. 비정상소견과 함께 정상소견들도 모두 기록한다.

실 례

1. OD : 공막압박 360° – 망막열공 없음, 망막파열이나 망막박리 없음
2. OS : 2시 방향 톱니둘레 뒤쪽 2DD 위치에 작은 망막열공이 있다. 공막압박검사에서 망막하액(subretinal fluid)은 없고, 견인(traction)도 없다.

세극등안저검사
Fundus Biomicroscopy

검사목적 눈 뒤쪽 부분의 건강상태를 검사하기 위함이다. 비접촉성 보조렌즈를 세극등현미경과 같이 사용할 수 있으며, 이 검사로 고해상도의 도립, 광시야(wide-field) 입체상을 얻을 수 있다. 세극등안저검사는 주로 후극부의 이상을 검사하기 위해 사용한다. 주변부망막을 관찰하기 위해서는 다른 보조렌즈들을 사용하여 검사할 수 있다.

검사에 필요한 기구들

1. 비법촉성 보조렌즈

   주의(Note) : 세극등안저검사를 위해 여러 가지 종류의 보조렌즈들이 사용된다. 이 렌즈들은 크기, 굴절력, 검사 때의 시야범위, 그리고 광학적 디자인에서 차이가 있다. 아래 기술된 검사과정들은 어떠한 고굴절력 플러스 집광렌즈(예를 들어 ; 78D, 90D, 또는 super-field)를 사용하더라도 같은 방법으로 검사가 가능하다. 이 검사에서 망막(안저)의 상은 반전되어 보인다.
2. 세극등현미경
3. 동공확대제(0.5%나 1%의 트로픽아미드와 2.5%짜리 페닐에프린 또는 1% 히드록시암페타민).

검사 전 준비

1. 세극등현미경의 이마 받침대와 턱 받침대를 깨끗하게 소독한다.
2. 동공을 확대시키기 전에, 피검사자의 최고 교정시력과 안압을 먼저 검사해야 하고, 전방깊이도 검사해 놓아야 한다. 동공을 확대시키기가 적당하지 않거나 확대 시켰을 경우에 피검사자 눈에 문제가 발생할 수 있을 것이라고 의심되면 다른 검사들을 추가로 먼저 시행해야 한다.
3. 검사 30분 전에 피검사자의 동공을 확대시킨다.
4. 세극등현미경의 높이를 검사자와 피검사자 모두가 편안하도록 조정한다.

조명부는 정면에(0도) 오도록 맞춘다. 세극등 빛은 좁혀서 얇은 세극모양으로 조정한다. 배율을 저배율(6×나 10×)에 맞춘다.

5. 피검사자의 오른쪽 눈을 검사할 때에는 검사자 왼손의 엄지와 검지를 사용하여 보조렌즈를 수직방향으로 잡는다. 다른 방법으로, 검사자는 이마받침대의 수직지지대에 부착되어 있는 렌즈홀더나 피검사자의 윗눈꺼풀 위치에 대응하여 놓여있는 아답터를 사용할 수도 있다. 이 장치들은 모든 보조렌즈에서 사용이 가능한 것이 아니다.

단계별 검사과정

1. 피검사자에게 정면을 보라고 한다.
2. 빛을 피검사자의 오른쪽 눈 동공중심에 오도록 하고, 초점을 각막에 맞춘다.
3. 보조렌즈를 피검사자의 눈앞에 대며, 렌즈의 뒷면이 피검사자의 속눈썹에 닿지 않을 정도의 가까운 거리에 댄다(피검사자의 각막으로부터 약 8 mm 정도 떨어진다). 보조렌즈와 각막 사이의 거리는 검사할 때 사용하는 렌즈의 굴절력에 따라 달라진다. 만약 렌즈의 위치가 적절하다면, 검사자는 세극등현미경의 접안렌즈를 통해 흐릿하게 망막의 붉은 안저반사가 보이게 된다.
4. 조이스틱을 사용하여, 세극등현미경을 피검사자의 각막으로부터 서서히 멀어지도록 당기면서 망막의 상에 초점을 맞춘다. 이때 빛은 계속 동공중심에 위치하고 있어야 한다(그림 5-27).
5. 일단 망막에 초점이 맞추어지면, 세극등현미경 빛의 폭을 넓혀서 더 넓은 부위의 망막을 관찰한다. 이때 필요하면 배율은 중간배율이나 고배율로 맞춘다. 조이스틱과 세극등현미경의 상하움직임 조정손잡이를 사용하여 전체 망막을 검사한다. 망막의 특정한 부분을 검사하기 위해서는, 피검사자의 주시방향을 바꾸라고 한다. 이때 렌즈의 위치도 다시 조정해야 한다.
6. 만약 렌즈표면의 반사가 검사에 방해가 되면, 렌즈의 각도를 약간 기울이던가, 조명부의 각도를 정면에서부터 약 10° 정도 옆으로 돌려서

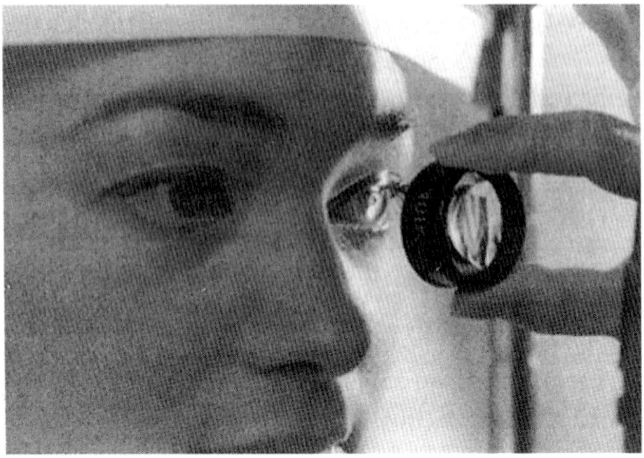

그림 5-27. 세극등안저검사를 할 때 후극부를 관찰하기 위해 보조렌즈를 적절하게 대 놓은 사진.

반사 빛을 줄인다.

7. 세극등현미경의 빛을 좌안에 맞추고, 검사과정 제3단계에서부터 제6단계까지의 과정을 반복하여 피검사자의 왼쪽 눈을 검사한다.
8. 망막 황반부에 불규칙한 부분이 있는지를 검사할 때에는, 세극등현미경 빛의 폭을 좁혀 세극모양으로 만들고 먼저 빛을 수직방향으로 하여 황반부에 초점을 맞추어 검사한 후에 빛을 수평방향으로 맞추어 검사한다. 황반부에 비추어진 세극 불빛에 틈새나 휘어진 부분이 있는지 검사한다. 이러한 방법으로 황반부를 검사하는 것을 "바츠케-알렌 세극 빛 검사(Watzke-Allen slit beam test)"라고 한다. 이 검사에서 이상소견이 발견되면 "바츠케 사인(Watzke sign)"이라고 한다.

결과 기록

1. 세극등안저검사로 얻은 결과들은 피검사자 의무기록지의 "망막"부에 기록한다.
2. 어느 보조렌즈를 사용하여 검사했는지를 기록한다. 그 이유는 어느 한 렌

즈를 사용하여 검사했을 때 얻어진 결과가 또 다른 방법으로 망막을 검사했을 때 얻어진 결과와 달라질 수 있기 때문이다.

3. 검사할 때 보인 망막상은 도립상이었음을 기억하고 있어야 한다. 그림이나 묘사할 때 해부학적으로 정확해야 한다. 만약 이상소견이 보였다면, 렌즈를 통해 보이는 병변의 위치가 아니라, 망막의 실제 병변위치가 어디인지를 표시해야 한다.

신경섬유층 검사
Nerve Fiber Layer Evaluation

검사목적 망막 신경섬유층(NFL)의 관찰 선명도를 높여줌으로서, 신경섬유들의 국소 결손이나 미만성 섬유결손을 확인하기 위함이다. 필요한 경우 이 검사는 세극등안저검사를 할 때 동시에 시행한다.

적응증

녹내장이 있을 때 가장 먼저 나타나는 임상적 타각증상은 신경섬유층의 손상이다. 따라서 녹내장이 의심되는 모든 피검사자에서는 신경섬유층을 주의 깊게 검사해야 한다. 눈으로 관찰될 만큼 시신경의 손상이 있거나 어떠한 질환에 의해 신경섬유층에 영향을 미쳐 시야결손을 일으키는 경우 신경섬유층의 손상을 예측해야 한다.

검사에 필요한 기구들

1. 적색이 들어있지 않은 필터(Red-free)가 장착된 세극등현미경
2. 안구의 후극부를 고해상도, 입체시로 검사할 수 있는 깨끗한 보조렌즈(예를 들어, Super-field, 90D, 혹은 78D 렌즈)

검사 전 준비

1. 세극등안저검사 때와 동일하게 피검사자와 기구들을 준비시킨다.
2. 세극등 빛 앞에 녹색 필터를 끼운다.
3. 피검사자가 견딜 수 있을 정도의 밝기로 빛의 밝기를 최대한 밝게 조광기를 맞춘다.

단계별 검사과정

1. 세극등안저검사 때의 검사과정과 같은 순서로 오른쪽 눈의 후극부를 선명하고 입체적으로 관찰할 수 있도록 맞춘다.

2. 시신경유두(Optic Nerve Head ; ONH)주변의 신경섬유층을 주의 깊게 관찰하여, 국소결손이 있는지를 확인한다. 그리고 시신경유두의 위쪽 신경섬유층과 아래쪽 신경섬유층을 비교 관찰한다.
3. 검사과정 제1단계에서부터 제2단계까지를 반복하면서 왼쪽 눈에서도 검사를 시행한다. 두 눈에서의 신경섬유층이 대칭적인지를 비교 관찰한다.

결과 기록

1. 세극등안저검사의 한 부분으로 신경섬유층의 검사결과를 기록한다.
2. 각각의 눈에서 다음 사항을 기록한다 : 신경섬유층의 전체 모습, 국소적인 신경섬유층의 결손부위 유무, 시신경유두의 위쪽과 아래쪽의 신경섬유층이 서로 대칭적인지 여부를 기록한다.
3. 두 눈에서의 신경섬유층이 대칭적인지 여부를 기록한다.

기대결과치

1. *정상소견* : 건강한 신경섬유층은 여러 개의 가느다란 선 모양으로 망막 위를 지나는 것처럼 보인다. 이 선들은 시신경유두에 가까워질수록 점점 더 뚜렷해지고, 시신경유두를 중심으로 시신경유두의 위쪽과 아래쪽 몇 유두직경(DD) 내에 있는 선들만이 제일 선명하게 관찰된다.
2. *비정상소견* : 시신경유두부에서 방사상으로 뻗어 나오는 신경섬유층들에 국소결손이 있는 경우 그 부위는 검은 실 모양이나 쐐기모양으로 보이게 된다. 신경섬유층의 결손이나 손상이 있는 부위는 그 밑의 망막구조물들이 더 진하고 또렷하게 보이게 된다. 미만성으로 손상을 입게 되면 신경섬유층의 선모양은 전반적으로 감소하게 되고 망막구조는 훨씬 더 또렷하게 보이게 된다. 미만성 결손의 유무는 시신경유두부의 위쪽과 아래쪽 신경섬유층의 대칭성 및 좌우 안에서 신경섬유층의 대칭성을 비교해 보면 가장 쉽게 알 수 있다.

골드만삼면경을 사용한 안저검사
Retinal Evaluation With The Goldmann 3-Mirror Lens

검사목적 망막의 특수부위를 관찰하고 검사하기 위함이다. 골드만삼면경은 일반적으로 세극등현미경과 같이 사용한다. 배율을 변화시키면서 관찰이 가능하고 입체상을 얻을 수 있다. 또한 유리체를 검사할 때에도 많이 사용된다.

적응증

골드만삼면경은 주변부망막의 스크리닝 검사로는 적합하지 않은데, 그 이유는 검사시야가 좁기 때문이다. 이 검사는 도상검안경검사에서 망막에 비정상 소견이나 병변부위가 발견되어 보다 더 확대된 상이 필요할 때 주로 시행한다. 중앙에 있는 렌즈는 후극부를 고해상도의 입체적인 상으로 보여준다.

검사에 필요한 기구들

1. 깨끗이 소독된 골드만삼면경
2. 세극등현미경
3. 앞방각경검사용 점탄액(예로 ; 1%나 2% 메틸셀룰로오즈)
4. 국소마취제(0.5% 프로파라카인)
5. 멸균 생리식염수
6. 동공확대제(예를 들어 ; 0.5%나 1%의 트로픽아미드와 2.5%짜리 페닐에프린 또는 1% 히드록시암페타민).
7. 티슈

검사 전 준비

1. 동공을 확대시키기 전에, 피검사자의 최고 교정시력과 안압을 먼저 검사해야 하고, 전방깊이도 검사해 놓아야 한다. 동공을 확대시키기가 적당하지 않거나 확대 시켰을 경우에 피검사자 눈에 문제가 발생할 수 있을 것이라고 의심되면 다른 검사들을 추가로 먼저 시행해야 한다.

2. 검사 30분 전에 피검사자의 동공을 확대시킨다.
3. 피검사자와 검사자 모두에게 편하도록 세극등현미경을 조정한다.
4. 접안렌즈의 초점을 맞추며, PD를 맞추고, 모든 필터를 제거한다. 배율을 가장 낮은 배율에 맞춘다.
5. 세극등현미경 불빛을 중간넓이 평행육면체로 맞추고 세극등현미경의 조명부를 피검사자의 정면 위치(0도)에 맞춘다.
6. 삼면경의 오목한 면에 검사용 점탄액 2-3방울을 떨어뜨려 채운다. 점탄액 안에 공기방울이 생기지 않도록 주의 한다. 병에서 짜낸 점탄액의 첫 방울은 티슈에 짜 버린다. 점탄액병을 보관할 때에는 병을 거꾸로 세워 놓는다.
7. 피검사자 눈의 앞부분을 세극등현미경으로 검사하여 삼면경검사의 금기증, 즉 심한 각막 외상이나 눈의 전염질환에 의한 충혈 등이 있는지 여부를 확인한다.
8. 피검사자 각막에 점안용 국소마취제를 한 방울 점안한다.

단계별 검사과정

삼면경(3-mirror lens) 삽입하기

1. 피검사자를 세극등현미경에 위치시킨다.
2. 검사자는 삼면경을 우세수(dominant hand)의 엄지와 검지로 잡는다.
3. 피검사자에게 내려다보라고 하면서, 다른 손(nondominant hand)으로는 피검사자의 윗눈꺼풀을 단단히 잡는다.
4. 피검사자에게 위를 쳐다보라고 하면서 삼면경을 들고 있는 쪽 손의 중지나 무명지로 아래눈꺼풀을 아래로 잡아당긴다. 동시에 윗눈꺼풀을 안와 상연에 단단히 밀착시킨다.
5. 삼면경의 아래쪽 테두리를 아래 결막낭에 삽입한다(그림 5-16). 삼면경을 그림 5-17에서 보듯이 눈 전체에 렌즈가 밀착될 때까지 눈 쪽으로 렌즈를 민다. 골드만삼면경의 중앙에 있는 렌즈를 통해 렌즈가 안구에 닿을 때가 언제인지를 확인한다.
6. 피검사자가 정면을 똑바로 주시할 때까지 천천히 아래로 내려다보라

고 한다. 서서히 피검사자의 눈꺼풀을 놓는다. 검사하는 동안 렌즈를 잡고 있으나, 렌즈가 피검사자의 각막을 밀지 않도록 주의해야 한다.

후극부 관찰

7. 접안렌즈의 바깥쪽에서 보면서 중앙에 있는 렌즈에 세극등 빛을 맞춘다.
8. 접안렌즈를 통해 들여다보면서 망막의 특정부에 세극등현미경의 초점을 맞춘다.
9. 일단 망막에 초점이 맞추어지면, 배율을 높이거나 세극등 빛의 폭을 넓혀 시야를 좋게 만들 수 있다. 검사자는 피검사자 안구의 후극부를 검사하고 있는 것이므로, 세극등 빛의 폭을 너무 넓히거나 또는 빛을 너무 강하게 비추면 피검사자가 불편해 할 수 있다.
10. 조이스틱과 세극등현미경의 상하움직임 조정손잡이를 사용하여 전체 망막(안저)을 검사한다. 후극부의 특정한 부분을 검사하기 위해서는, 피검사자의 주시방향을 재조정해야 한다.

주변부망막 관찰

11. 검사하고자 하는 망막부위(그림 5-28)에 따라 적절한 거울을 선택한다. 선택된 렌즈는 검사하고자하는 부위로부터 180° 돌려 반대편에 위치하도록 놓는다.
12. 접안렌즈 바깥에서 보면서, 세극등 빛이 검사하기 위해 선택한 거울에 비추어지도록 한다. 세극등 빛을 돌려서 거울이 놓여있는 위치와 평행하게끔 맞춘다. 예를 들어, 거울이 만약 코 쪽이나 귀 쪽에 위치하고 있다면 빛의 방향은 수평이어야 한다.
13. 접안렌즈를 들여다보면서 망막 위에 초점을 맞춘다. 일단 망막에 초점이 맞추어지면 세극등 빛의 폭을 넓히거나 배율을 증가시켜 검사자의 시야를 좋게 만든다. 만약 거울이나 렌즈에 의한 반사로 인해 검사자의 시야가 방해를 받게 되면, 조명부를 약간 움직여서(5~10° 정도) 빛의 반사를 제거한다.

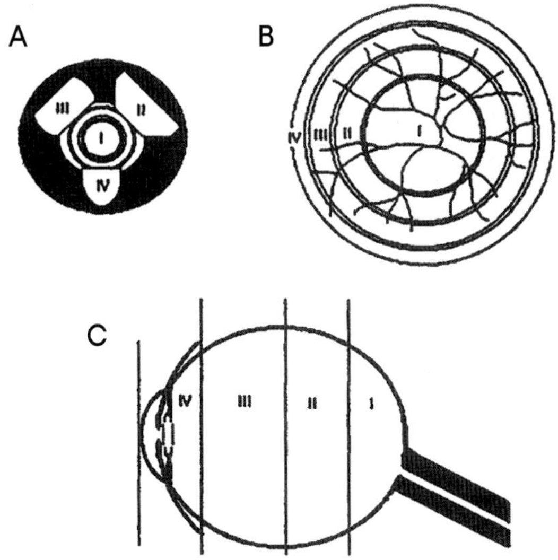

그림 5-28. **A.** 골드만삼면경의 그림. **B.** 골드만삼면경의 3개의 거울과 안저 렌즈를 통해 관찰할 수 있는 망막의 부위를 표시한 그림. **C.** 골드만삼면경의 3개의 거울과 안저 렌즈를 통해 관찰할 수 있는 부위를 안구의 단면으로 표시한 그림.

14. 거울을 통해 보는 검사자의 시야를 더욱 넓히려면, 검사자는 렌즈를 약간씩 흔들어 움직여 준다. 렌즈를 거울 쪽으로 밀면 조금 더 앞쪽 망막을 관찰할 수 있게 해주고, 렌즈를 거울에서 먼 쪽으로 밀면 더 뒤쪽 망막을 관찰할 수 있게 해준다. 검사자는 또한 피검사자에게 주시방향을 바꾸어 보라고 할 수도 있다. 이처럼 렌즈를 움직이거나 피검사자의 주시방향을 움직이게 하면서 검사를 할 때에는 조금씩만 움직이게 하여 렌즈가 눈에서 빠지지 않도록 주의해야 한다.

삼면경의 제거

15. 피검사자에게 이마를 이마받침대에 밀착시키고 있도록 상기시키고, 위쪽을 천천히 쳐다보라고 한다.
16. 렌즈를 한 손으로 가볍게 잡는다. 다른 손 검지로 렌즈가 닿아있는 아래눈꺼풀부위를 지그시 눌러 주어 렌즈와 각막사이의 밀착된 부분

에 공간을 만들어 준다. 렌즈를 그냥 각막으로부터 당겨 빼서는 안 된다. 만약 렌즈를 제거하기가 어려우면, 검사자는 아래눈꺼풀을 누르면서 피검사자에게 눈을 꽉 감아보라고 한다. 동시에 검사자도 렌즈를 아래, 위로 조금씩 움직여 본다.

17. 렌즈에 묻어있는 점탄액을 티슈로 닦아낸다. 이 렌즈는 하드콘택트렌즈 크리너로 닦고 CDC 가이드라인에 의거해 소독한다.
18. 만약 앞방각경 검사용 점탄액을 사용했다면, 피검사자의 눈을 멸균생리식염수로 부드럽게 세척하여 점탄액을 씻어낸다. 점탄액이 눈에 남아있게 되면 안구에 자극을 일으킬 수 있기 때문이다.

결과 기록

1. 골드만삼면경검사는 망막검사를 좀더 보강하는 것이므로, 검사결과는 다른 망막검사에서 얻은 결과와 같이 기록한다.
2. 삼면경 검사를 시행했다고 기록한다.
3. 거울을 통해 검사된 망막상은 뒤집힌 상임을 기억하고 있어야 한다. 그림이나 묘사할 때 해부학적으로 정확해야 한다. 만약 이상소견이 보였다면, 거울을 통해 보이는 병변의 위치가 아니라, 망막의 실제 병변위치가 어디인지를 표시해야 한다.

골드만압평안압측정법
Goldmann Applanation Tonometry

검사목적 안압(IOP)을 측정하기 위함이다.

검사에 필요한 기구들

1. 세극등현미경과 같이 사용할 골드만안압계(Goldmann tonometer)와 프리즘
2. 국소마취제와 혼합되어 있는 액상 형광물질이나 또는 0.5% 프로파라카인과 플루레신 용지

검사 전 준비

세극등현미경 준비

1. 세극등현미경의 이마 받침대와 턱 받침대를 깨끗하게 소독한다.
2. CDC 가이드라인에 따라 안압계의 프리즘을 깨끗하게 소독한다.
3. 세극등현미경의 높이를 검사자와 피검사자 모두가 편안하도록 조정하고, 피검사자는 이마 받침대에 이마를 붙이고 있는다.
4. 턱 받침대를 조정하여 피검사자의 눈높이를 적절한 위치에 맞춘다.
5. PD를 맞추고, 접안렌즈의 초점을 맞춘다.
6. 배율을 저배율(10×)이나 중간배율(16×)에 맞춘다.

피검사자 준비

7. 피검사자 눈의 앞부분을 검사한다. 특히 각막을 잘 검사하여 압평안압계를 사용한 안압검사에 부적절한 조건들이 있는지를 검사해야 한다(예를 들어, 감염으로 인한 눈의 충혈이나 심한 외상성 각막손상이 있는 경우).
8. 피검사자의 아래결막낭에 국소마취제와 혼합된 액상 형광물질 한 방울을 점안하여 각막을 마취시킨다. 만약 국소마취제와 플루레신 용지를 사용하여 검사를 한다면, 먼저 국소마취제 한 방울을 점안한다. 플루레신 용지는 멸균 생리식염수로 적신 후, 피검사자에게 옆쪽으로 보라고 하면서, 아래,

윗눈꺼풀을 조작하여 눈이 깜빡거리지 못하게 한다. 그 다음 용지의 적신 부분을 귀 쪽 눈알결막이나 또는 아래쪽 눈꺼풀결막에 닿도록 한다.

9. 코발트 블루 필터를 끼운다. 각막을 가로지르면서 안압검사 전에 각막에 염색되는 부분이 있는지를 먼저 찾아본다.

안압계 준비

10. 압평안압계의 프리즘이 왼쪽 접안렌즈 앞에 적절하게 위치하도록 안압계를 조정한다.
11. 압평안압계의 프리즘을 돌려 "0"점의 위치를 프리즘 홀더의 흰 점에 맞춘다. 만약 피검사자의 각막 난시가 3D 이상일 경우, 프리즘을 돌려 프리즘 홀더의 빨간 표시선이 피검사자의 마이너스 난시 축 방향과 일치할 때까지 돌려 맞춘다.
12. 세극등의 빛의 넓이는 가장 넓게 맞춘다. 조명부를 조정하여 압평안압계 프리즘의 끝부분이 밝은 푸른빛으로 비추어 지도록 맞춘다. 조명부의 각도는 피검사자의 정면으로부터 45° 내지 60° 정도 옆으로 맞춘다.
13. 안압측정 다이알을 1과 2 사이에 맞추어 놓는다(이는 안압수치상으로 10에서 20 mmHg 사이에 해당된다).

단계별 검사과정

1. 세극등현미경 앞에 피검사자를 위치시킨다.
2. 피검사자에게 양쪽 눈을 모두 뜨고, 정면을 보라고 한다. 만약 피검사자가 눈을 뜨고 있기가 어렵다고 하면, 검사자는 피검사자의 윗눈꺼풀을 위로 당겨 잡아준다. 이때 검사자가 위로 당기고 있는 윗눈꺼풀은 안와 상연에 밀착시키되 안구를 직접 누르지 않도록 주의해야 한다.
3. 1) 압평안압계의 프리즘을 시축보다 약간 아래에 위치하도록 하고, 안압계를 피검사자 각막 쪽으로 가까이 움직인다. 프리즘이 각막으로부터 2-3 mm 정도 떨어진 위치에서, 안압계를 서서히 올리면서 프리즘이 각막의 정점과 같은 높이가 되도록 맞춘 뒤, 프리즘이 각

막에 닿을 때까지 조이스틱을 이용해 서서히 앞으로 밀어준다. 프리즘이 각막에 닿을 때, 각막윤부는 밝게 빛나게 된다. 이 빛나는 현상은 접안렌즈의 바깥쪽에서 관찰할 수 있다(그림 5-29).

2) 다른 방법으로, 프리즘을 각막의 정점에 맞추기 위해서는 가능한 가깝게 그리고 각막으로부터 약 1 mm 거리 앞에 프리즘을 위치시킨다. 프리즘이 이 위치에 있을 때, 검사자가 세극등현미경의 접안렌즈를 통해 관찰하면, 한 쌍의 파란색 또는 흰색의 안압계 마이어 모양의 반사 빛을 보게 된다. 프리즘의 위치를 두 마이어의 반사 빛이 서로 거울에 반사되어 보이는 것처럼 보이거나 또는 시야의 중심에 올 때까지 조정한다(검사자가 안압계의 마이어들을 정렬시키는 것처럼). 그 다음 프리즘이 각막에 닿을 때까지 조이스틱을 이용해 서서히 앞으로 밀어준다. 안압계의 마이어들은 보여야 하고 거의 적절하게 정렬된 상태가 된다.

4. 일단 프리즘이 각막과 닿게 되면, 왼쪽 접안렌즈를 통해 들여다보면서(압평안압계의 프리즘은 왼쪽 접안렌즈하고만 정렬이 되어있다) 그림 5-30에서 보는 것과 같이 세극등현미경을 상하 그리고/또는 좌우로 움직이면서 반원형모양의 마이어들을 수평과 수직방향에서 중앙에 정렬되도록 맞춘다.

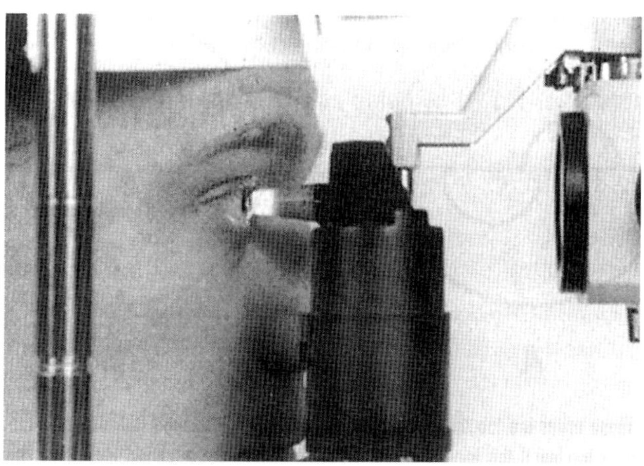

그림 5-29. 골드만 안압계의 압평 프리즘부가 피검사자의 각막에 접촉되어 있다.

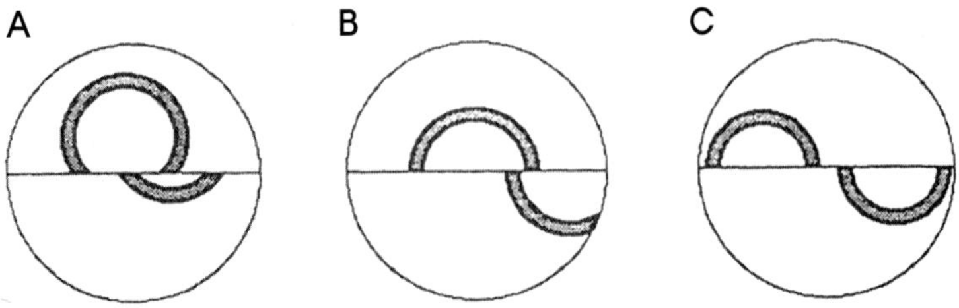

그림 5-30. **A.** 위쪽 반원이 아래쪽 반원보다 크다, 이는 안압계의 프리즘이 피검사자 각막의 수직 축과 적확하게 정렬되어 있지 않음을 보여주는 그림이다. 프리즘을 위쪽으로 이동시켜 상하 반원이 중앙에 위치하도록 맞춘다. **B.** 아래쪽 반원의 오른쪽 반이 보이지 않는다, 이는 안압계의 프리즘이 피검사자 각막의 수평 축과 적확하게 정렬되어 있지 않음을 보여주는 것이다. 프리즘을 오른쪽으로 이동시켜 상하 반원이 중앙에 위치하도록 한다. **C.** 상하 반원의 모양이 모두 보이고 크기도 같다, 이는 안압계의 프리즘이 피검사자 각막에 적확하게 정렬되었다는 것을 의미한다.

5. 마이어들의 두께를 관찰하여 그 두께가 너무 두껍거나 너무 얇지 않은지 확인한다. 반원 직경의 1/10이 이상적인 두께이다. 두께가 두꺼운 것은 플루레신 용액을 너무 많이 넣었거나 또는 눈물이 과다분비되었을 경우로 안압 값이 실제 보다 높게 읽힌다. 만약 검사할 때 마이어가 너무 두껍게 보이면, 안압계의 프리즘을 눈에서 떼어내고 티슈를 사용하여 과잉의 용액을 눈에서 닥아 내어 문제를 해결한다. 다시 안압을 측정하기 전에 안압계의 프리즘 끝부분에 묻어있는 플루레신 용액도 티슈를 사용하여 깨끗이 닥아 낸다. 마이어의 두께가 얇게 보이는 경우는 플루레신 용액을 너무 적게 점안했을 때 나타나고 안압 값은 실제 보다 낮게 읽힌다. 만약 검사할 때 마이어가 너무 얇게 보이면, 안압계의 프리즘을 눈에서 떼어내고 안압을 다시 측정하기 전에 플루레신 용액을 더 점안한다(그림 5-31).
6. 만약 마이어들의 두께가 적당하고 반원형의 마이어 모양들이 똑같으며 중앙에 위치하고 있다면, 안압측정 다이알을 조정하여 정확한 안압 값을 읽는다. 안압 값을 정확히 읽기 위해서는, 위쪽 반원의 안쪽 반원과 아래쪽 안쪽 반원이 일치하도록 조정한다. 마이어들이 적절하

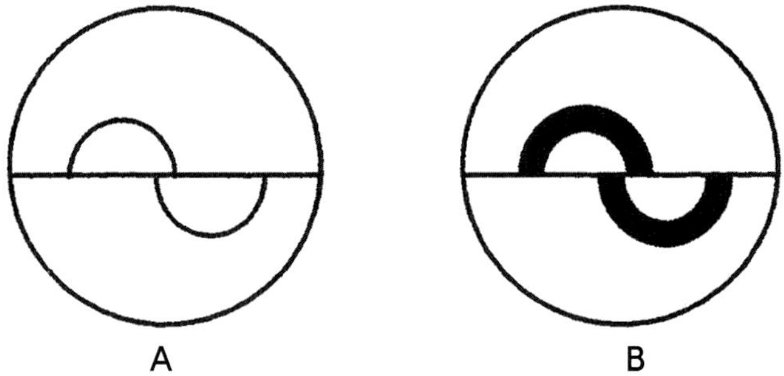

그림 5-31. **A.** 마이어 상이 너무 가늘다, 이는 피검사자 눈에 점안한 플루레신 용액의 양이 너무 적다는 것을 나타낸다. 만약 보완을 하지 않고 안압을 측정하면 안압이 실제 보다 아주 낮게 읽힐 것이다. B. 마이어 상이 너무 두껍다, 이는 피검사자 눈에 점안한 플루레신 용액의 양이 너무 많았거나 과도한 눈물분비 때문이다. 만약 보완을 하지 않고 안압을 측정하면 안압이 실제 보다 아주 높게 읽힐 수 있다.

게 정렬되었고 안압 값을 읽기에 정확하게 각막에 압력이 가해져 있는 상태라면, 안압의 파동을 흔히 볼 수 있게 된다(그림 5-32).

7. 정확한 안압 값을 읽은 후에는 곧바로 안압계의 프리즘을 각막에서

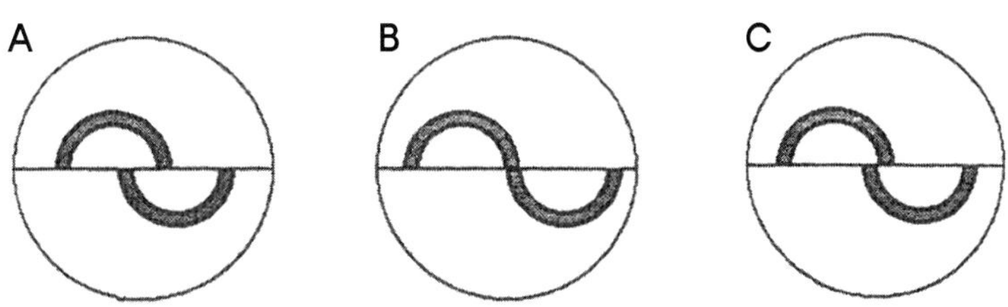

그림 5-32. 반원의 굵기가 적절하며, 크기도 같고 중심에 위치하고 있을 때, 안압측정 다이알을 조정한다. **A.** 상하 반원이 너무 겹쳐져 있다, 이는 안압측정 다이알이 눈을 너무 강하게 밀고 있기 때문이다. 안압 값은 안압측정 다이알에 표시된 숫자보다 높게 읽어야 한다. **B.** 상하 반원의 서로 겹쳐진 부분이 없다, 이는 안압측정 다이알이 눈을 너무 약하게 밀고 있기 때문이다. 안압 값은 안압측정 다이알에 표시된 숫자보다 낮게 읽어야 한다. **C.** 반원들이 정확하게 위치해 있다. 위쪽 반원의 안쪽 원이 아래쪽 반원의 안쪽 원과 서로 맞닿고 있다. 안압측정 다이알에 표시되어 있는 숫자가 곧 이 피검사자의 안압이다.

떼어낸다. 안압계 프리즘의 끝부분을 티슈를 사용하여 모든 플루레신 용액을 바로 닦아 낸다.

8. 만약 안압 값이 높거나 또는 양쪽 눈에서의 안압 값이 2 mmHg 이상 차이가 나면, 다시 한번 검사를 해야 한다.
9. 필요한 안압검사를 모두 마친 후에는, 각막에 염색이 되어 있는 부위가 있거나 또는 각막짓무름이 있는지를 다시 확인한다.
10. Centers for Disease Control(CDC) 가이드라인에 따라 프리즘을 소독한다.

결과 기록

1. "T_A"라고 적는다. 이는 안압(IOP)을 골드만압평안압계법으로 측정했다는 것을 의미하는 것이다.
2. 오른쪽 눈에서 검사된 값은 위쪽에, 왼쪽 눈에서 얻은 값은 아래쪽에 기록한다.
3. 검사를 시행한 시간을 기록한다.

실 례

T_A – 18/23 10 : 30 AM

기대결과치

1. 평균 안압 값은 15.5 mmHg이다. 정상범위는 8 mmHg에서부터 23 mmHg까지이다.
2. 안압 값이 23 mmHg 이상이라고 하여, 무조건 녹내장을 의심하지는 않는다. 반대로 안압이 정상범위 안에 있다고 하여 녹내장의 가능성을 무조건 배제해서도 안 된다. 다른 검사들, 예를 들어 시신경유두의 모양이나 시야검사 등의 결과들도 고려해 넣어야 한다. 피검사자의 나이도 고려대상이 되는데, 그 이유로는 안압(IOP)은 나이에 비례해 높아지는 경향이 있기 때문이다.
3. 양쪽 눈에서 2 mmHg 이상 안압의 차이가 있으면 녹내장을 심각하게 고려해야 한다.

4. 안압의 일차변동으로 3~4 mmHg 정도의 변화가 생기는 것은 정상이다.
5. 각막이 얇은 경우, 안압도 낮게 읽힌다. 피검사자가 근시를 교정하기 위해 각막을 편평하게 잘라내는 굴절이상교정술을 받았을 경우 수술 전보다 수술 후의 안압 값이 더 낮게 나타난다. 원시나 난시로 인한 LASIK 수술을 받은 피검사들의 압평안압계 검사결과에서도 안압이 수술 전보다 낮게 나타나는 것이 증명되었다. 향후에, 압평안압계를 사용한 안압을 측정할 때에는 피검사자의 각막 두께를 반드시 보정해야 한다.

압평안압계법 일견표

목 적	검 사 방 법
세극등현미경 검사 전 준비	저배율 또는 중간배율 코발트 블루 필터를 삽입한다.
피검사자 검사 전 준비	눈의 앞쪽 부분을 검사하여 금기증이 있는지 여부를 검사한다. 국소마취제를 점안한다. 플루레신 용액을 점안한 후 다시 각막을 검사한다.
안압계 검사 전 준비	안압계의 프리즘을 안압계에 끼운다. 각막난시를 보정하기 위해 프리즘의 각도를 조정한다. 안압계의 끝부분에 밝은 빛을 비춘다. 안압측정 다이알을 1과 2 사이에 맞춘다.
프리즘을 각막의 적절한 위치에 갖다 맞춘다.	윤부의 불빛을 관찰함으로서 각막과의 접촉이 제대로 되었는지를 확인한다. 반원들의 크기가 같고 중심에 맞추어 질 때까지 조이스틱으로 프리즘의 위치를 조정한다. 마이어들의 두께를 관찰하고, 필요하면 교정한다.
정확한 안압 값을 읽는다.	상하 반원들의 안쪽 원들끼리 맞닿을 때까지 안압측정 다이알을 돌린다. 각막으로부터 프리즘을 제거한다. 안압측정 다이알로부터 안압 값을 읽는다. 각막에 염색되는 부위가 있는지를 다시 검사한다.

비접촉안압측정법
Non-Contact Tonometry

검사목적 안압(IOP)을 측정하기 위함이다. 공기로 된 파동을 사용하여 각막을 압평(applanate) 시켜 검사하는 방법으로, 눈과 검사기계 사이에는 직접적인 접촉이 없다.

적응증

피검사자 모두에게 안압측정(tonometry)을 시행해야 한다. 이 비접촉안압측정법 (NCT)은 특히 접촉성 안압검사법으로 검사하기가 부적합한 피검사자의 경우에 사용된다. 예를 들어, 결막염과 같은 전염성 감염이 있거나 또는 전안부에 외상이 있는 경우가 해당된다.

주의(Note) : 여러 종류의 비접촉안압계가 사용되고 있다. 안압계의 기종에 따라 사용방법이 다를 수 있으므로 검사자는 자신이 사용할 기종의 검사법에 대해 검사를 시행하기 전에 사용설명서를 먼저 읽을 것을 권한다. 그림 5-33과 그림 5-34는 비접촉안압계를 그림으로 그려 놓은 모형이다.

검사에 필요한 기구들

1. 비접촉안압계(Non-Contact Tonometer ; NCT)

검사 전 준비

1. 이마 받침대와 턱 받침대를 깨끗이 소독한다.
2. 기계의 전원을 켠다.
3. 피검사자와 검사자 모두가 편안하도록 테이블의 높이를 조정한다.
4. 턱 받침대의 높이를 조정하여 이마받침대를 지지하고 있는 지지대에 표시되어 있는 톱니모양의 눈금과 피검사자의 외측눈구석 높이를 맞춘다.
5. 이마받침대의 오버라이드 스위치(override switch)는 잠그지 않는다. 이 상태에서 피검사자는 검사를 받는 동안 이마를 이마받침대에 바짝 밀착시켜야만 정확한 결과를 얻을 수 있다.

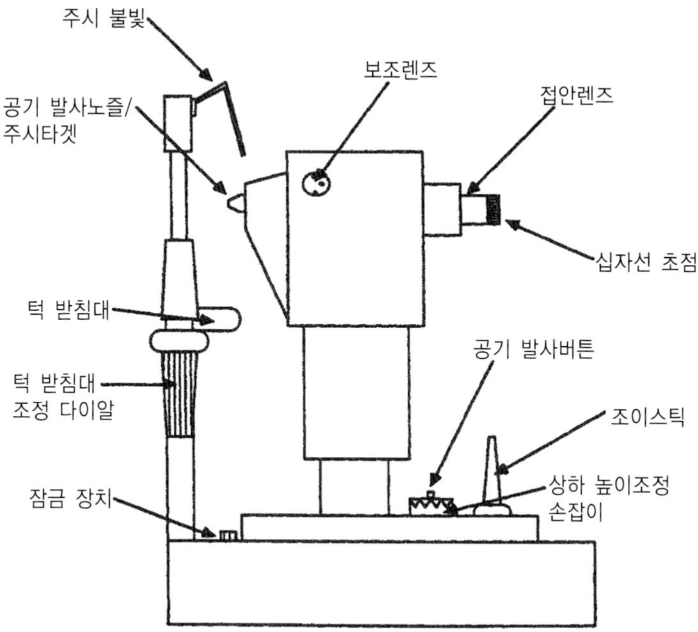

그림 5-33. 비접촉안압계의 옆면 모양.

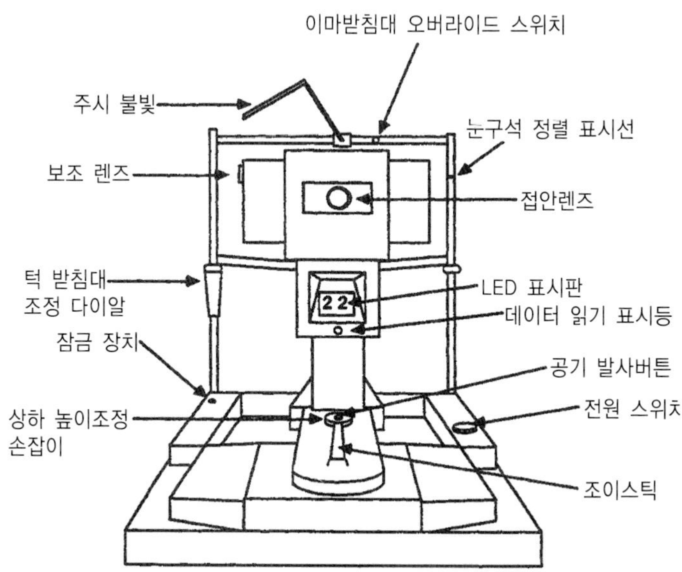

그림 5-34. 비접촉안압계를 검사자쪽에서 본 모양.

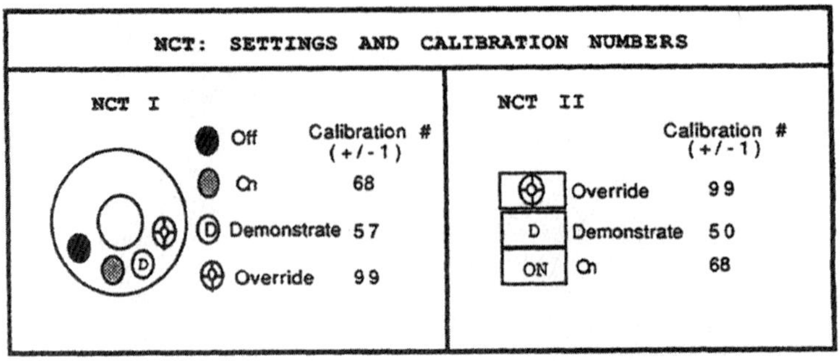

그림 5-35. 비접촉안압계에서 전원을 조절하는 장치로 두 종류가 있다. 이 두 종류 모두를 여기서 보여주고 있는데 이들은 모두 맞추어 놓은 대로 숫자로 표시된다. 만약 측정된 안압 값이 정확하다는 판정을 받기 위해서는 이 기계의 눈금조정이 제대로 맞추어져 있어야 한다. 만약 맞추어 놓은 값과 테스트 값의 차이가 ±1 이내이면 이 기계의 눈금조정은 정확하게 된 것이다.

6. 보조렌즈 손잡이를 조정하여 피검사자의 굴절이상을 보정한다. 이 손잡이에는 다섯 개의 도수를 보정할 수 있는 위치가 있다. 검사자가 보기에 자신 쪽으로 향하여 표시되어 있는 렌즈가 지금 보정되어 있는 렌즈라는 것을 나타낸다. 은색으로 융기된 위치 = 평면렌즈, 붉은 점 = −3.00D, 그 다음 위치 = −10.00D, 검은 점 = +4.00D 그리고 그 옆의 위치는 = +14.00D이다.
7. 접안렌즈를 조정하여 십자선의 초점을 맞춘다.
8. 기계의 여러 수치들이 정확히 맞추어져 있는지 확인한다. 이 수치들을 정확하게 맞추려면 파워스위치를 그림 5-35에 그려 놓은 것처럼 각 위치에 맞추어 가면서 공기발사버튼을 누르면 된다.

단계별 검사과정

1. 피검사자에게 이 기계는 눈의 안압을 검사하는 기기라고 설명을 하고, 시범을 먼저 보이겠다고 말한다.
2. 파워손잡이를 D(시범 ; demonstrate) 위치에 맞추어 놓고 피검사자 손가락에 훅하고 공기를 발사한다. 피검사자에게 이것은 단순히 바람이며 아프지 않다고 확인시킨다.

3. 피검사자에게 턱을 턱 받침대에 올리고, 이마를 이마받침대에 대라고 한다. 머리를 이마받침대에 바짝 밀착시키고 있으라고 하며 눈은 감고 있도록 한다.
4. 안전 잠금 손잡이를 올려서 NCT의 노즐이 피검사자 오른쪽 윗눈꺼풀로부터 3-5 mm 떨어진 거리까지 계속 민다. NCT 노즐의 높이는 감고 있는 피검사자 눈꺼풀 중 제일 돌출된 부분에 노즐의 높이를 조정하여 맞춘다.
5. 안전 잠금 손잡이를 풀어서 NCT의 노즐을 아무리 피검사 쪽으로 가까이 밀어도 피검사자의 눈에는 닿지 않는다는 것을 확인한다.
   주의(Note) ; 검사과정 제4단계에서 제5단계까지에서 피검사자는 머리를 이마받침대 스위치에 바짝 밀착시키고 있어야 한다. 그림 5-36은 기기와 피검사자의 적절한 위치관계를 보여주고 있다.
6. 피검사자에게 양쪽 눈을 모두 뜨라고 한다.
7. 노즐에서 나오는 빛이 대략적으로 피검사자의 오른쪽 눈의 동공중심에 비추어지는지를 기기 바깥쪽에서 보면서 맞춘다. 노즐은 각막으로부터 약 6-10 mm 정도 떨어진 위치에 있다. 피검사자에게 기기 안의 붉은 점이 보이는지 여부를 물어서 보인다고 대답하면 이는 정확히 정렬이 된 것이다. 이것은 피검사자의 주시타겟이다.

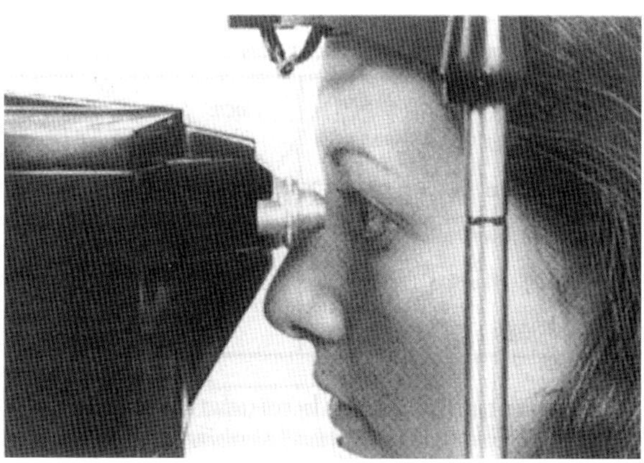

그림 5-36. NCT가 적절하게 맞추어져 있고 검사준비가 완료된 사진.

주의(Note) : 만약 피검사자가 붉은 점이 보이지 않는다고 대답하면, 보조렌즈 손잡이가 적절한 위치에 맞추어져 있는지 확인하고 기기 밖에서 보면서 노즐을 동공중심에 대략적으로 맞추는 과정을 다시 시행한다.

8. 피검사자에게 붉은 점을 계속 보고 있도록 하고, 눈은 깜빡여도 좋지만, 깜빡거리지 않을 때에는 눈을 계속 뜨고 있으라고 한다.

   주의(Note) : 또한 이마받침대에 피검사자의 머리를 계속 밀착시키고 있어야 한다고 반복해서 말해준다.

9. 접안렌즈를 통해 들여다본다.

NCT : 주시타겟과 정렬상태	
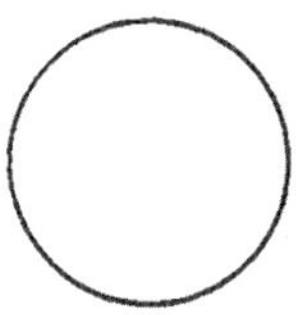	만약 노즐이 피검사자에게 너무 가까이 근접한 상태라면, 화면에서는 흐리고 큰 흰 원이 보이게 된다. 이때에는 검사기기를 피검사자로부터 멀어지도록 조작한다.
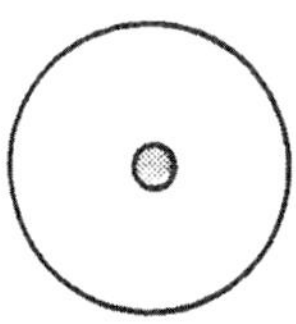	초점이 맞추어 졌을 때에는 큰 흰원의 중앙에 붉은 점이 맞추어져 있다. 이 붉은 점은 눈의 움직임에 따라 상하 좌우로 움직이게 된다. 붉은 점이 움직이지 않고 초점도 맞추어졌다면 안압을 측정한다.
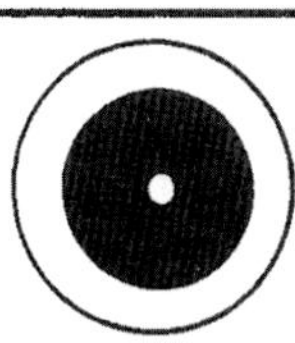	만약 화면에 보이는 타겟이 하얀 도너츠 같이 보이면, 이는 기기가 피검사자로부터 너무 멀리 있는 것이므로 피검사쪽으로 더 가까이 민다.
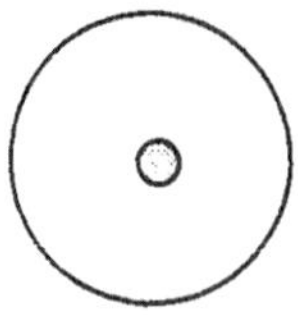	만약 타겟의 초점이 맞추어진 것처럼 보이나, 정확하게 초점이 맞았을 때와의 모양이 다르고 움직임이 없을 때에는, 안압측정을 해도 정확한 안압 값을 얻을 수가 없다.

그림 5-37. 피검사자가 보이는 주시타겟의 모양과 검사기기와 피검사자간의 거리와의 상관관계.

10. NCT를 앞, 뒤로 움직이면서 조정하여 큰 하얀 원 안에 작은 붉은 점이 위치하도록 초점을 맞춘다. 보이는 이 상은 돌면서 움직인다. 만약 상이 안정되어 움직이지 않고 가만히 있으면, NCT는 피검사자로부터 너무 멀어진 것이다(그림 5-37).
11. NCT를 움직이면서 붉은 점이 십자선(reticle)의 검은 원 안의 중앙에 오도록 조정한다. 이 과정은 기기를 계속 움직이면서 조정해 주어야 한다.
12. 붉은 점이 중앙에 오게 되고 초점이 맞추어 지면, NCT의 높이를 조정하는 손잡이 중앙에 있는 공기발사버튼을 바로 누른다.
13. IOP 값을 읽는다. NCT 종류에 따라 IOP 값 표시판 바로 밑에 램프가 있는데 만약 값이 정확하면 불이 들어온다. NCT의 값이 정확하지 않을 때에는, 숫자가 점멸하는 모양으로 나타나게 된다. 만약 값이 99로 나타났다면, 이는 피검사자가 검사받는 과정에서 눈을 깜빡였다는 것을 말한다.
14. 검사해서 값의 차가 2 mmHg 이내인 세 개의 값만을 취한다.
15. 검사과정 제4단계에서 제13단계까지의 과정을 왼쪽 눈에서 반복 시행한다.

결과 기록

1. "NCT"라고 적는다.
2. 아래, 위 두 줄로 표기하고 검사받은 눈도 같이 기록한다. 각 눈에서 받은 세 차례의 결과 값을 따로 기록한다. 오른쪽 눈의 결과 값은 위쪽 줄에, 왼쪽 눈의 결과 값은 아래쪽 줄에 기록한다. 세 값의 평균값으로 기록해서는 안 된다.
3. 검사한 실시한 시간을 기록한다.

실 례

1. NCT : OD 15, 16, 15 @ 9:45 AM
   OS 12, 11, 13
2. NCT : OD 24, 24, 26 @ 2:15 PM

OS 16, 15, 18

기대결과치

1. 평균 안압 값은 15.5 mmHg이다. 안압의 정상범위는 8-23 mmHg 사이이다.
2. 안압이 23 mmHg 보다 높게 나왔다고 해서 무조건 녹내장으로 생각할 수는 없다. 마찬가지로, 안압 값이 정상범위 안에 있다고 해서 녹내장의 가능성을 완전히 배제해서도 안 된다. 다른 검사들, 즉 시신경유두의 모양, 시야검사의 결과들도 같이 고려해야 한다. 피검사자의 나이 또한 고려되어야 하는데, 이는 나이가 들면서 안압도 올라갈 수 있기 때문이다.
3. 양쪽 눈의 안압차가 2 mmHg 이상이면 의미가 있는 것이다.
4. 안압의 일차변동이 3-4 mmHg인 것은 정상범위 안에 속한다.

암슬러격자 검사
Amsler Grid

검사목적 망막의 황반부와 대응하는 시야의 이상 유무를 평가하기 위함이다.

적응증

이 암슬러격자 검사는 황반부 질환이 의심될 때 시행한다(예를 들어 ; 피검사자의 최고 교정시력이 저하된 경우, 후천적 색각장애가 발생한 경우, 또는 검안경검사에서 황반부에 어떠한 이상소견이 보이는 경우 등). 만약 한쪽 눈에만 이상이 있더라도, 양쪽 눈 모두를 검사해야 한다. 일부 전문가들은 나이 많은 피검사자의 경우 눈의 기본 예비검사를 시행할 때 이 암슬러격자 검사도 포함시켜야 한다고 주장한다.

검사에 필요한 기구들

1. 암슬러격자 책자(Amsler grid book)
2. 눈가리개
3. 광원

검사 전 준비

1. 피검사자는 최고의 교정시력이 나오는 근거리교정용 안경을 착용하고, 가리개를 손에 든다.
2. 검사자는 밝은 조명 하에서 피검사자로부터 30 cm 떨어진 거리에서 #1 차트를 손에 든다.

단계별 검사과정

1. 피검사자가 좌, 우안 중 특별히 한쪽 눈의 시력이 훨씬 더 잘 보인다고 하지 않으면, 왼쪽 눈을 가리라고 한다. 두 눈 중 잘 보이지 않는

눈이 있는 경우, 더 잘 보이는 눈을 먼저 검사한다. 이러한 순서로 검사를 해야 피검사자가 검사에 대한 이해가 빠르고 보다 더 믿을 만한 결과를 얻게 된다.

2. 피검사자에게 "가운데에 있는 흰 점을 보세요. 보이세요? 검사하는 동안 제가 이 그림을 보면서 몇 가지 질문을 드릴 텐데, 그 때에도 계속 이 흰 점만을 계속 주시하고 있어야 합니다."라고 설명한다. 만약 피검사자가 흰 점을 보지 못한다면, #2 차트를 보여준다.
3. 피검사자에게 "눈을 흰 점에 계속 고정시켜 주시하고 눈을 움직이지 마세요."라고 주문한다. 다음 항목들을 묻는다 :
   1) "네 개의 구석부위가 보이세요?"
   2) "선들에 신경을 집중해서 보세요. 부분적으로 보이지 않는 선 부분이 있습니까? 구멍처럼 뚫려 보이는 부분은 없습니까? 있다면, 어느 위치인가요?"
   3) "모든 선들이 직선으로 보이는가요? 휘어 보여지는 선들이 있나요? 있다면 어느 부분인지요?"
   4) "모든 작은 사각형들이 똑같은 크기인가요? 만약 더 크거나 작아 보이는 부분이 있다면 어디인지요?"
4. 검사하는 동안 위의 질문들에 대한 반응이 어떠한지 자세히 살핀다.
5. 검사하는 동안 피검사자를 주의하여 살펴본다. 검사받지 않는 쪽 눈은 제대로 가리개로 가리고 있는지 그리고 피검사자가 계속 흰 점을 잘 주시하고 있는지를 확인한다.
6. 반대쪽 눈을 가리고 검사과정 제2단계에서 제5단계까지를 반복하여 검사한다.

결과 기록

1. 만약 아무 문제가 없다면, "암슬러"라고 적고 검사한 쪽 눈도 적는다. 그 뒤에 "WNL(정상범위내)"라고 기록한다.
2. 만약 문제가 있다면 검사한 쪽 눈을 적고, 문제의 특성을 기록한 뒤, 격자 중 문제가 있는 부분을 표시한다.
3. 만약 문제가 있으면, 피검사자에게 어떠한 모양으로 보였는지를 검사자가

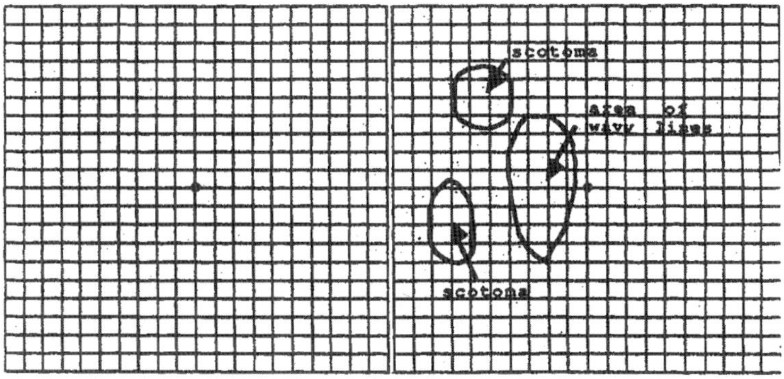

그림 5-38. 암슬러격자 검사 기록표. 아무 이상이 없는 좌안 기록표와 여러 비정상 소견을 보이는 우안 기록표.

직접 그리거나, 또는 피검사자 자신이 본대로 암슬러 기록지에 직접 그려보라고 한다(그림 5-38).

4. 특별한 언급이 없으면 #1 차트를 사용하여 검사한 것이다. 만약 다른 차트를 사용했다면, 같이 적어 놓는다.

실례(Examples)

1. 암슬러 OD WNL / OS WNL
2. 암슬러 OD 정상범위내
   OS 상좌측 구석이 보이지 않음
3. 암슬러 OD 중심부에서 선들이 휘어져 보임
   OS 주시점에서 맹점이 2-5° 정도 왼쪽으로 3° 정도 위와 아래 부분에 있다.

주의(Note) : 암슬러격자 책자는 원래 이 검사에 대한 이론, 질문들의 목차와 질문에 대한 설명, 그리고 총 6개로 되어있는 각 차트들의 간략한 적응증들을 포함하고 있다. 여기서는 첫 번째 차트에 대한 설명만을 해 놓은 것이다.

평면시야계 ; 탄젠트스크린
Tangent Screen

검사목적 피검사자 시야 중 중심반경 30도 이내의 시야 특성을 검사하기 위함이다.

검사에 필요한 기구들

1. 평면시야계 : 평평하고, 반사가 없는, 검은 스크린으로 되어있으며 스크린의 중앙에 하얀 점이 있어서 주시 타겟으로 사용한다. 대부분의 평면시야계는 이 주시 타겟을 중심으로 동심원들이 그려져 있으며, 이 동심원들은 1 m 거리에서 봤을 때 5° 간격으로 스크린 표면에 바느질(stitches)되어 있다.
2. 끝 부위에 직경이 1 mm, 2 mm, 3 mm, 또는 5 mm의 하얀 검사물체가 붙어 있는 광택이 없는 검정색 막대기(검사지시봉).
3. 안대

검사 전 준비

1. 평면시야계에는 중간정도 밝기의 조명이 고르게 비추어 져야 한다(표준 밝기는 7 푸트촉광 foot candles이다). 조명 빛이 피검사자 눈에 직접 비추어 지게 해서는 안 된다.
2. 피검사자는 자신의 원거리용 안경을 착용한다.
3. 오른쪽 눈을 먼저 검사하기 위해 왼쪽 눈에 안대를 댄다.
4. 피검사자를 평면시야계에서 1 m 떨어진 거리에 앉히고, 눈높이를 주시 타겟과 같은 높이로 맞춘다.
5. 검사를 시작할 때 검사자는 스크린의 왼쪽에 선다. 일반적으로 검사자는 피검사자가 검사받고 있는 눈 쪽에 선다.

단계별 검사과정

1. 피검사자가 볼 수 있도록 검사지시봉(하얀 검사물체)을 주시 타겟 근처에 갖다 놓는다.
2. 피검사자에게 그의 주변시력을 검사할 것이라고 말해 준다. 피검사자에게 항상 주시 타겟을 주시하고 있으면서 시야 주변부에서 검사지시봉이 나타나 보이면 바로 말하라고 한다. 설명을 하면서 검사지시봉을 주시 타겟을 향해 이동시킨다.
3. 피검사자에게 검사지시봉이 사라지더라도 정상이므로 놀라지 말라고 설명한다. 안 보이면 "사라졌다"라고 말하라고 하고, 다시 시야에 들어와 보이면 "보입니다" 혹은 "지금"이라고 말하라고 한다.
4. 검사자는 스크린을 보지 말고, 피검사자를 보면서 피검사자의 검사받고 있는 쪽 눈이 계속 주시 타겟을 주시하고 있는지, 그리고 검사받고 있지 않는 쪽 눈은 안대로 잘 가려져 있는지를 항상 확인해야 한다.
5. 시야를 측정할 때 시야경계범위는 안보이다가 보이는 지점을 시야의 경계점으로 정한다.

귀 쪽 시야(temporal hemifield) 검사

6. 생리적 암점(blind spot)을 찾는다.
   1) 검사지시봉을 주시점 부근에서 시작하여 수평선보다 약간 아래 귀 쪽으로 움직인다.
   2) 피검사자가 "사라졌다"라고 말하면, 검사지시봉을 다시 주시점을 향해 움직여 피검사자가 보인다고 말할 때까지 반대로 움직인다. 평면시야계의 이 지점에 검은 핀을 꽂아둔다.
   3) 생리적 암점 주위를 7방향으로 균등하게 나누어 더 검사를 한다.
   4) 생리적 암점의 경계를 확인하기 위해 검사지시봉을 경계선을 따라 서서히 움직인다.
7. 아이솝터(Isopter)의 한계를 측정한다.
   1) 시야주변 경계를 측정함에 있어서, 특별히 수직경선과 수평경선 부근을 더 집중적으로 검사하여 경선방향에서의 경계를 더 정확히

찾아낸다. 검사방법은 각각 2개씩의 수평과 수직 경선의 끝부분과 이 경선들로부터 5도 내에 각각 3곳에서 경계부를 찾고, 그리고 45°, 135°, 225°, 315° 위치의 경선에는 한곳씩의 경계부를 찾는다.

2) 만약 스크린 끝부분에서부터 피검사자가 검사지시봉이 보인다고 하면, 그 끝부분에 검은 핀을 꽂고 다음 부분으로 옮겨 검사를 진행한다.

3) 만약 스크린 끝에서 피검사자가 검사지시봉이 보이지 않는다고 하면 주시점 쪽을 향해 검사지시봉을 1초에 2도씩 움직이면서 피검사자가 보인다고 할 때까지 움직인다. 피검사자가 처음으로 보인다고 말한 지점에 검은 핀을 꽂는다.

8. 수평경선의 아래와 윗부분 귀 쪽 시야의 비에롬영역 Bjerrum's area (주시점에서 5~20°에 있는 중심부근시야) 부근에서 검사지시봉을 지그재그 모양으로 움직인다. 건강한 피검사자는 비에롬영역 내 전체에서 검사지시봉이 보여야 한다. 만약 이 부분에서 검사지시봉이 사라져 보이지 않았거나 잠시라도 깜빡였다면 그 부분을 다시 자세히 재검사를 해야 한다. 보이지 않는 부위의 전체 범위를 찾아낸다. 검사지시봉을 보이지 않는 부위에서 보이는 부위로 움직이면서 피검사자가 최초로 검사지시봉이 보인다고 하는 지점에 검은 핀을 꽂는다. 이 검사과정은 검사지시봉이 보이지 않았거나 깜빡거렸던 나머지 다른 부분에서도 같은 방법으로 진행한다.
9. 귀 쪽 시야검사를 모두 마쳤으면, 검사자는 피검사자의 코 쪽 시야 쪽으로 이동하여 선다.

코 쪽 시야(nasal hemifield) 검사

주의(Note) : 코 쪽 시야에는 생리적 암점이 없기 때문에, 검사과정 제7단계와 제8단계만을 반복하면 된다.

10. 왼쪽 눈을 검사하기 전에, 오른쪽 눈의 시야검사 결과를 먼저 그려 놓는다.
11. 왼쪽 눈의 시야를 검사하기 위해 오른쪽 눈을 안대로 가리고 왼쪽

눈에서 검사과정 제1단계에서 제9단계까지를 반복하여 검사한다.

12. 시야검사를 보다 완벽하게 하려면 최소한 서로 다른 두개의 타겟 크기를 사용하거나 다른 검사거리에서 검사를 시행해야 한다 : 따라서 다른 크기의 타겟을 사용하여 전체 시야검사를 반복 시행한다. 스크리닝 시야검사를 할 때에는 하나의 아이솝터만을 사용하여 시행한다.

결과 기록

1. 평면시야계 위에 꽂혀 있는 검은 핀들의 위치를 표준 시야기록표에 작은 x 표로 표시하고 이 x표들을 직선으로 서로 연결한다.
2. 생리적 암점을 포함하여 안 보이는 모든 부분은 얇은 빗금으로 표시한다.

실 례

그림 5-39

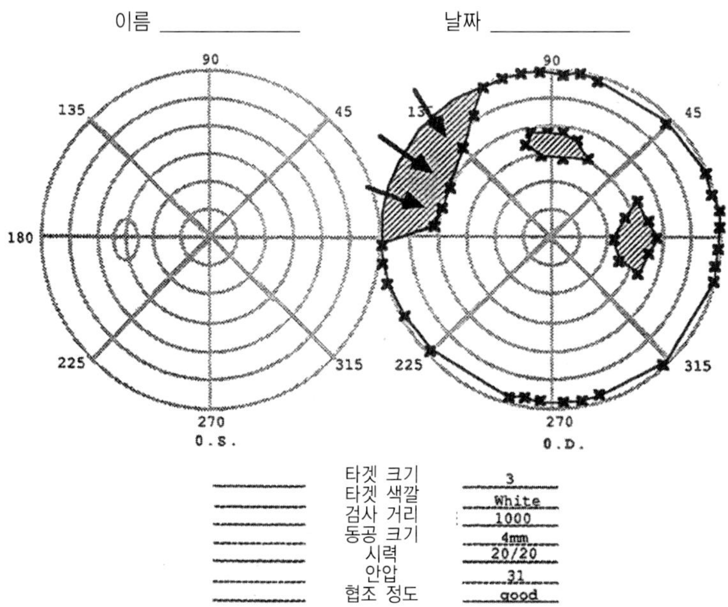

그림 5-39. 평면시야 검사 기록표. 좌안 기록표는 아직 검사 결과를 기록하지 않은 것이다. 우안은 녹내장 환자에서 나타나는 상비측계단, 활모양암점, 그리고 생리점암점이 수직방향으로 커져있는 소견들이 보인다.

15색상검사
D-15 Color Test

검사목적 임상 스크리닝 검사를 통해 색각이상을 보다 깊이 분석하기 위함이다.

적응증

15색상 검사는 기본적인 색각검사나 문진(병력조사)에서 색각이상이 있다고 판단될 때 시행한다. 이 검사는 선천성 혹은 후천성 색각이상 중에서 적-녹(red-green)이나 청-록(blue-yellow) 색각이상 피검사자에게 특히 예민한 검사법이다.

검사에 필요한 기구들

1. 표준 기록표(standard scoring sheet)가 있는 15색상검사.
2. 적당한 조명(MacBeth easel lamp)
3. 안대

검사 전 준비

1. 피검사자는 자신의 근거리 교정안경을 착용한다.
2. 검사자와 피검사자 모두 흰 면장갑(사진사가 끼는)을 끼어 검사할 때 사용하는 색 뚜껑(color cap)을 보호한다.
3. 15색상 박스(box)를 열어 놓는다.
4. 검사자에 가까운 위치에 박스의 뚜껑에 색 뚜껑들을 무작위로 배열해(흩어) 놓는다.
5. 검사의 신뢰도를 높이기 위해서는 방의 다른 조명은 모두 끄고 적당한 조명 하에서 실시한다.

단계별 검사과정

1. 피검사자의 왼쪽 눈에 안대를 대고 오른쪽 눈부터 검사를 한다.
2. 피검사자에게 색 뚜껑들을 비슷한 색들 끼리 나열해 보라고 한다. 먼저 참고용 색 뚜껑을 피검사자 왼쪽에 풀로 붙여놓고 시작해보라고 한다. 피검사자에게 이 과정을 각각의 눈으로 2분 내에 빨리 끝내라고 한다.
3. 피검사자가 색 뚜껑들을 재정렬 했다면, 박스의 뚜껑을 닫고, 박스를 뒤집어, 뒤집은 채 박스를 다시 연다.
4. 각 색 뚜껑의 밑바닥에 색 뚜껑의 숫자가 적혀있고, 이제 그 숫자들을 볼 수 있다.
5. 오른쪽 눈의 결과를 기록한다.
6. 피검사자에게 안대로 오른쪽 눈을 가리라고 하고 검사과정 제2단계에서부터 제5단계까지를 반복하여 왼쪽 눈을 검사한다.
7. 만약 첫 번째 검사에서 이상이 발견되면, 두 눈 모두를 각각 다시 검사한다.

결과 기록

그림 5-40에서 보는 표준 기록표를 사용한다.

1. 기록지의 "피검사자의 배열"란에 피검사자가 정렬한 색 뚜껑의 번호들을 적는다.
2. 색 뚜껑의 번호 순서를 따라 직선으로 연결한다.
3. 피검사자가 정렬시키는 과정에서 아주 느리게 했다면 이런 소견도 같이 기록한다.

기대결과치

그림 5-40

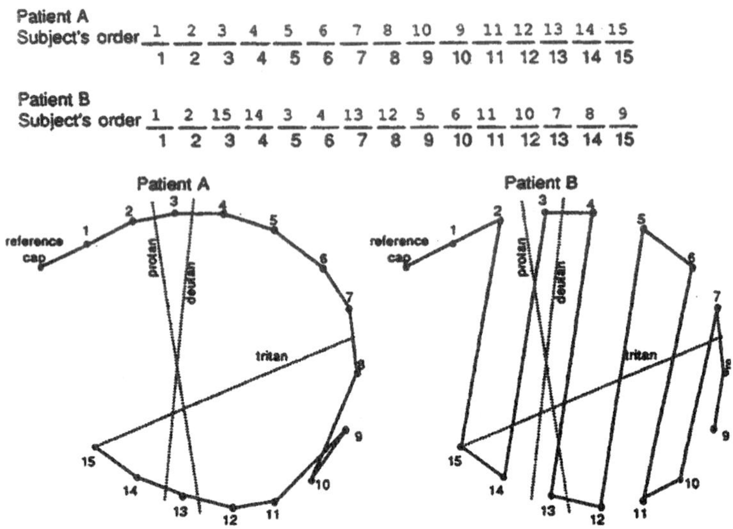

그림 5-40. 15 색상검사를 받은 두 사람의 결과표다. **A.** 피검사자는 정상이다. 9번과 10번 색 뚜껑이 뒤바뀐 것은 정상범주 내에 속한다고 할 수 있다. **B.** 피검사자는 심한 녹색약(제2색약)을 나타내는 색각장애자다.

밝기비교검사
Brightness Comparison Test

검사목적 같은 광원에서 발산되어 나온 불빛의 밝기에 대해 좌우 각 눈에서 느끼는 정도를 비교하기 위함이다.

적응증

이 검사는 한쪽 눈의 시신경질환이 의심될 때 주로 시행한다.

검사에 필요한 기구들

1. 투광기나 양안도상검안경
2. 눈가리개

검사 전 준비

1. 약간 어두운 실내조명 하에서 피검사자는 검사자와 편안하게 마주보고 앉는다.

단계별 검사과정

1. 병변이 있을 것으로 추정되는 눈을 먼저 가리도록 한다.
2. 투광기나 양안도상검안경의 전원을 키고 조광기를 조정하여 가장 강한 빛으로 맞추어 놓고, 눈앞 20-50 cm 정도 떨어진 거리에서 가리지 않은 쪽 눈에 불빛을 비추지만, 최대 5초 이상을 비추어서는 안 된다(그림 5-41).
3. 피검사자에게 이 정도 밝기가 100%이므로 기억하고 있으라고 한다. 그런 다음 눈가리개를 반대쪽 눈으로 옮겨 가린다.
4. 불빛을 가리개로 가리지 않은 쪽 눈앞 20-50 cm 정도 떨어진 거리에서 빛을 비추어주되 이때에도 5초를 넘겨서는 안 된다.

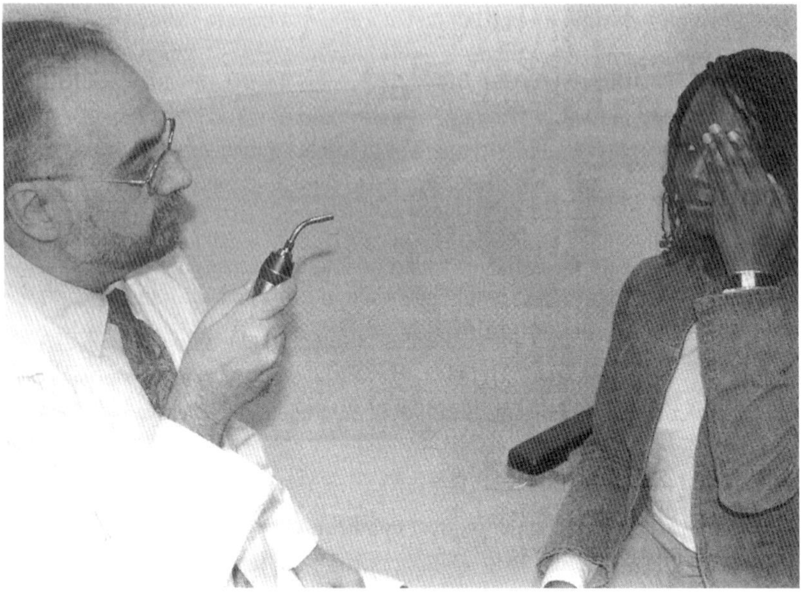

그림 5-41. 밝기비교검사를 위해 검사 빛을 피검사자 눈에 비추는 사진.

5. 비추어진 빛의 밝기 정도를 반대쪽 눈을 기준(100%)으로 비교하여 1%에서 100% 중 어느 정도인지를 말해 보라고 한다.

결과 기록

1. "밝기비교검사"라고 적는다.
2. 피검사자가 대답한 밝기 정도는 우안(OD)과 좌안(OS)을 구분하여 기록하되, 먼저 검사한 눈이 인식한 밝기를 100%로 기록한다.

실 례

1. 밝기비교검사 : OD 100% OS 100%
2. 밝기비교검사 : OD 100% OS 50%

기대결과치

1. 병변이 없을 때 : 두 눈 간의 차이를 비교할 때 거의 차이가 없거나 10%

이내의 차이만을 느낀다.

2. 한 쪽 눈의 밝기 인식이 90% 이하일 때에는 해당 눈에 시신경병변으로 인해 빛에 대한 자극전달에 이상이 있는 것이다.

광피로 회복시간 검사
Photostress Recovery Time Test

검사목적 밝은 빛을 일정시간 조사한 후 황반부가 다시 정상시력으로 회복하는데 까지 걸리는 시간을 측정하기 위함이다.

적응증

한쪽 눈의 최고 교정시력이 저하되어 황반부의 병변이 의심될 때 광피로 회복시간 검사를 시행한다.

검사에 필요한 기구들

1. 비쥬스코우프 타겟 Visuscope(fixation) target이 있는 직상 검안경
2. 눈가리개
3. 원거리 시력표
4. 초침시계

검사 전 준비

1. 피검사자는 편안히 앉아서 시력표를 쳐다본다.
2. 피검사자는 긴장을 풀고 방안에는 주의를 끌만한 물건을 두지 않는다.
3. 검사자는 피검사자의 한쪽 곁에 앉는다.
4. 검사를 시작하기 전에 최고 교정시력을 먼저 측정하고 기록해 놓는다.

단계별 검사과정

1. 피검사자에게 두 눈을 암순응 시키기 위해 1분 동안 눈을 감고 있도록 한다.
2. 눈가리개로 왼쪽 눈을 가리라고 한다.
3. 비쥬스코우프 타겟이 비추어 지도록 직상검안경을 맞추고 가장 밝은

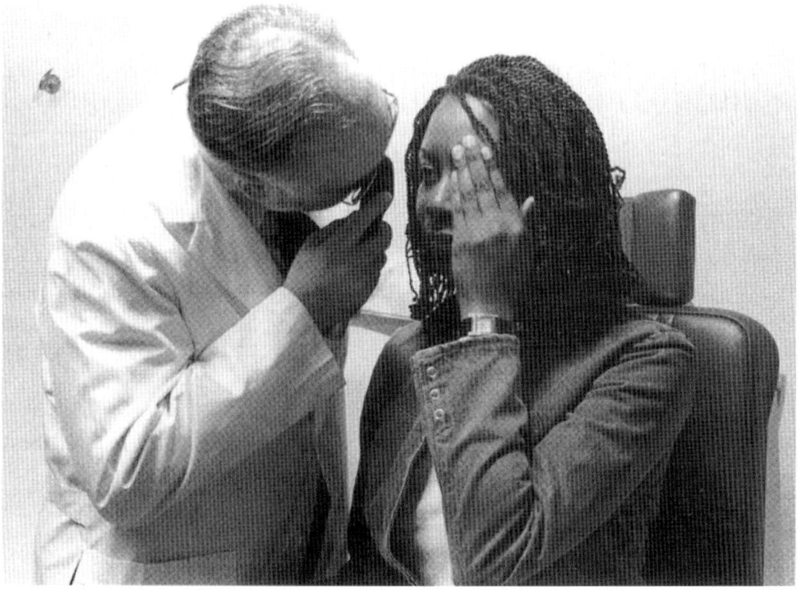

그림 5-42. 직상 검안경의 불빛을 피검사자의 황반부에 비추기 위한 검사자의 검사위치.

빛이 비추어지도록 조광기를 조정한다.

4. 피검사자로부터 2 cm 떨어진 거리에 검안경을 대고, 검안경을 통해 피검사자의 가리지 않은 눈 속을 들여다보면서 피검사자에게 비쥬스코우프 타겟의 중앙을 주시하라고 한다. 피검사자의 주시방향을 확인하면서 피검사자가 제대로 쳐다보고 있는지를 계속 확인한다(그림 5-42).
5. 피검사자 황반부에 10초 동안 빛을 비춘다.
6. 자극을 없애기 위해 불을 끄고, 피검사자 자신의 최고 교정시력을 얻을 수 있는 안경을 다시 끼고 원거리 시력을 측정한다.
7. 불빛의 자극을 없앤 다음부터 시력표 중에서 읽을 수 있었던 가장 작은 시표상의 글자보다 한 시표 큰 글자들의 절반이상을 읽을 수 있을 때까지의 시간을 초단위로 측정한다.
8. 왼쪽 눈에서 검사과정 제1단계에서부터 제7단계까지의 과정을 반복 시행한다.

결과 기록

1. "광스트레스(검안경 사용)"라고 표기한다.
2. 좌우측 눈에서 각각 최고의 원거리 교정시력 보다 한 시표 큰 글자들의 절반이상을 읽을 수 있을 때까지 걸린 시간을 기록한다.

실 례

1. 광스트레스(검안경 사용) : OD 20초, OS 25초
2. 광스트레스(검안경 사용) : OD 30초, OS 120초

기대결과치

1. *정상* : 각 눈에서 60초 미만. 두 눈에서의 차이가 6초 이상 나지 않아야 한다.
2. *비정상* : 한쪽 눈에서 60초 이상. 두 눈에서의 차이가 6초 이상. 광스트레스 회복시간의 지연은 황반부의 병변을 시사하는데, 병변부위에 광수용체, 망막색소상피, 그리고/또는 맥락모세혈관 등이 포함될 때 비정상으로 나타난다.

적색 저체도 검사
Red Desaturation Test

검사목적 적색에 대한 눈의 감각을 검사함으로서 시신경의 이상을 검사하기 위함이다.

적응증

시신경질환 중 하나를 감별하려고 할 때 시행한다.

검사에 필요한 기구들

1. 적색 마개가 있는 약병 2개(트로픽아미드나 시클로펜톨레이트가 든 병과 같은 약병)

   주의(Note) : 검사하기 전에 두 약병 마개의 적색이 똑같이 진한지 미리 확인해야 한다.
2. 눈가리개

검사 전 준비

1. 정상 실내조명 하에서 피검사자는 검사자와 정면으로 편안하게 마주 앉는다.

단계별 검사과정

두 눈 간의 비교

1. 시신경병증이 의심되는 쪽 눈을 먼저 가리고 건강한 쪽 눈부터 검사한다.
2. 적색 마개 병을 피검사자로부터 40 cm 떨어진 거리에서 들고 피검사자에게 바라보라고 한다(그림 5-43).
3. 이때 보이는 적색의 진한 정도를 100%로 생각하라고 한다. 피검사자가 기억하도록 시간을 준다.

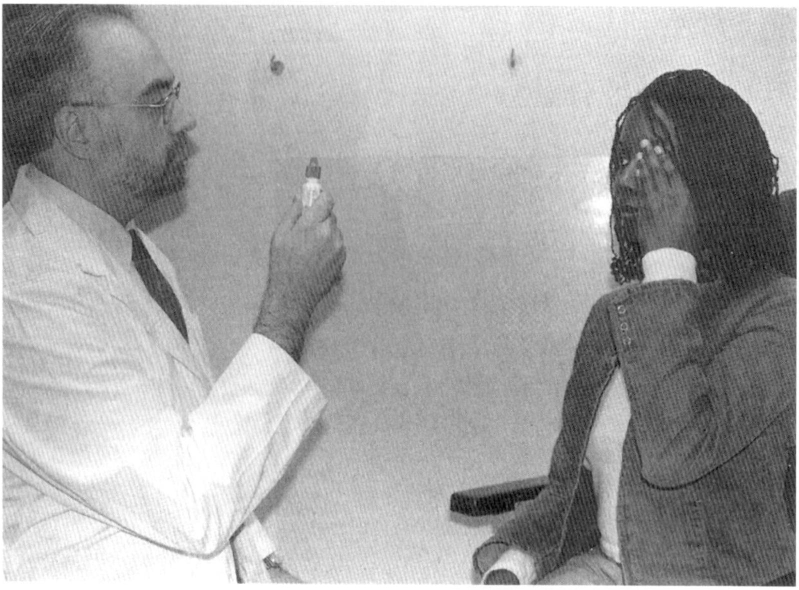

그림 5-43. 적색 저체도 검사를 위해 빨강 뚜껑의 약병을 들고 있다.

4. 이번에는 잘 보이는 쪽 눈을 가리고 시신경병변이 의심되는 쪽 눈으로 같은 병뚜껑을 쳐다보라고 한다.
5. 시신경병변이 의심되는 눈과 반대쪽 눈으로 봤을 때와 비교하여 붉은색의 진한 정도가 어느 정도인지 1%에서 100%까지 중에서 숫자로 대답하라고 한다.

중심시야와 주변시야를 비교

1. 시신경병증이 의심되는 쪽 눈을 먼저 가리고 건강한 쪽 눈부터 검사한다.
2. 두 개의 적색 마개 병을 피검사자로부터 40 cm 떨어진 거리에서 두 병간에는 15 cm 떨어뜨려서 들고 있는다.
3. 피검사자에게 두 개의 병뚜껑 중에서 한쪽 병뚜껑만 주시하라고 하고 다른 한 개의 병뚜껑은 피검사자의 주변시야에 오게 한다(그림 5-44).

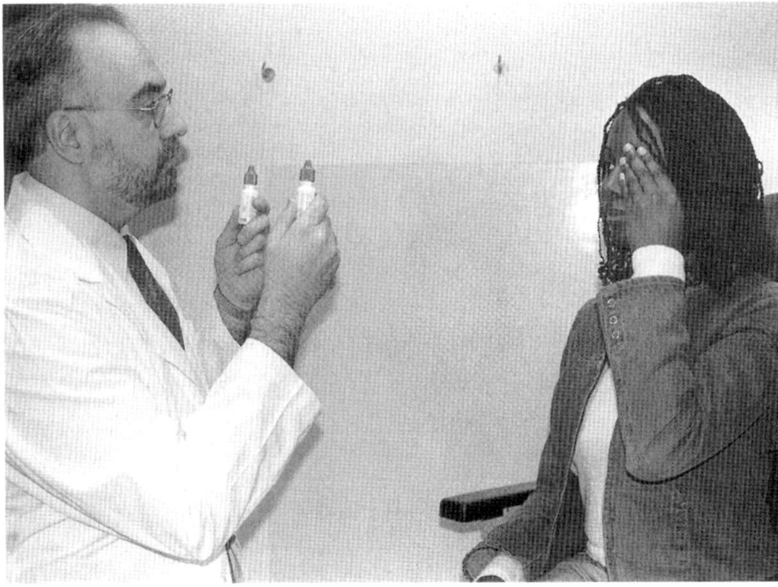

그림 5-44. 중심과 주변 시야에서의 적색 저체도를 비교하기 위해 두 개의 빨강 뚜껑 약병을 들고 있다.

4. 피검사자에게 어느 쪽 병뚜껑이 더 붉게 보이는지 묻는다. 즉 피검사자 바로 앞에 있는 것인지 아니면 주변시야에 있는 것인지를 묻는다.
5. 잘 보이는 쪽 눈을 가리고 시신경병증이 의심되는 쪽 눈에서 검사과정 제2단계에서부터 제4단계까지를 반복 검사하여 반응을 관찰한다.

결과 기록

1. "적색 저체도"라고 적는다.
2. 양쪽 눈 간의 결과를 비교하기 위해, 우안과 좌안 두 눈 모두에서 피검사자의 대답을 기록한다.
3. 중심시야와 주변시야를 비교할 때에는 어느 쪽 병뚜껑의 붉은 색이 더 진하게 보이는지를 선택하라고 한다; 중심부인지 주변부인지를 적는다. 각각 눈의 결과를 따로 기록한다.

실 례

1. 적색 저체도 : OD 100% ; OS 100%. OD, OS 모두에서 중심시야에 있는 것이 더 붉게 보였다.
2. 적색 저체도 : OD 100% / OS 50%. OD에서는 중심시야에 있는 것이, OS에서는 주변시야에 있는 것이 더 붉게 보였다.

기대결과치

1. *정상* : 두 눈 간의 차이를 비교할 때 거의 차이가 없거나 10% 이내의 차이만을 느낀다. 중심시야의 것이 주변시야에 있는 적색 뚜껑보다 더 진하게 보여야 한다.
2. *비정상* : 두 눈 간의 차이가 최소 10% 이상이다. 만약 주변시야에 있는 것이 중심시야에 있는 것보다 더 진하게 보인다면, 중심암점이 있다는 것을 의심할 수 있다.

안구돌출측정법
Exophthalmometry

검사목적 안와 공간 내에서의 안구의 위치를 검사함으로서 안구돌출 또는 안구함몰의 유무를 알아보기 위함이다.

적응증

이 안구돌출측정법은 눈의 외안부검사상 좌우 양쪽 눈꺼풀틈새의 크기가 다르거나, 양쪽의 눈꺼풀틈새가 모두 커졌거나, 또는 한쪽 눈 혹은 양안 모두에서 안구돌출이나 안구함몰이 의심될 때 시행한다. 그레이브스(Grave)병이 있을 때, 안구돌출이 어느 정도의 변화가 있었는지를 알기 위해 기본적으로 시행해야 한다.

검사에 필요한 기구들

1. Hertel 또는 Luedde 안구돌출계(exophthalmometer)
2. 피검사자의 정면 앞에 원거리 주시물체

검사 전 준비

1. 피검사자를 검사자와 같은 눈높이로 앉힌다.

단계별 검사과정

Hertel Exophthalmometer

1. 피검사자에게 기기를 검사위치에 맞추는 동안 눈을 감고 있으라고 한다.
2. 안구돌출계의 기저부(base) 오른쪽에 있는 조절 나사를 느슨하게 푼다. 기저부는 부드럽게 움직이게 된다.
3. 기저부의 굽은 발판(foot plate)이 피검사자 오른쪽 외측 안와연과 단단히 걸쳐지도록 조정하여 기저부의 왼쪽 부분을 고정시킨다. 발판의 내측 면은 외측 눈구석에 걸쳐있어야 한다.

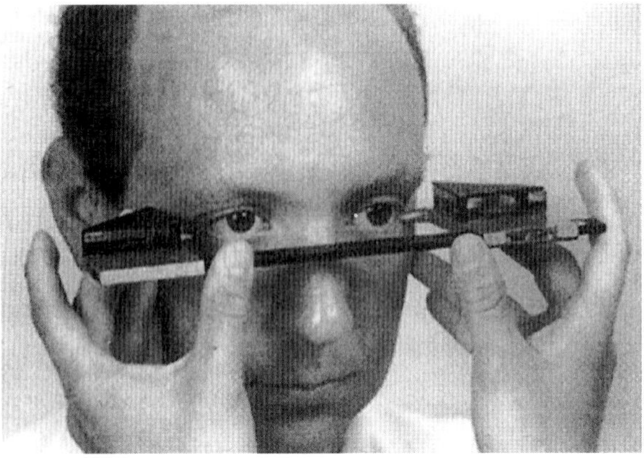

그림 5-45. 안구돌출 정도를 검사하기 위해 Hertel 안구돌출계를 사용하여 검사하는 모습. 기저부는 땅바닥과 평행해야 하고 피검사자에게는 정면을 주시하라고 한다.

4. 기저부를 안쪽이나 바깥쪽으로 미끄러뜨리면서 검사과정 제3단계에서 조정한 것처럼 기저부의 오른쪽 부분이 피검사자 왼쪽 외측 안와연에 걸쳐지도록 맞춘다.
5. 일단 기저부가 적절하게 결정이 되었다면, 조절 나사를 조여서 기저부가 더 이상 미끄러지지 않도록 고정시킨다.
6. 두 손으로 안구돌출계를 잡고, 기기를 안정적으로 잡고 있기 위해 검사자의 나머지 손가락들은 피검사자의 얼굴에 고정시킨다. 그림 5-45에서 보는 것처럼 기기의 기저부는 땅바닥과 수평을 이루어야 한다.
7. 피검사자에게 두 눈을 크게 뜨고, 원거리 주시물체를 주시하라고 한다.
8. 피검사자의 우측 안구가 돌출되었는지를 검사하기 위해서는, 검사자는 왼쪽 눈을 감고 기기의 왼쪽에 있는 거울을 들여다보면서, 검사 기준점을 찾을 때까지 머리를 좌우로 조금씩 움직여 본다. 검사 기준점은 사용하는 기기의 종류에 따라, 다음 두 가지 방법 중 한가지로 결정할 수 있다:
   1) 만약 거울에 두 개의 붉은 수직선이 있다면, 이 두 붉은 수직선이 겹치는 위치가 검사 기준점이 된다(그림 5-46).
   2) 만약 붉은 선이 없다면, 눈금으로 표시된 0점의 위치와 거울의 제일

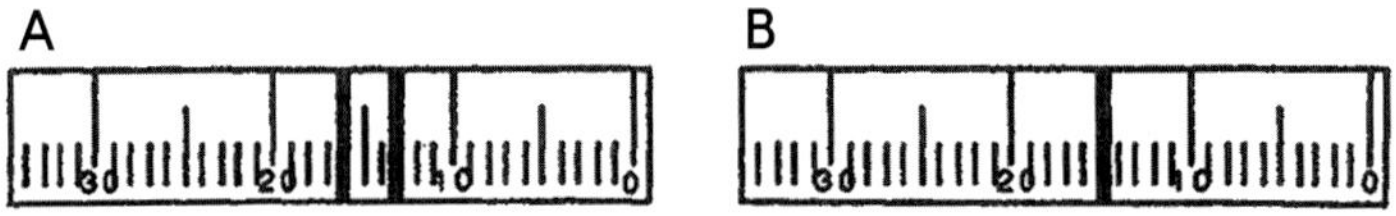

그림 5-46. **A.** 두 개의 빨강 선이 서로 겹쳐져 있지 않으므로, 이는 검사를 위한 기준점이 정확하게 맞추어진 상태가 아니다. **B.** 검사자가 머리를 움직이면, 두 개의 빨강 선은 겹쳐지게 된다. 이 상태에서 검사를 한다.

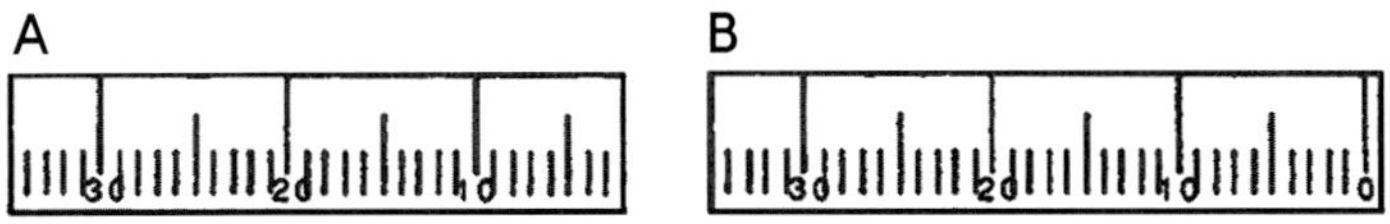

그림 5-47. **A.** 자의 오른쪽 끝에서도 0이 보이지 않으므로, 이는 검사를 위한 기준점이 정확하게 맞추어진 상태가 아니다. **B.** 검사자가 머리를 움직이면서, 거울의 오른쪽 끝에 자의 0을 맞춘다. 이 상태에서 검사를 한다.

안쪽 끝부분이 일치하는 위치가 검사 기준점이 된다(그림 5-47).

9. 피검사자의 각막 정점이 거울에 표시된 눈금과 교차하는 위치가 어디인지를 판정한다. 이 눈금들은 mm 단위이며 안구돌출측정법으로 측정된 안구의 돌출정도를 나타낸다.
10. 피검사자의 왼쪽 눈을 검사하기 위해, 검사자는 오른쪽 눈을 감고, 기기의 오른쪽에 있는 거울을 통해 보면서 검사과정 제8단계와 제9단계를 반복한다.
11. 기기를 안와연으로부터 때고 기저부 값을 기록한다.
12. 만약 나중에 다시 검사를 해야 하는 경우, 이번 검사에서 얻은 기저부 값으로 미리 설정해 놓는다. 이런 상태에서 검사를 시행해야 같은 조건하(검사 기준점)에서 검사를 했다는 확신을 가질 수 있다.

Luedde Exophthalmometer

1. 피검사자에게 두 눈을 크게 뜨고, 원거리 주시물체를 주시하라고 한다.
2. 안구돌출계의 오목한 끝부분을 피검사자 오른쪽 외측 눈구석 안와연에 밀착시킨다. 기기의 긴축이 피검사자의 시선과 평행하게 위치시킨다. 안구돌축계를 살짝 누르되 외측 눈구석과 단단히 걸쳐지도록 한다.
3. 각막의 정점을 관찰하되 안구돌출계의 긴축과 직각을 이루도록 하여

관찰하며 시차(parallax)가 발생하지 않도록 한다. 외측 안와연으로부터 각막 정점까지의 거리를 mm 단위로 읽는다.

4. 안구돌출계를 피검사자 왼쪽 외측 눈구석 안와연에 맞추어 밀착시킨다. 안구돌축계를 오른쪽 외측 눈구석에 맞추어 누를 때와 같은 정도의 힘으로 좌안 외측 안와연을 누른다. 검사과정 제3단계를 반복한다.

결과 기록

1. Hertel 안구돌출계로 측정된 값은 다음과 같이 세 개의 숫자로 표기한다:
   1) 오른쪽 눈에서 측정된 돌출정도
   2) 왼쪽 눈에서 측정된 돌출정도
   3) 기저부 값

   이 숫자들은 각각 따로 기록하거나, 또는 분수로 표기할 수 있는데 분자는 돌출된 정도(OD - OS)로 그리고 분모는 기저부 값을 기입한다.
2. Luedde Exophthalmometer

   각 눈의 측정값을 각각 따로 표기한다.
3. 안구돌출 값을 기록할 때에는 어느 종류의 안구돌출계를 사용했는지도 같이 기록한다.

실 례

1. OD 21, OS 19, 기저부 110 -- Hertel
2. OD 16, OS 21, 기저부 105 -- Hertel
3. OD 17, OS 22 -- Luedde

기대결과치

1. 성인의 평균값은 15 mm에서 17 mm이다.
2. 코사시안인(백인)들의 평균값은 11 mm에서 21 mm이고, 미국흑인들의 평균값은 12 mm에서 24 mm이다.
3. 두 눈 결과 값의 차이가 2 mm 이상이면 중요한 의미를 갖는다.
4. 일정 기간을 두고 측정한 값이 2 mm 이상 증가됐을 경우에는 중요한 의미를 갖는다.

6

콘택트렌즈 Contact Lenses

Ronald K. Watanabe, OD

콘택트렌즈 서론 Introduction to The Contact Lens Examination

미국 내에서만 3천 5백만 명의 사람들이 콘택트렌즈를 사용하고 있다. 이것은 모든 시력 관리자들이 콘택트렌즈 사용자를 빈번하게 만나게 된다는 것을 뜻한다. 따라서 콘택트렌즈 착용자들에게 착용하고 있는 렌즈가 적절한지, 그리고 편안하고 좋은 교정시력을 얻을 수 있는지를 확인시키기 위한 검사방법을 알고 있는 것이 중요하다. 이 장에서는 일반적으로 사용되는 콘택트렌즈의 피팅과 평가에 필요한 부분만을 다루었다. 치료목적용 렌즈나 원추각막에 사용되는 렌즈와 같은 특수렌즈들에 대해서는 이 장에서 다루지 않는다. 하지만 기본적인 처방 방법들은 결국 특수렌즈들에도 응용되어 사용된다.

콘택트렌즈 검사는 모든 핵심 안검사가 포함된다. 물론 콘택트렌즈 착용자중에는 특별한 피검사자들이 있어 간혹 추가 검사가 필요한 경우도 있지만, 그래도 주 검사경로의 순서를 잊지 말아야 하는 것이 중요하다. 콘택트렌즈 사용자도 다른 피검사자들과 마찬가지로 안기능검사, 굴절검사, 그리고 눈의 건강상태에 대해 파악해야 한다. 따라서 마치 콘택트렌즈 사용자가 렌즈를 자신 일상의 한 부분으로 생각하듯 이 장의 내용들 역시 일반적인 검사방법으로 여기는 것이 좋을 것 같다.

콘택트렌즈 검사는 눈 검사의 주 검사경로를 따라 효율적으로 실시하는 것이 좋다. 그러기 위해서는, 렌즈를 끼고 있을 때 시행해야 할 검사와 빼고 시행해야 할 검사로 나누는 것이 좋다. 렌즈를 끼고 있는 상태에서는 시력검사, 예비검사, 그리고 몇몇 기능검사 등과 같은 일반적인 시력교정을 위한 검사들을 시행하는 것이 좋다. 렌즈를 빼고 시행하는 검사로는 각막곡률계 검사, 굴절검사, 그리고 눈의 건강상태 검진 등이 있다.

그림 6-1에는 일반적인 검사순서를 도식으로 그려 놓았다. 이 검사 흐름도는 피검사자가 눈의 종합검사를 받기 위해 앉아있는 상태이며 콘택트렌즈를 착용하고 있다는 가정 하에서 시행되는 것이다. 일반 콘택트렌즈를 착용한 상황으로 가정했을 때 가장 효율적인 검사순서를 보여주는 흐름도이다. 가끔은 피검사자에 따라 순서를 조금 바꿔 검사할 수도

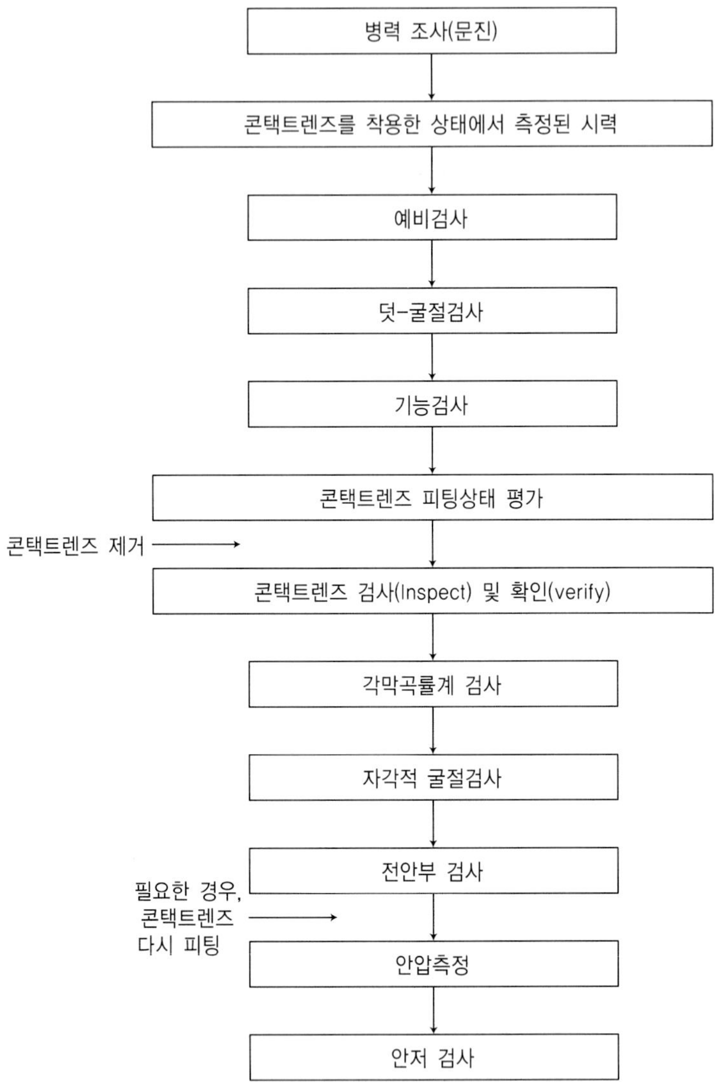

그림 6-1. 콘택트렌즈 검사를 포함한 일반적인 눈 검사 흐름도

있다. 예를 들어, 만약 피검사자가 장시간 책을 읽거나 다른 근거리작업 시 습관적으로 콘택트렌즈를 빼는 경우라면, 근거리 검사를 하기 전에 렌즈를 빼도록 해야 한다.

이 장의 처음 부분은 콘택트렌즈의 병력조사부터 시작하는데, 이는 일반적 병력조사의 일부분에 포함된다. 콘택트렌즈의 외부검사에는 콘택트렌즈의 초기 피팅상태를 맞추어 주기 위한 순서가 포함되어 있다. 가스투과성 렌즈와 소프트렌즈를 검사할 때에는 관찰과 확인, 삽입과 제거, 피팅 평가 등이 주 검사항목들이다. 끝으로, 덧-굴절검사 과정에 대해 설명한다. 여기 제시된 검사순서는 콘택트렌즈를 피팅할 때 사용하면 좋다. 그러나 이 검사순서는 흐름도에서 보는 것과 같이 전체적인 눈 검사를 시행하는 과정 중에 종종 수정되어지기도 한다.

이 장에서 사용되는 검사기법들은 이 책의 다른 장에서도 기술되어져 있다. 또한 콘택트렌즈 검사와 관련된 많은 검사법들은 핵심 눈 검사 과정에 포함시킬 수도 있다. 즉 콘택트렌즈 검사도 일반적인 일차적 눈 검사 과정의 일부분이지, 별도의 다른 검사가 아님을 말해주는 것이다. 이 장의 구성이 다른 장과는 약간 다른데, 가끔 "기록" 부분이나 "기대 결과치" 부분이 생략되어 있다. 왜냐하면 검사기계에 따라 결과 값이 다를 수 있고, 혹은 측정을 할 필요가 없는 부분일수도 있기 때문이다.

이 모든 순서는 검사자로 하여금 피검사자의 콘택트렌즈를 잘 평가할 수 있게 해준다. 일단 피검사자의 콘택트렌즈가 잘 피팅되었고 눈의 앞쪽 부분(전안부)에 특별히 별다른 부작용을 일이키지 않는다고 가정하면, 렌즈를 통한 교정시력은 오랜 기간 동안 좋게 유지될 것이다.

콘택트렌즈 병력조사
Contact Lens Case History

제1장에서 다룬 것과 같이 병력조사는 굴절검사 중 가장 중요한 검사 중의 하나이다. 피검사자와의 대화를 통해 렌즈 상태를 파악하지 않고는 관리하기가 쉽지 않다. 콘택트렌즈 병력조사는 일반 병력조사 내용에 포함되며 따라서 별도의 병력조사로서가 아니라 전신병력조사의 한 부분으로 간주하는 것이 좋다. 렌즈가 명백한 문제의 원인이라고 생각되면, 병력조사를 시작할 때 제일 먼저 콘택트렌즈에 대한 병력조사를 실시한다. 또는 과거에 치료를 받은 병력조사를 할 때 콘택트렌즈에 대한 병력조사를 포함시키면 된다.

병력 조사 중 인터뷰부분은 방문목적을 질문하면서 시작한다. 대부분의 피검사자는 렌즈를 바꾸기 위해서 방문했거나, 시력이 떨어진 경우, 혹은 불편한 느낌이 든다는 이유가 많다. 그 외 현재 사용하고 있는 렌즈로 인한 증상이나 문제들도 물어보도록 한다. 만약 증상이 없다면, 질문을 던져 피검사자의 자각적 시력상태나 편안한 정도 등을 물어본다.

병력조사의 질문내용에는 현재 사용 중인 콘택트렌즈의 종류, 착용시간, 관리방법, 그리고 과거의 병력 등이 포함된다. 피검사자의 과거경험이나 현재상태 그리고 최종 목적 등을 요약하여 병력조사를 끝낸다.

콘택트렌즈 병력조사 질문

I. 인터뷰

1. "오늘 방문한 이유가 무엇인가요?"
2. "렌즈를 착용하시고 시력이 얼마인가요?"
3. "렌즈 착용 시 편안하신가요?"
4. "렌즈 착용 중 뭔가 불편한 것이 있나요?"
5. "혹시, 눈이 빨개지거나, 눈에 자극이 있거나, 가렵거나, 아프거나, 눈곱이 끼거나, 눈물이 많아지거나, 건조해지진 않나요?"

Ⅱ. 설문

1. 사용 중인 렌즈 종류 "어떤 유형의 렌즈를 사용하고 계신가요?"
2. 소프트렌즈 아니면 가스투과성 렌즈
3. 기본형 혹은 잦은 교체형 혹은 일회용
4. 특별한 렌즈 타입 : 토릭, 이중초점 등
5. 착용시간
   1) "하루에 얼마나 착용하고 계신가요?"
   2) "오늘 얼마나 착용하고 계신중인가요?"
   3) "얼마나 자주 렌즈를 착용하시나요?(일주일에 며칠)"
   4) "렌즈를 매일 뺐다 꼈다 하시나요? 아니면 연속 착용하시나요?"
   5) "만약 연속 착용이라면 며칠이나 계속 착용하시나요?"
6. 렌즈관리
   1) "현재 하고 계신 관리방법과 사용하시는 제품 회사명을 말씀해 주세요."
   2) "과거에 다른 타입의 관리용 제품을 사용하신 적이 있나요?"
   3) "얼마나 자주 콘택트렌즈를 바꾸시나요?"
   4) "마지막으로 렌즈를 검사받으신 것이 언제인가요?"
7. 과거의 콘택트렌즈 경험
   1) "얼마나 오래 동안 콘택트렌즈를 사용하고 계신가요?"
   2) "과거에 다른 타입의 렌즈를 사용하신 적이 있나요? 그때 편안하셨나요? 불편하셨나요? 왜 그때의 렌즈를 더 이상 안 쓰시는 건가요?"
   3) "과거에 콘택트렌즈와 관련한 문제가 있은 적은 없나요? 눈이 건조하든가, 충혈, 거대유두결막염(GPC), 감염, 혹은 궤양 같은 문제는 없었나요?"

콘택트렌즈 외부 검사
Contact Lens External Examination

검사목적 콘택트렌즈를 처음으로 피팅할 때 필요한 렌즈 변수들의 기본값을 설정하거나 새로 처방할 렌즈가 적절하게 되었는지를 평가하기 위함이다.
주의(Note) : 이 검사를 단독으로 시행할 필요는 없다. 다른 검사를 할 때 같이 시행하는 것이 상례이다. 예를 들어, 동공검사를 할 때 동공직경 측정도 같이 하게 되는 것과 같은 이치이다.

검사에 필요한 기구들

1. 동공 게이지가 표시되어 있는 PD자
2. 펜 라이트를 사용할 수 있다.

검사 전 준비

1. 특별한 검사 전 준비는 필요하지 않다.

단계별 검사과정

외부 검사는 6개의 단계가 있다.

눈꺼풀위치(Lid position)

1. 피검사자가 원거리 타겟을 보게 한다. 실눈을 뜨거나 눈을 크게 뜨지 않도록 주지시킨다.
2. 각각의 눈에서 윗눈꺼풀과 아래눈꺼풀이 각막연을 지나는 점을 찾는다.
주의(Note) : 윗눈꺼풀이 각막의 위쪽을 가릴 경우엔 눈꺼풀부착성 가스투과성 렌즈가 가장 유용하다. 아래눈꺼풀이 각막연의 일부를 가릴 때에는 직경이 작은 렌즈를 사용하여 가스투과성 렌즈가 눈꺼풀에 걸쳐지지 않도록 한다.

눈꺼풀틈새 크기(Palpebral Aperture Size)

1. 피검사자가 원거리 타겟을 보게 한다. 실눈을 뜨거나 눈을 크게 뜨지 않도록 주지시킨다.
2. 피검사자 오른쪽 눈앞에 PD자를 수직으로 댄다.
3. 눈꺼풀틈새의 최대 수직 길이를 mm 단위로 측정한다.
4. 왼쪽 눈에서도 똑같이 검사한다.

   주의(Note) : 가스투과성 및 소프트렌즈의 직경은 눈꺼풀틈새의 크기에 따라 결정된다. 눈꺼풀틈새의 크기가 크면 렌즈의 직경도 커지고 눈꺼풀틈새가 작으면 렌즈의 직경도 작은 것으로 선택한다.

각막직경(Corneal Diameter)(수평 홍채직경 Horizontal Visible Iris Diameter)

1. 피검사자가 원거리 타겟을 보게 한다.
2. PD자를 피검사자 오른쪽 눈에 수평으로 가능한 한 눈 가까이 댄다.
3. 내측눈구석과 외측눈구석를 연결하는 선상에서 각막의 수평직경을 최소 0.5 mm 단위까지 측정한다.
4. 왼쪽 눈에서도 똑같이 검사한다.

   주의(Note) : 각막직경이 크면 렌즈 직경도 커져야 된다.

동공직경(Pupil Diameter)

1. 피검사자에게 원거리 물체를 보도록 한다.
2. 피검사자 오른쪽 눈앞에 PD자를 수평으로 대고 동공게이지가 동공을 절반정도 덮게 한다.
3. 게이지를 움직여서 동공게이지 직경과 동공직경의 크기가 같은 것에 맞춘다. 만약 동공게이지가 없으면, PD자로 측정한다. 어두운 조명 하에서는, 펜라이트를 피검사자의 귀 쪽에서 비스듬하게 잡고 비추면서 피검사자의 동공을 관찰한다.
4. 동공직경을 밝은 조명, 중간조명, 어두운 조명 하에서 검사하도록 한다.
5. 왼쪽 눈에서 똑같이 검사한다.

주의(Note) : 어두운 조명 하에서 커진 동공의 크기만큼 렌즈의 광학부 크기도 커야 한다.

눈꺼풀장력(Lid Tension)

1. 윗눈꺼풀을 뒤집어보면 어느 정도 장력감이 있는지 알 수 있다.
2. 피검사자에게 세극등현미경을 비추면서 아래를 보게 한다.
3. 오른쪽 눈의 윗눈꺼풀 속눈썹부위를 잡고 밖으로 잡아당겨 본다.
4. 장력정도를 매우 타이트, 정상, 느슨으로 분류한다.
5. 왼쪽 눈에서 반복 검사한다.

   주의(Note) : 장력이 강한 윗눈꺼풀은 콘택트렌즈를 위로 잡아당기거나 아래로 밀 수 있다. 눈꺼풀장력이 약해 느슨하면 렌즈를 받쳐줄 힘이 없어 렌즈는 아래로 쳐질 수 있다.

눈깜빡임상태(Blink Quality)

1. 피검사자 눈을 관찰시 눈꺼풀을 제대로 깜빡이는지 또 깜빡이는 횟수가 적당한지를 살펴본다. 이 경우 피검사자에게 미리 말하지 말고 피검사자의 주의를 다른 곳으로 돌리도록 얘기를 걸면서 살펴본다.

   주의(note) : 눈깜빡이는 것이 불완전하면 렌즈를 꼈을 때 눈이 건조해지게 된다.

결과 기록

1. 눈꺼풀 위치를 기록할 때에는 직접 그리거나 서술한다.
2. 눈꺼풀틈새 크기, 각막직경, 동공직경의 결과 값을 기록한다.
3. 눈꺼풀장력의 정도와 눈깜빡임 정도를 기록할 때에는 관찰내용을 서술한다.

실례(그림 6-2)

1. 눈꺼풀위치 : 윗눈꺼풀의 10시 방향부터 2시 방향까지 각막을 덮고 있다; 아래눈꺼풀은 각막윤부와 접해있다.
2. 눈꺼풀틈새 크기 : 9 mm
3. 각막직경 : 11.5 mm

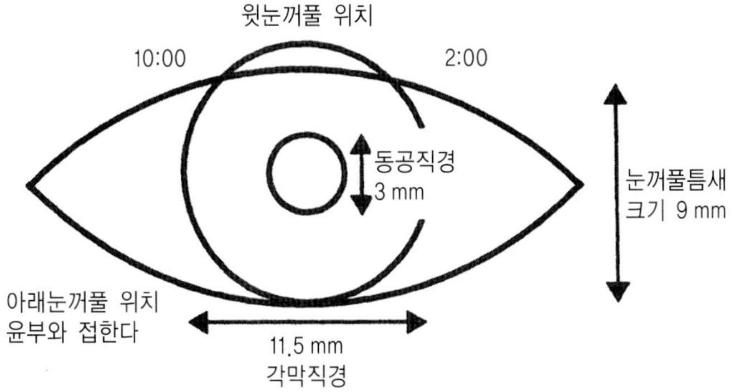

그림 6-2. 외안부 각 부위의 위치 및 크기 : 눈꺼풀의 위치, 눈꺼풀틈새 크기, 각막직경, 그리고 동공직경.

4. 동공직경 : 3 mm(밝을 때), 4 mm(중간 밝기), 6 mm(어두울 때)
5. 눈꺼풀장력 : 정상
6. 눈깜빡임 정도 : 눈깜빡임이 완전함(full), 눈깜빡임 횟수는 정상

기대결과치

1. 눈꺼풀위치 : 윗눈꺼풀은 10시 방향부터 2시 방향 사이에서 각막을 덮고 있다. 아래눈꺼풀과 각막윤부 사이의 간격은 1 mm 이내이다.
2. 눈꺼풀틈새 크기 : 8 – 11 mm
3. 각막직경 : 10.5 – 12.5 mm ; 평균 11.5 mm
4. 동공직경 : 2 – 8 mm, 빛의 밝기에 따라 달라진다.
5. 눈꺼풀 장력 : 탄력이 좋으며 중등도의 장력을 나타낸다.
6. 눈깜빡임 정도 : 눈깜빡임은 완전하고, 1분당 정상 눈깜빡임 횟수는 10 – 15회이다.

콘택트렌즈 외부검사 일견표	
검사항목	정상소견
눈꺼풀위치	윗눈꺼풀 : 10시와 2시 아래눈꺼풀 : 각막하연에서 1 mm 이내
눈꺼풀틈새 크기	8–11 mm
각막직경	10.5–12.5 mm
동공직경	2–8 mm, 빛의 밝기에 따라 다르다.
눈꺼풀장력	중등도, 적당한 탄력
눈깜빡임 정도	완전함, 분당 10–15회

가스투과성 콘택트렌즈의 검사와 확인
(Inspection and Verification of Gas Permeable Contact Lens)

검사목적 먼저 검사자가 처방한 대로 공장에서 정확하게 연마해서 보냈는지를 확인할 때, 둘째로 렌즈가 잘 보이지 않는 경우 원인을 찾을 때, 셋째는 피검사자가 착용할 렌즈의 변수들을 결정하거나 확인할 때, 넷째는 피검사자가 자신도 모르게 렌즈를 바꿔 착용하지는 않았는지 검사할 때, 끝으로 렌즈수정 때 변수들이 변하지 않았는지를 확인할 때 등에 사용된다.

주의(Note) : 가스투과성 콘택트렌즈의 검사와 확인에는 각 변수들마다 개개의 기구가 필요하다. 이 장에서는 각 변수를 검사하는 순서대로 검사과정을 나열하였다.

가스투과성 콘택트렌즈의 검사와 확인 일견표

변 수	검사 기구
베이스커브 곡률반경 (Base curve radius)	곡률반경측정계(Radiuscope) 각막곡률계(Lensco-Meter법)
후면정점굴절력	렌즈미터
광학적 특성	
렌즈 직경	V-채널게이지(렌즈 전체 직경만 측정) 확대경(7×에서 10×)
광학부 직경	확대경(7×에서 10×)
중심 두께	중심두께게이지
가장자리 상태	입체현미경 세극등현미경 확대경
표면 광학특성	입체현미경
표면 습윤성	세극등현미경 확대경

곡률반경 검사 : 곡률반경측정계
Base Curve Radius : Radiuscope

검사에 필요한 기구들

1. 곡률반경측정계(Radiuscope)(그림 6-3)

검사 전 준비

1. 렌즈를 세척액(daily cleaner)으로 닦는다. 수돗물로 린스해서 렌즈 표면의 이물질을 모두 제거한다.
2. 곡률반경을 측정하기 전에, 렌즈를 보푸라기가 없는 부드러운 천이나 티슈로 물기를 말린다.

단계별 검사과정

*American Optical Manual*에서 응용하였다.

1. 오목한 렌즈 홀더 위에 함입된 곳에 물을 한 방울 떨어뜨린다. 렌즈 홀더의 함입부에 콘택트렌즈의 오목한 면이 위를 향하게 놓아 그 오목한 면이 계속 건조한 상태를 유지하도록 한다.
2. 렌즈 홀더를 곡률반경측정계의 받침판 위에 놓아 수평을 유지한다.
3. 조명을 최대 밝기의 절반정도가 되게 조정하거나, 아니면 접안렌즈를 통해 관찰할 때 적당히 밝은 정도가 되도록 조정한다.
4. 선택하여 사용할 조명 창 중 직경이 큰 조명 창을 맞추어 놓는다.
5. 대물렌즈에서 녹색 빛이 나오는지를 관찰하고 받침판을 움직여 녹색 빛이 콘택트렌즈의 중심에 오도록 맞춘다.
6. 초점조정 손잡이를 돌려서 측정계의 대물렌즈를 끝까지 올린다.
7. 접안렌즈를 통해 보면서 눈금조정 손잡이를 돌려 시야의 오른쪽에 있는 눈금이 초점에 맞추어 지도록 한다.
8. 대물렌즈를 천천히 내리면서 빛의 초점이 방사상 모양으로 맞추어 지도록 한다. 받침판을 수평과 수직 방향으로 움직이면서 타겟이 시야

후면정점 굴절력과 광학적 특성
Back Vertex Power and Optical Quilty

검사에 필요한 기구들

1. 렌즈미터

검사 전 준비

1. 렌즈를 세척액으로 닦는다. 수돗물로 린스해서 렌즈 표면의 이물질을 모두 제거한다.
2. 후면정점 굴절력을 측정하기 전에, 렌즈를 보푸라기가 없는 부드러운 천이나 티슈로 물기를 닦아 말린다.

단계별 검사과정

1. 스프링이 달린 렌즈홀더를 돌려 렌즈 스톱에서부터 멀어지게 한다. 티슈로 렌즈 스톱에 묻어있는 먼지나 잉크를 깨끗이 닦아낸다. 렌즈미터의 전원을 켠다.
2. 콘택트렌즈의 한쪽 끝부분을 잡고, 렌즈 후면(오목면)이 렌즈미터 스톱과 맞닿은 상태로 올려놓는다. 렌즈가 정중앙에 오도록 맞춘다(그림 6-7). 렌즈에 과도한 힘을 주면 렌즈가 구부러져서 토릭 굴절력이 달라질 수가 있다.
3. 안경의 도수를 측정할 때와 같은 방법으로 측정한다. 구면도수, 원주렌즈 도수, 토릭상태 등을 측정한다. 토릭상태란 구면도수만 있는 렌즈가 뒤틀려 렌즈의 도수에 변화를 일으킨 것을 말하며, 또한 검사자가 렌즈를 너무 힘주어 잡고 있었다는 것을 의미한다.
4. 마이어상의 선명도를 관찰한다. 흐려보이거나, 왜곡되었거나, 두 개로 보이는 마이어상은 광학적 왜곡이 있음을 말해준다(그림 6-8).

결과 기록

1. 후면 정점 굴절력은 디옵터 단위로 최소 0.12D까지 기록한다.

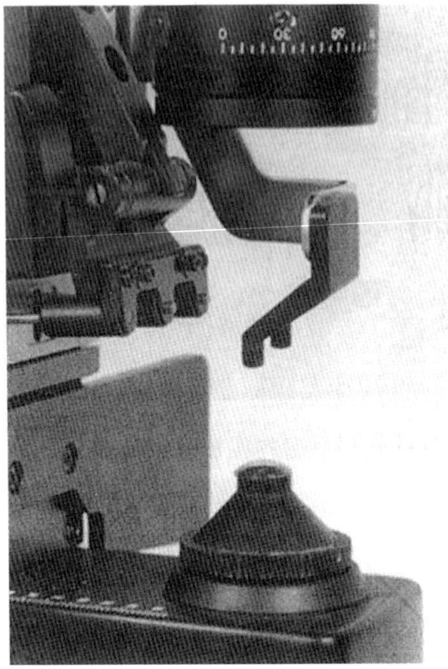

그림 6-7. 가스투과성 콘택트렌즈의 후면 굴절력을 측정하기 위해 렌즈가 렌즈미터 위에 놓여 있는 사진.

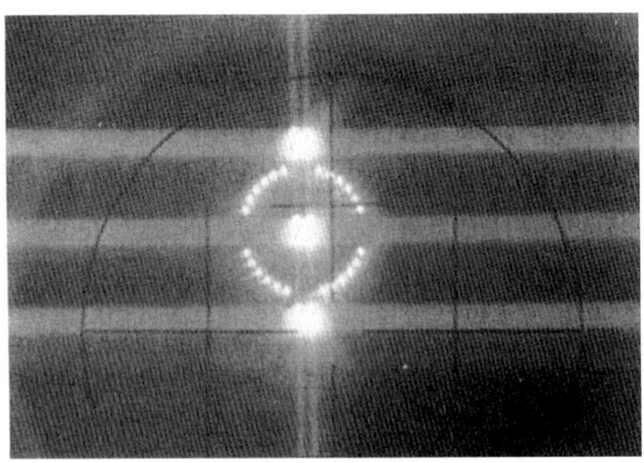

그림 6-8. 가스투과성 콘택트렌즈의 광학적 특성이 좋지 않아 렌즈미터의 마이어 상이 흐리고 휘어 보이는 모양.

렌즈 직경과 광학부 직경
Lens Diameter and Optic Zone Diameter

검사에 필요한 기구들

1. 확대경(7× 내지 10×)
2. V-채널 게이지(렌즈의 전체 직경만을 측정)

검사 전 준비

1. 렌즈를 세척액으로 닦는다. 수돗물로 린스해서 렌즈 표면의 이물질을 모두 제거한다.
2. 렌즈 직경과 광학부 직경을 측정하기 전에, 렌즈를 보푸라기가 없는 부드러운 천이나 티슈로 물기를 닦아 말린다.

단계별 검사과정

확대경(Measuring Magnifier)

1. 확대경 끝 쪽에 깨끗이 닦고 건조시킨 렌즈의 오목면이 아래쪽을 향하도록 올려놓는다.
2. 렌즈의 한쪽 끝을 집게손가락으로 확대경에 닿도록 누른다.
3. 확대경을 들고 광원 쪽을 향해 바라본다(그림 6-9).
4. 렌즈를 집게손가락으로 움직이면서 한쪽 끝은 영점에 오게 맞춤으로서 렌즈중심이 눈금선위에 오게 한다. 이처럼 맞추어진 상태에서, 렌즈의 반대쪽 가장자리 위치를 눈금에서 직접 읽어 렌즈의 전체 직경을 측정한다.
5. 렌즈를 측면으로 움직여서 렌즈 광학부의 한쪽 끝이 영점에 오게 맞춘다.
6. 반대쪽 광학부의 위치를 확인하고 눈금에서 값을 직접 읽는다.
   주의(Note) : 만약 광학부의 가장자리가 잘 보이지 않으면, 확대경을 광원을 향해 앞뒤로 움직이면서 더 잘 보이도록 한다. 렌즈나 렌즈

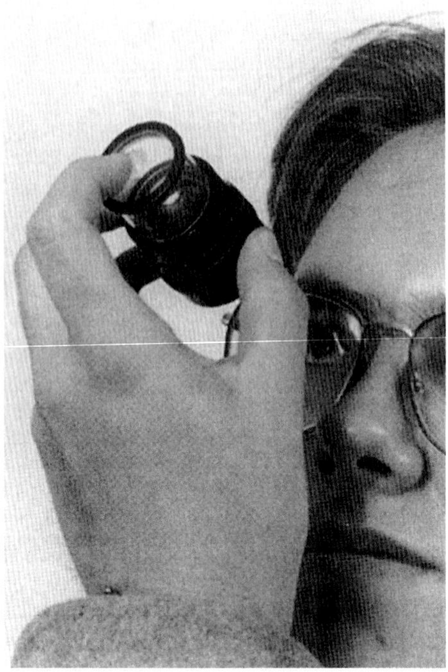

그림 6-9. 확대경을 사용하여 렌즈의 직경, 광학부의 직경, 그리고 렌즈의 표면 광학특성을 검사.

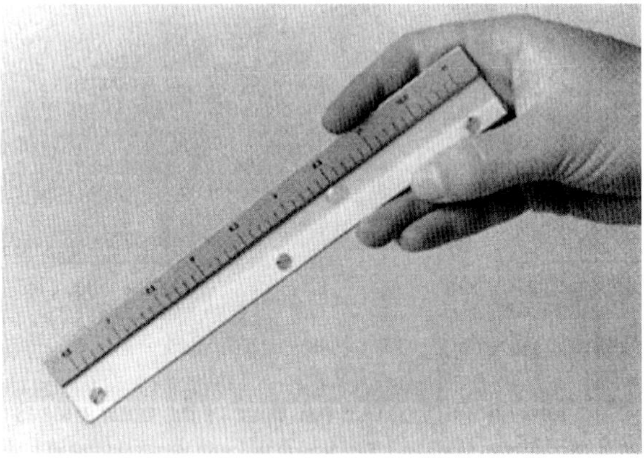

그림 6-10. V-채널 게이지를 사용하여 렌즈의 전체 직경을 측정하는 사진. 렌즈 중심부가 위치한 부분으로 측정된 값은 9.5 mm이다.

광학부의 끝부분은 그림자가 져서 직경이 약간씩 차이나 보일 때가 있다.

V-채널 게이지(V-channel Gauge)

1. 렌즈의 오목면이 아래쪽을 향하도록 한 상태에서 V-채널의 홈이 넓은 쪽 끝에서 렌즈를 넣는다.
2. 게이지를 기울여서 좁은 쪽 끝이 아래로 내려가게 하고, 렌즈가 홈을 따라 미끄러져 내려가게 한다.
3. 게이지의 위쪽을 살짝 씩 치면서 렌즈 가장자리가 홈 사이에 끼일 때까지 미끄러지게 해준다. 이때 억지로 힘을 주어 렌즈를 더 미끄러지게 해서는 안 된다.
4. 렌즈 중심 혹은 홈에 끼여 렌즈가 닿고 있는 위치의 값을 읽는다(그림 6-10).

중심두께
Center Thickness

검사에 필요한 기구들

1. 중심두께게이지(Center thickness gauge)

검사 전 준비

1. 만약 중심두께게이지가 0에 맞추어져 있지 않아 미세 조정이 필요하다면, 다이얼을 돌려서 0에 맞춘다.
2. 만약 0점과 차이가 많이 나있다면, 기구의 아래(바닥) 쪽에 있는 나사를 풀어 재조정하여 0점에 맞추고 다시 조여 준다.

단계별 검사과정

1. 레버를 눌러서 핀 사이를 분리시켜 놓는다.
2. 핀 사이에 렌즈를 끼워 놓는다.
3. 레버를 서서히 놓으면서 핀이 렌즈의 중심에 접촉되도록 한다.
4. 렌즈의 중심두께 값은 눈금에서 직접 읽는다. 눈금의 단위는 0.01 mm 씩 증가한다(그림 6-11).

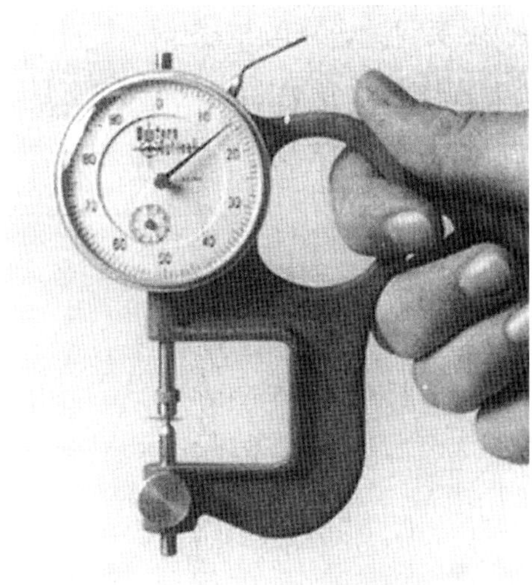

그림 6-11. 가스투과성 콘택트렌즈를 중심두께 게이지로 측정된 값이 0.15 mm 라는 것을 보여 주고 있다.

엣지 검사
Edge Configuration

검사에 필요한 기구들

1. 입체현미경
2. 세극등현미경
3. 확대경

검사 전 준비

1. 특별한 검사 전 준비는 필요하지 않다.

단계별 검사과정

입체현미경(Stereo Microscope)

1. 렌즈를 홀딩기구에 끼워 놓거나 혹은 엄지와 검지사이에 잡고, 렌즈 가장자리를 검사자 쪽을 향하게 든다.
2. 렌즈 중심이 대물렌즈의 중심에 오도록 조정한다(그림 6-12).

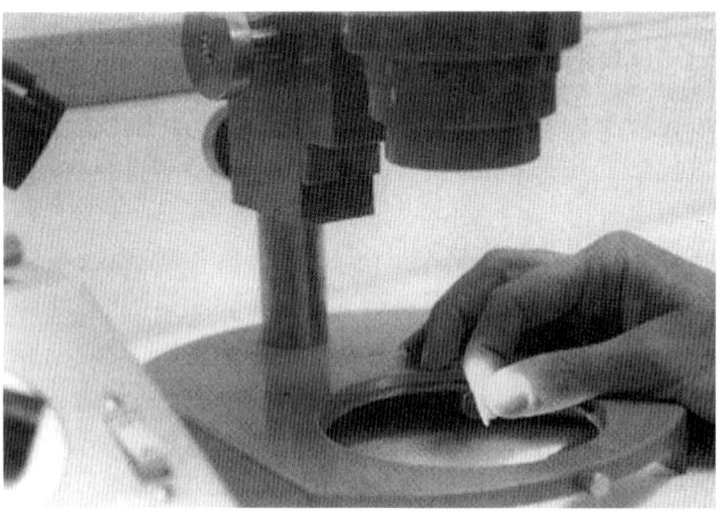

그림 6-12. 가스투과성 렌즈의 엣지 상태를 검사하기 위해 입체현미경에 맞춘다.

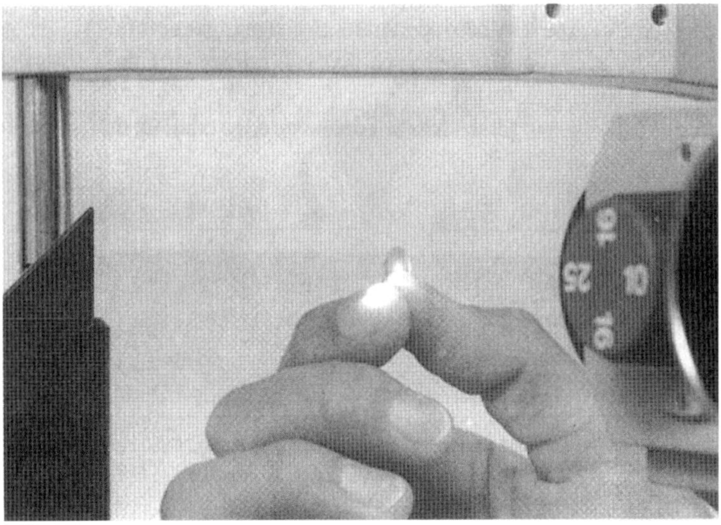

그림 6-13. 가스투과성 렌즈의 엣지 상태를 세극등현미경으로 검사.

3. 렌즈의 가장자리에 초점이 맞도록 맞춘다.
4. 렌즈를 돌리거나 기울이면서 렌즈 가장자리의 모양, 두께, 그리고 끝 마무리 등을 검사한다.

세극등현미경(Biomicroscope)

1. 세극등현미경의 배율은 저배율로 맞추고 빛은 넓은 평행육면체모양으로 만든다.
2. 렌즈를 엄지와 검지로 잡고, 렌즈 가장자리가 검사자 쪽을 향하도록 한다.
3. 렌즈를 세극등현미경의 빛이 통과하는 위치에 들고 렌즈 가장자리에 초점을 맞춘다(그림 6-13).
4. 렌즈를 돌리거나 기울이면서 렌즈 가장자리의 모양, 두께, 그리고 끝 마무리 등을 검사한다.

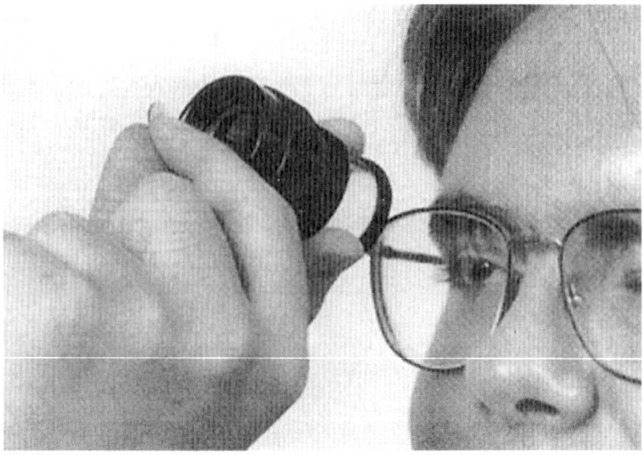

그림 6-14. 렌즈를 돌려가면서 확대경을 사용하여 가스투과성 렌즈의 엣지 상태를 검사.

확대경(Measuring magnifier)

1. 확대경을 돌리면서 십자선(reticle)이 검사자 쪽을 향하도록 한다.
2. 렌즈를 엄지와 검지로 잡고 콘택트렌즈의 상태를 검사하기 위해 확대경의 접안렌즈로부터 몇 mm 떨어진 거리에 렌즈를 위치시킨다(그림 6-14).
3. 렌즈를 돌리거나 기울이면서 렌즈 가장자리의 모양, 두께, 그리고 끝마무리 등을 검사한다.

표면 특성
Surface Quality

검사에 필요한 기구들

1. 입체현미경
2. 세극등현미경
3. 확대경
4. 콘택트렌즈 핀셋

검사 전 준비

1. 렌즈를 세척액으로 닦는다. 수돗물로 린스해서 렌즈 표면의 이물질을 모두 제거한다.
2. 렌즈 표면을 검사하기 전에, 렌즈를 보푸라기가 없는 부드러운 천이나 티슈로 물기를 닦아 말린다.
3. 만일 세극등현미경을 사용할 경우에는 저배율에 맞추고 빛은 넓은 평행육면체모양으로 만든다.

단계별 검사과정

1. 콘택트렌즈 핀셋을 사용하여 렌즈를 잡고 렌즈표면이 입체현미경이나 세극등현미경의 대물렌즈 쪽을 향하도록 든다.
2. 렌즈표면에 초점이 맞추어지도록 렌즈를 앞뒤로 움직이거나 검사 기구를 움직이면서 초점을 맞춘다(그림 6-15).
3. 렌즈표면을 저배율이나 중배율로 관찰한다.
4. 만약 확대경을 사용하여 검사하는 경우라면 렌즈를 확대경의 끝에 올려놓는다. 광원 쪽을 향해 들고 관찰한다.
5. 렌즈 표면에 막(film), 점(spot), 긁힘(scratch), 깨진부위(chip) 등이 있는지를 자세히 살펴본다(그림 6-16).

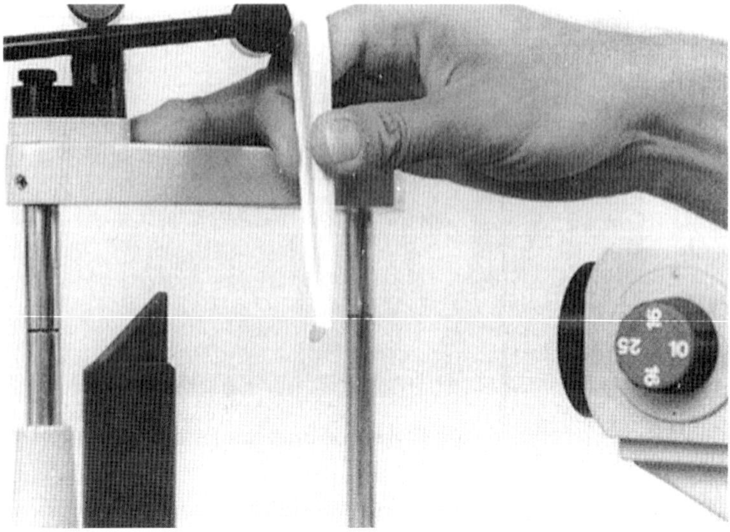

그림 6-15. 세극등현미경을 사용하여 가스투과성 렌즈의 표면을 검사.

결과 기록

1. 만약 렌즈 표면에 침전물이나, 흠집, 또는 깨진 부분이 없이 깨끗한 상태라면 "깨끗함"이라고 적는다.
2. 만약 렌즈 표면에 침전물이나, 흠집, 또는 깨진 부분이 있다면, 이상 소견을 그리거나 기록해 놓는다.

실 례

1. 단백질 막 : 깨끗함, 투명, 얇은 막(약간 침착물이 있는 정도)에서부터 반투명, 하얀 혼탁, 뿌연 막(hazy film ; 침착물이 많이 낀 상태)의 단계까지 정도에 따라 구분 한다.
2. 지방침착 : 번들거리고(greasy), 반짝거리며(shiny), 눅진눅진한(smeary) 침착물들이 있으며 문지르면 모양이 변한다. 종종 손가락 지문모양처럼 보이고, 저배율에서 잘 보인다.
3. 흠집(cracking)과 균열(crazing) : 작은 격자(lattice)모양으로 흠집이 렌즈 표면에 나타난다. 이는 단백질 막에 의하기도 하고, 렌즈표면 자체의 손상 때문이기도 하다.

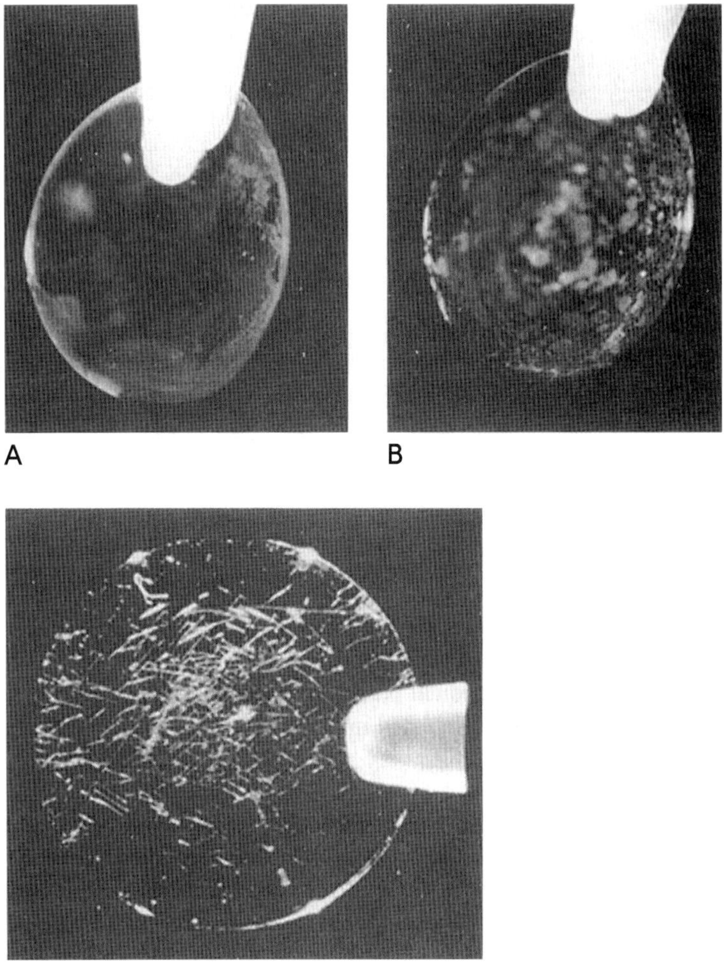

A B C

그림 6-16. 가스투과성 렌즈 표면의 침착물과 이상 소견을 보여 주는 예.
A. 단백질 막 B. 지방침착 C. 흠집과 균열.

표면 습윤성
Surface Wettability

주의(Note) : 앞서 검사한 변수들과 달리, 표면 습윤성은 콘택트렌즈를 눈에 착용한 상태에서 검사한다.

검사에 필요한 기구들

1. 세극등현미경

검사 전 준비

1. 세극등현미경을 조정해서 피검사자가 편안하게 느끼도록 한다.
2. 배율은 가장 낮은 배율에 맞춘다(6×에서 10×).
3. 조명은 어둡거나 중간정도의 밝기로 하고, 중간 크기의 평행육면체모양으로 맞춘다.
4. 만약 이 검사를 렌즈를 바로 낀 상태에서 시행하려 할 때에는, 15분 정도 기다려서 렌즈가 눈에서 안정된 후에 실시한다.

단계별 검사과정

1. 세극등현미경에서 나온 빛이 콘택트렌즈 앞면에서 반사되게 한다.
2. 피검사자에게 눈을 깜박이라고 한다.
3. 콘택트렌즈 앞쪽 면에서 눈물막의 두께를 측정한다.
4. 콘택트렌즈 표면에서의 눈물막 파괴시간(TBUT)을 측정한다. 이는 렌즈가 건조되는 시간을 의미한다.

결과 기록

1. 렌즈에서 눈물막이 빨리 파괴되거나 적셔지지 않는 부위를 그리거나 기록해 놓는다.

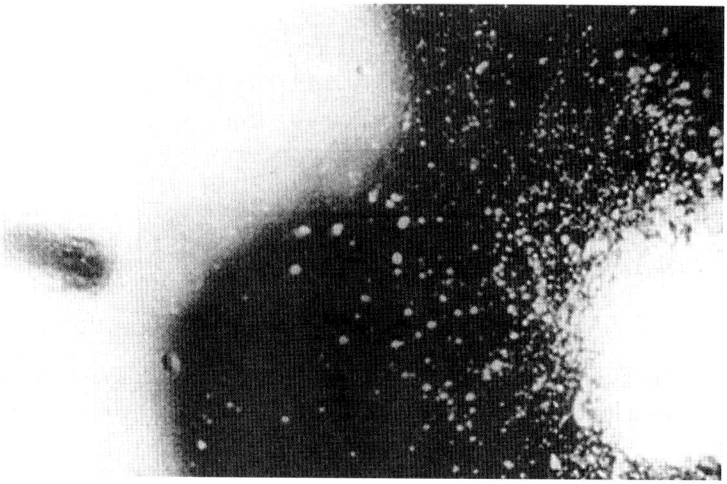

그림 6-17. 가스투과성 렌즈 표면의 눈물이 파열되고 건조되어 있다.

실 례

1. 눈물막이 빨리 깨지는 것은 그 부위에 이물질이 끼여 있든지, 끝마무리 때 처리가 잘못되었든지, 또는 렌즈표면이 손상을 입었다는 것을 의미할 수 있다(그림 6-17).

가스투과성 콘택트렌즈의 삽입, 제거 및 재중심잡기

Insertion, Removal, and Recentering of Gas Permeable Contact Lens

검사목적 피검사자의 가스투과성 콘택트렌즈를 삽입하고 제거를 하기 위함이다. 렌즈가 각막으로부터 벗어났을 때 다시 각막의 중심에 맞추어(중심잡기) 주기 위함이다.

적응증

간혹 검사자가 피검사자의 가스투과성 콘택트렌즈를 끼워주고, 빼주고, 또는 다시 중심잡기를 해 주어야할 때가 있다. 새로 콘택트렌즈를 맞춘 피검사자는 아직 이런 과정에 익숙하지가 않을 수 있다. 이처럼 렌즈를 처음 사용하기 위해 배우는 과정에 있는 사람이거나 손놀림이 민첩하지 못한 사람들에게 시범을 보여줄 때 필요하다.

검사에 필요한 기구들

1. 가스투과성 콘택트렌즈 크리너와 습윤액

검사 전 준비

1. 렌즈를 다루기 전에 손을 비누로 닦고 로션이나 향수를 바르지 않는다. 보푸라기가 일어나지 않는 수건으로 손을 닦아 말린다.
2. 렌즈표면을 세척액으로 닦는다. 린스는 수돗물이나 생리식염수를 이용하여 표면의 먼지나 이물질들을 없앤다. 렌즈표면에 몇 방울의 습윤액을 떨어뜨려서 컨디셔닝 한다. 이렇게 하면 눈의 습윤(eye-wetting) 효과가 올라간다.

단계별 검사과정

삽입(Insertion)

1. 렌즈를 둘째 또는 가운데 손가락 위에 올려놓는다. 손에 물기가 많으면 안 된다.
2. 피검사자에게 위를 쳐다보라고 한다. 렌즈를 잡고 있는 쪽 손의 셋째나 넷째 손가락으로 피검사자의 아래눈꺼풀을 잡고 아래쪽으로 당긴다. 눈꺼풀을 잡을 때에는 가능한 눈꺼풀테에 가깝게 잡는다.
3. 피검사자에게 아래쪽을 보라고 한다. 피검사자의 윗눈꺼풀을 반대쪽 손의 엄지 또는 검지로 위쪽으로 잡아 올린다.
4. 콘택트렌즈를 피검사자 눈에 가까이 가져간다. 피검사자에게 정면을 보라고 하면서, 동시에 부드럽고 빠르게 렌즈를 각막중심에 갖다댄다 (그림 6-18).

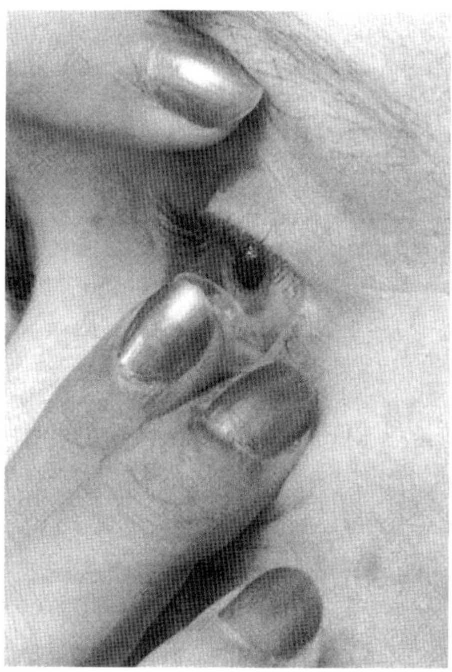

그림 6-18. 가스투과성 콘택트렌즈의 삽입.

5. 렌즈가 각막위에서 안정감 있게 놓이게 되면, 아래눈꺼풀을 천천히 놓는다.
6. 윗눈꺼풀을 천천히 놓는다. 렌즈가 각막 정 중앙에 놓여있는지 확인한다.
7. 렌즈를 처음 껴보는 사람은 렌즈 가장자리 때문에 이물질에 의해 걸리는 느낌이 들어 익숙하지 않을 수가 있다. 이런 경우에서는 눈을 감도록 하거나 또는 눈을 아래로 내려다보라고 한다. 그러면 잠시 동안 불편한 느낌이 사라지게 된다. 피검사자에게 눈을 보통 때와 같이 깜빡이라고 한다.

제거(Removal)

1. 피검사자의 시선을 정면을 바라보라고 한다.
2. 검사자의 엄지 또는 검지 끝을 피검사자 눈꺼풀테의 12시와 6시 방향에 댄다. 눈꺼풀을 렌즈의 가장자리가 눈꺼풀테로부터 노출될 때까지 당긴다. 이때 눈꺼풀이 뒤집히거나 또는 렌즈 가장자리가 눈꺼풀 아래로 미끄러져 들어가지 않도록 해야 한다.

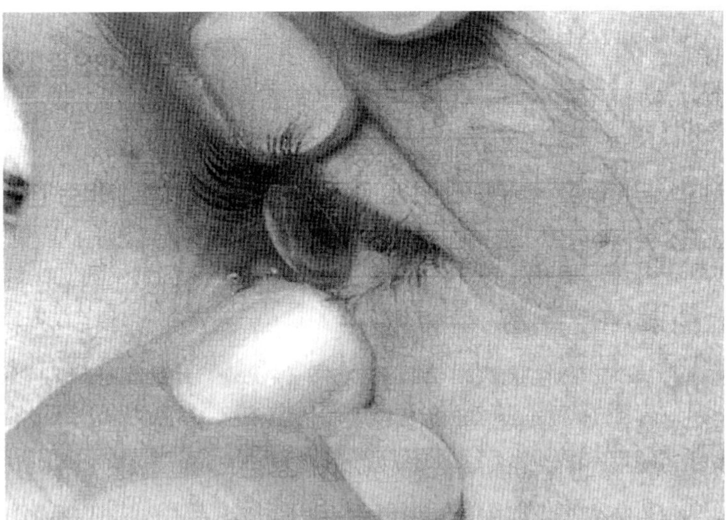

그림 6-19. 가스투과성 콘택트렌즈의 제거.

3. 눈꺼풀을 안구쪽을 향해 부드럽게 민다. 렌즈의 한쪽 가장자리가 눈꺼풀에 걸려 각막으로부터 눈 밖으로 밀려 나올 때까지 검사자는 아래, 윗눈꺼풀을 서로 맞닿은 방향으로 민다. 렌즈 전체가 완전히 빠져 나올 때까지 눈꺼풀을 서로 맞닿은 방향으로 계속 더 밀어 준다(그림 6-19).
4. 피검사자에게 눈을 감으라고 한다. 렌즈가 속눈썹 위에 놓이게 되는 경우가 많으므로 이 상태에서는 렌즈를 제거하기가 쉬워진다.

재중심잡기(Recentering)

1. 눈에 있는 렌즈의 위치를 잡는다. 이때 눈꺼풀도 당겨주고 시선도 옮겨가면서 렌즈가 적절한 위치에 놓이도록 한다.
2. 렌즈가 눈에 고정되어 있는 위치와 반대쪽 방향으로 시선을 돌리라고 한다.
3. 아래, 윗눈꺼풀에 양손의 두 검지를 각각 대고, 눈꺼풀을 부드럽게 밀면서 렌즈가 각막 쪽으로 움직이도록 한다(그림 6-20). 절대로 손가락으로 렌즈를 직접 만지지 않도록 한다.

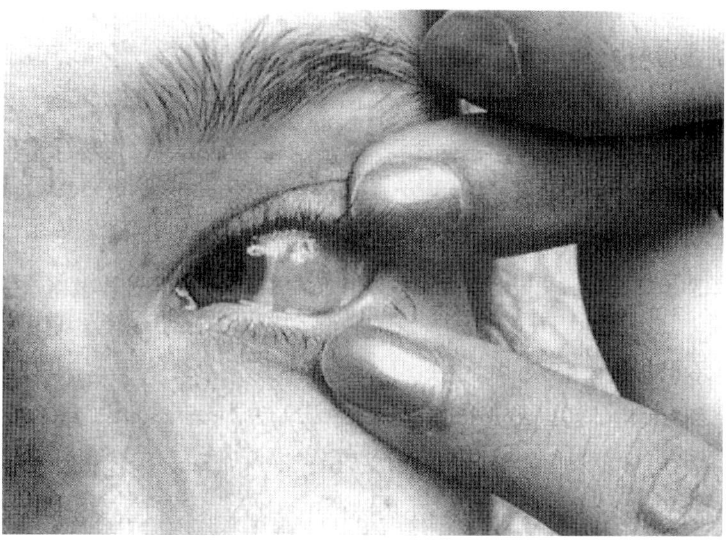

그림 6-20. 가스투과성 콘택트렌즈의 재중심잡기.

4. 만약 렌즈가 진공상태로 눈에 흡착되어 있다면, 눈꺼풀을 통해 렌즈 바깥쪽 공막을 눌러서 이 흡착상태를 풀어준다.
5. 렌즈가 각막윤부에서 가깝고 렌즈를 조작하기가 어려운 위치에 있다면, 피검사자에게 렌즈 쪽으로 눈을 돌리라고 한다. 이렇게 하면, 렌즈는 각막 위에 다시 자리 잡게 된다.

   주의(Note) : 가스투과성 콘택트렌즈를 손쉽게 다루는 요령들이 표 6-1에 나와 있다.

표 6-1. 가스투과성 콘택트렌즈를 다루는 요령들

1. 손이 건조한 상태에서 피검사자의 눈꺼풀을 잡거나 렌즈를 각막에 갖다 대기가 더 쉽다.
2. 피검사자의 눈꺼풀을 확실하게 벌려야 한다.
3. 항상 피검사자의 시선에 주의를 기울여라.
4. 렌즈를 적절한 습윤액으로 미리 잘 적셔주면 피검사자가 처음 렌즈를 끼웠을 때 느끼는 불편함을 덜어 줄 수 있다.
5. 렌즈를 빠르고, 부드럽게 삽입하면 성공률이 높아진다.
6. 렌즈를 제거할 때, 눈꺼풀이 안구에 계속적으로 잘 붙어 있게 해주면 더 쉽게 제거된다.
7. 눈에 흡착되어 있는 렌즈는, 렌즈가 거의 빠져나올 정도로 힘을 가해 흡착력을 풀어주면, 각막에 재중심잡기를 보다 쉽게 할 수 있다.

가스투과성 콘택트렌즈의 피팅 평가 : 세극등현미경
Fit Assessment of Gas Permeable Contact Lens : Biomicroscope

검사목적 눈과 가스투과성 콘택트렌즈 간의 피팅 상태가 얼마나 잘 이루었는지를 평가하기 위함이다. 피팅의 적정여부는 피검사자의 착용감, 교정시력, 그리고 안구표면의 건강상태 등에 지대한 영향을 미치게 된다.

검사에 필요한 기구들

1. 세극등현미경
2. 황색 필터(Yellow filter ; Wratten #12 혹은 #15). 꼭 필요한 것은 아니지만 황색 필터는 형광패턴(fluorescein pattern)을 더 잘 관찰할 수 있도록 해준다.
3. 플루레신 용지(fluorescein strip)

검사 전 준비

1. 세극등현미경을 조정해서 검사자와 피검사자 모두가 편안하도록 맞춘다.
2. 배율은 가장 낮은 배율에 맞춘다(6×에서 10×).
3. 코발트블루 필터를 끼운다.
4. 조명부를 정면에서 30° 정도 귀 쪽으로 비스듬히 맞춘다. 빛의 밝기는 중간에서 아주 밝은 빛으로 맞추고, 세극등 빛을 최대 크기로 연다.
5. 황색 필터를 세극등현미경의 대물렌즈 쪽에 댄다. 코발트블루 광원 쪽에 대지 않는다.

단계별 검사과정

1. 플루레신 용지에 멸균 생리식염수 한 방울을 떨어뜨린다. 넘쳐 남은 생리식염수는 흔들어서 떨군다.

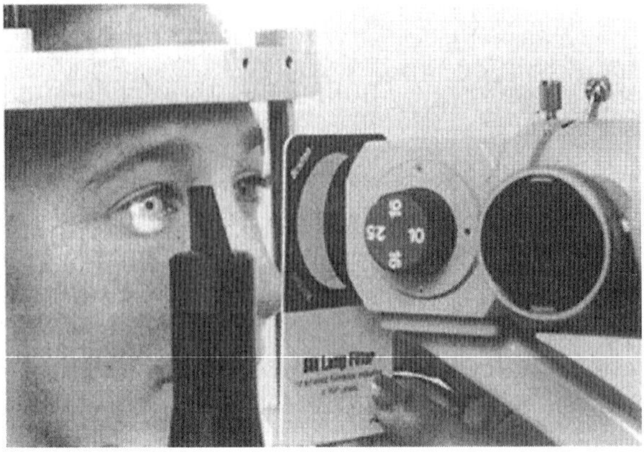

그림 6-21. 세극등현미경을 사용하여 가스투과성 콘택트렌즈의 피팅 상태를 관찰. 염색된 형광패턴을 더 잘 관찰하기 위해 대물렌즈 앞에 황색필터를 삽입하여 검사 한다.

2. 아래결막낭에나 위쪽 눈알결막에 형광물질을 소량 점안한다. 피검사자에게 두세 번 깜빡이게 해서 형광물질이 콘택트렌즈 밑으로 스며들게 한다. 그 후로는 정상적으로 눈을 깜빡이라고 한다.
3. 피검사자에게 시선은 정면, 앞쪽 벽을 주시하라고 한다. 아니면 피검사자에게 검사자의 귀를 쳐다보고 있도록 한다. 이 상태에서 안구는 제1안위(primary gaze) 위치에 있게 된다.
4. 세극등현미경으로 콘택트렌즈를 관찰한다(그림 6-21).
5. 렌즈의 정적 피팅상태를 관찰한다 : 렌즈의 위치와 형광물질의 패턴(표 6-2참조). 피검사자의 눈꺼풀은 렌즈의 위치가 바뀌게 하거나 형광물질이 렌즈 밑으로 들어가게 한다. 정적상태의 형광패턴을 가장 먼저 살펴보도록 한다. 만약 렌즈가 중심에서 벗어나 있다면, 렌즈를 먼저 중심에 맞추어 놓고 형광패턴을 관찰함으로서, 렌즈가 각막중심에서 보여주는 피팅상태를 보다 더 정확하게 관찰할 수 있다.
6. 피검사자에게 눈을 깜빡이게 하면서 동적 피팅상태를 관찰한다 : 렌즈의 움직임과 안정성(표 6-2 참조).

표 6-2. 가스투과성 콘택트렌즈의 피팅 특징 요약

Fit 특징	설 명
렌즈위치	눈을 깜빡인 후에 렌즈가 놓이는 각막위치
눈깜빡임운동	눈을 깜빡인 후에 렌즈의 상하 움직임 정도(vertical excursion)
안정성	눈깜빡임 전후에 렌즈의 위치가 얼마나 안정적인지
형광패턴	형광물질의 양, 즉 눈물이 렌즈의 중앙부, 중간주변부 및 주변부에 얼마나 고여 있는지를 관찰한다. 어두운 부분은 렌즈와 각막이 접촉(touch) 또는 고임(bearing) 상태를 보여주며, 녹황색부위는 틈새(clearance) 또는 눈물이 고여 있음을 보여준다. 렌즈 후면과 각막이 적절하게 정렬(alignment)되어 있는 상태에서는 전체적으로 균일하게 어두운 녹색으로 보인다.

결과 기록

1. 각 눈에서의 렌즈위치, 눈깜빡임운동, 렌즈의 안정성 그리고 형광패턴을 기록한다.

실 례

1. 적절한 피팅(그림 6-22)
   1) 렌즈위치 : 중앙
   2) 눈깜빡임운동 : 정상 - 약 2 mm
   3) 렌즈의 안정성 : 정상 - 각막중심에 위치해 있다.
   4) 형광패턴 : 중앙부는 정렬, 중간주변부는 고임, 주변부는 틈새
2. 적절한 피팅(그림 6-23)
   1) 렌즈위치 : 중앙, 상측
   2) 눈깜빡임운동 : 정상 - 약 2 mm
   3) 렌즈의 안정성 : 정상 - 눈꺼풀에 붙어 있다.
   4) 형광패턴 : 중앙부는 정렬, 중간주변부는 정렬, 주변부는 틈새

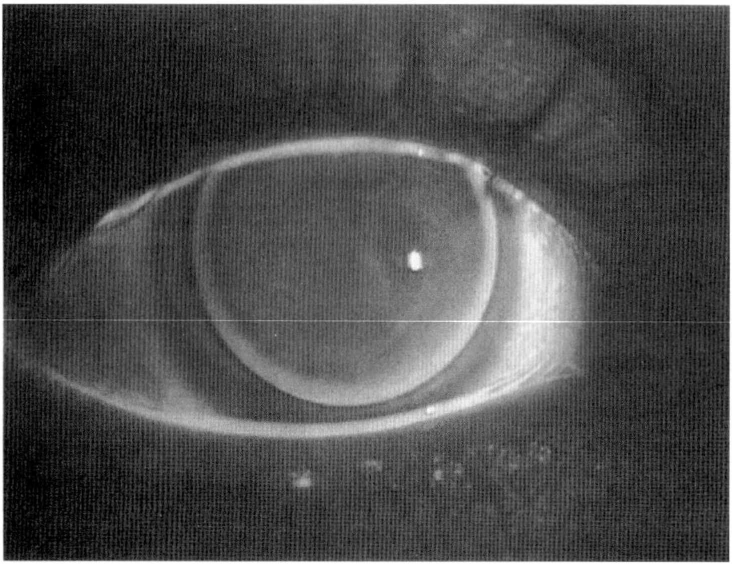

그림 6-22. 가스투과성 콘택트렌즈가 적절하게 중심에 위치.

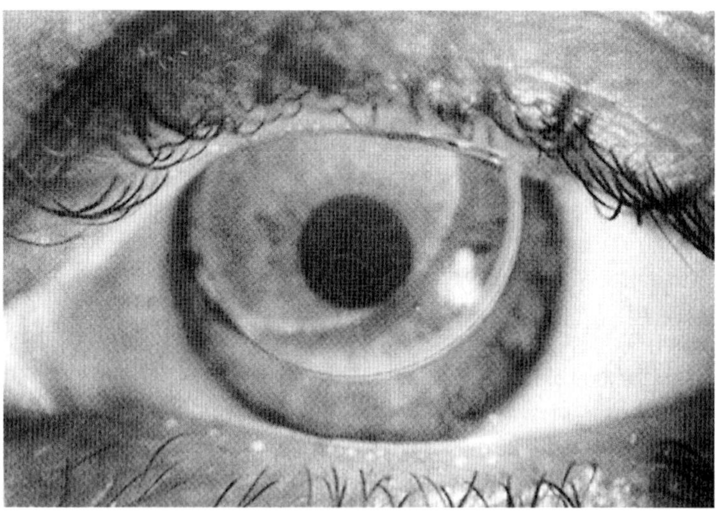

그림 6-23. 가스투과성 콘택트렌즈가 적절하게 중앙 상측에 위치.

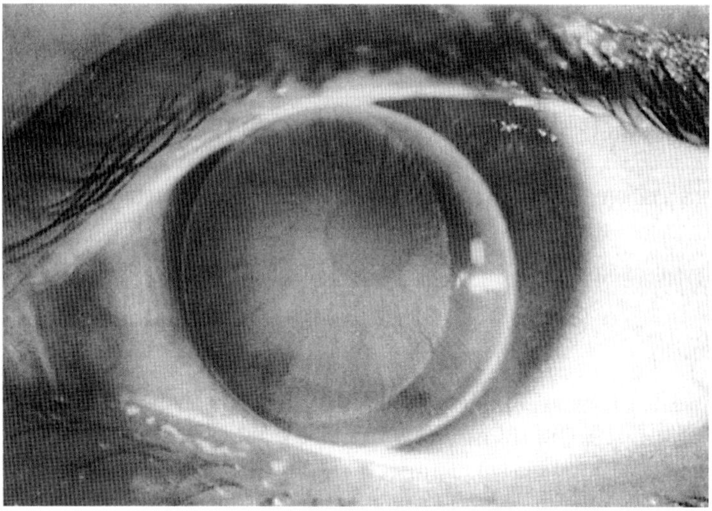

그림 6-24. 가스투과성 콘택트렌즈가 너무 스티프하게 피팅된 상태.

3. 너무 스티프(steep)한 피팅(그림 6-24)
   1) 렌즈위치 : 비하측
   2) 눈깜빡임운동 : 좋지 않다 - 약 1 mm
   3) 렌즈의 안정성 : 좋지 않다 - 눈을 깜빡인 후 렌즈는 밑으로 치우친다.
   4) 형광패턴 : 중앙부는 과도한 틈새, 중간주변부는 고임, 그리고 주변부의 아주 좁은 틈새
4. 너무 플렛(flat)한 피팅(그림 6-25)
   1) 렌즈위치 : 중심하측, 아래쪽 각막윤부 밑으로 쳐져있다.
   2) 눈깜빡임운동 : 과도- 각막윤부를 가로지른다.
   3) 렌즈의 안정성 : 좋지 않다 - 눈을 깜빡인 후 렌즈는 밑으로 치우친다.
   4) 형광패턴 : 중앙부는 각막과 접촉되어 있다, 중간주변부는 틈새, 그리고 주변부는 넓은 틈새와 거품

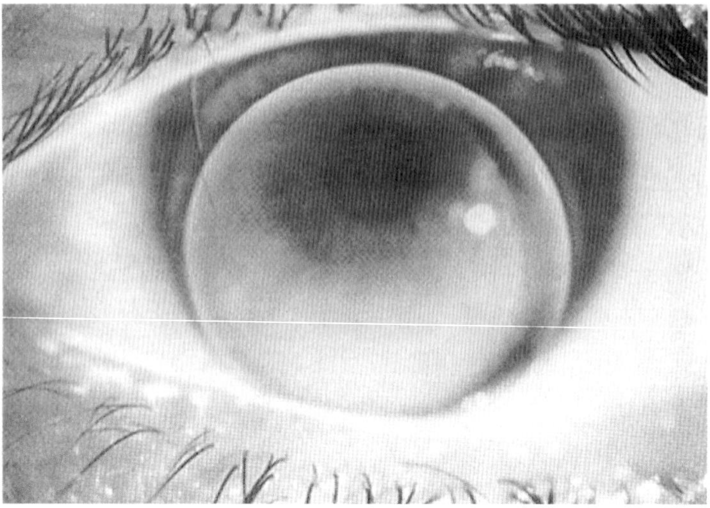

그림 6-25. 가스투과성 콘택트렌즈가 너무 플렛하게 피팅된 상태.

가스투과성 콘택트렌즈의 피팅 적절성 일견표	
Fit 특성	정상 값
렌즈위치	중앙부 혹은 중앙부상측
눈깜빡임운동	1-3 mm (수직)
안정성	안정적인 위치를 유지
형광패턴	중앙부는 정렬에서 최소 틈새 중간주변부는 정렬 주변부는 틈새

가스투과성 콘택트렌즈의 피팅 평가 : 버튼램프
Fit Assessment of Gas Permeable Contact Lens : Burton (UV) Lamp

검사목적 눈과 가스투과성 콘택트렌즈 간의 피팅 상태가 얼마나 잘 이루었는지를 평가하기 위함이다. 피팅의 적정여부는 피검사자의 착용감, 교정시력, 그리고 안구표면의 건강상태 등에 지대한 영향을 미치게 된다.

주의(Note) : 버튼램프는 UV 차단재질로 제조된 가스투과성 렌즈를 검사할 때에는 사용할 수가 없다.

검사에 필요한 기구들

1. 버튼램프 ; Burton (UV) lamp
2. 플루레신 용지

검사 전 준비

1. 특별한 검사 전 준비는 필요하지 않다.

단계별 검사과정

1. 플루레신 용지에 멸균 생리식염수 한 방울을 떨어뜨린다. 넘쳐 남은 생리식염수는 흔들어서 떨군다.
2. 아래결막낭에나 위쪽 눈일결막에 형광물질을 소량 점안한다. 피검사자에게 두세 번 깜빡이게 해서 형광물질이 콘택트렌즈 밑으로 스며들게 한다. 그 후로는 정상적으로 눈을 깜빡이라고 한다.
3. 피검사자 앞에 버튼램프를 들고 있는 상태에서 직사각형 확대경을 통해 눈과 콘택트렌즈를 관찰한다. 피검사자에게 확대경을 통해 검사자를 바라보라고 한다(그림 6-26).
4. 렌즈의 정적 피팅상태를 관찰한다 : 렌즈의 위치와 형광물질의 패턴(표 6-2참조). 피검사자의 눈꺼풀은 렌즈의 위치가 바뀌게 하거나 형

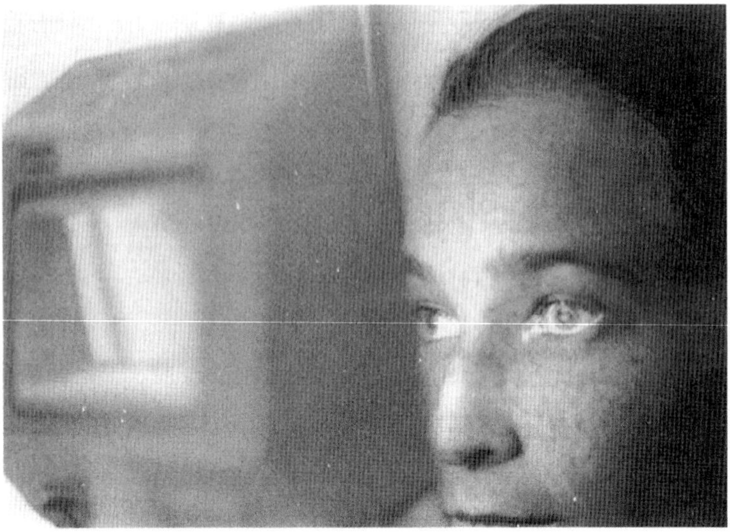

그림 6-26. 버튼램프을 사용하여 가스투과성 콘택트렌즈의 피팅 상태를 관찰.

광물질이 렌즈 밑으로 들어가게 한다. 정적상태의 형광패턴을 가장 먼저 살펴본다. 만약 렌즈가 중심에서 벗어나 있다면, 렌즈를 먼저 중심에 맞추어 놓고 형광패턴을 관찰함으로서, 렌즈가 각막중심에서 보여주는 피팅상태를 보다 더 정확하게 관찰할 수 있다.

5. 피검사자에게 눈을 깜빡이게 하면서 동적 피팅상태를 관찰한다 : 렌즈의 움직임과 안정성(표 6-2 참조).

결과 기록

1. 각각 눈에서의 렌즈위치, 눈깜빡임운동, 렌즈의 안정성 그리고 형광패턴을 기록한다.

실 례

1. 앞 섹션의 실례를 참고하라 ; 가스투과성 콘택트렌즈의 피팅 평가 : 세극등 현미경 부분에 나와있는 내용들을 참조할 것.

소프트 콘택트렌즈의 검사와 확인
(Inspection and Verification of Soft contact Lenses)

검사목적 소프트 콘택트렌즈의 굴절력을 확인하기 위함이다. 소프트 콘택트렌즈 표면을 검사해서 여러 유기적 및 비유기적 물질의 침착 정도와 그 침착물의 종류가 어떠한 종류인지를 알고자 함이다.

후면 정점 굴절력
Back Vertex Power

검사에 필요한 기구들

1. 렌즈미터
2. 보푸라기가 없는 천이나 티슈
3. 콘택트렌즈 핀셋

검사 전 준비

1. 렌즈를 세척액으로 닦는다. 멸균생리식염수로 린스해서 렌즈 표면의 이물질을 모두 제거한다.

주의(Note) : 수돗물로 소프트 콘택트렌즈를 닦거나 보관해서는 절대로 안 된다.

단계별 검사과정

1. 스프링이 달린 렌즈홀더를 돌려 렌즈 스톱에서부터 멀어지게 한다. 티슈로 렌즈 스톱에 묻어있는 먼지나 잉크를 깨끗이 닦아낸다. 렌즈미터의 전원을 켠다.
2. 젖은 렌즈를 보푸라기가 없는 천이나 티슈에 놓고 천을 접어 묻어있는 식염수를 깨끗이 닦아낸다. 다른 방법으로는, 렌즈를 콘택트렌즈 핀셋으로 잡고 생리식염수로 린스 한 후 수분이 모두 증발할 때까지 기다린다. 렌즈를 앞뒤로 흔들면 더 빨리 건조시킬 수 있다. 어느 방법을 사용하건, 수분이 완전히 마르지 않도록 하는 것이 좋다. 너무 마르게 되면, 렌즈의 광학 중심부가 뒤틀릴 수 있으며, 또한 렌즈의 굴절력에도 다소 변화를 일으킬 수가 있다.
3. 렌즈미터에 콘택트렌즈의 중심을 맞추고, 렌즈 후면(오목면)이 렌즈미터 스톱과 맞닿는 상태로 올려놓는다. 렌즈를 잘 펴서 주름이나 접힘 부분이 없도록 한다(그림 6-27).
4. 안경의 도수를 측정할 때와 같은 방법으로 측정한다. 굴절력을 읽을 때에

는 가스투과성 렌즈를 검사할 때처럼 마이어가 선명하지가 않지만, 그런 대로 어느 정도의 선명한 마이어를 얻을 수는 있다. 만약 충분히 선명한 마이어 상을 얻지 못했을 때에는, 렌즈를 생리식염수로 린스하고 다시 검사를 시행한다.

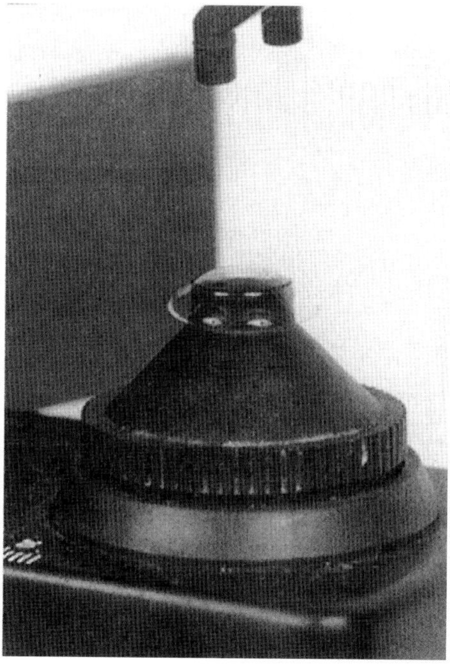

그림 6-27. 소프트 콘택트렌즈의 후면 굴절력을 측정하기 위해 렌즈미터 위에 놓여 있는 사진.

소프트 콘택트렌즈의 검사와 확인 일견표	
요 소	검 사 기 구
렌즈의 후면 굴절력	렌즈미터
렌즈 표면 막(film)과 점(spots) 변색(discoloration) 찢어짐(tear), 흠집(nick), 긁힘(scratch)	세극등현미경

표면 검사 : 막과 점
Surface inspection : Films and Spots

검사에 필요한 기구들

1. 세극등현미경
2. 콘택트렌즈 핀셋

검사 전 준비

1. 렌즈를 세척액으로 닦는다. 멸균생리식염수로 린스해서 렌즈 표면의 이물질을 모두 제거한다.
2. 평면시야계(tangent screen)와 같은 어두운 배경 쪽으로 세극등현미경을 향하게 한다.
3. 세극등현미경을 검사자 쪽으로 최대한 가깝게 당겨 놓는다. 빛의 폭은 최대한 넓게 조정하고, 조명부는 측면(90°나 그 이상)으로 돌려 위치시킨다. 배율은 저배율에 맞춘다.

단계별 검사과정

1. 렌즈를 콘택트렌즈 핀셋으로 집는다. 렌즈는 멸균생리식염수로 린스해서 렌즈 표면의 이물질들을 모두 제거한다. 남아있는 수분은 흔들어서 없앤다.
2. 렌즈를 빛이 통과하는 위치에 들고 있는다(그림 6-28).
3. 렌즈를 앞뒤로 움직이면서 세극등현미경의 초점이 맞는 위치에서 멈춘다.
4. 막이나 혼탁한 부위, 또는 점이 렌즈 표면에 있는지 관찰한다. 필요하면 배율을 더 큰 배율에 맞추어 검사한다.
5. 렌즈 표면이 말라가면서 표면에 어떤 변화가 나타나는지 관찰한다. 렌즈 표면이 건조되기 전까지는 작은 침착물들이 보이지 않을 수가 있다.

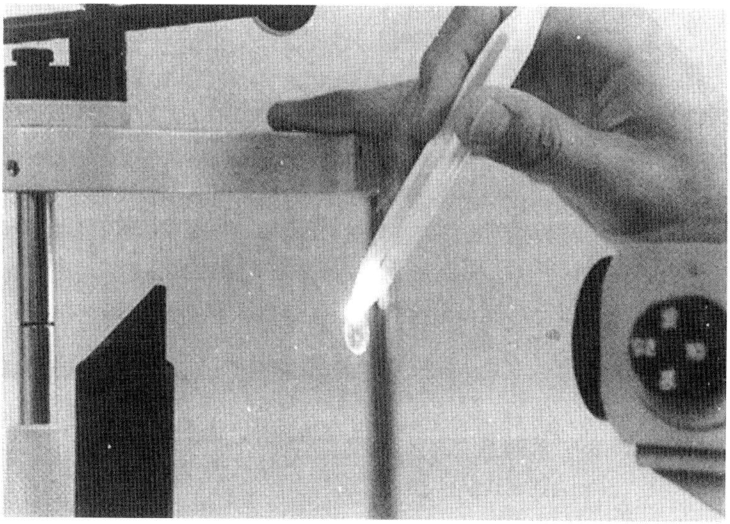

그림 6-28. 세극등현미경을 사용하여 소프트 콘택트렌즈의 표면을 검사.

결과 기록

1. 침착물의 모양, 크기, 위치, 그리고 정도를 그려두거나 기록해 놓는다(그림 6-29).

실 례

1. *단백질 막(protein film)* : 깨끗함, 투명, 얇은 막(약간 침착물이 있는 정도)에서부터 반투명, 하얀 혼탁, 뿌연 막(침착물이 많이 낀 상태)의 단계까지 정도에 따라 구분 한다.
2. *렌즈 결석(lens calculi)* (젤리 모양, 오디 모양 점) : 렌즈 앞면에 반사(birefringent)되는 점들이 돌출되어 있고 렌즈 속으로까지 파고들어가 있다. 고배율로 검사하면 성장링이 관찰될 수도 있다.
3. *지방침착(lipid deposits)* : 번들거리고, 반짝거리며, 눅진눅진한 침착물들이 있으며 문지르면 모양이 바뀐다. 종종 손가락 지문모양처럼 보이고, 저배율에서 잘 관찰된다.
4. *칼슘침착(calcium deposits)* : 하얀 막으로 보이든지, 불연속적 백목 침착처럼 나타난다. 또는, 렌즈 매질 속에서 우유 빛 흰색의 불연속적 둘레를

가진 막 모양을 형성하기도 한다.

5. *곰팡이(Fungi)*: 곰팡이는 여러 가지 색깔(흑색, 회색, 갈색, 오렌지색, 분홍색, 또는 흰색 등)로 렌즈 매질 속에서 실 모양으로 자라고 있다.

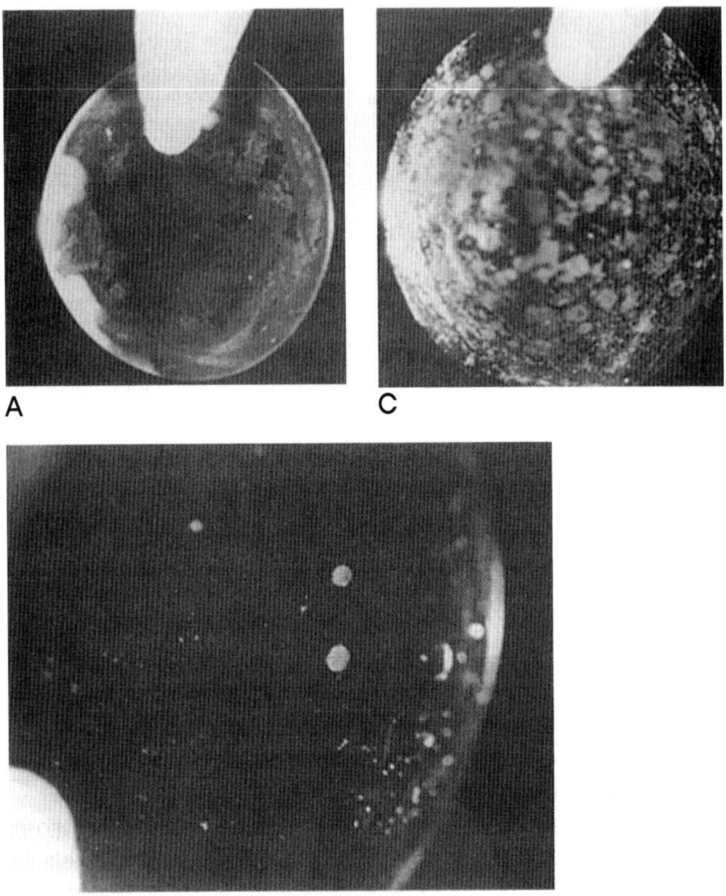

그림 6-29. 소프트 콘택트렌즈 표면의 침착물을 보여 주는 예.
A. 단백질 막 **B.** 렌즈 결석 **C.** 지방침착.

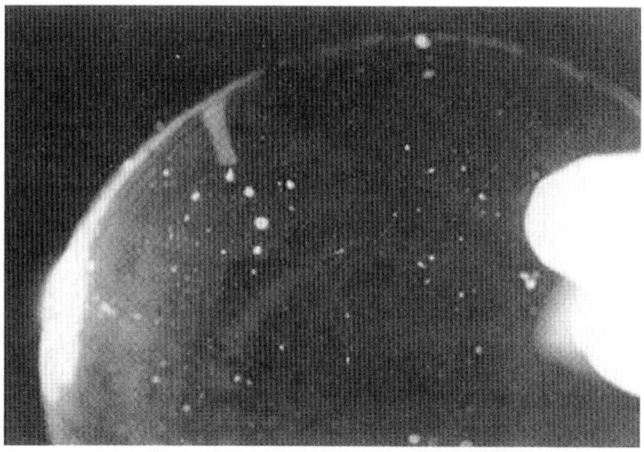

D

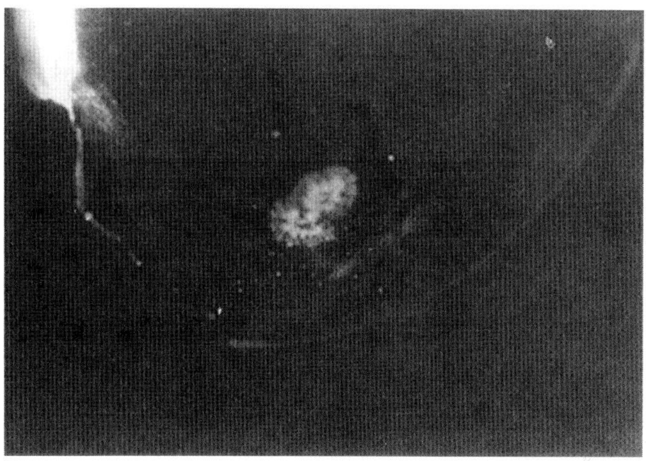

E

그림 6-29. 계속
D. 칼숨침착 **E.** 곰팡이 침윤

표면검사 : 변색
Surface inspection : Discoloration

검사에 필요한 기구들

1. 광원
2. 흰색 배경

검사 전 준비

1. 콘택트렌즈와 흰색 배경 모두에 빛이 비추어 지도록 광원을 맞춘다.

단계별 검사과정

1. 렌즈를 콘택트렌즈 핀셋으로 집는다. 렌즈는 멸균생리식염수로 린스해서 렌즈 표면의 이물질들을 모두 제거한다.
2. 렌즈를 흰색 배경 쪽을 향해 들고, 렌즈와 흰색 배경 모두에 빛이 비추어 지도록 광원을 맞춘다.
3. 콘택트렌즈에 변색된 부위가 있는지를 확인한다. 확대해서 관찰할 필요는 없다.

결과 기록

1. 원래 렌즈 색깔과 비교해서 변색된 부분을 기록한다. 화장품이나 검사할 때 색소가 묻은 것이 아닌지 확인해야 한다.

실 례

1. *황색에서 갈색(Yellow to brown)* : 소르빅산(열소독 할 때), 색소 침착, 또는 도포용 혈관수축제
2. *회색(Gray)* : 티메로살(thimerosal)
3. *갈색에서 흑색(Brown to black)* : 에피네프린
4. *분홍색에서 갈색(Pinkish to brown)* : 과산화수소 함유 착색제
5. *황색에서 녹색(Yellow to green)* : 클로헥시딘(Chlorhexidine), 불화나트륨(sodium fluorescein)

표면검사 : 찢어짐, 흠집 및 긁힘
Surface inspection : tears, nicks, and scratches

검사에 필요한 기구들

1. 세극등현미경

검사 전 준비

1. 세극등현미경을 피검사자나 검사자 모두가 편안하도록 조정한다.
2. 저배율에서 시작하고, 빛은 넓은 평행육면체모양으로 만든다. 조명부는 정면으로부터 30 내지 40도 정도 측방으로 돌려 위치시킨다.

단계별 검사과정

1. 피검사자에게 정면을 바라보라고 한다. 귀 쪽에서부터 코 쪽으로 렌즈를 스캔하면서 검사하여 렌즈 표면에 이상이 있지는 여부를 관찰한다.
2. 피검사자에게 위쪽을 보라고 하면서 렌즈의 아래쪽 부분을 검사한다.
3. 피검사자에게 아래쪽을 보라고 한다. 윗눈꺼풀을 들어 올리면서 렌즈의 위쪽 부분을 검사한다.

결과 기록

1. 모든 찢어진 부분, 흠집 난 부분, 긁힌 부분을 찾아서 기록하거나 그림으로 그려 놓는다.

실 례(그림 6-30)

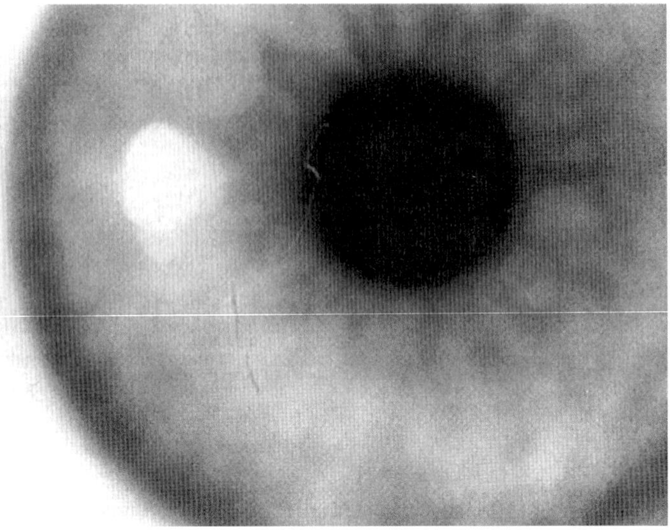

그림 6-30. 소프트 콘택트렌즈 표면의 파열(찢어짐) 사진.

소프트 콘택트렌즈의 삽입과 제거
Insertion and Removal of Soft Contact Lens

검사목적 피검사자의 소프트 콘택트렌즈를 끼우거나 빼주기 위함이다.

적응증

간혹 검사자가 피검사자의 소프트 콘택트렌즈를 끼워주고 빼주기를 해 주어야할 때가 있다. 새로 콘택트렌즈를 맞춘 피검사자는 아직 이런 과정에 익숙하지가 않을 수 있다. 이처럼 렌즈를 처음 사용하기 위해 배우는 과정에 있는 사람이거나 손놀림이 민첩하지 못한 사람들에게 시범을 보여줄 때 필요하다.

검사에 필요한 기구들

1. 소프트 콘택트렌즈 세척액과 생리식염수

검사 전 준비

1. 렌즈를 다루기 전에 손을 비누로 닦고 로션이나 향수를 바르지 않는다. 보푸라기가 일어나지 않는 수건으로 손을 닦아 말린다.
2. 렌즈의 안쪽과 바깥쪽이 뒤집히지 않았는지 확인한다.
3. 렌즈 표면에 이물질이 묻지는 않았는지, 찢어진 부분은 없는지, 혹은 표면에 다른 이상은 없는지를 살펴본다. 렌즈를 세척액으로 닦는다. 멸균 생리식염수로 린스해서 렌즈 표면의 이물질을 모두 제거한다. 새 렌즈이거나 또는 깨끗하게 보이는 렌즈라도 멸균 생리식염수로 린스해서 닦아주는 것은 아주 좋은 습관이다.
4. 일단 렌즈를 닦고 린스한 후에는 눈에 닿는 쪽인 오목면에는 손을 대지 않아야 한다.
5. 렌즈를 삽입할 때 사용할 손가락은 건조하게 말린다. 친수성 렌즈는 손이 젖어 있으면 피검사자 눈에 달라붙기보다 손에 더 잘 달라붙게 된다.
6. 얇은 렌즈의 경우, 피검사자 눈에 삽입하기 전에 손가락 위에 올려놓고 공

기 중에서 수 초간 건조 시켜도 도움이 된다.

단계별 검사과정

삽입(Insertion)

1. 렌즈를 검사자의 주로 사용하는 우세수(dominant hand)의 집게손가락 위에 올려놓는다.
2. 피검사자에게 눈을 아래쪽으로 내려다보라고 한다. 반대쪽 손의 엄지나 검지를 사용하여 피검사자의 윗눈꺼풀테를 잡는다. 윗눈꺼풀을 밀어 올리며 윗눈썹쪽으로 단단히 고정시킨다.
3. 피검사자에게 위쪽으로 올려다보라고 한다. 렌즈를 들고 있는 쪽 손의 중지나 약지를 사용하여 피검사자의 아래눈꺼풀을 아래쪽으로 당긴다.
4. 아래 세 가지 방법 중 한 가지로 렌즈를 부드럽게 삽입 한다:
   1) 피검사자가 위를 보는 동안, 렌즈를 아래 공막부에 갖다 댄다(그림 6-31).

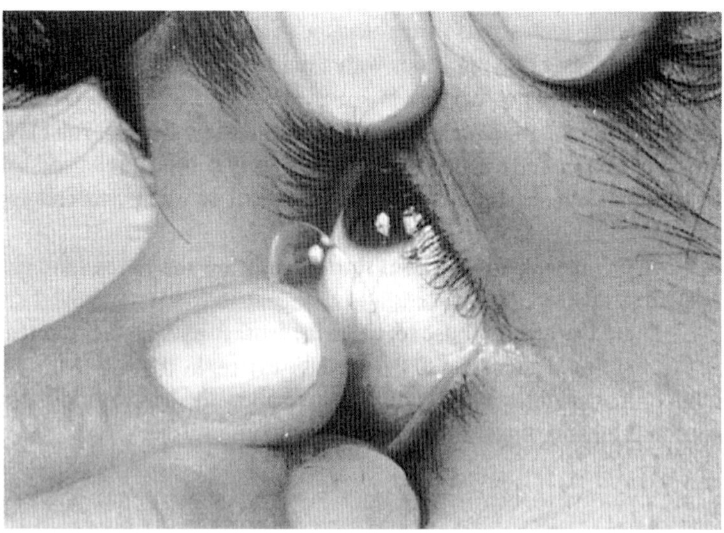

그림 6-31. 소프트 콘택트렌즈를 아래쪽 공막부에 삽입.

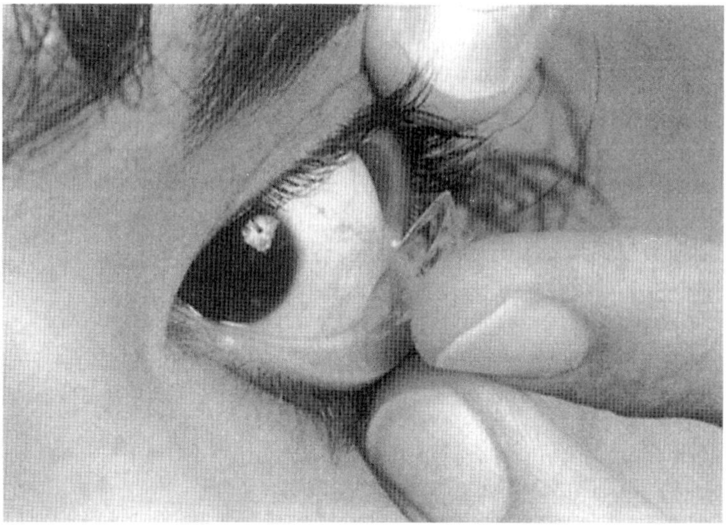

그림 6-32 소프트 콘택트렌즈를 귀 쪽 공막부에 삽입.

2) 피검사자에게 코 쪽을 보라고 하면서, 렌즈를 귀 쪽 공막부에 갖다 댄다(그림 6-32).
3) 피검사자에게 정면을 똑바로 주시하라고 하면서, 렌즈를 각막 위에 직접 갖다 댄다.
   너무 큰 힘은 가하지 말고 렌즈가 눈에 살짝 달라붙도록 만 하면 된다.

5. 눈꺼풀을 계속 잡고 있는 상태에서 피검사자에게 서서히 렌즈가 있는 쪽으로 눈을 돌려보라고 한다. 이렇게 하면 렌즈는 각막 위에 위치하게 된다. 만약 렌즈가 아직 각막 위에 자리를 잡지 못했거나, 렌즈 밑에 공기방울이 끼어있거나 하면, 피검사자에게 아래쪽, 왼쪽, 오른쪽으로 번갈아 가면서 보라고 한다. 이렇게 하면 렌즈는 각막 위에 자리를 잡게 된다.
6. 아래눈꺼풀을 먼저 서서히 놓고, 그 다음 윗눈꺼풀을 놓는다.
7. 눈은 감은 채로 눈꺼풀을 지그시 누르거나 살짝 비벼주면 렌즈는 완전히 제 위치를 잡게 된다. 눈을 감은 채로 피검사자에게 상하, 좌우로 눈을 움직여보라고 해도 렌즈가 자리 잡는데 도움이 될 수 있다.

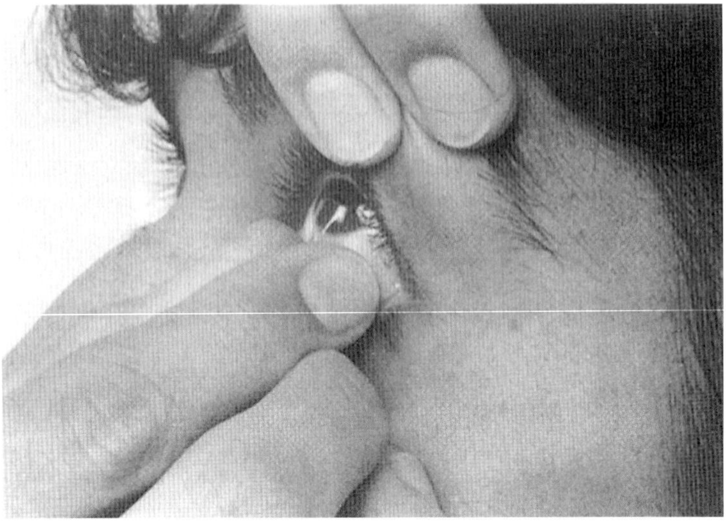

그림 6-33. 렌즈의 아래쪽 가장자리를 잡고 소프트 콘택트렌즈를 제거.

제거(Removal)

1. 피검사자에게 아래쪽으로 내려다보라고 한다. 피검사자의 윗눈꺼풀을 비우세수(nondominant hand)로 윗눈썹부위까지 밀어서 고정한다.
2. 피검사자에게 위쪽을 바라보라고 한다. 우세수의 중지나 약지로 아래 눈꺼풀을 아래로 잡아당긴다.
3. 우세수의 검지를 렌즈의 아래쪽 끝 가장자리에 댄다. 렌즈를 아래로 공막쪽으로 당기면서 연속동작으로 엄지와 검지로 부드럽게 렌즈를 살짝 잡는다(그림 6-33).
4. 다른 방법으로 피검사자에게 코 쪽을 바라보라고 한다.
5. 우세수의 검지를 렌즈의 귀 쪽 끝 가장자리에 대고 귀 쪽으로 민다. 렌즈가 바깥으로 빠져나올 때까지 계속 밀던지 또는 외측눈구석 부근에서 위로 삐져 올라올 때까지 민다(그림 6-34). 부드럽게 렌즈를 붙잡아 빼낸다. 표 6-3에 친수성 콘택트렌즈를 다루는 요령들이 나와 있다.

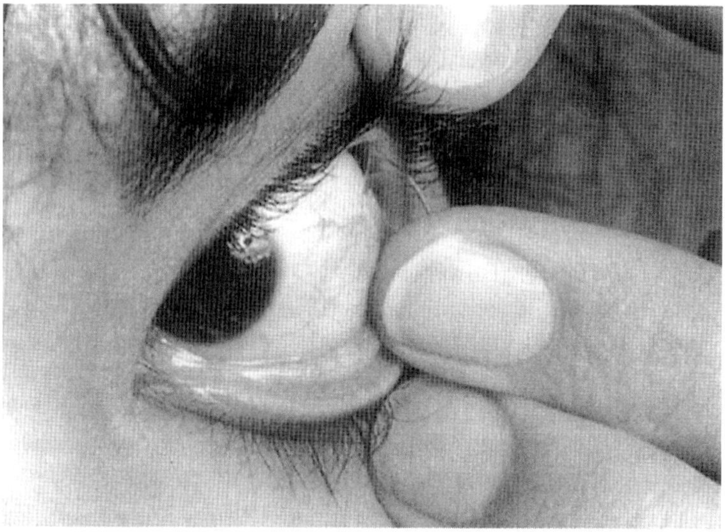

그림 6-34. 렌즈를 귀 쪽으로 밀면서 소프트 콘택트렌즈를 제거.

표 6-3. 소프트 콘택트렌즈를 다루는 요령

1. 손가락 끝을 건조시켜서 소프트 콘택트렌즈를 눈에 붙일 때 용이하게 한다.
2. 검사자의 손가락으로 피검사자의 눈꺼풀테를 잡고 렌즈 삽입 때 눈꺼풀틈새를 최대한 크게 한다.
3. 만약 렌즈를 아래쪽 공막에 삽입할 수 없으면, 귀 쪽 공막을 이용한다.
4. 빠르고 부드럽게 렌즈를 빼고 끼우면 피검사자의 신뢰는 높아지고 성공률도 증가한다.

소프트 콘택트렌즈의 피팅 평가
Fit assessment of Soft Contact Lenses

검사목적 눈과 소프트 콘택트렌즈 간의 피팅 상태가 얼마나 잘 이루었는지를 평가하기 위함이다. 피팅이 적절하게 잘 이루어져 피검사자의 착용감과 교정시력이 좋고, 그리고 콘택트렌즈와 관련된 전안부의 합병증이 있는지 여부를 평가하기 위함이다.

검사에 필요한 기구들

1. 세극등현미경

검사 전 준비

1. 세극등현미경을 조정해서 피검사자나 검사자 모두가 편안하게 맞춘다.
2. 배율은 가장 낮은 배율에 맞춘다(6×에서 10×).
3. 조명부를 정면에서 30° 정도 귀 쪽으로 비스듬히 맞춘다. 빛의 밝기는 중간에서 아주 밝은 빛으로 맞추고, 세극등 빛은 중간 평행육면체모양으로 만든다.

단계별 검사과정

1. 피검사자에게 시선은 정면, 앞쪽 벽을 주시하라고 한다. 아니면 피검사자에게 검사자의 오른쪽 귀를 쳐다보고 있도록 한다(그림 6-35). 피검사자의 오른쪽 콘택트렌즈에 초점을 맞춘다.
2. 세극등 빛을 렌즈의 귀 쪽 끝 가장자리에서부터 코 쪽으로 움직이면서 렌즈의 위치며 각막을 덮고 있는 모양을 관찰한다. 만약 눈꺼풀틈새가 좁아서 렌즈의 위치를 잘 볼 수 없으면 피검사자의 아래, 윗눈꺼풀을 조금 벌려준다. 그러나 눈꺼풀을 조작하다 보면 렌즈위치가 달라질 수 있으므로 주의해야 한다.
3. 피검사자에게 눈을 한번 깜빡거리라고 하고 렌즈의 움직임 정도를 관

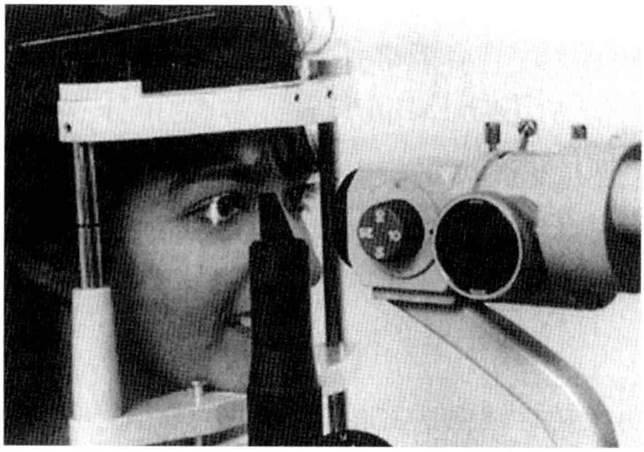

그림 6-35. 세극등현미경을 사용하여 소프트 콘택트렌즈의 피팅상태를 검사하기 위해 피검사자를 적절하게 위치시킨 사진.

찰한다. 만약 렌즈의 6시 방향의 끝 가장자리가 보이면 그 부위를 검사하지만, 보이지 않는 경우 아래눈꺼풀과 닿아있는 렌즈의 코 쪽과 귀 쪽의 끝 가장자리 두 곳을 검사한다. 이 과정을 두세 번 반복한다.

4. 피검사자에게 위를 바라보라고 한다. 이때 렌즈의 수직 지체(vertical lag) 정도를 관찰한다.
5. 피검사자가 위를 바라보고 있는 동안, 눈을 한번 깜빡거리게 한다. 이때 렌즈의 움직임 정도를 관찰한다. 이 과정도 두세 번 반복한다.
6. 피검사자에게 정면을 바라보라고 한다. 이번에는 피검사자에게 오른쪽을 바라보라고 한다. 이때 렌즈의 측방 지체(lateral lag) 정도를 관찰한다. 이제는 왼쪽을 바라보라고 하면서 반복해서 관찰한다.
7. 피검사자가 앞을 보고 있는 동안, 손가락으로 아래눈꺼풀을 통해 렌즈를 밀어 올리면서 푸쉬-업 검사를 시행한다. 렌즈가 위쪽으로 잘 밀려 올라가는지 여부를 관찰한다(표 6-4참조).
8. 만약 토릭 콘택트렌즈를 가지고 검사할 때에는, 두 가지를 더 검사해야 한다. 하나는 회전방향이고 또 하나는 회전안정성이다(표 6-5).
9. 피검사자에게 제1안위 상태에서 정면을 똑바로 주시 하라고 하면서, 토릭 렌즈의 표시선의 위치를 확인한다(그림 6-36). 원래의 위치에

서 회전한 각도를 측정한다. 또한 회전방향도 알아두어야 한다. 만약 아래눈꺼풀에 의해 6시 방향에 표시된 렌즈의 표시선이 가려져 보이지 않는다면, 이 표시선이 보일 때까지 아래눈꺼풀을 아래쪽으로 부드럽게 당겨준다. 아래눈꺼풀을 너무 많이 당기면 렌즈가 약간 돌아가게(회전) 할 수 있으므로 너무 당기지 않도록 주의해야 한다. 피검사자에게 위쪽으로 올려다보라고 해도 렌즈가 회전할 수 있으므로 이도 금해야 한다.

10. 피검사자에게 눈을 한번 깜빡이라고 한다. 표시선을 관찰하여 회전 안정도를 검사한다. 이 과정을 두세 번 반복한다.
11. 검사과정 제2단계에서부터 제10단계까지를 왼쪽 눈에서 반복 시행한다.

표 6-4. 소프트 콘택트렌즈 피팅 특성

피팅 특성	설 명
렌즈위치 (lens position)	각막에 대한 렌즈의 위치. 렌즈가 공막위에 겹쳐진 부분의 면적을 비교해서 알 수 있다. 만약 그 넓이가 360도 돌아가며 거의 비슷하면, 렌즈는 중심잡기를 잘 하고 있는 것이다.
각막커버 (corneal coverage)	콘택트렌즈가 각막을 덮는 정도
눈깜빡임 움직임 (blink movement)	피검사자가 눈을 깜박일 때 수직으로 이동하는 정도
지연움직임 (lag movement)	눈이 움직일 때 렌즈가 같은 방향으로 따라 움직이는 정도
푸쉬-업 움직임 (push-up movement)	아래눈꺼풀을 통해 밀 때 렌즈가 위로 움직이는 정도

표 6-5. 토릭 소프트렌즈를 피팅할 경우 추가로 검사해야 할 내용

피팅 특성	설 명
회전방향 (rotational orientation)	제1안위에서 렌즈가 놓여있는 정적위치. 그림 6-40을 보면 일반적인 토릭 렌즈의 표시선의 예가 나와 있다.
회전안정성 (rotational stability)	피검사자가 눈을 깜빡일 때 렌즈가 회전하는 정도

결과 기록

1. 렌즈위치, 각막커버, 눈깜빡임움직임과 지연움직임, 그리고 푸쉬-업 움직임을 관찰한대로 기록한다.
2. 만약 토릭 렌즈를 검사하고 있다면, 회전방향과 회전안정성도 같이 관찰해야 한다.

실 례

1. 잘 피팅된 구면 소프트렌즈
   1) 렌즈위치와 커버 : 중앙부 / 전체
   2) 눈깜빡임움직임 : 정면을 주시할 때 1 mm, 위쪽 주시 때에는 1.5 mm
   3) 지연움직임 : 상측주시나, 측면주시 때 모두 1.5 mm
   4) 푸쉬-업 움직임 : 적당함
2. 너무 타이트하게 피팅된 소프트렌즈
   1) 렌즈위치와 커버 : 중심부 / 전체
   2) 눈깜빡임움직임 : 정면을 주시할 때나 위쪽 주시 때 모두 0.5 mm 미만
   3) 지연움직임 : 상측주시나, 측면주시 때 모두 0.5 mm 미만
   4) 푸쉬-업 움직임 : 잘 움직이지 않음
3. 잘 피팅된 소프트 토릭렌즈
   1) 렌즈위치와 커버 : 중앙부 / 전체
   2) 눈깜빡임움직임 : 정면을 주시할 때 1 mm, 위쪽 주시 때에는 1.5 mm
   3) 지연움직임 : 상측주시나, 측면주시 때 모두 1.5 mm

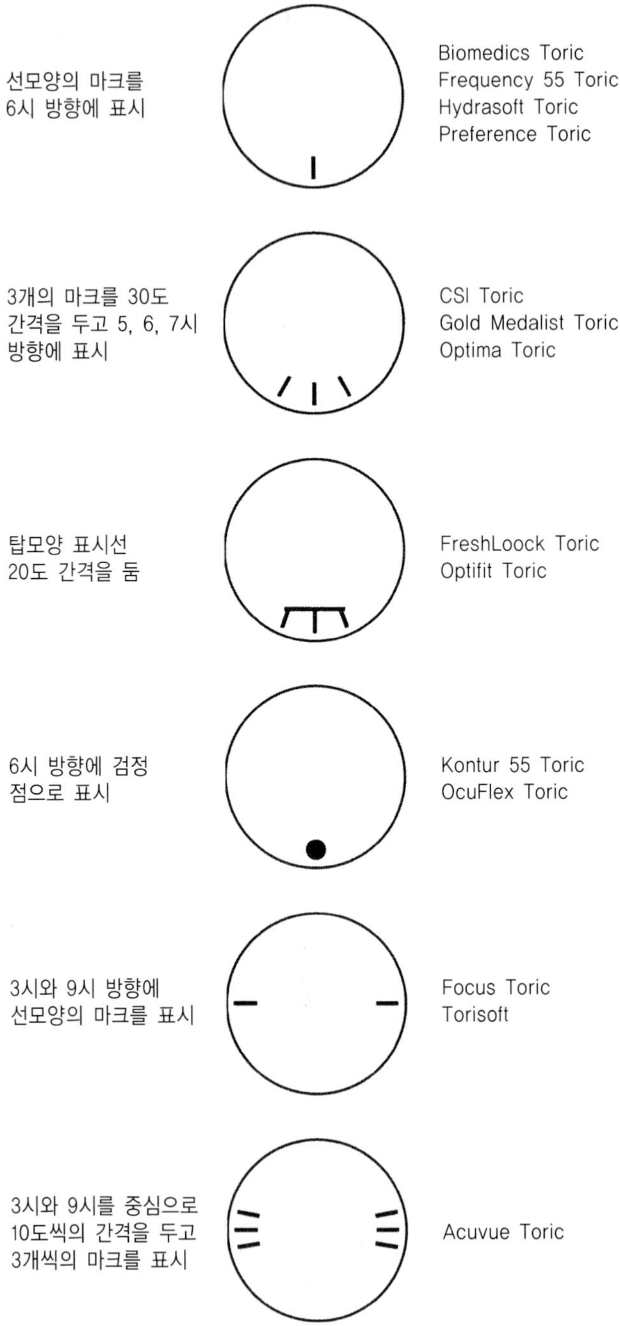

그림 6-36. 일반 토릭 소프트 콘택트렌즈의 표시선

4) 푸쉬-업 움직임 : 적당함
5) 회전방향 : 시계방향으로 5°
6) 회전안정성 : 눈깜빡임 때 렌즈의 회전이 없다.

4. 잘못 피팅된 소프트 토릭렌즈
   1) 렌즈위치와 커버 : 상이측으로 편위/ 하비측은 커버가 되어있지 않음.
   2) 눈깜빡임움직임 : 정면을 주시할 때나 위쪽 주시 때 모두 2 mm
   3) 지연움직임 : 상측주시나, 측면주시 때 모두 3 mm
   4) 푸쉬-업 움직임 : 너무 잘 움직인다.
   5) 회전방향 : 반시계방향으로 25°
   6) 회전안정성 : 눈깜빡임 때 10° 회전, 원래의 위치로 되돌아오는데 수초 정도 걸림

소프트 콘택트렌즈 피팅 평가표

Fit 특성	정상 값
렌즈위치	중앙 혹은 중심에서 벗어나더라도 각막 전체를 충분히 커버
각막커버	렌즈는 각막 전체를 덮고 각막윤부로부터 1-2 mm 정도 더 덮어야 한다. 만약 각막이 약간 노출이 되면 커버가 적절하지 못한 것이다.
눈깜빡임움직임	0.5-2.0 mm
지연움직임	0.5-2.0 mm
푸쉬-업 움직임	아래눈꺼풀을 밀 때 렌즈가 잘 움직여야 한다.
회전방향	원래위치에서 20° 이상 회전하면 안 된다.
회전안정성	회전하면 안 되며 회전하더라도 바로 원래위치로 되돌아와야 한다.

덧굴절검사 : 포롭터
Over-Refraction : Phoropter

검사목적 진단목적의 피팅 검사를 할 때 최종적으로 피검사자에게 필요한 렌즈 도수를 정하기 위함이다. 렌즈를 처방한 후 다음에 내원하여 렌즈를 낀 상태에서 렌즈의 굴절력과 피검사자의 교정시력이 제대로 나오는지 확인할 때 사용한다.
주의(Note): 여기에서 설명하는 검사과정은 검사자가 제3장에 나온 굴절검사과정을 모두 알고 있다는 전제하에서 시행하는 것이다.

검사에 필요한 기구들

1. 포롭터
2. 시력표
3. 검영기

검사 전 준비

1. 검영법을 시행할 때와 같이 피검사자를 포롭터 뒤에 앉힌다. 정적 검영법을 시행한다.

단계별 검사과정

구면 덧굴절검사(Spherical Over-Refraction)

대개의 경우, 구면 덧굴절검사는 콘택트렌즈의 도수는 적당하지만 확인하는 과정에서 시행한다.

1. 검영법에서 얻은 굴절이상 값 중에서 원주렌즈 값을 뺀다.
2. 피검사자의 왼쪽 눈을 가린다.
3. 피검사자의 시력을 측정한다.
4. 오른쪽 눈에 +0.75D 렌즈로 운무를 시키거나 20/40 정도의 시력으로 만든 후, 단안 MPMVA값을 검사한다.

5. 피검사자의 오른 눈을 가리고 검사과정 제1단계에서부터 제4단계까지를 왼쪽 눈에서 반복 검사한다.
6. 양쪽 눈을 모두 뜨고 보라고 한다. 양안균형검사를 시행한다.
7. 양쪽 눈 모두에 +0.75D 렌즈를 가하여 운무 시키거나 20/40 시력으로 만든다. 그 다음 양안 MPMVA값을 검사한다.
8. 좌우안 각각에서의 구면 덧굴절검사 결과 값과 최종 시력 값을 기록한다.

구면-원주렌즈 덧굴절검사(Sphero-Cylindrical Over-Refraction)

구면 덧굴절검사로 교정시력이 제대로 나오지 않을 때 시행해 볼 수 있다. 이는 대부분 잔여 원주렌즈 굴절력이 있거나 또는 토릭 콘택트렌즈를 착용할 때 발생하게 된다.

1. 왼쪽 눈을 가리고 오른쪽 눈에서 JCC 검사로 단안 굴절검사를 시행한다.
2. +0.75D 렌즈로 운무시켜서 20/40 시력으로 만든 후 단안 MPMVA 값을 검사한다.
3. 오른쪽 눈을 가리고 왼쪽 눈에서 검사과정 제1단계에서부터 제2단계까지를 반복 검사한다.
4. 양쪽 눈을 모두 뜨라고 하고, 양안균형검사를 시행한다.
5. 양쪽 눈 모두에 +0.75D 렌즈를 가하여 운무 시키거나 20/40 시력으로 만든다. 그 다음 양안 MPMVA 값을 검사한다.
6. 좌우안 각각에서의 구면-원주렌즈 덧굴절검사 결과 값과 최종 시력 값을 기록한다.

결과 기록

1. 각각의 눈에서 교정되어 얻은 포롭터에 표시되어 있는 굴절력 값과 최종 시력 값을 기록한다. 포롭터에 표시되어 있는 굴절력은 덧굴절검사 값이다.

실 례

1. 구면 덧굴절검사

OD −0.50 sph 20/20

OS −0.75 sph 20/25

2. 구면-원주렌즈 덧굴절검사

OD +0.25 −0.75 × 165 20/20

OS +0.50 −1.25 × 045 20/20

기대결과치

만약 콘택트렌즈 도수가 피검사자에게 맞는다면, 구면렌즈대응치는 평면렌즈에서 +0.50D 정도 값이 나오게 된다.

덧굴절검사 : 검안렌즈
Over-Refraction : Spectacle Trial Lens

검사목적 포롭터를 사용하지 않고 빠르게 콘택트렌즈의 굴절력이 최적으로 처방되었는지를 확인하기 위함이다.

검사에 필요한 기구들

1. 검안렌즈(Spectacle trial lens)
2. 시력표
3. 눈가리개

검사 전 준비

1. 피검사자를 검사의자에 앉힌 후, 전체 시력표를 프로젝터로 보여주되 피검사자의 최고교정시력 시표가 맨 아래쪽에 위치하도록 조정한다.

단계별 검사과정

1. 피검사자의 왼쪽 눈을 눈가리개로 가린다.
2. 피검사자가 읽을 수 있는 가장 작은 시표상의 글자를 보고 있으라고 한다.
3. +0.50D 검안렌즈를 피검사자 오른쪽 눈앞에 갖다 댄다(그림 6-37).
4. 만약 플러스 렌즈를 더 가해 주었는데도 맨 아래 시표가 흐려 보이지 않거나, 혹은 그 시표상의 글자가 더 선명하게 보인다고 하면, +0.75D 검안렌즈를 가하고 반복 검사한다. 피검사자가 흐리게 보인다고 대답할 때까지 +0.25D씩 계속 도수를 올려준다. 이때 흐려 보인다고 대답하는 도수의 바로 직전 도수가 최종 덧굴절검사 값이 된다.
5. 만약 +0.50D렌즈를 가하자 맨 아래 시표가 흐려 보인다고 하면, 마이너스 렌즈를 사용하여 검사한다.

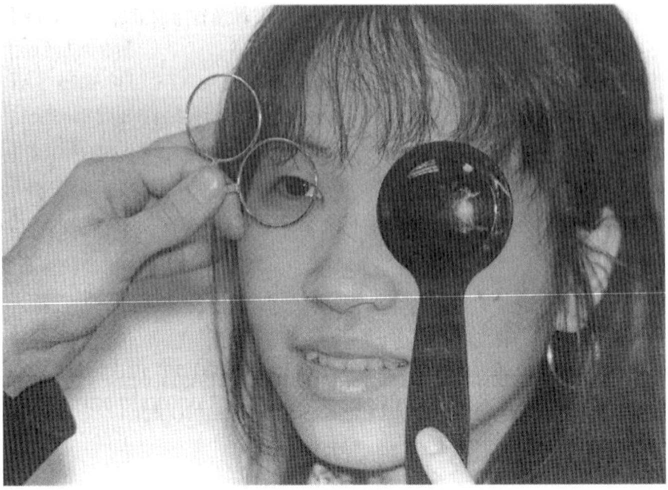

그림 6-37. 검안렌즈를 사용하여 단안 덧굴절검사를 시행.

6. 피검사자 오른쪽 눈앞에 -0.50D렌즈를 댄다.
7. 만약 렌즈를 가하자 흐리게 보인다고 하거나, 또는 글자가 더 작거나 진하게 보인다고 하면, 최종 덧굴절검사 값은 평면렌즈가 된다.
8. 만약 -0.50D 렌즈를 가하자 맨 아래 시표상의 글자가 더 선명하게 보인다고 대답하면, -0.75D 검안렌즈를 가하고 검사를 반복한다. MPMVA값에 도달할 때까지 마이너스 굴절력을 -0.25D씩 올려준다. 이 도수가 최종 덧굴절검사 값이 된다.
9. 피검사자의 오른쪽 눈을 가린다. 왼쪽 눈에서 검사과정 제2단계에서부터 제8단계까지를 반복한다.
10. 최종 결과 값의 렌즈를 양쪽 눈앞에 각각 대준다(그림 6-38). 양안 MPMVA값을 확인하려면 각 눈앞에 댈 도수보다 +0.25D 높은 검안렌즈를 대주어 본다. 만약 시력에 별 차이가 없다면, 이 도수가 양안 덧굴절검사의 끝점이 된다.

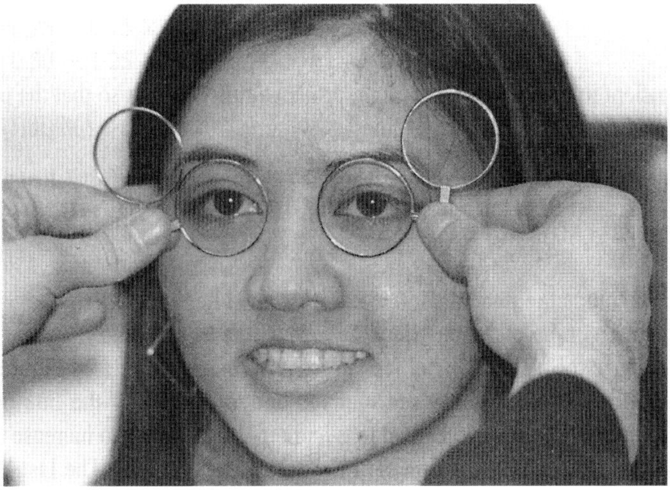

그림 6-38. 검안렌즈를 사용하여 양안 덧굴절검사를 시행.

결과 기록

1. 각 눈의 마지막 단계에서 얻은 검안렌즈의 굴절력과 교정시력을 따로 기록한다.

실 례

1. 덧굴절검사(Over-refraction)

   OD : Plano 20/20

   OS : -0.50 20/20

기대결과치

1. 만약 콘택트렌즈 도수가 피검사자에게 맞는다면, 구면렌즈대응치는 평면렌즈에서 +0.50D 정도가 된다.
2. 표 6-6은 콘택트렌즈를 착용한 상태에서 검안렌즈를 사용하여 덧굴절검사를 시행할 때의 요점들을 적어 놓았다.

표 6-6. 검안렌즈를 사용한 덧굴절검사의 요점

1. 만약 ±0.50D 렌즈를 가해도 시력이 더 좋아지지 않으면, 렌즈굴절력은 최적인 셈이다.
2. 양안 MPMVA 값은 단안 MPMVA 값 보다 일반적으로 0.25D 정도 더 플러스 값을 나타낸다.
3. 검안렌즈를 사용한 덧굴절검사는 포롭터를 사용할 때보다 더 빠르게, 더 자연스럽게 시행할 수 있다.
4. 검안렌즈를 사용한 덧굴절검사는 단안시(monovision)나 이중초점 콘택트렌즈 착용자에게 더 적합한 검사법이다.

단안시 검사
Evaluation of the Monovision Patient

검사목적 한쪽 눈의 렌즈는 원거리 시력을 교정하고 다른 한쪽 눈의 렌즈는 근거리 시력을 교정하기 위한 노안 피검사자의 덧굴절검사와 교정 시력을 측정하기 위함이다.

검사에 필요한 기구들

1. 포롭터 또는 검안렌즈
2. 시력표
3. 근거리시력표

검사 전 준비

1. 피검사자를 원거리 시력표 앞에 앉혀 놓고 원거리 시력을 측정한다.
2. 피검사자에게 근거리 시력표를 들고 있으라고 하면서 근거리 시력을 측정한다.
3. 피검사자를 포롭터 뒤에 앉히거나 또는 검안렌즈를 사용하여 덧굴절검사를 시행한다.

단계별 검사과정

원거리와 근거리 시력

원거리와 근거리 시력검사는 예비 시력검사 때와 같은 방법으로 측정한다.

결과 기록

1. 좌우 각 눈의 원거리 단안 사력과 양안 시력을 모두 기록한다.
2. 좌우 각 눈의 근거리 단안 시력과 양안 시력을 모두 기록한다.

실 례

1. 원거리 시력 : OD 20/20, OS 20/100, OU 20/20
2. 근거리 시력 : OD 20/100, OS 20/20, OU 20/20

기대결과치

단안시 피검사자는 좌우 안에 원거리 시력교정 렌즈와 근거리 시력교정 렌즈를 각기 하나씩 착용하고 있기 때문에, 양안의 근거리 및 원거리 시력 모두에서 많은 차이를 나타낸다.

원거리용 콘택트렌즈로 교정한 눈은 원거리에서는 좋은 시력이 나오나, 근거리에서는 시력이 많이 저한된다.

근거리용 콘택트렌즈로 교정한 눈은 근거리에서는 좋은 시력이 나오나, 원거리에서는 시력이 많이 저한된다.

두 눈을 같이 사용하여 볼 때에는 근거리와 원거리 모두에서 좋은 시력이 나와야 한다.

단계별 검사과정

원거리 덧굴절검사

1. 포롭터나 검안렌즈를 사용해서 각 눈의 원거리 구면 덧굴절검사 값을 검사한다.
2. 두 눈을 모두 뜨고 양안 균형검사를 시행한다.
3. 두 눈 모두를 +0.75D 렌즈로 운무시키고, 시력을 20/40으로 만든 후 양안 MPMVA 값을 검사한다.
4. 각 눈에서의 구면 덧굴절검사 값과 최종 교정시력을 측정한다.

결과 기록

1. 좌우 각 눈에서 원거리 덧굴절검사 값과 최종 교정시력을 측정하고 기록한다.

실 례

1. 원거리 덧굴절검사

OD	plano sphere	20/20
OS	−1.50 sphere	20/20

기대결과치

1. 원거리 교정용 콘택트렌즈를 착용한 쪽 눈에서는 원거리 덧굴절검사 값이 평면렌즈에서 +0.50D 사이가 된다.
2. 근거리 시력을 교정 받은 쪽 눈에서의 원거리 덧굴절검사 값은 가입도수의 크기와 같으나 부호만 반대인 마이너스 도수 값을 얻게 된다. 예를 들어, 만약 덧굴절검사의 값이 −1.50D였다면, 이 렌즈는 +1.50D의 가입도수를 가지고 있는 것이다.

단계별 검사과정

근거리 덧굴절검사

1. 피검사자에게 자신의 적당한 작업거리에서 근거리 시력표를 들고 있으라고 한다.
2. 두 눈을 모두 뜨고 보라고 한다.
3. ±0.25D나 ±0.50D짜리 검안렌즈를 근거리 교정용 콘택트렌즈로 교정할 쪽 눈앞에 댄다(그림 6-39).
4. 가장 좋은 근거리 교정시력이 나올 때의 최소 플러스굴절력을 찾는다.
5. 피검사자의 근거리 시력을 교정한 쪽 눈앞에 덧굴절검사용 렌즈를 가해 주었거나 가하지 않은 상태에서 원거리 시력표를 보라고 한다.
   1) 만약 덧굴절검사 렌즈가 원거리 시력을 저하시키지 않으면, 근거리 덧굴절검사의 굴절력과 최종 근거리 시력을 기록한다.
   2) 만약 덧굴절검사 렌즈가 원거리 시력을 저하시켰다면, 덧굴절검사의 플러스 굴절력을 원거리 시력이 더 이상 저하되지 않거나 또는 평면렌즈에 도달할 때까지 +0.25D씩 줄여간다. 최종 근거리 덧굴절검사 굴절력과 최종 근거리 시력을 기록한다.

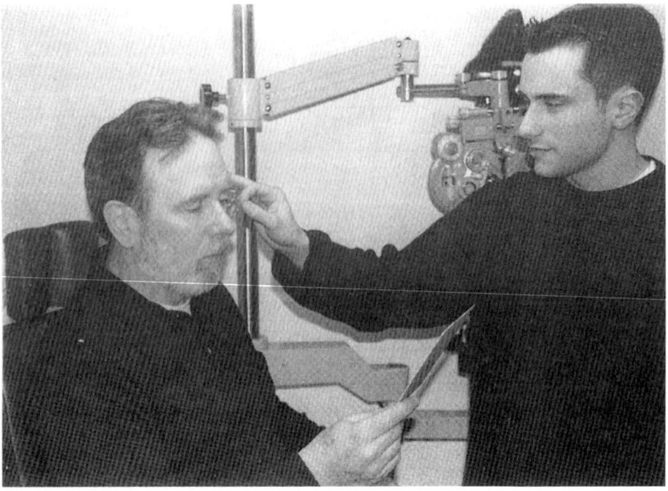

그림 6-39. 단안시 교정을 받은 피검사자의 근용으로 교정 받은 쪽 눈에서 시행하는 덧굴절검사.

결과 기록

1. 근거리 덧굴절검사 값과 양안 최종 시력을 기록한다.

실 례

1. 근거리 덧굴절검사
   OS +0.25 sphere 20/20

기대결과치

1. 근거리 교정 받은 쪽 눈에서의 근거리 덧굴절검사 값은 평면렌즈에서 0.25D 이내여야 한다.

7

전신 건강 스크리닝

Systemic Health Screening

Robert C. Capone, OD

전신 건강 스크리닝 서론 Introduction to Systemic Health Screening

일차적 눈검사를 담당하는 검사자들은 종종 전신증상을 동반한 경우들을 보게 된다. 여러 가지 전신질환들 특히, 감염이나 염증성질환들은 눈은 물론이고 전신에도 영향을 미치게 된다. 또한 전신질환들도 눈과 관련된 증상을 유발시킬 수 있다. 가령 두통이나 시력감퇴 등이다. 때때로 안과적 증상이 위험한 질환을 시사하는 증상으로 나타날 수도 있다. 예를 들어 뇌종양, 고혈압, 혹은 관상동맥질환과 같은 병들이다. 이럴 경우 환자의 증상을 청취하거나 다음 장에 나오는 문제 접근식 질문서를 통해 질문하면 알아낼 수가 있다. 해당질환이 발견될 경우엔 적절한 전문의에게 보내서 늦지 않고 치료를 받게 하는 것이 좋다.

이 장에 나온 내용들은 정확히 말해 중요한 기본적 안과검사는 아니다. 그보다는 문제에 따른 검사들로서 검사중간에 환자의 증상, 병력 또는 비정상적인 결과들이 나왔을 때마다 각각의 문제에 접근할 수 있는 방법론들이다. 이 장의 주된 부분은 주로 노인들에 해당하는 내용을 다루게 되는데 이는 노인층에서 전신질환을 동반할 가능성이 높기 때문이다. 노인환자를 주로 보게 되는 임상의들 가운데는 이 내용 중 일부를 기본 안과검사항목에 포함해 사용할 수도 있을 것이다. 원내에 검사보조원이 있을 경우에는 초기 검사 항목에 혈압검사도 기본검사로 할 수 있다. 그러나 필요하면 언제든지 대상자에 구애 없이 검사를 해야 한다.

이 부분에선 매번 환자를 촉진할 때마다 철저한 주의를 요하고 있는데, 이는 감염전파를 억제하기 위함이다. 매번 환자를 본 후에는 비누로 손을 잘 씻거나 살균세정액으로 씻는 것이 매우 중요하다. 일회용 수술 장갑을 사용할 수도 있지만 손을 닦는 것만 못하다.

혈압검사(혈압계)
Blood Pressure Evaluation(Sphygmomanometry)

검사목적 심장수축기와 이완기 때 동맥에서의 혈압을 측정하기 위함이다.

검사에 필요한 기구들

1. 두 개의 면(bell, diaphragm)을 가진 청진기
2. 아네로이드식(aneroid) 혹은 수은식(mercury) 기둥 압력계가 연결된 혈압 측정용 커프. 소아용, 성인용, 그리고 성인용 큰 사이즈 커프를 모두 준비하면 좋다.

검사 전 준비

1. 환자는 조용한 곳에서 5분간 안정한다.
2. 환자는 검사 전 30분 이내에 카페인음료, 담배, 운동 등을 하지 않는다.
3. 환자는 앉아서 팔의 옷 소매를 접고 팔을 노출시킨다. 의자 팔걸이에 자연스럽게 팔이 올라가게 한다. 이때 소매를 접어서 상박을 압박하지 않도록 해주는 것이 좋다.
4. 환자를 검사하기 전에 검사자는 소독을 철저히 한다.
5. 검사자는 환자 혈압측정 팔의 정면이나 측면에 앉도록 한다.

단계별 검사과정

1. 혈압을 측정하겠다고 하고, 환자 팔에 커프를 감는다. 커프에 공기를 넣으면 압박감을 받지만 통증은 없다고 미리 말해준다.
2. 환자 오른쪽 주와부(肘窩部, Antecubital crease)주름 바로 밑에 검사자의 검지와 중지를 대고 팔동맥(brachial artery)을 촉지 한다(그림 7-1).

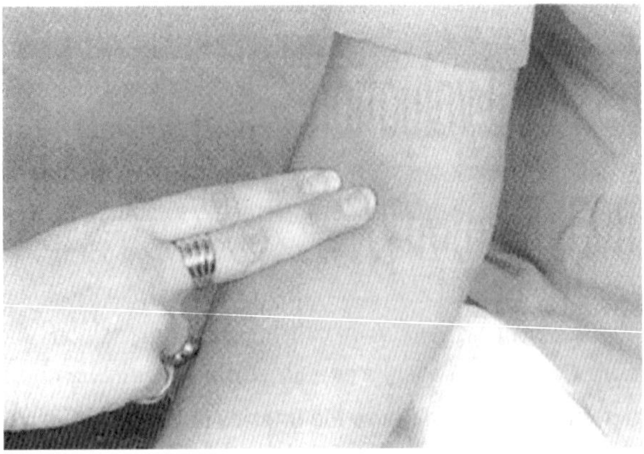

그림 7-1. 피검사자 팔동맥의 맥박을 촉진.

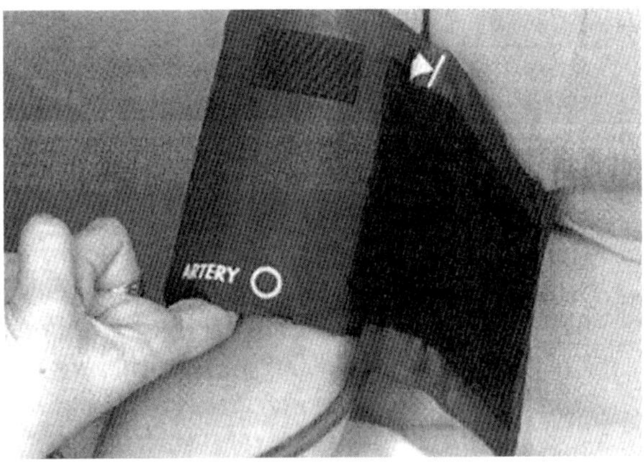

그림 7-2. 혈압 측정 커프가 잘 감겨 있는지 확인.

3. 커프의 중심부가 환자 상박의 팔동맥 위에 겹쳐지게 가도록 한다.
4. 커프의 위치를 조정해서 아래쪽 끝자락이 주와부에서 1인치 정도 위로 가게 한다.
5. 커프를 잘 감고 편안한지 확인한다. 검사자 손가락 하나 정도가 커프 가장자리와 팔 사이에 들어가면 된다(그림 7-2). 만약 그 이상 공간이 뜨면, 커프가 너무 느슨한 것이다. 만약 공간이 없으면 너무 타이트한 것이다.

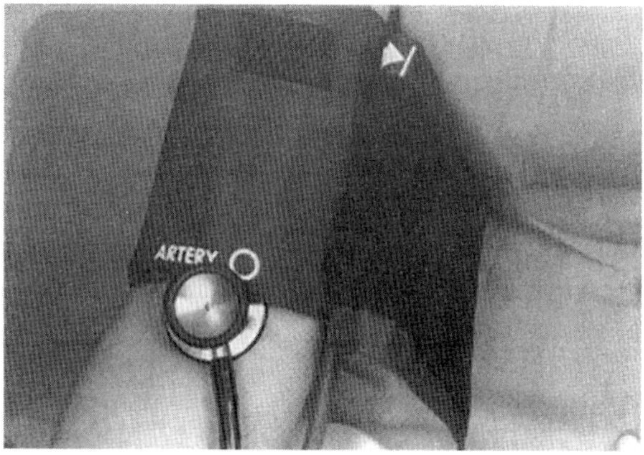

그림 7-3. 청진기의 머리부와 커프가 적절하게 준비된 사진.

6. 청진간격(auscultatory gap) 때문에 생길 수 있는 오차를 막기 위해 맥박을 직접 촉진할 수 있는 위치를 하나 정한다.
   1) 검사자의 검지와 중지를 환자 혈압측정 손의 손목 위 요골동맥위에 가볍게 댄다.
   2) 에어밸브를 잠그고 혈압을 올리되 혈압촉진이 안되기 시작한 혈압보다 30 mmHg까지 더 높여준다.
   3) 에어밸브를 풀고, 커프에서 천천히 공기를 빼가며(2~3 mmHg/초) 다시 처음으로 요골동맥에서 맥박이 느껴지는 때의 압력을 기록한다. 커프의 공기를 완전히 뺀다.
7. 청진기를 귀에 꽂고 편안한지 확인한다.
8. 청진기의 한 면(diaphragm)이 커프의 하단연과 주와부 주름간의 팔동맥 위에 살짝 걸쳐지도록 한다(그림 7-3).
9. 에어밸브를 잠그고 커프의 수축기 압력을 검사과정 제6단계 2)항에 나온 것처럼 20~30 mmHg 이상까지 올려준다.
10. 에어밸브를 연다. 서서히(2~3 mmHg/초) 공기를 빼면서 Korotkoff 소리가 나는지 잘 듣는다(표 7-1). Phase I 소리가 날 때의 혈압을 기억해 둔다. 커프에서 공기를 계속 빼면서 phase V 소리가 나면 그것도 기억해 둔다.

11. 확인을 위해서 소리가 안 나는 혈압보다 10–20 mmHg 이하로 더 내려본다.
12. 검사과정 제2단계에서부터 제11단계까지를 왼팔에서 반복 검사한다.

결과 기록

아래 방법대로 기록 한다 :

1. 수축기 혈압/이완기 혈압 : 근사 자연수로 표시한다.
2. 오른팔과 왼팔
3. 자세 : 앉은 상태(sitting), 서 있는 자세(standing), 누운 자세(lying down)
4. 검사시간
5. 커프 크기 – 만약 보통 사이즈가 아닐 경우

표 7-1. KOROTKOFF SOUND

1. Phase I : 갑자기 두드리는 소리 – 수축기 혈압
2. Phase II : 휙 소리 나는 부드러운 소리
3. Phase III : 파삭거리는 소리. 점점 소리가 커진다.
4. Phase IV : 갑자기 소리가 안 난다. (이완기 혈압 I)
5. Phase V : 완전히 소리가 안 난다. (이완기 혈압 II) – 이완기 혈압

실 례

1. 120/80, 오른쪽 팔, 앉은자세, @ 1:30 pm, 성인용 큰 사이즈 커프
2. 110/70, 왼쪽 팔, 앉은자세, @ 10:00 am, 소아용 커프
3. 150/95, 왼쪽 팔, 앉은자세, @ 9:00 am

기대결과치

1. 표 7–2참조
2. 혈압의 일차변동은 정상이다. 혈압은 일반적으로 오전중반쯤에 가장 높고, 수면 중에 가장 낮다.
3. 두 팔의 혈압이 5에서 10 mmHg 정도 차이 나는 것은 정상이다. 10에서 15 mmHg 이상 차이가 나면 비정상이며 아마도 쇄골하동맥, 팔머리동맥

표 7-2. 혈압계 측정값의 의미

혈압(mmHg)	분류	관리방법
이완기 혈압		
〈80	정상	1년 뒤 재검사
80–89	고혈압전구기	2개월 뒤 재검사
90–99	제1기 고혈압	1개월 뒤 재검사
≥100	제2기 고혈압	즉시 전문의 상담
수축기 혈압		
〈120	정상	1년 뒤 재검사
120–139	고혈압전구기	2개월 뒤 재검사
140–159	제1기 고혈압	1개월 뒤 재검사
≥160	제2기 고혈압	즉시 전문의 상담

등의 동맥경화나 subclavian steal syndrome(근위 쇄골하동맥의 협착으로 추골동맥의 혈류가 역행하는 것)의 일부로 볼 수도 있다.

4. 저혈압으로 잘못 나올 수 있는 경우 :
   1) 커프 크기가 너무 넓다.
   2) 환자 팔의 높이가 심장보다 위에 있다.
   3) 커프의 공기를 너무 빨리 뺐다(수축기 값에 영향을 준다).
   4) 청진간격
5. 고혈압으로 잘못 나올 수 있는 경우 :
   1) 환자가 긴장한 상태("white coat syndrome")
   2) 커프의 공기를 너무 천천히 뺐을 때(이완기 혈압에 영향을 미친다)
   3) 커프가 너무 느슨하거나 폭이 좁다.
   4) 환자 팔이 심장보다 아래에 있다.
   5) 노인의 경우에서 혈관이 경화되거나 석회화 되어 딱딱해져 있을 때

경동맥 검사
Carotid Artery Evaluation

검사목적 경동맥의 혈관폐쇄성 질환 여부를 검사하기 위함이다.

적응증
이 검사는 뇌혈관계 안에 동맥경화가 의심되는 환자들에게서 시행해 볼 수 있다.

검사에 필요한 기구들
1. 두 개면이 있는 청진기

검사 전 준비
1. 환자를 검사자 앞에 편안하게 앉게 한다.
2. 환자를 편안하게 해주고 방은 조용하게 한다.

단계별 검사과정

경동맥박의 촉진
1. 눈으로 환자 목에서 강하게 뛰는 맥박부위가 보이는지 확인한다.
2. 환자 목에 손가락을 대고 맥박을 느껴보겠다고 말한다.
3. 환자 오른쪽 경동맥을 촉진할 때는 :
   1) 환자의 오른쪽에 서서 환자는 머리를 왼쪽으로 돌리게 하고 턱을 약간 들도록 한다.
   2) 검사자는 검지와 중지를 써서 기도 바깥쪽 흉쇄유돌근 안쪽의 움푹 들어간 부위를 부드럽게 만져준다(그림 7-4).
   3) 맥박을 10~15초 정도 느끼면서 강도, 맥박의 변화, 혹은 호흡과 관련된 변화 등이 없는지 확인한다.

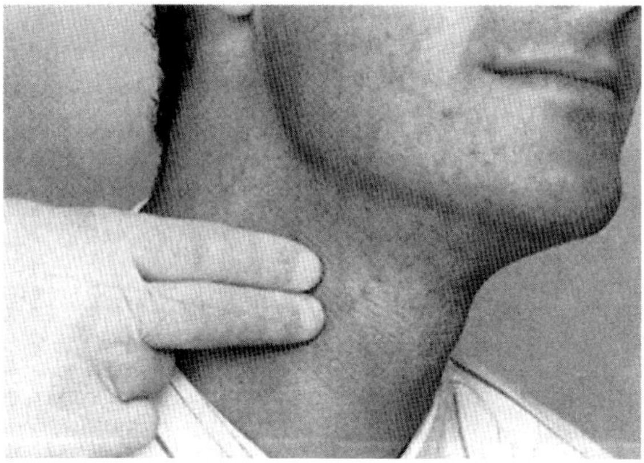

그림 7-4. 우측 경동맥의 맥박을 촉진하는 사진.

4. 환자 왼쪽 경동맥을 촉진할 때에는 환자 왼편에 서서 제3단계를 반복하되 방향만 반대로 한다.

노트(Note) :

1. 촉진 시 압박을 너무 가하지 않는다.
2. 두 경동맥을 동시에 촉진하지 않는다. 경동맥을 너무 강하게 마사지하면 혈압이 떨어지고 맥박이 느려질 수 있다.

경동맥의 청진

1. 환자에게 청진기를 목에 대고 혈관 내 혈류를 검사하겠다고 말한다.
2. 방은 조용하게 한다.
3. 환자 오른쪽 경동맥을 검사할 때에는 환자 오른쪽에 서서 환자에게 목을 왼쪽으로 돌리고 턱을 약간 들게 한다.
4. 벨(Bell)쪽이 들리게 청진기를 돌린다.
5. 환자의 쇄골 위 약 1인치되는 곳에 벨면을 갖다댄다. 이 위치에서는 총경동맥의 혈류를 들을 수 있다.
6. 환자에게 숨을 참으라고 하고 혈관와류(잡음)가 있는지 들어본다. 마치 쉭쉭 소리같이 들린다.
7. 환자에게 숨을 내쉬게 하고 청진부위를 약간 더 높여준다. 이 위치에

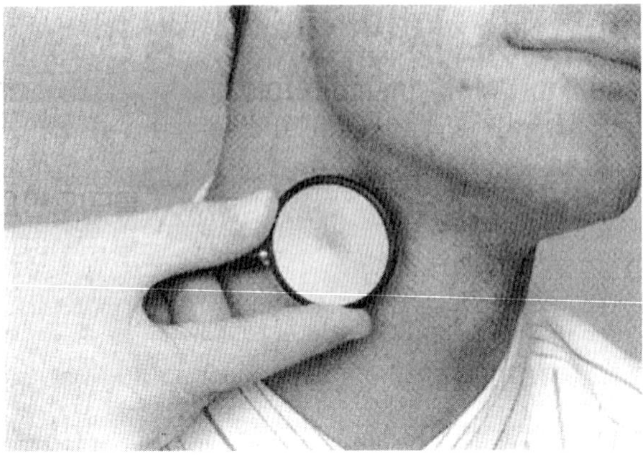

그림 7-5. 우측 경동맥의 맥박을 청진.

서는 경동맥분지부의 소리를 듣는다. 검사과정 제6단계를 반복한다.

8. 환자에게 숨을 내쉬게 하고 턱의 각(angle) 부위까지 올려서 청진기를 댄다. 이 위치에서는 내경동맥소리를 들을 수 있다. 검사과정 제6단계를 반복한다.
9. 왼쪽 경동맥을 검사하려면 환자에게 오른쪽으로 머리를 돌리고 턱을 약간 들게 한다.
10. 검사과정 제5단계에서부터 제8단계까지를 왼쪽 경동맥에서 반복한다.

결과 기록

- 경동맥 박동의 촉진
  1. 맥박의 크기를 평가
     0 = 맥박 없음
     1+ = 촉지는 가능하나 매우 약함
     2+ = 맥박이 느껴지나 강도는 정상보다 조금 약함
     3+ = 정상 맥박
     4+ = 매우 큰 맥박(bounding pulse)
  2. 오른쪽과 왼쪽 맥박의 크기의 대칭성을 비교

- 경동맥의 청진
  1. 오른쪽과 왼쪽의 잡음 여부
  2. 만약 잡음이 있을 때,
     1) 부드러운 조기 수축잡음 : 50% 정도 막힌 동맥에서 발생
     2) 수축기와 조기 이완기잡음 : 70~80% 정도 막힌 동맥에서 발생

실 례

1. 경동맥박의 촉진 : R: 3+ L: 3+
   경동맥의 청진 : R: 잡음 없음 L: 잡음 없음
2. 경동맥박의 촉진 : R: 2+ L: 1+
   경동맥의 청진 : R: 잡음 없음 L: 부드러운 수축기 잡음

기대결과치

1. 정상
   경동맥박의 촉진 : 2+에서 3+ 정도이고 대칭적
   경동맥의 청진 : 오른쪽과 왼쪽 모두 잡음이 없다.
2. 비정상
   경동맥박의 촉진 : 맥박크기가 줄고, 비대칭적
   경동맥의 청진 : 잡음발생

노트(Note) :

1. 모든 경동맥 잡음이 동맥경화 때문만은 아니다. 간혹 다른 이유가 있는데 :
   1) 판막성 대동맥협착증, 심한 대동맥 역류 혹은 이첨판의 손상 때 잡음이 전달되어서 발생
   2) 좌심실이 너무 세게 수축할 때(소아에서 빈발)
2. 잡음이 없다고 동맥경화를 완전히 배제할 수도 없는데 이는 완전히 혈관이 막혀도 아무 잡음이 들리지 않기 때문이다.

안와부 청진
Orbital Auscultation

검사목적 안와부위 울혈의 원인질환을 감별하기 위함이다.

검사에 필요한 기구들

1. 두 개면을 가진 청진기

검사 전 준비

1. 환자는 검사자 앞에 편안하게 앉게 한다.
2. 환자는 긴장을 풀고 방안은 조용하게 한다.

단계별 검사과정

1. 환자에게 청진기로 눈 주변과 머리에 대고 이상소리가 들리는지 검사하겠다고 설명한다. 아프거나 불편하지는 않을 거라고 설명해준다.
2. 환자 오른쪽 안와부위를 검사할 때에, 검사자는 환자의 오른쪽에 앉던지 선다.
3. 청진기의 벨면으로 듣는다.
4. 환자에게 눈을 감고 숨을 참으라고 한다. 감은 쪽 눈의 안구를 움직이지 말라고 한다. 이때 안구를 움직이면 그 소리가 청진기를 통해 들리게 된다.
5. 청진기의 벨면을 감고 있는 오른쪽 눈 위에 댄다(그림 7-6). 쉭쉭거리는 소리(안와잡음)가 심박동과 일치해서 들리는지를 10~15초 동안 확인한다. 환자에게 숨을 내쉬라고 한다.
6. 그 다음에는 벨면을 콧등(가운데부위) 위쪽, 오른쪽 눈썹 위쪽, 그리고 오른쪽 관자놀이부에 대고 잡음이 들리는지를 확인한다(그림 7-7, 7-8, 7-9). 매 위치에서 잡음을 청진할 때마다 환자에게 숨을 참으

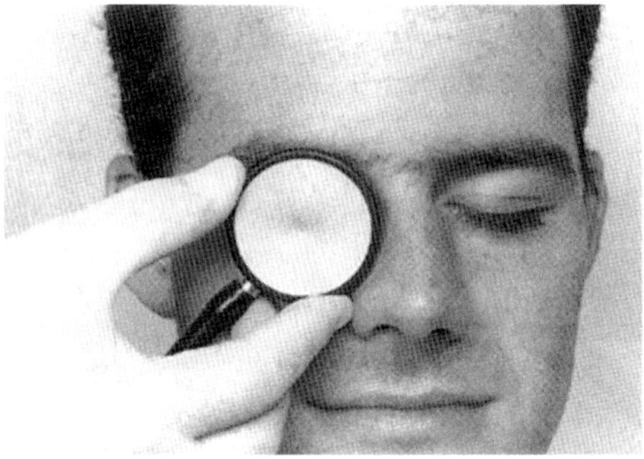

그림 7-6. 눈을 감고 있는 눈꺼풀 위로 안와잡음을 청진.

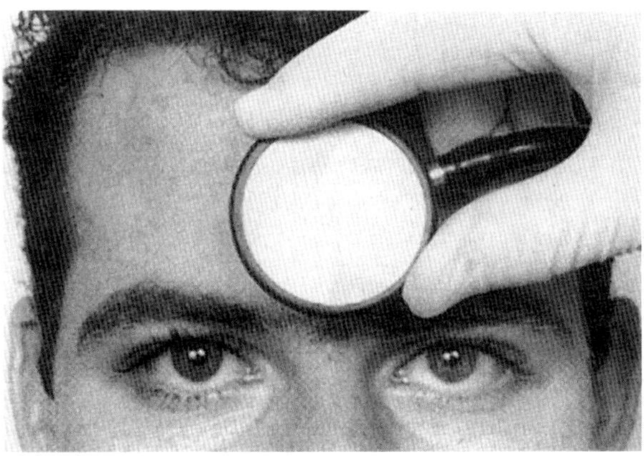

그림 7-7. 정중선 위치에서 잡음을 청진.

라고 한다.

7. 환자 왼편에서 검사과정 제3단계에서부터 제6단계까지를 반복한다.
   노트(Note) : 최근에 안내수술을 받았거나, 또는 외상을 받은 상태에 있는 환자의 경우 특히 주의해서 검사해야 한다.

결과 기록

1. 오른쪽이나 왼쪽 안와에서 잡음이 들리는지 여부를 기록한다.

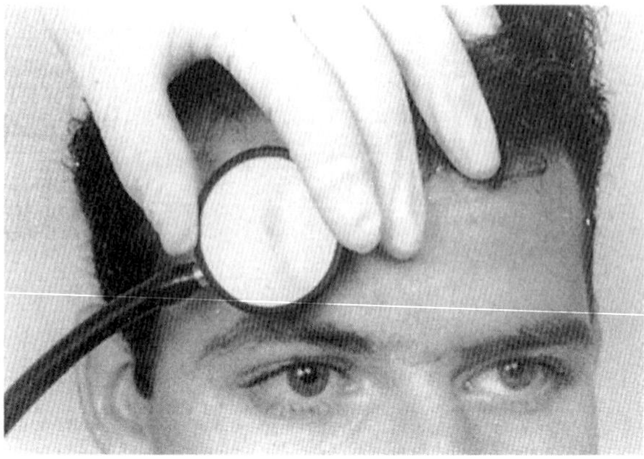

그림 7-8. 오른쪽 눈썹 위쪽에서 잡음을 청진.

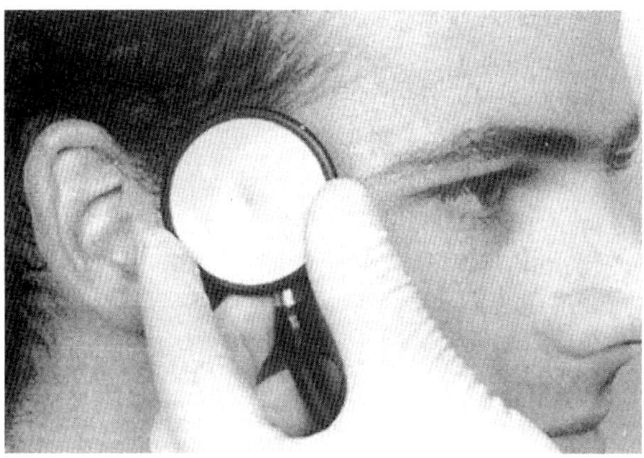

그림 7-9. 오른쪽 관자놀이 위치에서 잡음을 청진.

실 례

1. 우측 안와부 청진 : 잡음 없음
   좌측 안와부 청진 : 잡음 없음
2. 우측 안와부 청진 : 잡음이 들리나 특히 오른쪽 관자놀이부근에서 잘 들린다.
   좌측 안와부 청진 : 잡음 없음

기대결과치

1. *정상* : 잡음 들리지 않음
2. *비정상* : 잡음 들림
3. 편측 안와잡음이 들리는 원인 :
   1) 경동맥동 누공(carotid cavernous fistulas) : 선천성, 외상성, 동맥경화성
   2) 동정맥(AV)기형
   3) 동측내경동맥의 혈전
   4) 내경동맥의 동맥경화나 기계적 폐색
4. 양측성 안와잡음은 빈혈이나 갑상선기능항진증 때문에 올 수 있다.
5. 경동맥잡음과 동시에 안와잡음이 있으면 경동맥 분지부에 심한 동맥경화가 있음을 시사한다.

림프절 검사
Lymph Node Evaluation

검사목적 림프절 질환이 있는지 여부의 확인 및 충혈 된 눈의 감별진단을 위한 원인을 찾기 위함이다.

검사에 필요한 기구들

1. 특별한 기구는 필요하지 않다

검사 전 준비

1. 환자는 의자에 편하게 앉아서 턱을 약간 들어올리고, 검사자를 쳐다본다.
2. 검사자는 환자 정면에 앉는다.
3. 검사자는 환자와 접촉하기 전에 소독을 철저히 한다.

단계별 검사과정

귓바퀴앞 림프절(preauricular lymph node)의 촉진

1. 환자 얼굴위에 좌우 각각 검지와 중지가 환자 귀 앞쪽에 닿도록 만진다.
2. 약간만 압력을 주고, 측두하악관절(Temporomandibular Joint ; TMJ)에 갖다댄다.
3. 손가락을 원형으로 돌리면서 뼈 위의 피부를 조금씩 미끄러뜨리면서 검사한다. 이때 TMJ관절이 폭 들어가 있는지(정상), 아니면 결절상으로 부어 올라있는지를 살펴본다(림프절이 부어있으면 림프절의 병변을 말한다)(그림 7-10). 귓바퀴앞 림프절이 부어있으면 피부 밑에 콩알이나 자갈이 만져지는 것과 같은 느낌이 든다.
4. 좌우 모두에서 같은 느낌이 나는지 확인한다. 만약 림프절이 부어있으면, 크기나 운동성, 발열 여부를 확인한다. 누를 때 환자에게 아픈지 물어본다.

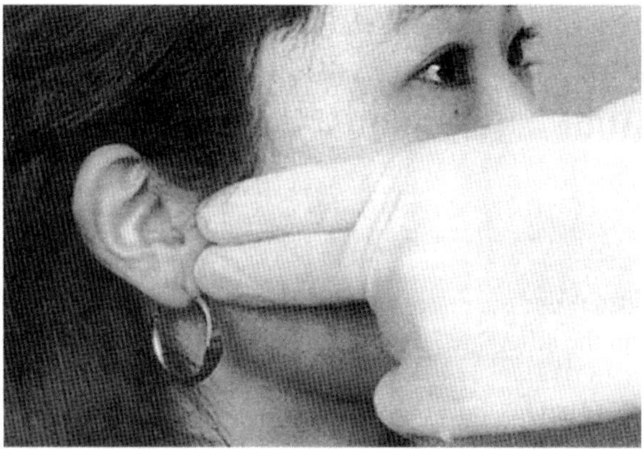

그림 7-10. 귓바퀴앞 림프절을 촉진.

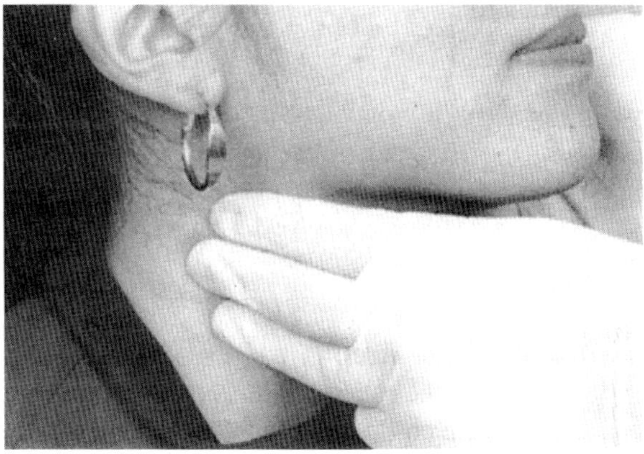

그림 7-11. 경부 림프절을 촉진.

경부, 하악, 턱밑 끝 림프절 촉진

1. 환자 목에 양쪽 손의 검지, 중지, 그리고 약지의 끝(손톱이 없는 부분)으로 갖다댄다.
2. 경부 림프절을 촉진하려면 먼저 악각(angle of the jaw)에서 시작한다. 환자의 피부와 그 밑의 흉쇄유돌근을 손가락으로 부드럽게 촉진한다. 흉쇄유돌근을 따라 조금씩 손가락을 아래로 내리면서 경부 아래까지 계속 촉진한다(그림 7-11).

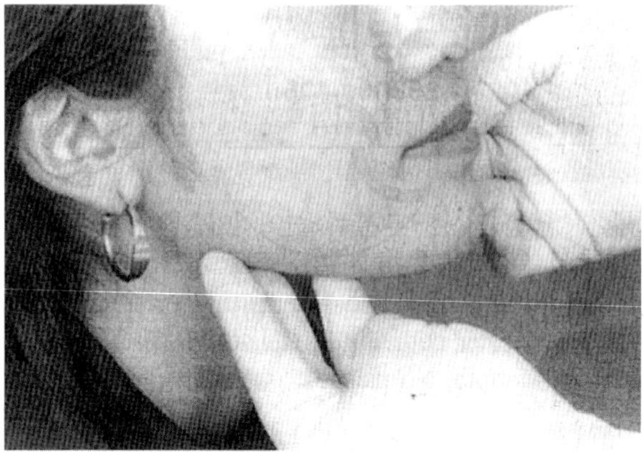

그림 7-12. 하악 림프절을 촉진.

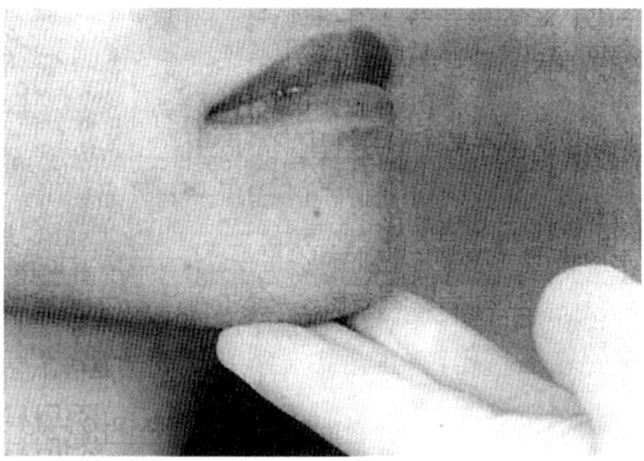

그림 7-13. 턱밑 림프절을 촉진.

3. 좌우 각각에서 촉지 가능한 결절이 있는지 확인한다. 만약 부어있는 결절이 만져지면, 크기, 유동성, 발열감이 있는지를 살펴본다. 환자에게 누를 때 압통이 있는지도 물어본다.
4. 하악 림프절을 촉진할 때는, 손가락 끝을 턱 하연(턱 뼈보다 더 안쪽)을 따라 마사지하듯 촉진한다(그림 7-12).
5. 턱밑 끝 림프절을 촉진할 때는, 손가락 끝을 턱 뼈를 따라 마사지하듯 촉진한다(그림 7-13).

6. 만약 부어있는 결절이 확인되면, *크기*, *유동성*, *발열감*, *압통*이 있는지 여부를 확인한다.

결과 기록

1. 촉진 가능한 결절이 있는지(양성) 없는지(음성) 기록한다.
2. 만약 결절이 촉진되면 특징들을 기술한다 :
   위치 : 편측, 양측
   압통 : 있음, 없음
   유동성 : 고정, 움직임
   크기 : 작다, 크다
   발열감 : 있다, 없다

실 례

1. 촉진 가능 결절 없음, 경부, 상악하, 턱 끝 림프절
2. 우측 이전 림프결절 양성. 약 1 cm *크기*, 유동성 있고, 압통 있음, 발열감 없음. 만져지는 경부, 하악, 그리고 턱밑 끝 림프결절이 없음.

기대결과치

1. *정상* : 촉진가능 결절 없음
2. *비정상* : 촉진 가능 결절 있음(림프병증). 대개 아래의 경우 다발한다.
   1) 바이러스결막염 : 더 심하게 감염된 쪽 귓바퀴앞 림프절병변이 더 심하게 나타난다.
   2) 심한 박테리아성 눈꺼풀질환 즉, 안와봉소염이나 내측눈구석부의 병변 : 귓바퀴앞 혹은 턱밑 끝부분 림프절병변
   3) 파리노 눈샘결막염 : 귓바퀴앞 림프절병변
   4) 눈의 감염이 회복될 때
   5) 상기도감염 : 경부와 하악 림프절병변

부비동 검사
Paranasal Sinus Evaluation

검사목적 급성 전두동염과 상악동염이 있는지 여부를 진단하기 위함이다.

적응증
이 검사는 환자가 한쪽 눈 혹은 양쪽 눈 뒤쪽에서 압박감이나 통증을 느낄 때 시행한다.

검사에 필요한 기구들
1. 투광기(transilluminator)

검사 전 준비
1. 환자와 검사자가 서로 편하게 마주보고 앉는다.
2. 검사자는 환자를 접촉하기 전에 철저히 소독을 한다.

단계별 검사과정

전두동과 상악동의 촉진
1. 환자에게 정면을 바라보라고 하고 이마와 뺨을 촉진해서 부어있는 부비동염을 검사하겠다고 미리 말해준다.
2. 환자의 전두동을 촉진을 할 때에는 검사자 엄지로 부드럽게 환자 양쪽의 눈썹부위의 안와연을 누른다. 환자의 오른쪽 눈썹부위를 누를 때에 검사자는 왼쪽 손을 사용하고 반대의 경우에는 반대로 한다(그림 7-14).
3. 환자의 상악동을 촉진할 경우에는, 엄지로 관골극(환자의 뺨에 튀어나온 부분)부위를 따라 부드럽게 위로 밀어 올린다(그림 7-15).
4. 연조직 위로 부종이 있는지 살펴본다. 촉진하는 중에 압통을 느끼는

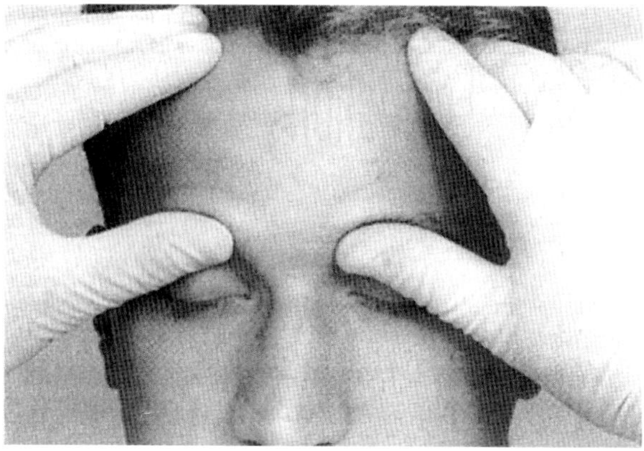

그림 7-14. 전두동 촉진.

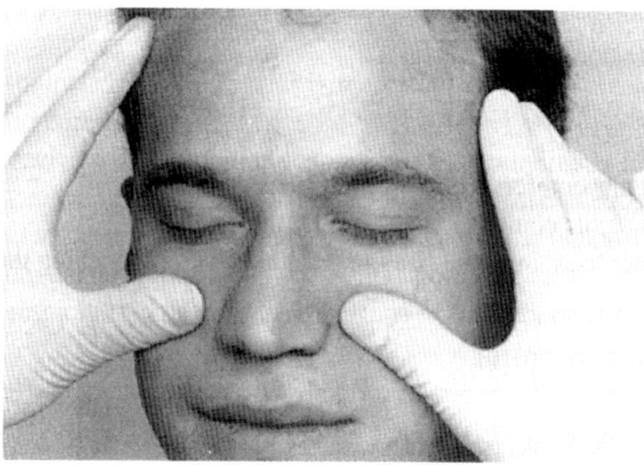

그림 7-15. 상악동 촉진.

부위가 있는지 물어본다.

전두동과 상악동의 타진(percussion)

1. 미리 이마와 빰 부위를 손으로 쳐볼 것이라고 말해둔다. 검사하는 동안에 통증이나 어떤 불편한 느낌이 느껴지는지를 물어본다.
2. 전두동에 타진을 실시한다 :
   1) 우세수(dominant hand)의 검지와 중지를 손목의 스냅을 이용해서

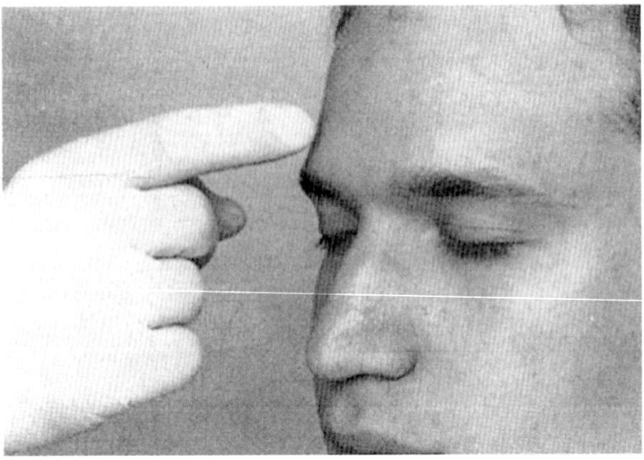

그림 7-16. 전두동 타진.

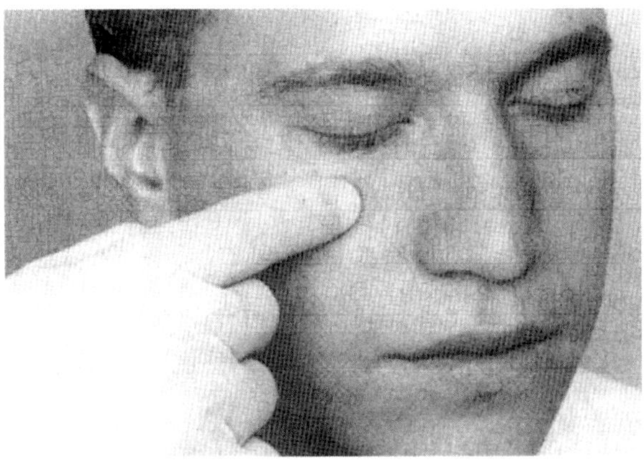

그림 7-17. 상악동 타진.

환자 오른쪽 눈썹 위쪽을 직접 가볍게 친다(그림 7-16).

2) 환자 왼쪽 눈썹부위 위쪽에서도 검사과정 제2단계 1)항 과정을 반복한다.

3) 부종, 압통, 혹은 부비동 위치에서의 통증을 확인한다.

3. 상악동에 타진을 실시한다:

1) 우세수의 검지와 중지를 손목의 스냅을 이용해서 환자의 오른쪽 뺨 부위 뼈를 가볍게 친다(그림 7-17).

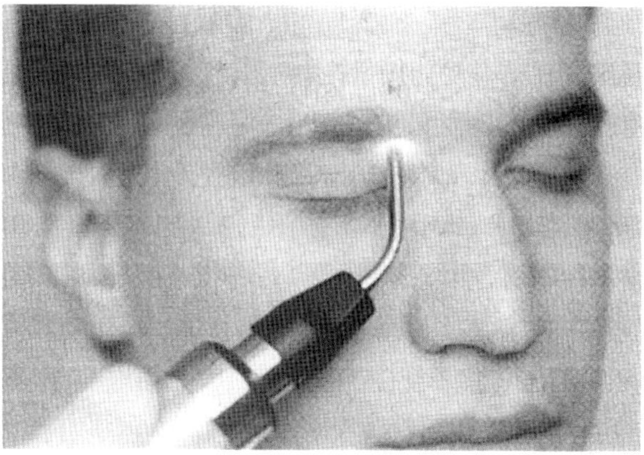

그림 7-18. 전두동을 투광기로 검사.

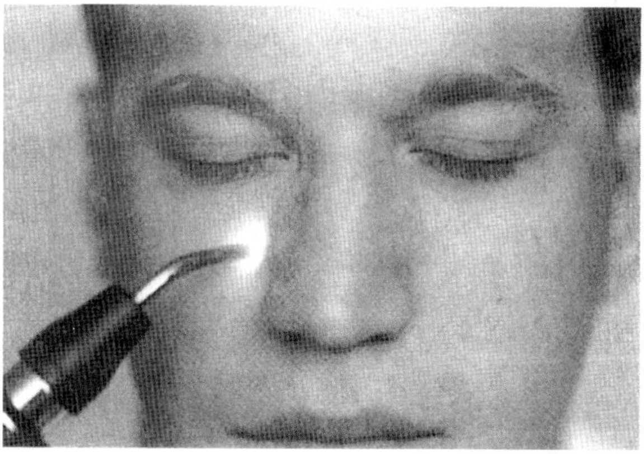

그림 7-19. 상악동을 투광기로 검사.

2) 환자 왼쪽 뺨 부위에서도 검사과정 제3단계 1)항 과정을 반복한다.

3) 부종, 압통, 혹은 부비동 위치에서의 통증을 확인한다.

전두동과 상악동의 투광기 검사

1. 투광기로 부비동을 검사할 것이며, 통증은 없을 것이라고 미리 말해준다.
2. 투광기의 빛을 최대 밝기로 올려준다.
3. 실내조명은 끈다.

4. 전두동의 투광기 검사를 실시한다 :
   1) 투광기광원의 끝부분을 환자의 오른쪽 상안와연의 비측 부분에 대고 오른쪽 전두동을 검사한다(그림 7-18).
   2) 약간 어두운 붉은 빛이 눈썹 바로 위에서 비추어져 보이는지를 관찰한다.
   3) 검사과정 제4단계 1)항과 2)항을 왼쪽 전두동에서도 실시한다.
5. 상악동의 투광기 검사를 실시한다 :
   1) 투광기광원의 끝부분을 환자 오른쪽 안와 아래부분 중 코 쪽 피부에 갖다 댄다(그림 7-19).
   2) 환자의 입을 크게 벌리게 한다. 벌린 입의 위쪽에 약간 어두운 붉은 빛이 경구개를 통해서 비추어져 보이는지를 관찰한다(그림 7-20).
   3) 검사과정 제5단계 1)항과 2)항을 왼쪽 상악동에서도 실시한다.

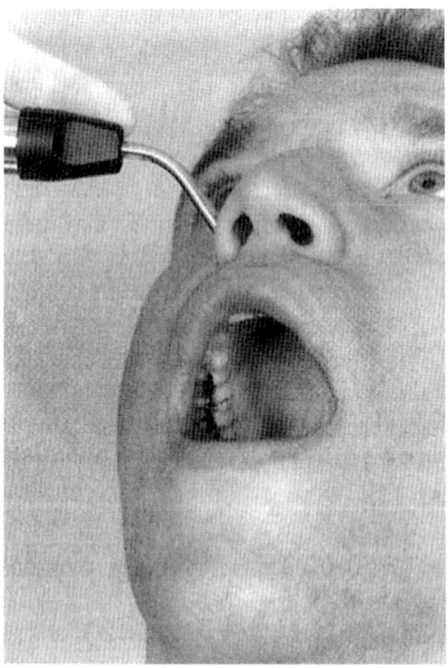

그림 7-20. 피검사자가 입을 벌린 상태에서 전두동에 투광기를 비추어 어두운 붉은 빛이 보이는지 여부를 경구개를 통해 검사.

결과 기록

1. 촉진 - 부종과 압통 유무를 기록한다.
2. 타진 - 부종과 압통 유무를 기록한다.
3. 투광기 검사 - 관찰결과를 기록한다 :
   정상 = 정상적인 빛의 투과
   반투명(dull) = 투과 빛의 감소
   불투명(opaque) = 투과 빛의 소실
4. 얼굴의 양쪽 면을 서로 비교한다.

실 례

1. *부비동 검사* : 촉진이나 타진시 부종이나 압통이 없다. 정상적인 전두동과 상악동 투과광 소견이 나타난다.
2. *부비동 검사* : 부종은 없지만 압통이 좌우 양쪽 상악동에서 촉진과 타진 모두에서 발견된다. 불투명한 투과광 소견이 좌우 상악동에서 나타난다.

기대결과치

1. 정상

   촉진과 타진 : 부종이나 압통이 없다

   투광기 검사 : 정상
2. 비정상

   촉진과 타진 : 부종이나 압통이 있으면 감염 혹은 부비동의 배출이 막혔음을 시사한다.

   투광기 검사 : 반투명 혹은 불투명. 투과광이 감소 혹은 소실된다는 것은 부비동이 분비물로 가득 차 있거나 또는 부비동이 완전히 발달하지 않았음을 시사한다. 반투명 투과광 소견은 종종 부비동 내에 병변이 있는지 여부를 정확하게 알 수 없을 때가 많다.

   노트(Note) : 접형골동(sphenoid sinus)이나 사골동(ethmoid sinus)은 투광기 검사로 관찰할 수가 없다. 또한 투광기 검사로 점막의 비후 등을 검사할 때에는 민감도가 떨어진다.

혈당측정
Glucometry

검사목적 고혈당이나 저혈당 증세를 보이는 환자의 혈당을 측정하기 위함이다. 이 검사는 굴절이상에 많은 변화가 나타났을 경우 다른 질환과 감별하기 위해 필요하다.

검사에 필요한 기구들

1. 혈당측정기(Glucometer)
2. 혈당 검사용지
3. 기준 값 맞춤 기구(calibrating device)
4. 일회용 란셋 바늘
5. 란셋 기구
6. 알코올 솜
7. 일회용 고무장갑
8. 폐기용 바늘 회수통
9. 생물학적 폐기물 회수통

검사 전 준비

1. 환자는 검사자 앞에 앉는다.
2. 환자가 긴장을 풀도록 한다.
3. 포도당 모니터와 혈당 검사용지는 상온에 보관한다.

단계별 검사과정

1. 모니터의 기준 값을 맞춘다(캘리브레이션한다).
   1) 캘리브레이션이란 새 혈당 검사용지를 사용할 때마다 기계의 기준 값을 맞추는 것이다.
   2) 캘리브레이션하는 방법은 각 기구 제조회사마다 정해놓은 순서대

로 따라한다.

3) 이때 캘리브레이션 기구나 혈당 검사용지 모두가 유효기간이 지나지 않은 것이어야 한다.

2. 환자 준비

1) 환자에게 비누로 손을 씻게 하던지 알코올 솜으로 손가락 끝을 소독한다.

2) 환자의 불안을 낮추기 위해 검사방법과 목적을 설명해 준다.

3. 검사자도 비누로 손을 깨끗이 씻고 깨끗이 멸균한 고무장갑을 낀다.
4. 혈당측정기를 켜고, 새 혈당 검사용지를 끼운다.
5. 기계의 준비가 완료되기 까지 기다린다.
6. 멸균한 란셋 침을 란셋에 넣고 스프링 상태를 점검한다.
7. 환자 손가락 옆에 란셋이 고정되게 위치시킨다(그림 7-21).
8. 란셋버튼을 눌러 환자 피부를 찌른다.
9. 피가 한 방울 나오도록 손가락 끝을 눌어서 짠다.
10. 환자 손가락에 피가 맺히면 혈당 검사용지에 피를 떨군다(그림 7-22).

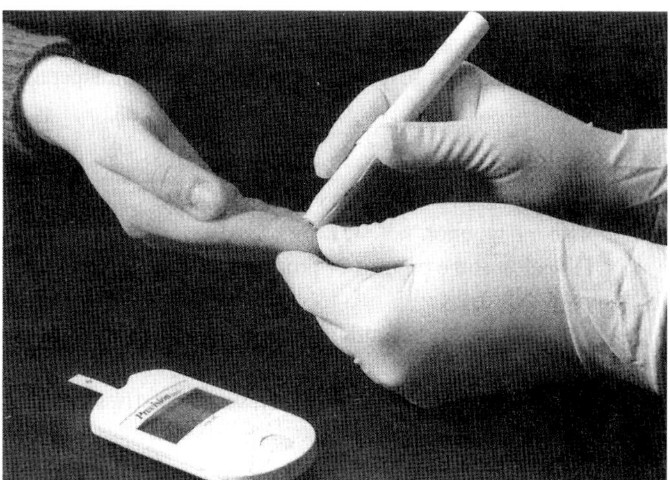

그림 7-21. 검사자가 채혈을 위해 란셋을 피검사자 손가락에 댄 사진.

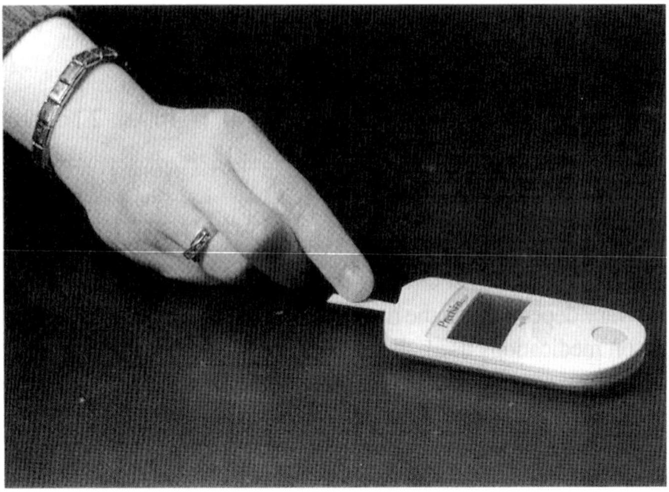

그림 7-22. 혈당 검사용지에 피를 떨어뜨리는 사진.

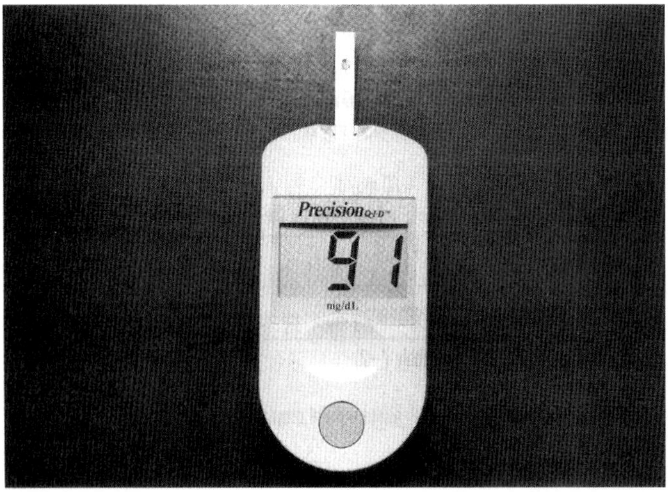

그림 7-23. 혈당측정기에 디지털 숫자로 표시된 혈당의 결과 값. 단위는 mg/dℓ이다.

11. 일단 혈당 검사용지의 검사위치에 피가 묻으면, 모니터는 카운트다운을 시작하고 곧이어 수치를 보여준다.
12. 수치를 mg/dℓ단위로 기록한다(그림 7-23).

13. 사용한 란셋침은 폐기용 바늘 회수통에 넣는다.
14. 사용한 알코올 솜, 혈당 검사용지, 그리고 고무장갑은 생물학적 폐기물 회수통에 넣고 처리한다.
15. 혈당측정기를 끈다.

결과 기록

1. 혈당측정기의 제품명
2. mg/dℓ로 나온 값을 기록한다.
3. 검사한 날자와 시간
4. 검사 전 마지막 식사한 시간을 알면 적어 놓는다.
5. 기타 소견

실 례

1. Precision QID사 : 100 mg/dℓ ; 12/27/01 @ 4 PM.
2. One-Touch II사 : 40 mg/dℓ ; 12/28/01 @ 10 AM. 식후 2시간 경과 ; 환자가 조금 어지러워 한다.

기대결과치

1. 표 7-3 참조
2. 결과 수치는 식사한 후 경과된 시간에 따라 달라진다. 또한 복용약물이나 혈액질환, 그리고 중성지방이나 콜레스테롤 수치에 따라서도 달라질 수 있다.
3. 각 기계마다 각기 정상범위가 다를 수 있으므로 제조회사의 매뉴얼을 참조한다.
4. 비정상 값이 나오면 환자의 내과 주치의나 내분비계 주치의에게 의뢰한다.

표 7-3. 혈당측정값을 통한 가이드라인

정상	
식후 2시간	70-130 mg/dℓ
식후 1시간	100-180 mg/dℓ
공복	80-150 mg/dℓ
비정상	
저혈당	〈 70 mg/dℓ
고혈당	〉 위 범주의 상한선

표 7-4. 체계적 스크리닝 검사 때의 정상 값

1. 혈압검사 : 〈120/〈80 (표 7-2)
2. 경동맥검사
   - 경동맥박 촉진 : 대칭적으로 2+나 3+정도의 세기
   - 경동맥 청진 : 잡음 없음
3. 안와 청진 : 잡음 없음
4. 림프절 검사 : 촉진되는 림프절 없음
5. 부비동 검사
   - 촉진 : 부종이나 압통 없음
   - 타진 : 부종이나 압통 없음
   - 투광기: 정상
6. 혈당검사
   - 공복시 70-130 mg/dℓ
   - 식후 1시간 100-180 mg/dℓ
   - 식후 2시간 80-150 mg/dℓ

8

뇌신경 스크리닝 Cranial Nerve Screening

Daniel Kurtz, OD, PhD

뇌신경 스크리닝 서론 Introduction to Cranial Nerve Screening

많은 신경계 질환을 가진 피검사자들은 신경계 증상이 안과적 증상과 연관되어 나타나게 되므로 검안사에게 특별한 주문을 하게 된다. 증상들로는 예를 들어 복시, 흐릿한 시력, 주변 시력저하, 두통, 그리고 현기증 등이 있다.

결과적으로, 검안사들은 피검사자의 신경학적 검사를 할 수 있어야 한다는 말이 된다. 또한 피검사자의 증상이 관찰과 치료가 필요한 수준인지도 감별할 수 있어야 한다. 만약 지속적 관찰이 필요한 경우라면, 검안사는 장기간 치료 없이 관찰만 하여도 피검사자에게 해가 되지 않을 것이라는 확신이 있어야 한다.

만약 검안사가 할 수 있는 범위 내의 치료를 할 경우, 진단을 보다 정밀하게 내려야 적절한 치료를 할 수 있을 것이다. 만약 해당분야 이상의 범주에 드는 문제가 있다면 피검사자에게 필요한 전문의가 누구이며 얼마나 빨리 의뢰를 해야 할지를 결정해줘야 한다. 이런 결정들을 내리기 위해서는 검안사는 피검사자의 신경학적 상태에 대한 정보를 이용하게 된다. 이런 정보는 일반적 안검사 과정에서는 알 수가 없고, 대신 특별 검사를 해야만 알 수가 있다.

여기에서 일반적인 신경학적 검사를 모두 다룬다는 것은 불가능하고 대신 다른 참고문헌들(제8장의 참고문헌들)을 참고하면 된다. 이 장에서는 뇌신경검사에만 국한해서 특별한 검사들만을 나열하고자 한다. 안과전문의를 방문하게 만드는 안증상 혹은 시력 증상은 주로 뇌신경의 장애에 의한 것이 많다. 일반 예비검사 때에도 몇몇 뇌신경검사가 포함되어 있음을 기억할 것이다. 특히 시력검사, 색각검사, 시야검사 그리고 검안경검사 등은 시신경의 이상 유무를 검사해 낼 수 있는 검사법들이다. 표준 외안근 운동 검사, 가림 검사, 동공 검사, 그리고 마독스봉 검사법 등은 동안신경, 활차신경, 그리고/또는 외선신경 등의 기능을 검사하는 것이다.

여기에 설명한 검사기법들은 쉽게 시행할 수 있는 검사들이고, 그리고 주로 사용되는 검사기구들은 병원에 비치되어 있는 기구들이다.

뇌신경검사 일견표

검 사 기 구	검 사 방 법
펜라이트	• 각막반사(Hirschberg) 검사 • 외안근운동 • 동공검사 • 적색렌즈, 단안운동 및 신속운동을 통한 외안근 운동범위 검사 • 마비 수평외안근 검사 • 팍스 3단계 검사
한쪽 끝에 적색렌즈가 붙어 있는 눈가리개	• 적색렌즈, 단안운동 및 신속운동을 통한 외안근 운동범위 검사 • 마비 수평외안근 검사 • 팍스 3단계 검사
직상 검안경	• 어두운 조명에서의 동공검사
세극등현미경	• 동공 반응주기 시간
원거리 주시 타겟	• 동공검사 • 어두운 조명에서의 동공검사 • 동공의 조절반응
동공 게이지	• 어두운 조명에서의 동공검사 • 동공의 약리학적 검사
mm 단위로 표시된 작은 자	• 어두운 조명에서의 동공검사 • 안면신경 기능검사
조절유발시표	• 동공의 근접(조절)반사
다양한 약물	• 약물을 사용한 동공검사
각기 다른 아로마향을 가진 2-3개의 약병	• 제1뇌신경(후각신경) 검사
초침시계	• 제8뇌신경(청각신경) 검사
멸균 면봉 2개	• 제5뇌신경(삼차신경) 검사 • 제7뇌신경(안면신경) 검사
식용소금	• 제7뇌신경(안면신경) 검사
깨끗한 물 한잔	• 제7뇌신경(안면신경) 검사
쉬르머 #1 검사용지	• 제7뇌신경(안면신경) 검사
보푸라기 안나는 티슈	• 제5뇌신경(삼차신경) 검사
안전핀	• 제5뇌신경(삼차신경) 검사
일반 알코올솜	• 제1뇌신경(후각신경) 검사

적색렌즈, 단안운동 및 신속안운동을 통한 외안근 운동범위 검사
Muscle Field with Red Lens, Ductions, and Saccades

검사목적 피검사자에게 일치(comitant) 또는 불일치(incomitant) 편위가 있는지 여부를 알기 위함이다. 또한 외안근의 기능에 대해 더 자세한 진단적 정보를 얻기 위함이다.

적응증
이 검사는 만약 피검사자가 복시를 주소하거나, 검사자가 안구운동 검사 중 어느 한 방향에서 비정렬상태가 확인된 경우에 시행한다.

검사에 필요한 기구들
1. 펜라이트
2. 한쪽 끝에 적색렌즈가 붙어있는 눈가리개

검사 전 준비
1. 피검사자는 안경을 벗고 오른쪽 눈을 적색렌즈로 가린다.
2. 검사자는 펜라이트를 든다.

단계별 검사과정

1. 외안근 운동 검사과정 제1단계에서부터 제4단계까지의 과정으로 검사를 시행한다(제2장 참조). 검사방법을 다음과 같이 변화시켜 시행한다 : 피검사자에게 흰색 빛과 적색 빛이 두 개의 빛으로 보이는 경우에 단지 두 개로 보인다고만 대답하지 말고, 두 개의 빛이 서로 어떠한 위치에 있는 지도 말하도록 설명해 준다. 또한 주시방향에 따라 두 빛의 상호거리가 항상 일정하게 똑같은 거리를 두고 있는지, 아니면 주시방향에 따라 두 빛의 거리가 멀어지거나 가까워지는지를 말하

라고 한다. 이를 *일치성 검사 comitancy testing*라고 한다.

2. 피검사자의 대답에 근거해 복시가 수평으로만 나타나는지(적색 빛과 백색 빛이 같은 높이에서 옆으로만 나타난다) 아니면 두 개의 불빛이 아래, 위 수직방향에서 두 개로 보이는지(적색 빛과 백색 빛이 같은 높이의 수평선에 있지 않다)를 확인한다.

   주의*(Note)* : 수직 편위가 있는 많은 피검사자들에게서 수평 편위도 동시에 나타난다. 하지만 이러한 경우에도 수직 편위라고 한다.

3. 적색렌즈를 치우고 피검사자의 왼쪽 눈을 눈가리개로 가린다. 피검사자에게 머리를 움직이지 않는 상태에서 가리지 않은 쪽 눈으로 펜라이트 빛을 따라 움직여 보라고 한다. 9개 시선방향 모두에서 검사를 시행한다(그림 2-7). 검사받는 눈이 불빛을 따라 각 시선방향으로 제한 없이 움직일 수 있는지를 관찰한다.

4. 오른쪽 눈을 가리고 왼쪽 눈에서 검사과정 제3단계를 반복한다.

   주의(Note) : 검사과정 제3단계와 제4단계는 각 눈의 단안운동을 검사하는 것이다.

5. 만약 피검사자에게서 불일치 편위가 나타났다면, 다음과 같은 방법으로 *부전마비(paretic)된 외안근(들)*을 찾아낼 수 있다. 만약 편위가 순수하게 수평 편위만 있다면 *부전마비 수평외안근 검사*를 시행한다. 만약 편위가 수직편위도 함께 포함하고 있다면, *팍스 3단계검사*를 시행한다.

6. 그림 2-12에서 보는 것처럼 피검사자의 시선방향이 1번 위치에서 시작하여 6번 위치까지 갔다가, 다시 1번 위치로 돌아오도록 하면서 수의적 신속안운동검사를 시행한다. 그 다음에는 시선방향을 1에서 2로, 1에서 5로, 그리고 1에서 8로 빨리 움직여 보도록 하면서 신속운동 검사를 시행한다.

   주의(Note) : 검사과정 제1단계의 외안근 운동범위검사(즉 일치성 검사)는 적색 렌즈와 펜라이트를 사용하여 검사하는 것보다 가림검사법과 동시에 시행하는 것이 더 좋은 결과를 얻을 수 있다. 가림검사와 같이 검사할 때에는 그림 2-12에서 보는 것처럼 9개의 주시방향 모두에서 시행해야 한다.

결과 기록

1. 만약 피검사자의 편위 정도가 모든 시선방향에서 같다면, 이는 "일치 편위"라고 적은 후 편위 방향도 같이 기록한다.
2. 만약 편위가 *불일치성*(즉 모든 주시방향에서 편위 정도가 똑같지 않다)이라면, 편위가 가장 심하게 나타나는 주시방향과 편위가 가장 작게 나타나는 주시방향을 확인한 후, 부전마비 외안근 검사를 통해 외안근 이상을 찾아냈을 때와 같은 방법으로 기록한다.
3. 만약 한쪽 눈만 비정상일 때에는 어느 쪽 눈인지를 반드시 감별해내도록 한다.

실 례

1. 일치 편위 : 모든 방향에서 외측 편위가 나타남
2. 우상방 주시 때 복시, 우안의 운동이 늦음(OD lagging). 다른 방향에서는 융합이 나타남.
3. 모든 주시방향에서 복시, 좌상방 주시 때 복시가 가장 심하고, 우하방 주시 때 복시가 가장 작아짐.
4. 어떤 주시방향에서는 융합이 나타나고, 다른 주시방향에서는 복시가 나타난다(그림 8-1).

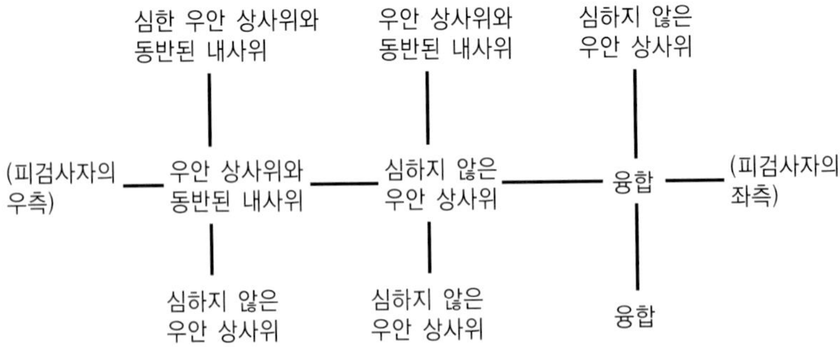

그림 8-1. 외안근 운동범위 검사 결과를 기록한 예.

부전마비 수평외안근 검사
Test for a Paretic Horizontal Muscle

검사목적 순수한 불일치성 수평 편위만 있을 때 부전마비 수평외안근을 찾아내기 위함이다. 이는 적색렌즈를 사용하여 외안근의 운동범위를 검사해 내는 방법의 연속으로 볼 수 있으므로, 따라서 검사에 필요한 기구와 검사 전 준비는 별도로 필요하지가 않다.

단계별 검사과정

1. 편위 방향을 찾는다. 만약 피검사자가 교차복시를 호소하면, 이는 외측 편위가 있는 것이다. 만약 비교차(동측)복시를 호소하면 이는 내측 편위가 있는 것이다.
2. 피검사자에게 불빛을 따라 왼쪽, 오른쪽으로 눈을 움직이라고 한다. 왼쪽이나 오른쪽으로 눈을 움직일 때 어느 방향에서 편위가 더 심하게 나타나는지를 확인한다. 만약 검사자가 차이를 판단하기가 어려운

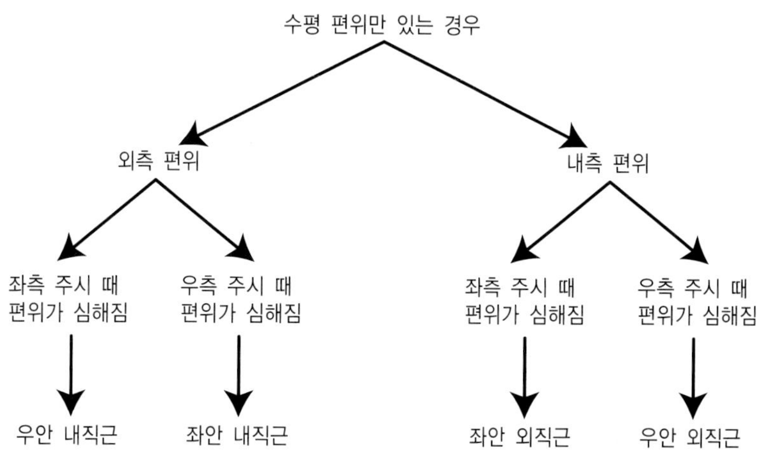

그림 8-2. 수평 불일치 편위가 있는 피검사자의 마비 외안근을 찾는 흐름도.

경우, 피검사자에게 보이는 두 개의 불빛이 가장 심하게 벌어지는 위치가 어디인지를 물어본다.

3. 그림 8-2에 나와 있는 검사흐름도에 따라 검사를 하면 마비된 외안근을 찾아낼 수 있다.

결과 기록

1. 편위 방향(외측, 내측)과 편위가 제일 심하게 나타나는 시선방향을 기록한다.
2. 부전마비 외안근을 찾아서 기록한다.

실 례

1. 좌측주시 때 내측 편위가 더 크다 : 좌안 외직근(LLR) 부전마비

팍스 3단계검사
Park's 3-Step Method

검사목적 불일치성 수직 편위가 있을 때 부전마비 외안근을 찾아내기 위함이다. 이는 적색렌즈를 사용하여 외안근의 운동범위를 검사해 내는 방법의 연속으로 볼 수 있으므로, 따라서 검사에 필요한 기구와 검사 전 준비는 별도로 필요하지가 않다.

단계별 검사과정

1. 어느 쪽 눈이 위쪽으로 편위되어 있는지를 먼저 검사한다. 위쪽으로 편위된 눈으로 물체를 주시하게 되면 반대쪽 눈에서 보이는 물체보다 아래쪽에서 보이게 된다.
2. 피검사자에게 머리를 고정한 채 불빛을 따라 왼쪽, 오른쪽으로 눈을 움직이라고 한다. 왼쪽이나 오른쪽으로 눈을 움직일 때 어느 방향에서 편위가 더 심하게 나타나는지를 확인한다. 만약 검사자가 차이를 판단하기가 어려운 경우, 피검사자에게 보이는 두 개의 불빛이 가장 심하게 벌어지는 위치가 어디인지를 물어본다.
3. 피검사자에게 정면의 불빛을 주시하라고 하면서, 머리를 왼쪽 어깨를 향해 기울일 때와 오른쪽 어깨를 향해 기울일 때 중에서, 어느 방향에서 편위가 더 심하게 나타나는지를 확인한다.
4. 그림 8-3에 나와 있는 검사흐름도에 따라 검사를 하면 마비된 외안근을 찾아낼 수 있다.

결과 기록

1. "팍스 3단계 검사"라고 적고, 부전마비 외안근(들)을 뒤에 기록한다.

실 례

1. 팍스 3단계 검사 : LIO 부전마비
2. 팍스 3단계 검사 : RSO 부전마비

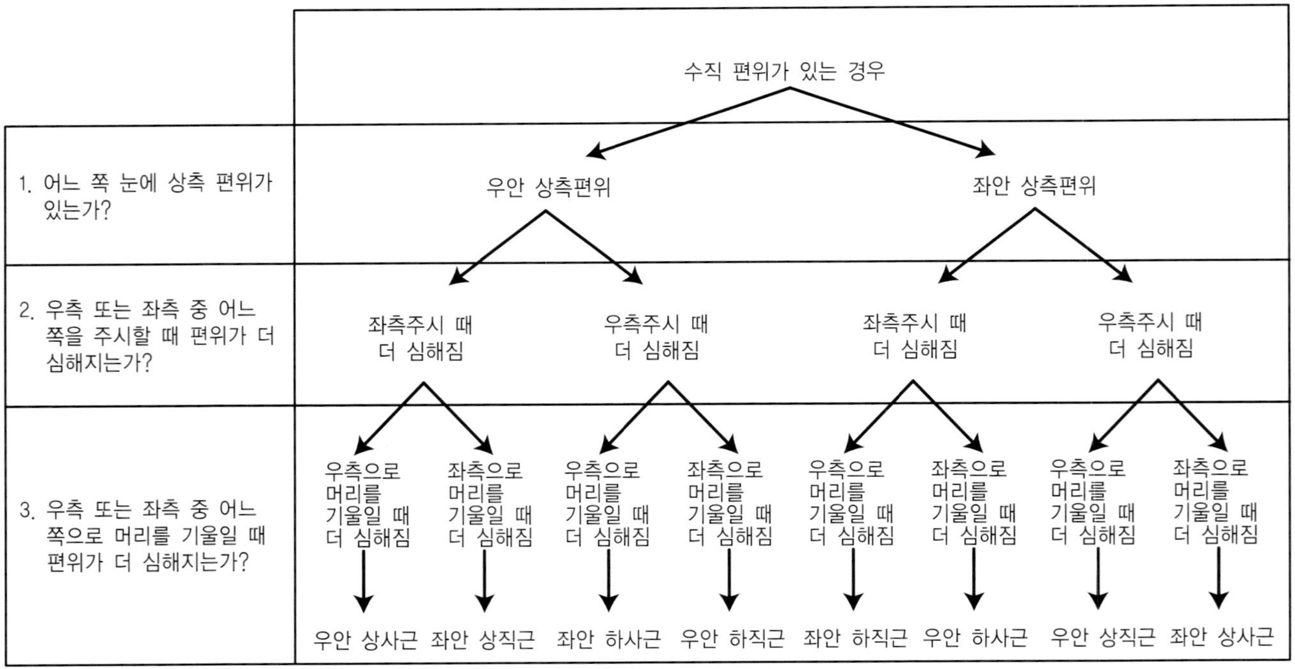

그림 8-3. 수직 불일치 편위가 있는 피검사자에게서 팍스 3단계검사로 마비 외안근을 찾는 흐름도.

어두운 조명에서의 동공검사
Dim-Bright Pupillary Test

검사목적 동공과 눈꺼풀기능을 담당하는 원심성 신경섬유의 기능을 보다 더 정확하게 진단하기 위함이다.

적응증

이 검사는 동공에 대한 예비검사에서 좌우 양안의 동공크기가 똑같지 않을 때 시행한다.

검사에 필요한 기구들

1. 직상검안경
2. 원거리 주시타겟(예 ; 투영기 시표 20/400 E)
3. 동공게이지(동공 직경 측정기)
4. mm 단위로 표시되어 있는 작은 자(PD자)

검사 전 준비

1. 검사자는 피검사자를 마주보는 위치에서 약간 아래쪽으로 피검사자를 내려다 볼 수 있은 자세로 앉는다.
2. 실내를 완전히 어둡게 하여 주시타겟에서 반사되어 나오는 빛만 보이게 한다.
3. 검안경을 가장 밝은 밝기에 맞추고 불빛의 직경도 최다한 크게 조정한다. 검안경을 +1.00D에 맞춘다.

단계별 검사과정

1. 피검사자에게 검사자나 검안경의 빛은 보지 말고 원거리 주시타겟을 보고 있으라고 한다.

2. 약 1m거리에서 검안경의 불빛을 피검사자의 얼굴에 비춤으로서 두 동공에 동시에 빛이 비추어지게 된다. 검안경의 검사창을 통해 피검사자의 동공을 관찰한다. 이때 피검사자 양안의 동공에서는 오렌지색이나 적색의 반사 빛이 보이게 되는데 이는 피검사자 망막에서 반사된 빛이다. 양안의 반사 빛을 자세히 관찰하면 두 눈의 동공크기에 차이가 나는지를 확인할 수 있다.
3. 양안의 동공크기를 비교하여 어느 쪽 눈의 동공이 더 큰지, 그리고 양안 동공 크기를 차이가 얼마인지를 자로 측정한다. 이는 "밝은 조명"하에서 검사한 것이다.
4. 검안경 빛의 밝기를 서서히 줄여가면서 적색반사 빛과 양안 동공의 크기를 비교 관찰한다. 밝기를 계속 줄여서 적색반사 빛이 간신히 보일 정도까지 줄여간다.
5. 양안의 동공 크기를 관찰하여, 차이가 얼마인지를 mm자로 측정한다. 이는 "어두운 조명"하에서 검사한 것이다.
6. 검사과정 제2단계에서부터 제5단계까지를 한, 두 번 더 반복하여 정확하게 동공의 크기를 관찰했는지 확인한다. 또한 동공의 반응속도를 관찰하여, 한쪽 동공이 다른 쪽 동공에 비해 더 빠르거나 혹은 더 느리게 반응하지는 않는지를 확인한다.
7. 만약 앞서 밝은 조명과 어두운 조명 하에서 검사를 시행했을 때 동공부등 정도에 차이를 보이지 않았다면, 검사를 끝내고 "밝은 조명이나 어두운 조명 하에서 동일한 동공부등"을 보였다고 기록한다. 만약 두 경우의 검사에서 동공부등의 정도가 다르게 나타났다면, 동공부등의 정도는 다음과 같이 측정 한다 :
   1) 검사자가 나안으로 피검사자의 동공을 간신히 볼 수 있는 정도까지 실내조명을 낮춘다. 동공게이지를 사용해서, 각 동공의 크기를 측정한다. 이때 크기의 차이가 어두운 조명 하에서의 동공부등 정도이다.
   2) 실내조명을 올려서 밝기를 최대로 맞춘다. 동공게이지를 사용해서, 각 동공의 크기를 측정한다. 이때 크기의 차이가 밝은 조명 하에서의 동공부등 정도이다.

8. 피검사자에게 정면에 있는 주시타겟을 계속 주시하고 있도록 하고, PD자를 사용하여 눈꺼풀틈새의 크기를 mm 단위로 측정한다. 각 눈의 위, 아래눈꺼풀이 각막이나 윤부와 어떤 위치관계를 하고 있는지도 주의 깊게 관찰한다.
9. 피검사자에게 검사자의 손가락을 주시하라고 하고, 위쪽으로 손가락을 움직이면서 따라 보라고 한다. 각 눈의 아래눈꺼풀이 각막윤부와 겹쳐져 있는 상태를 비교 관찰하고, 눈이 위로 움직이는 동안, 두 눈의 각막윤부가 아래눈꺼풀로부터 동시에 떨어져 노출되는지, 아니면 두 눈에서의 각막윤부가 노출되어 보이는 상태에 차이가 나는지를 주의해서 관찰한다. 다시 한번 눈꺼풀틈새의 크기를 mm 단위로 측정한다.

결과 기록

1. 밝은 조명 하에서의 양안 동공 크기의 차이(동공부등 정도)를 기록한다. 또는 두 눈 각각의 동공 크기를 기록한다.
2. 어두운 조명 하에서의 양안 동공 크기의 차이(동공부등 정도)를 기록한다. 또는 두 눈 각각의 동공 크기를 기록한다.
3. 만약 양안 동공 크기의 차이가 밝은 조명이나 어두운 조명 하에서 똑 같다면 "밝은 조명이나 어두운 조명하에서 동일한 동공부등"이라고 기록한다. 양안 동공직경 간의 차이를 mm 단위로 적는다.
4. 정면주시 때와 상방주시 때 각각에서 눈꺼풀틈새의 크기를 mm 단위로 적는다. 만약 두 경우에서 눈꺼풀틈새의 크기가 같고, 양안의 각막윤부의 상방 최고점(12시 방향) 부분이 윗눈꺼풀에 의해 2 mm 정도 덮혀 있는 상태라면 윗눈꺼풀은 정상위치에 있는 것이며 "눈꺼풀처짐 없음"이라고 기록한다.
5. 만약 상방주시 때 양안의 각막윤부가 아래눈꺼풀에서 동시에 떨어져 노출되어 보이면 "아래눈꺼풀에 눈꺼풀처짐 없음"이라고 기록한다. 만약 한쪽 눈에서 다른 쪽 눈에 비해 각막윤부가 더 빨리 노출되어 보였다면, 각막윤부가 늦게 노출되어 보이는, 즉 더 위로 올라와 있는 쪽의 아래눈꺼풀에 눈꺼풀처짐이 있는 것이다. 이때에는 "아래눈꺼풀의 눈꺼풀처짐"이라고

적고, 각막윤부가 더 늦게 노출된 쪽의 눈을 표기한다.

실 례

1. 동공 : OD 〉 OS 밝거나 어두운 조명 하에서 0.5 mm, 위, 아래눈꺼풀 모두 처짐이 없음.
   눈꺼풀틈새 크기 : OD, OS 모두 9 mm
2. 동공 : 밝을 때 OD = 3.5 mm, OS = 3.0 mm, 어두울 때 OD = 7.0 mm, OS = 4.5 mm
   OS ; 위, 아래눈꺼풀에 눈꺼풀처짐 있음

기대결과치

1. 밝은 조명과 어두운 조명 하에서 동공부등 정도가 같고, 눈꺼풀처짐이 없는 상태를 생리적 동공부등(단순 또는 본태성 동공부등)이라고 한다. 피검사자의 오래된 사진을 보면 종종 쉽게 알 수 있다(FAI 즉, "가족 앨범 검사 family album imaging test"라고 한다).
2. 어두운 조명 하에서 동공부등이 더 심해지고, 동공이 작은 쪽 눈의 아래, 윗눈꺼풀 모두에 약하게 눈꺼풀처짐이 있으면, 이는 교감신경의 마비를 의미 한다(호르너 증후군).
3. 밝은 조명 하에서 동공부등이 더 심해지는 것은 동공을 지배하는 부교감신경의 기능이상의 특징적 소견이다. 만약 동공이 큰 쪽에서 눈꺼풀처짐이 발생했을 때에는 동안신경(CN Ⅲ)의 병변을 의심해야 한다.

동공의 근접(조절)반사
Near(Accommodative) Response of the Pupil

검사목적 근거리를 볼 때(조절과 눈모음) 나타나는 동공의 반응을 검사하기 위함이다.

적응증

이 검사는 한쪽 혹은 양쪽 동공의 대광반사가 실제로 느려져 있거나 아니면 느려졌다는 의심이 들 때 시행한다.

검사에 필요한 기구들

1. 원거리 주시타겟 (예, 20/400 E)
2. 조절유발시표 (세밀한 구조나 모양을 하고 있는 타겟)

단계별 검사과정

1. 검사자는 세밀한 구조나 모양을 하고 있는 타겟을 피검사자로부터 10 내지 40 cm 정도 떨어진 거리에서 들고 피검사자에게는 원거리 주시를 하도록 한다. 만약 피검사자가 근시라면 타겟을 눈에 가깝게 이동시켜 피검사자의 원점 안쪽에 위치시켜 피검사자의 조절력을 자극하도록 만든다.
2. 피검사자에게 근거리 타겟을 보라고 한다. 검사자는 피검사자의 동공 수축을 확인한다. 이를 동공의 *근접반사(near response)* 혹은 *조절반사(accommodative response)*라고 한다.
3. 피검사자에게 다시 초점을 원거리 타겟에 맞추라고 한다. 검사자는 이때 피검사자의 동공이 확대되는 것을 확인함으로서 근거리 주시 때 동공이 축소되어 있었음을 확인할 수 있다.
4. 관찰된 결과를 재확인하려면 검사과정 제1단계에서부터 제3단계까지를 반복한다.

5. 근접반사 때 나타나는 동공반응과 빛을 비출 때 나타나는 동공반응 간에서 어느 때에 반응이 더 빠르고 더 크게 나타나는 지를 비교한다.

결과 기록

1. 만약 모든 동공기능이 정상범위 안에 있다면, 동공반사 검사결과로 기록한 "PERRL"뒤에 "A"를 하나 덧붙인다.
2. 만약 "PERRL"이라는 약어가 피검사자에게 어렵다고 판단되면, "근거리 주시 때 동공축소"이라든가 "근거리 주시 때 동공반사 없음"이라든가, 또는 "근접반사가 대광반사 때보다 반응이 더 빠르다" 중에 하나를 사용하여 기록한다.

실 례

1. PERRLA no APD
2. 우안 동공은 직접 및 간접 대광반사에 반응이 없음 ; 근접반사에서 양쪽 동공이 모두 축소됨 ; 좌안 동공은 직접 및 간접 대광반사에 모두 정상 반응함

동공 반응주기 시간
Pupil Cycle Time

검사목적 주기적 동공자극에 대한 동공반사 정도를 관찰함으로서 시신경에서부터 동공반사로까지의 반사궁의 전달속도를 측정하기 위함이다.

검사에 필요한 기구들

1. 원거리 주시타겟(예, 20/400 E)
2. 초침이 정확한 스톱워치
3. 세극등현미경, 배율은 중간배율 그리고 빛의 밝기는 최대로 맞춘다.

단계별 검사과정

1. 피검사자에게 원거리에 있는 주시타겟을 보고 있으라고 하면서, 검사자는 검사할 쪽 눈에 세극등현미경의 불빛을 수평방향으로 약 0.50 mm 폭의 평행육면체로 만들고 아래쪽(6시 방향) 동공연에 가까운 홍채에 비춘다.
2. 스톱워치를 누르면서 세극등현미경의 빛을 동공 안으로 1 mm 정도 빨리 움직여 동공에 비춘다. 이때 동공은 수축하게 되고, 동공이 수축되면서 불빛의 대부분은 홍채에 의해 차단되므로 동공은 다시 확대된다. 이처럼 동공이 다시 확대가 되면 빛이 동공 안으로 다시 비추어지게 되므로 동공은 다시 축소된다.

   동공이 한번 수축하고 다시 확대될 때까지를 동공의 완전한 일회 반응주기(full cycle)라고 한다.
3. 30회의 반응주기에 걸리는 시간을 측정한다.
4. 측정된 시간을 30으로 나누어 한 반응주기의 평균시간을 계산한다.

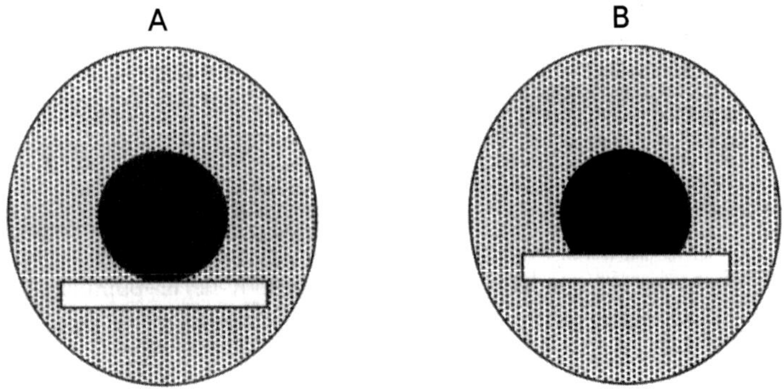

그림 8-4. **A.** 동공 반응주기 시간을 측정하기 위해 세극등 빛이 동공연에 맞추어져 있는 그림. **B.** 동공반응을 검사하기 시작하면서 빛이 동공에 자극을 주는 위치에 맞추어져 있는 그림.

결과 기록

1. "동공 반응주기(pupil cycles)"라고 적고 검사한 쪽 눈도 같이 기록한다.
2. 평균 반응주기 시간을 초 단위로 기록하거나 아니면 30회 전체 반응주기에 걸린 총 시간을 기록한다.

실 례

1. 동공 반응주기 OD – 30회 반응주기에 32초
2. 동공 반응주기 OD – 0.9초 / 반응주기
3. 동공 반응주기 OS – 1.5초 / 반응주기

기대결과치

1. 동공 반응주기 시간이 1.1초/반응주기 이거나 이 보다 짧으면 피검사자의 동공반사 궁은 정상이라고 생각할 수 있다. 동공 반응주기 시간이 1.1초/반응주기 보다 길면 반응 시간이 길어진 쪽 눈 시신경의 전달속도가 저하되어 있다는 것을 시사한다.
2. 만약 두 눈을 모두 검사했다면, 양쪽 눈의 평균 반응주기 시간 간의 차이가 0.1초/반응주기 보다 작아야 한다.

동공의 약물검사
Pharmacological Tests of the Pupil

검사목적 동공부등이 있는 피검사자들을 검사할 때 국소점안약이 몇 가지 중요한 역할을 한다. 먼저 이 약물들은 동공부등의 원인이 병적인 것인지 아닌지를 감별할 수 있도록 한다. 만약 동공부등의 원인이 병적인 것이라면, 약물을 사용하여 검사하면 동공반사경로의 반사궁 중 병변의 위치가 절전섬유 인지, 절후섬유 인지, 또는 뇌인 중추신경에 있는지를 찾아내는데 도움을 줄 수가 있다.

적응증

이 검사는 피검사자에게 동공부등이 있으나 임상증상만으로는 생리적 동공부등인지 병적인 원인에 의한 것인지 구별하기가 어렵거나, 또는 임상증상으로는 병변의 정확한 위치를 알 수가 없을 경우에 시행한다.

검사에 필요한 기구들

1. 세극등현미경
2. 펜라이트나 투광기
3. 동공게이지
4. 분침이 정확한 시계
5. 특정 목적으로 사용하는 약물(표 8-1을 참조)
6. 얼굴뿐 아니라 두 눈을 포함한 동공을 근접해서 촬영할 수 있는 카메라

검사 전 준비

1. 검사 약물을 점안하기 전에 동공의 전반적인 검사를 미리 실시하여 결과를 기록해 놓는다(2장, 동공 검사와 8장, 어두운 조명에서의 동공검사 부분 참조). 눈꺼풀처짐이 있는지 여부와 눈꺼풀틈새 크기를 측정하여 기록해 둔다.
2. 양쪽 눈에서 세극등현미경 검사를 시행하며, 각막과 홍채의 이상 유무를

더 자세하게 검사한다.

3. 양쪽 눈에서 동공확대제의 점안으로 인한 전방각의 폐쇄가 발생할 위험이 있지 않은지 주의해서 관찰한다.
4. 약물을 점안하기 전에 사진기로 동공이 보이도록 얼굴 사진을 미리 찍어 놓는다.

단계별 검사과정

1. 피검사자의 머리를 편안하게 뒤를 기대어 앉게 한다.
2. 양쪽 눈에 모두 점안할 때에는 두 눈 사이에서 점안시간이 가급적 차이가 생기지 않도록 한다(5장의 안약 점안법 부분을 참조). 점안한 시간을 기록 한다(note 1번과 2번 참조).
3. 표 8-1에 적어 놓은 것과 같이 약효가 동공에 나타나기 시작할 때의 시간까지 기다린 후, 두 동공의 크기를 비교한다.
4. 두 동공의 반응과 크기가 가장 현저한 차이를 보일 때까지, 혹은 표 8-1에 적어 놓은 것처럼 관찰해야 하는 가장 오랜 시간까지 동공을 관찰한다.
5. 표 8-1에 적어 놓은 것을 참고로 하여 결과 값을 해석한다.

결과 기록

1. 사용한 점안약물과 점안한 시간을 적는다.
2. 약물을 점안 후 검사가 끝날 때 사진기로 양안의 동공이 보이도록 얼굴 사진을 찍어 놓는다.
3. 최종적인 동공모양(예, 사용약물에 따라 – 최대 확대, 최소 확대, 동공축소)과 그때까지 경과한 시간을 기록한다.

실 례

1. 코카인 4% OD와 OS 3:30pm. OD 동공확대 OS 동공확대 없음 4:05pm
2. 파레드린. 1% OD와 OS 11:10 am. 우안 동공 = 7 mm 좌안 동공 = 4–5 mm 11:40 am

기대결과치

표 8-1을 보면 각 약물에 대한 정상 동공의 반응과 이상이 있는 동공의 반응에 대해 알 수 있도록 적어 놓았다.

Notes

1. 알렉산더 등은 몇 분 간격을 두고 점안액 2방울을 점안하는 것이 좋다고 권고하고 있다.
2. 점안약물에 의해 양쪽 눈에 약물에 의한 전방각 폐쇄가 발생할 위험이 있을 것이라고 의심이 되면, 한쪽 눈에만 약물을 점안하여 검사를 한다.

표 8-1. 약물을 사용한 동공검사의 요약

적응증: 검사의 1차 목적	약물 및 농도	약효가 나타나는 시간(분)	정상동공의 반응	이상동공의 반응	반응의 양상 (검사의 기본)
눈 교감신경마비(호르너 증후군)의 이상 유무를 확인하기 위함. 병변의 위치와 상관없이	코카인 4-10% (검사 전에 각막상피에 어떠한 손상을 주어서도 안 된다)	30-60	동공 확대	손상위치가 어느 부위에 있던지 동공확대 정도는 줄어든다: 중추성, 절전, 또는 절후 섬유 손상	노르에피네프린의 재흡수를 차단시킴
눈 교감신경마비가 있는 피검사자에서 절후 섬유 마비를 중추성, 또는 절전 섬유 마비와 감별하기 위해	히드록시암페타민 (파레드린) 1.0%	40-60	동공 확대	정후 섬유 손상 때에는 동공확대 정도는 줄어든다. 절전섬유 또는 중추성 손상 때에는 동공이 정상적으로 확대된다.	신경말단부에서 노르에피네프린의 분비를 직접 자극한다
눈 교감신경마비가 있는 피검사자에서 절후 섬유 마비를 중추성, 또는 절전 섬유 마비와 감별하기 위해	에피네프린 0.1%	20-30	동공확대가 나타나지 않음	정후 섬유 손상 때에는 동공이 확대됨. 절전섬유 또는 중추성 손상 때에는 동공이 정상적으로 확대된다.	신경제거초민감성 (Denervation supersensitivity)
눈 교감신경마비가 있는 피검사자에서 절후 섬유 마비를 중추성, 또는 절전 섬유 마비와 감별하기 위해	페닐에프린 1.0%	30	약간의 동공확대	정후 섬유 손상 때에는 현저한 동공확대가 나타남. 절전섬유 또는 중추성 손상 때에는 동공이 약간만 확대된다.	신경제거초민감성
동공긴장증(Adie's tonic pupil)의 유무를 확인하기 위함	필로카르핀 0.125 또는 0.063%	30	동공축소가 나타나지 않음	동공긴장증이 있을 때와 같이, 절후 부교감신경의 손상이 있을 때에만 동공축소가 나타난다.	신경제거초민감성
동공 조임근의 약물적 차단의 유무를 확인하기 위함	필로카르핀 2.0또는 4.0%	30-40	동공축소	만약 조임근의 콜린성 수용체가 약물에 의해 차단된 상태라면 동공축소는 나타나지 않는다.	콜린성 작용물질에 직접 작용

삼차신경 기능검사
Trigeminal Nerve Function Test

검사목적 제5뇌신경인 삼차신경의 정상 기능 여부를 검사하기 위함이다.

검사에 필요한 기구들

1. 멸균된 솜 면봉 2개의 솜 끝을 약간 잡아 당겨 뾰족하게 만든다.
2. 보푸라기가 나지 않는 티슈
3. 안전핀

검사 전 준비

1. 피검사자를 앉혀놓고 정면을 바라보라고 한다. 다른 준비는 필요하지 않다.

단계별 검사과정

1. 피검사자에게 보푸라기가 없는 티슈를 보여주고 이것으로 피검사자에게 촉진 검사를 할 것이라고 일러준 뒤, 피검사자에게 눈을 감으라고 한다.
2. 피검사자에게 얼굴에 닿는 느낌이 나면 말하라고 하고, 좌우 얼굴에 닿는 느낌의 차이가 있어도 말하라고 한다.
3. 그림 8-5에 표시해 놓은 6군데 : 좌우 이마, 윗입술에서 가까운 좌우 양쪽 뺨, 아랫입술에 가까운 좌우 양쪽 턱에 티슈로 대보아 느낌이 있는지를 알아본다. 이 부위들은 삼차신경의 주요 분지들이 분포하여 지배하는 위치들이다. 이때 검사하는 좌우 양쪽의 위치는 얼굴 정중선을 기준으로 좌우가 대칭이 맞아야 한다.

   검사과정 제3단계의 다른 검사법으로는 얼굴 양쪽의 대칭 부위에 동시에 자극을 주는 것이다. 피검사자에게 두 곳의 느낌이 같은지 아니

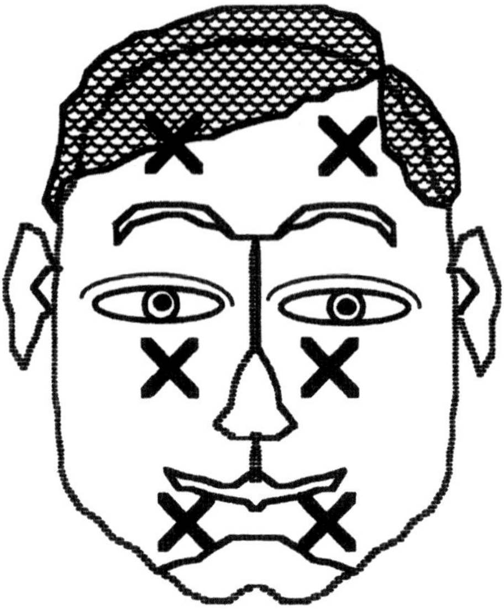

그림 8-5. 삼차신경 기능을 검사할 때 얼굴에서 시행할 부위를 표시해 놓은 그림.

면 한쪽이 더 강하게 느껴지는지를 대답하라고 한다.

4. 이마의 좌측에서 우측으로, 또 우측에서 좌측으로 티슈를 끌어가면서, 좌우 양쪽에서 느낌이 동일한지, 아니면 한쪽으로 움직일 때 느낌이 달라지지는 않는지를 물어본다.

   만약 빠르고 간단한 삼차신경 검사만을 원한다면, 검사를 여기서 끝내고 결과를 적으면 된다. 만약 피검사자에게 삼차신경에 대한 검사가 더 필요한 경우에는 검사과정 제5단계로 간다.

5. 이번에는 피검사자에게 안전핀의 한쪽으로 아주 부드럽게 얼굴에 대면서 검사를 할 것이라고 설명해 준다. 핀의 "뾰족한" 부분이 닿았는지, 아니면 "뭉뚝한" 부분이 닿았는지의 느낌을 말해보라고 한다.

6. 검사과정 제3단계에서 설명한 6군데 위치에 뾰족한 부분 또는 뭉뚝한 부분으로 검사해 본다. 자극을 줄 때 뾰족한 부분과 뭉뚝한 부분의 순서를 무작위로 하여 피검사자가 미리 예측을 하지 못하도록 한다. 검사과정 제3단계에서와 같이 검사하는 좌우 양쪽의 위치는 얼굴 정중선을 기준으로 좌우 대칭이 맞아야 한다.

7. 면봉을 한손에 한 개씩 잡는다. 한쪽 눈에 한 개씩 각기 다른 면봉을 사용하여 검사한다.
8. 피검사자에게 눈을 떠서 좌상측을 보라고 한다. 피검사자가 검사자의 손을 보지 못하는 방향에서 손을 가까이 접근 시킨다. 피검사자 오른쪽 눈의 각막윤부를 면봉 끝으로 대본다. 오른쪽 눈에서 반사성 눈 깜빡임이 얼마나 강하게 나타나는지를 확인한다.
9. 피검사자에게 눈을 떠서 우상측을 보라고 한다. 피검사자가 검사자의 손을 보지 못하는 방향에서 손을 가까이 접근 시킨다. 피검사자의 왼쪽 눈의 각막윤부를 면봉 끝으로 대본다. 왼쪽 눈에서 반사성 눈 깜빡임이 얼마나 강하게 나타나는지를 확인한다.

   주의(Note) : 검사과정 제8단계와 제9단계에서 면봉 끝이 속눈썹을 건드리지 않도록 조심해야 한다.
10. 좌우 양안의 각막을 면봉 끝으로 접촉했을 때, 좌우 양안 각각에서 나타나는 눈 깜빡임 강도를 비교한다.
11. 두 손으로 피검사자의 아래턱을 부드럽게 잡는다. 검사자는 피검사자의 턱을 강제로 벌리려고 하면서 피검사자에게는 입을 꽉 다물고 있게끔 노력하라고 한다. 이때 피검사자 좌우측 턱 힘의 차이를 비교한다. 턱이 얼굴 중심에서 어느 한쪽으로 돌아가 있지 않는지 자세히 관찰한다.

결과 기록

1. 만약 삼차신경 기능이 모두 정상이고, 얼굴의 감각이나 느끼는 강도가 좌우 양쪽에서 똑같으면 "삼차신경은 정상"이라고 기록한다. 또는 "삼차신경은 대칭이다"라고 적는다.
2. 만약 피검사자가 티슈검사 때 감각이 약해져 있으면, "미세촉각 저하"라고 쓰고 해당 얼굴 방향을 적는다.
3. 만약 핀의 뾰족한 부분으로 검사했을 때 감각이 떨어져 있다면 "통각 저하"라고 쓰고 해당 얼굴 방향을 적는다.
4. 만약 턱 근육 강도가 양쪽이 똑같다면 "삼차신경의 운동분지는 정상"이라고 기록하거나 "운동분지 대칭"이라고 적는다. 만약 한쪽 턱이 다른 쪽에

비해 약해보인다면, 약한 쪽을 기록한다.

실 례

1. 삼차신경 : 감각과 운동분지는 정상이다.
2. 삼차신경 : 좌상측 이마에서 미세촉각 저하. 다른 감각분지는 정상. 운동분지는 대칭
3. 삼차신경 : 좌하측 턱의 미세촉각과 통각저하. 좌측의 턱 근육강도 저하. 다른 분지는 정상

안면신경 기능검사
Facial Nerve Function Test

검사목적 제7뇌신경인 안면신경의 운동기능, 미각기능, 부교감 분지의 기능 및 이보다 상위의 상핵조절로(supranuclear control pathway)의 기능을 검사하기 위함이다.

검사에 필요한 기구들

1. 식탁용 소금과 설탕
2. 깨끗한 물 한잔
3. 멸균된 솜 면봉 2개의 솜 끝을 약간 잡아 당겨 뾰족하게 만든다.
4. 쉬르머 #1 검사 때 필요한 기구들
5. mm 단위로 표시되어 있는 작은 자

검사 전 준비

1. 일반의 실내조명 하에서 피검사자를 똑바로 앉혀 놓는다.

단계별 검사과정

1. 피검사자의 얼굴을 자세히 살펴 좌우측을 비교하여 비대칭 부분이 있는지 확인한다. 특히 피검사자가 얼굴 근육을 이완할 때 얼굴 한쪽면의 특정 부위 주름이 소실되거나 혹은 비순구(nasolabial fold)가 소실되는지를 확인한다. 얼굴의 위쪽 부분과 아래쪽 부분에 각각 비대칭부가 있는지를 분리해서 관찰한다.
2. 검사자의 좌우 손가락 4개씩을 모두 피검사자 좌우 눈썹에 댄다. 부드럽게 지그시 누르면서 피검사자에게는 양쪽 눈썹을 동시에 위로 치켜 올리라고 한다. 검사자가 누르고 있는 저항을 이겨내면서 좌우 눈썹이 동일하게 힘을 줄 수 있는지 비교한다. 좌우 이마에서 주름이 생기는 정도에 차이가 나지는 여부도 비교한다.

3. 피검사자에게 미간을 좁혀보라고 하던지 또는 양쪽 눈썹을 안으로 모아보라고 한다. 이때 좌우 눈썹의 모이는 정도에 차이가 있는지를 확인한다.
4. 각각의 눈에서 눈꺼풀틈새 크기를 mm 단위로 측정한다. 양안 윗눈꺼풀의 주름모양을 비교한다.
5. 피검사자에게 눈을 꽉 감으라고 한다. 양쪽 눈의 눈꺼풀과 눈썹을 관찰한다. 속눈썹의 끝부분은 눈꺼풀조직에 의해 가려져 있어야 한다. 오른쪽과 왼쪽 눈꺼풀을 비교한다.
6. 피검사자에게는 눈을 꽉 감으라고 하고 검사자는 윗눈꺼풀을 위로 밀면서 눈이 떠지도록 시도한다. 이 때 눈알이 직접 눌리지 않도록 주의해야 한다. 검사자가 눈꺼풀을 위로 미는 힘에 대항하여 피검사자 좌우 안윤근의 강도를 비교한다. Bell's 현상(일부러 눈꺼풀을 감으려고 할 때 눈알은 위쪽 그리고 경우에 따라서는 바깥쪽으로도 움직인다)이 있는지를 확인한다.
7. 피검사자에게 양 볼에 바람을 잔뜩 머금어 보라고 한다. 미소를 지어보고 얼굴을 찡그려 보라고 한다. 끝으로, 입술을 모아보도록 하고 휘파람을 불어보라고 한다. 왼쪽과 오른쪽 뺨의 크기나 강도에 차이가 있는지 관찰한다.
8. 좌우 각각 눈의 외측눈구석에서부터 입술의 같은 쪽 구각부까지의 거리를 측정한다.
9. 피검사자에게 깨끗한 물로 입을 가신 후 혀를 내밀어 보라고 한다. 혀끝 가까운 곳 측면에 소금을 몇 개 뿌려 어떤 맛이 나는지 말해보라고 한다. 다시 한번 입을 가신 후 반대쪽 혀에 소금을 뿌린다. 피검사자에게 좌우측 혀에서 동일하게 맛을 느끼는지 물어본다.
   다른 방법으로 혀의 한쪽에는 소금, 반대쪽에는 설탕을 뿌린 후, 무슨 맛을 느끼는지 물어봐도 된다.
10. 각막윤부에서 가까운 부위의 각막에 면봉을 대면서 눈 깜빡임 반사를 비교 관찰한다. 이는 삼차신경 검사 때의 검사과정 제7단계와 제9단계의 검사법과 같다.
11. 쉬르머 #1 검사(5장 참조)로 눈물샘의 분비기능을 검사한다.

결과 기록

1. 만약 제7뇌신경의 기능이 정상이라면, "모든 안면근 대칭, 미각 검사 정상" 이라고 기록하고, 쉬르머 #1 검사결과도 적는다.
2. 관찰된 안면부의 비대칭이나 기능적 이상이 있을 때에는 모두 기록한다.

실 례

1. 모든 안면근이 대칭, 미각 검사 정상,
   쉬르머 #1 검사 : OD와 OS 모두 〉 25 mm/5 min
2. 좌측 안면부의 상하안면근 약함 ; 미각 검사 정상 ;
   쉬르머 #1 검사 : OD 〉 25 mm/5 min, OS = 7 mm/5 min

제 1, 8, 11, 12 뇌신경의 스크리닝 검사
Screening Tests for Cranial Nerves I, VIII, XI, XII

검사목적 눈의 기능과 밀접한 관련이 없는 뇌신경의 기능을 빠르고 대략적인 검사를 하기 위함이다. 설인신경과 미주신경은 스크리닝에 포함시키지 않았는데 이는 이 신경들은 거의 손상을 받지 않기 때문이다.

검사에 필요한 기구들

1. 커피, 바닐라, 초콜렛 파우더, 비누, 노루발풀(wintergreen)기름 혹은 70% 이소프로필알코올 용액이 묻은 솜(페드) 등의 향료를 각각 다른 2개 또는 3개의 바이알에 담아 준비한다.
   주의(Note) : 유독한 화학물질은 피한다.
2. 옵션 : 초침시계

검사 전 준비

1. 피검사자는 밝은 조명 하에서 편안히 앉아있도록 한다.
2. 피검사자는 눈을 감고 있게 한다.

단계별 검사과정

1. 후각신경(CN I) 검사
   1) 피검사자의 왼쪽 콧구멍을 막는다. 피검사자 오른쪽 콧구멍 밑에 향내가 나는 향료가 든 바이알을 갖다대고 들이마시게 한다. 냄새가 나는지 묻는다. 냄새가 난다면 어떤 향기가 나는지 말해보게 한다.
   2) 피검사자의 오른쪽 콧구멍을 막는다. 피검사자 왼쪽 콧구멍 밑에 다른 향내가 나는 향료가 든 바이알을 갖다대고 들이마시게 한다. 냄새가 나는지 묻는다. 냄새가 난다면 어떤 향기가 나는지 말해보게 한다.

3) 왼쪽과 오른쪽에서 어떤 차이가 있는지 물어본다.
4) 다른 방법으로, 피검사자의 왼쪽 콧구멍을 가리고 알코올 솜(페드)을 코에서 30 cm 떨어진 거리에 갖다댄다. 서서히 피검사자 코 가까이 가져가면서 냄새를 느끼기 시작하는 위치를 측정한다. 반대쪽에서도 같은 방법으로 검사한다.

2. 전정와우신경(청각신경 CN Ⅷ) 검사
1) 피검사자에게 양쪽 중 한쪽 귀 근처에서 소리가 나도록 할 것이라고 설명한다. 소리가 들리는 쪽 방향과 언제 소리가 들리는지를 말하도록 한다.
2) 피검사자의 오른쪽 귀에서 50 cm 떨어진 거리에서 엄지와 검지로 비벼서 부드러운 소리가 나게 한다. 피검사자 귀에 가까이 손을 가져가면서 가장 먼저 소리가 들리는 거리가 얼마인지 측정한다.
3) 피검사자 왼쪽 귀에서 검사과정 제2단계 2)항 검사를 반복하고 좌우 각각에서 처음 소리가 들리기 시작했을 때의 거리가 어디쯤인지를 비교한다.
4) 피검사자에게 콧노래(hum)를 불러보라고 한다. 이때 어느 한쪽 귀에서 소리가 더 크게 들리는지 아니면 좌우 양쪽에서 똑같이 들리는지를 물어본다.

주의(Note) : 째깍거리는 초침시계로 손가락 비비는 것을 대신할 수 있다.

3. 부신경(CN Ⅺ) 검사
1) 피검사자 좌우 어깨 높이를 비교한다.
2) 피검사자에게 두 어깨를 동시에 으쓱해보라고 한다. 이때 좌우 어깨 높이를 비교한다.
3) 검사자의 두 손을 피검사자의 양 어깨에 대고 부드럽게 눌러 내린다.
4) 누르면서 피검사자에게 어깨를 으쓱해보라고 해서 저항이 어느 정도인지 비교한다.

4. 설하신경(CN Ⅻ) 검사
1) 피검사자에게 혀를 쭉 내밀어 보도록 한다.

2) 혀가 정 가운데로 나오는지 아니면 한쪽으로 휘어지는지를 관찰한다.

결과 기록

1. 각 신경에 대한 검사결과를 기록한다.

실 례

1. CN Ⅰ: 좌우측 콧구멍에서 각각 커피와 초콜렛 향을 구분한다.
2. CN Ⅷ: 오른쪽 귀는 35 cm 거리에서 소리를 들음/ 왼쪽 귀는 5 cm 거리에서 들음. 콧노래 소리는 오른쪽 귀에서 더 크게 들림.
3. CN Ⅺ: 왼쪽 어깨가 오른쪽 보다 낮다/ 어깨를 으쓱일 때 오른쪽이 더 높이 올라온다.
4. CN Ⅻ: 혀가 정 가운데로 내밀어짐.
5. CN Ⅰ: 왼쪽 콧구멍으로는 커피와 초콜렛 향을 정확히 구분함, 오른쪽 콧구멍은 거의 냄새를 맡지 못하고 커피와 초콜렛 향을 구별 못함.
6. CN Ⅷ: 오른쪽 귀와 왼쪽 귀 모두 35 cm 떨어진 거리에서 손가락비빔 소리가 들림. 콧노래 소리는 두 귀에서 똑같이 크게 들림.
7. CN Ⅺ: 어깨를 이완 시켰을 때와 으쓱할 때 모두에서 두 어깨의 높이가 같음.
8. CN Ⅻ: 혀가 왼쪽으로 휘어짐.

표 8-2. 뇌신경 검사의 요약

뇌신경 번호	이름	각 신경들의 기능검사를 시행하는 검사과정
제1뇌신경	후각신경	스크리닝 검사*
제2뇌신경	시신경	시력검사(Snellen과 LogMAR) 바늘구멍 시력검사 색각검사 스크리닝 시야검사 대면 시야검사 암슬러격자 검사 평면시야검사 동공 반응주기 시간 검사
제3뇌신경	동안신경	가림 검사 외안근운동 검사 동공검사 적색렌즈, 단안운동 및 신속운동을 통한 외안근 운동범위 검사 마비 수평외안근 검사 팍스 3단계 검사 어두운 조명에서의 동공검사 동공 반응주기 시간 검사 약물을 사용한 동공검사
제4뇌신경	활차신경	가림 검사 외안근운동 검사 적색렌즈, 단안운동 및 신속운동을 통한 외안근 운동범위 검사
제5뇌신경	삼차신경	삼차신경 기능검사
제6뇌신경	외선신경	가림 검사 외안근운동 검사 적색렌즈, 단안운동 및 신속운동을 통한 외안근 운동범위 검사 팍스 3단계 검사
제7뇌신경	안면신경	안면신경 기능검사 눈물막 파괴시간 검사 쉬르머 검사
제8, 11, 및 12뇌신경	청각신경, 부신경, 설하신경	스크리닝 검사*

* 제 1, 8, 11, 및 12 뇌신경의 스크리닝 검사는 한 섹션에서 설명하였다.

REFERENCES

References for the procedures described in this text are listed on the following pages. Each section has been divided into two subdivisions: general references and technique-specific references. The general references are books that apply to the entire section and provide information on each of the techniques, including the theory of the procedure and the interpretation of the results. The articles and books included as technique-specific references have been organized in the same sequence as this book. If a procedure is not listed individually it is because we feel that adequate information can be obtained through the general references.

PREFACE

Koetting RA. Make your practice more time-efficient. *Rev Optom.* 1987;4:29–30.

Kurtz D, Carlson NB. A model for teaching examination efficiency to optometry students. Presented at the Annual Meeting of the American Academy of Optometry, 1985.

Marg E, Ng R. Optometrists' human and computer assistants. *J Occup Med.* 1972;14:357–362.

Zelada AJ, Carlson NB, Kurtz D, et al. Videotape: The entrance skills. Presented at the Annual Meeting of the American Academy of Optometry, 1986.

CHAPTER 1: CASE HISTORY

Ettinger ER: *Professional Communications in Eye Care*. Boston: Butterworth-Heinemann, 1993.

Greenberg DA, et al. *Introduction to the Clinical Interview*. New England College of Optometry, 1981.

Havener WH: *Synopsis of Ophthalmology*. St. Louis: Mosby, 1979.

CHAPTER TWO: ENTRANCE TESTS

General References

Borish IM. *Clinical Refraction.* 3rd ed. Chicago: Professional Press, 1975.

Edwards K, Llewellyn R. *Optometry.* Boston: Butterworth, 1988.

Eskridge JB, Amos JF, Bartlett JD. *Clinical Procedures in Optometry.* Philadelphia: Lippincott, 1991.

Grosvenor T. *Primary Care Optometry: A Clinical Manual.* 4th ed. Boston: Butterworth-Heinemann, 2002.

Scheiman M, Wick B. *Clinical Management of Binocular Vision: Heterophoric, Accommodative and Eye Movement Disorders.* 2nd ed. Philadelphia: Lippincott, Williams & Williams, 2002.

Von Noorden GK. *Burian-Von Noorden's Binocular Vision and Ocular Motility Theory and Management of Strabismus.* 2nd ed. St. Louis: Mosby, 1980.

Technique-Specific References

Visual Acuity

Elliott DB, Yang KCH, Whitaker D. Visual acuity changes throughout adulthood in normal, healthy eyes: Seeing beyond 6/6. *Optom Vis Sci.* 1995;72:186–191.

Grala P. Substandard acuity in the healthy looking eye. *J Am Optom Assoc.* 1981;52:725–729.

Grosvenor T. The preliminary examination—Part 2: Visual acuity. *Optom Weekly.* 1977;(Nov 24):36–39.

Pitts DG. Visual acuity as a function of age. *J Am Optom Assoc.* 1982;53:117–124.

Thibos LN, Bradley A. New methods for discriminating neural and optical losses of vision. *Optom Vis Sci.* 1993;70:279–287.

Velasco e Cruz AA. Historical roots of 20/20 as a (wrong) standard value of normal visual acuity. *Optom Vis Sci.* 1990;67:661.

LogMAR Visual Acuity

Arditi A, Cagenello R. On the statistical reliability of letter-chart visual acuity measurements. *Invest Ophthalmol Vis Sci.* 1993;34:120–129.

Bailey IL, Lovie JE. New design principles for visual acuity letter charts. *Am J Optom Physiol Opt.* 1976;53:740–745.

Bailey IL, Lovie JE. The design and use of a new near-vision chart. *Am J Optom Physiol Opt.* 1980;57:378–387.

Brown B, Lovie-Kitchin J. Repeated visual acuity measurement: Establishing the patient's own criterion for change. *Optom Vis Sci.* 1993;70:45–53.

Carkeet A. Modeling logMAR visual acuity scores: Effects of termination rules and alternative forced-choice options. *Optom Vis Sci.* 2001;78:529–538.

Elliott DB, Yang KCH, Whitaker D. Visual acuity changes throughout adulthood in normal, healthy eyes: Seeing beyond 6/6. *Optom Vis Sci.* 1995;72:186–191.

Ferris FL III, Freidlin V, Kassoff A, Green SB, Milton RC. Relative letter and position difficulty on visual acuity charts from the early treatment diabetic retinopathy study. *Am J Ophthalmol.* 1993; 116:735–740.

Ferris FL III, Kassoff A, Bresnick GH, Bailey I. New visual acuity charts for clinical research. *Am J Ophthalmol.* 1982; 94: 91–96.

Ferris FL, Bailey I. Standardizing the measurement of visual acuity for clinical research studies. *Ophthalmology.* 1996;103:181–182.

Gordon MO, Schechtman KB, Davis LF, et al, for the Collaborative Longitudinal Evaluation of Keratoconus (CLEK) Study Group. Visual acuity repeatability in keratoconus: Impact on sample size. *Optom Vis Sci.* 1998;75:249–257.

Lovie-Kitchin JE, Brown B. Repeatability and intercorrelations of standard vision tests as a function of age. *Optom Vis Sci.* 2000;77:412–420.

Reeves BC, Wood JM, Hill AR. Reliability of high- and low-contrast letter charts. *Ophthalmol Physiol Opt.* 1993;13:17–26.

Ricci F, Cedrone C, Cerulli L. Standardized measurement of visual acuity. *Ophthalmol Epidemiol.* 1997;5:41–53.

Siderov J, Tiu AL. Variability of measurements of visual acuity in a large eye clinic. *Acta Ophthalmol Scand.* 1999;77:673–676.

Wood JM, Bullimore MA. Interocular differences in visual function in normal subjects. *Ophthalmol Physiol Opt.* 1996;16:507–512.

Pinhole Visual Acuity

Kleinstein R. Use of the pinhole test. *Optom Monthly.* 1982;(Mar):171–173.

Takahashi E. The use and interpretation of the pinhole test. *Optom Weekly.* 1965;(May 6):83–86.

Amplitude of Accommodation

Atchison DA, Capper EJ, McCabe KL. Critical subjective measurement of amplitude of accommodation. *Optom Vis Sci.* 1994;71:699–706.

Atchinson DA, Claydon CA, Irwin SE. Amplitude of accommodation for different head positions and different directions of eye gaze. *Optom Vis Sci*. 1994;71:339–345.

Daum K. Accommodative insufficiency. *Am J Optom Physiol Opt*. 1983;60:352–359.

Sun F, Stark L, Nguyen A, et al. Changes in accommodation with age: static and dynamic. *Am J Optom Physiol Opt*. 1988;65:492–498.

Color Vision

Adams A. Color vision testing in optometric practice. *J Am Optom Assoc*. 1974;45:35–42

Chen A, O'Leary DJ. Validity and repeatability of the modified push-up method for measuring the amplitude of accommodation. *Clin Exp Optom*. 1998;81:63–71.

Chioran G, Sheedy J. Pseudoisochromatic plate design—Macbeth or tungsten illumination? *Am J Optom Physiol Opt*. 1983;60:204–215.

Diez MA, Luque MJ, Capilla P, et al. Detection and assessment of color vision anomalies and deficiencies in children. *J Pediatr Ophthalmol Strab*. 2001;38;195–205.

Genco L. Fundamentals of color vision, part I. *Optom Monthly* 1978;69:959–963.

Genco L. Fundamentals of color vision, part II. *Optom Monthly*. 1978;69:1050–1054.

Graham BV. Mechanisms of color vision—A review. *J Am Optom Assoc*. 1974;45: 25–29.

Grosvenor T. The preliminary examination, Part II. Color vision testing. *Optom Weekly*. 1978;(Feb):149–155.

Ishihara S. *The Series of Plates Designed as a Test for Colour-Blindness Instructional Manual*. Tokyo: Kanehara, 1980.

Marlowe S. Federal color vision requirements. *J Am Optom Assoc*. 1974;45:78.

Rodgin S. Acquired color vision defects. *N Engl J Optom*. 1986;38:11–24.

Somerfield M, Long J, et al. Effects of viewing conditions on standard measures of acquired and congenital color defects. *Optom Vis Sci*. 1989;66:29–33.

Cover Test

Daum KM. Heterophoria and heterotropia. In Eskridge JB, Amos JF, Bartlett JD, eds. *Clinical Procedures in Optometry*. Philadelphia: Lippincott, 1991.

Eskridge J. The complete cover test. *J Am Optom Assoc*. 1973;44:602–609.

Newell FW. *Ophthalmology: Principles and Concepts*. 7th ed. St. Louis: Mosby Year Book, 1992.

Rainey BB, Schroeder TL, Goss DA, Grosvenor TP. Reliability of and comparisons among three variations of the alternating cover test. *Ophthalmol Physiol Optom*. 1998;18:430–437.

Scheiman M, Wick B. *Clinical Management of Binocular Vision: Heterophoric, Accommodative and Eye Movement Disorders*. Philadelphia: Lippincott, 1994.

Sheedy JE, Saladin JJ. Exophoria at near in presbyopia. *Am J Optom Physiol Opt*. 1975;52:474–481.

Sloan P. The cover test in clinical practice. *Am J Optom Arch Am Acad Optom*. 1954;31:3–11.

Worth 4 Dot

Grala PE. When the patient can't see 20/20. *Rev Optom*. 1984;(Aug):42.

Stereopsis

Cooper J, Feldman J. Assessing the Frisby stereo test under monocular viewing conditions. *J Am Optom Assoc*. 1979;50:807.

Cooper J, Feldman K, Medlin D. Comparing stereoscopic performance of children using the Titmus, TNO, and Randot stereo tests. *J Am Optom Assoc*. 1979;50:821.

Hinchliffe HA. Clinical evaluation of stereopsis. *Br Orthopt J*. 1978;35:46.

Lang JI, Lang T. Eye screening with the Lang stereotest. *Am Orthopt J*. 1988;38:48.

Parks M. Single Binocular Vision. In Duane T, ed. *Duane's Clinical Ophthalmology*. 1971, pp 1–13.
Randot Stereotests. *Instructional Manual*. Chicago: Stereo Optical Co, 1988.

Reading RW. *Binocular Vision Foundations and Applications*. Boston: Butterworth, 1983.

Near Point of Convergence

Amos JF. *Diagnosis and Management in Vision Care.* Boston: Butterworth, 1987.

Capobianco NM. The subjective measurement of the nearpoint of convergence and its significance in the diagnosis of convergence insufficiency. *Am Orthopt J.* 1952;2:40.

Scheiman M, Gallaway M, Franta KA, Peters RJ, Hatch S, Cuff M, and Mitchel GL. Nearpoint of convergence: Test procedure, target selection, and normative data. Optom Vis Sci. 2003;80:214–225.

Hirschberg Test

Eskridge JB, Wick B, Perrigin D. The Hirschberg test: A double-masked clinical evaluation. *Am J Optom Physiol Opt.* 1988;65:745–750.

Griffin JR. *Binocular Anomalies Procedures for Vision Therapy.* Chicago: Professional Press, 1982.

Scheiman M. Hirschberg, Krimsky, Brückner Tests. In Eskridge JB, Amos JF, Bartlett JD, eds. *Clinical Procedures in Optometry.* Philadelphia: Lippincott, 1991.

Brückner Test

Caloroso EE, Rouse MW, Cotter SA. *Clinical Management of Strabismus.* Boston: Butterworth-Heinemann, 1993.

Griffin JR, Cotter SA. The Brückner test: Evaluation of clinical usefulness. *Am J Optom Physiol Opt.* 1986;63:957.

Roe LD, Gutyon DL. The light that leaks: Brückner and the red reflex. *Surv Ophthalmol.* 1984;28:665.

Tongue AC, Cibis GW. Brückner test. *J Am Acad Ophthalmol.* 1981;88:1041.

EOMs

Eskridge J. Evaluation and diagnosis of incomitant ocular deviations. *J Am Optom Assoc.* 1989;60:375–388.

Eskridge J, Wick B, Perrigin D. The Hirschberg test: A double-masked clinical evaluation. *Am J Optom Physiol Opt.* 1988;65:745–750.

Genco L. Ocular motility, part I. *Optom Monthly.* 1979;70:37–41.

Genco L. Ocular motility, part II. *Optom Monthly.* 1979;70:101–105.

Genco L. Ocular motility, part III. *Optom Monthly.* 1979;70:185–189.

Genco L. Testing extraocular muscles and visual skills. *Optom Monthly.* 1979; 70: 261–266.

Gray L. Doctor I see double. *Rev Optom.* 1985;(Mar):41–49.

Grosvenor T. The preliminary examination, Part 5. Motility tests. *Optom Weekly.* 1977;(Dec 15):33–35.

Rush JA, Younge BR. Paralysis of Cranial III, IV, and VI. Cause and prognosis in 1000 cases. *Arch Ophthalmol.* 1981;99:76–79.

Sheni D, Remole A. Variation of convergence limits with change in direction of gaze. *Am J Optom Physiol Opt.* 1988;65:76–83.

Pupils

Carter J. Diagnosis of pupillary anomalies. *J Am Optom Assoc.* 1979;50:671–680.

Genco L. The pupillary reflex pathway. *Optom Monthly.* 1978;69:774–778.

Gray L. The five-step pupil evaluation. *Rev Optom.* 1981;(Feb):38–44.

Higgins JD. Pupil. In Barresi BJ, ed. *Ocular Assessment: The Manual of Diagnosis for Office Practice.* Boston: Butterworth, 1984, pp 189–199.

Nyman J, Nyman N. Pupillary examination. *J Am Optom Assoc.* 1977;48:1375–1380.

Slamovits TL, Glaser JS. The pupils and accommodation. In Glaser JS, ed. *Neuro-ophthalmology.* Philadelphia: Lippincott, 1990, pp 459–486.

Thompson HS. Pupillary signs in the diagnosis of optic nerve disease. *Trans Ophthalmol Soc UK.* 1976;96:377–381.

Thompson HS, Pilley SF. Unequal pupils. A flowchart for sorting out the anisocorias. *Surv Ophthalmol.* 1976;21:45–48.

Walsh TJ. Pupillary abnormalities. In Walsh TJ, ed. *Neuro-ophthalmology: Clinical Signs and Symptoms*. Philadelphia: Lea & Febiger, 1992.
Zinn K. *The Pupil*. Springfield, IL: Thomas, 1972.

Screening Fields

Berman R. Classification of visual field defects. *Rev Optom*. 1978;115:57–60.
Genco L. Visual losses and perimetry. *Optom Monthly*. 1979;70:621–626.
Goodlaw E. A case in point extended. *J Am Optom Assoc*. 1985;56:564–565.
Grosvenor T. The preliminary examination, part 10. Visual field screening. *Optom Weekly*. 1978;64:111–116.
Reader A, Harper D. Confrontation visual-field testing. *JAMA*. 1976;236:250.
Trobe JD, Acosta PC, Krischer JP, et al. Confrontation visual field techniques in the detection of anterior visual pathway lesions. *Ann Neurol*. 1981;10:28–34.
Wirtschafter J, Hard-Boberg A, Coffman S. Evaluating the usefulness in neuro-ophthalmology of visual field examinations peripheral to 30 degrees *Trans Am Ophthalmol Soc*. 1984;82:329–357.

CHAPTER THREE: REFRACTION

General References

Amos JF. *Diagnosis and Management in Vision Care*. Boston: Butterworth, 1988.
Bannon RE. Binocular refraction—A survey of various techniques. *Optom Weekly*. 1965:(August 5):25–31.
Bartlett, JD, Jaanus SD, eds. *Clinical Ocular Pharmacology*. 4th ed. Boston: Butterworth-Heinemann, 2001.
Benjamin WJ, ed. *Borish's Clinical Refraction*. Philadelphia: Saunders, 1998.
Borish IM. *Clinical Refraction*. 3rd ed. Chicago: Professional Press, 1975.
Duke-Elder S. *The Practice of Refraction*. St. Louis: Mosby, 1969.
Edwards K, Llewellyn R. *Optometry*. Boston: Butterworth, 1988.
Grosvenor T. *Primary Care Optometry: A Clinical Manual*. 2nd ed. Chicago: Professional Press, 1989
Kurtz, D. The Perfect Eye: A novel model for teaching the theory of refraction. *J Optom Ed*. 1999;24:91–95.
Michaels D. *Visual Optics and Refraction: A Clinical Approach*. 3rd ed. St. Louis: Mosby, 1985.
Michaels DD. *Basic Refraction Techniques*. New York: Raven, 1988.
Sloane AE. *Manual of Refraction*. 3rd ed. Boston: Little, Brown, 1979.
Zadnik K, ed. *The Ocular Examination*. Philadelphia: Saunders, 1997.

Technique-Specific References

Lensometry

Fannin TE, Grosvenor T. *Clinical Optics*. Boston: Butterworth, 1987.
Kozol F. *Clinical Optics*. Boston: New England College of Optometry, 1980, pp 24–30, 66–69.
Rubin M. *Optics for Clinicians*. 2nd ed. Gainesville: Triad, 1974, pp 310–319.

Retinoscopy

Corboy JM. *The Retinoscopy Book*. Thorofare, NJ: Slack, 1989.
Duke-Elder S. *System of Ophthalmology*, vol, 5. *Ophthalmic Optics and Refraction*. St. Louis: Mosby, 1970, p 391.
Jones R. Physiological pseudomyopia. *Optom Vis Sci*. 1990;67:610.

Mutti DO, Zadnik K. Refractive error. Chapter 4 in Zadnik K, ed. *The Ocular Examination*. Philadelphia: Saunders, 1997, pp 64–74.

Roorda A, Bobier WR. Geometrical technique to determine the influence of monochromatic aberrations of retinoscopy. *J Opt Soc Am.* 1996;13:3–11.

Subjective Refraction

Abel CA. *Outline of Refracting Procedure*. Southern California College of Optometry (no date).

American Academy of Ophthalmology. *Ophthalmology Basic and Clinical Science Course*, section 2. *Optics, Refraction, and Contact Lenses*. San Francisco: American Academy of Ophthalmology, 1984.

Atchison DA, Charman WN, Woods RL. Subjective depth-of-focus of the eye. *Optom Vis Sci.* 1997:74:511–520.

Bannon RE. *Clinical Manual on Refraction with the AO Ultramatic Rx Master Phoropter*. Buffalo, NY: American Optical Corporation, 1975.

Grosvenor T. The refractive examination, part 3. Subjective testing. *Optom Monthly*. 1978:(Jul);74–83.

Johnson BL, Edwards JS, Goss DA, et al. A comparison of three subjective tests for astigmatism and their interexaminer reliabilities. *J Am Optom Assoc.* 1996;67:590–598.

Marcos S, Moreno E, Navarro R. The depth-of-field of the human eye from objective and subjective measurements. *Vision Res.* 1999;39:2039–2049.

Milder B, Rubin ML. *The Fine Art of Prescribing Glasses Without Making a Spectacle of Yourself.* 2nd ed. Gainesville: Triad Scientific, 1991.

Miller AD, Kris MJ, Griffiths AC. Effect of small focal errors on vision. *Optom Vis Sci.* 1997;74:521–526.

Mutti DO, Zadnik K. Refractive error. Chapter 4 in Zadnik, K. *The Ocular Examination*. Philadelphia: Saunders, 1997; pp 74–81.

Reinecke RD, Herm RJ. *Refraction: A Programmed Text*. 2nd ed. New York: Appleton-Century-Crofts, 1976.

Rosenfield M, Chiu NN. Repeatability of subjective and objective refraction. *Optom Vis Sci.* 1995:72:577–579.

Ward PA, Charman WN. An objective assessment of the effect of fogging on accommodation. *Am J Optom Physiol Opt*. 1987;64:762–767.

Jackson Cross Cylinder

Brookman, KE. The Jackson crossed cylinder: historical perspective. *Optom Vis Sci.* 1993; 64:329–331.

Del Priore L, Guyton D. The Jackson cross cylinder. A reappraisal. *Ophthalmology*. 1966; 93:1461–1465.

Frank H. An experimental study on the cross-cylinder technique. *Am J Optom Arch Am Acad Optom*. 1950;27:572–575.

O'Leary D, Yang PH, Yeo CH. Effect of cross cylinder power on cylinder axis sensitivity. *Am J Optom Physiol Opt*. 1987;64:367–369.

Binocular Balance

Gentsch L, Goodwin H. A comparison of methods for the determination of binocular refractive balance. *Am J Optom Arch Am Acad Optom*. Oct, 1966.

Grosvenor T. Determining the binocular balance. *Optom Weekly*. 1976;67:33–35.

Layton A. A supplementary technique for balancing refraction. *Am J Optom Physiol Opt.* 1975;52:125–127.

Determining the Add for the Presbyope

Blystone PA. Relationship between age and presbyopic addition using a sample of 3,645 examinations from a single private practice. *J Am Optom Assoc.* 1999;70:505–508.

Carter JH. Determining the nearpoint addition. *N Engl J Optom*. 1985;37:4–13
Kurtz D. Presbyopia. In Brookman KE, ed. *Refractive Management of Ametropia*. Boston: Butterworth-Heinemann, 1996, pp 145–179.
Pointer JS. The presbyopic add. I. Magnitude and distribution in a historical context. *Ophthalmol Physiol Optom*. 1995;15:235–240.
Pointer JS. The presbyopic add. III. Influence of the distance refractive type. *Ophthalmol Physiol Optom*. 1995;15:249–253.

Trial Frame Refraction

Bailey I. Refracting low-vision patients. *Optom Monthly*. 1978;(May):131–135.
Margach C. Trial frame examinations: Back to basics. *Opt J Rev Optom*. 1976;(Oct):52–58.
Newman J. *A Guide to the Care of Low Vision Patients*. St. Louis: AOA, 1974, pp 67–99.

Stenopaic Slit Refraction

Long W. Stenopaic slit refraction. *Optom Weekly*. 1975;(Nov 6):33–36.

Cycloplegic Refraction

Amos D. Cycloplegic refraction. In Bartlett J, Janus S, eds. *Ocular Pharmacology*. Boston: Butterworth, 1984, pp 469–482.
Chung I. Topical ophthalmic drugs and the pediatric patient. *Optometry* 2000;71:511–518.
Kleinstein RN, Mutti DO, Manny RE, et al. Cycloplegia in African-American children. *Optom Vis Sci*. 1999;76:102–107.
Lahdes KK, Huupponen RK, Kaila RJ. Ocular effects and systemic absorption of cyclopentolate eyedrops after canthal and conventional application. *Acta Ophthalmol*. 1994;72:698–702.
Manny RE, Fern KD, Zervas HJ, et al. 1% cyclopentolate hydrochloride: another look at the time course of cycloplegia using an objective measure of the accommodative response. *Optom Vis Sci*. 1993;70:651–665.
Manny RE, Scheiman M, Kurtz D, et al and The COMET Study Group. Tropicamide 1%: An effective cycloplegic agent for myopic children. *Invest Ophthalmol Vis Sci*. 2001;42:1728–1735.
Mutti DO, Zadnik K. Refractive error. Chapter 4 in Zadnik K, ed. *The Ocular Examination*. Philadelphia: Saunders, 1997, pp 82–84.
Nelson LB. *Pediatric Ophthalmology*. Philadelphia: Saunders, 1984.

Delayed Subjective Refraction

Grosvenor T. How to keep your patient from accommodating. *Optom Weekly*. 1976;(June 24):44–46.

Binocular Refraction: Vectographic and Humphriss Immediate Contrast Technique

Bannon R. Binocular refraction: a survey of various techniques. *Optom Weekly*. 1965;56:25–31.
Chiu NN, Rosenfield M, Wong LC. Effect of contralateral fog during refractive error assessment. *J Am Optom Assoc* 1997;68:305–308.
Grolman B. Binocular refraction: a new system. *N Engl J Optom*. 1966;17:118–129.
Humphriss D, Woodruff E. Refraction by immediate contrast. *Optom Weekly*. 1962;53:2171–2175.

Mohindra's Near Retinoscopy

Mohindra I. Comparison of near retinoscopy and subjective refraction in adults. *Am J Optom Physiol Opt*. 1977;54:319–322.
Mohindra I. A non-cycloplegic refraction technique for infants and young children. *J Am Optom Assoc*. 1977;48:518–523.
Mohindra I. Physiological basis for near retinoscopy. *Optom Monthly*. 1980; 71:43–45.
Saunders KJ, Westall CA. Comparison between near retinoscopy and cycloplegic retinoscopy in the refraction of infants and children. *Optom Vis Sci*. 1992;69:615–622.
Twelker JD, Mutti DO. Retinoscopy in infants using a near noncycloplegic technique, cycloplegia with tropicamide 1%, and cycloplegia with cyclopentolate 1%. *Optom Vis Sci*. 2001;78:215–222.

Wesson MD, Mann KR, Bray NW. A comparison of cycloplegic refraction to the near retinoscopy technique for refractive error determination. *J Am Optom Assoc* 1990;61:680–684.

Septum Near Balance

Morgan MW. The Turville infinity binocular balance test. *J Am Optom Assoc* 1960;(January): 447–450.

CHAPTER 4: FUNCTIONAL TESTS

General References

Amos JF. *Diagnosis and Management in Vision Care*. Boston: Butterworth, 1987.
Benjamin WJ. *Borish's Clinical Refraction*. Philadelphia: Saunders, 1998.
Borish IM. *Clinical Refraction*. 3rd ed. Chicago: Professional Press, 1975.
Edwards K, Llewellyn R. *Optometry*. Boston: Butterworth, 1988.
Griffith JR. *Binocular Anomalies: Procedures for Vision Therapy*. 2nd ed. Chicago: Professional Press, 1982.
Grosvenor T. *Primary Care Optometry*. 4th ed Boston: Butterworth Heinemann, 2002.
Scheiman M, Wick B. *Clinical Management of Binocular Vision: Heterophoric, Accommodative and Eye Movement Disorders*. 2nd ed. Philadelphia: Lippincott, Williams & Williams, 2002.
Schor CM, Ciuffreda KJ. *Vergence Eye Movements: Basic and Clinical Aspects*. Boston: Butterworth, 1983.

Technique-Specific References

Lateral and Vertical Phorias

Calvin H, Rupnow P, Grosvenor T. How good is the estimated cover test at predicting the von Graefe phoria measurement? *Optom Vis Sci*. 1996;73:701–706.
Kromeier M, Schmitt C, Bach M, Kommereli G. Heterophoria measured with white, dark-grey and dark-red Maddox rods. *Graefes Arch Clin Exp Ophthalmol* 2001;239:937–940.
Robertson KM. Symptoms, signs, and diagnostic testing of vertical misalignment. *Prob Optom*. 1992;4:541–555.
Saladin JJ, Sheedy JE. Population study of fixation disparity, heterophoria, and vergence. *Am J Optom Physiol Opt*. 1978;55:744–750.
Schroeder TL, Rainey BB, Goss DA, Grosvenor TP. Reliability of and comparisons among methods of measuring dissociated phoria. *Optom Vis Sci*. 1996;73:389–397.
Walline JJ, Mutti DO, Zadnik K, Jones L. Development of phoria in children. *Optom Vis Sci*. 1998;75:605–610.

Horizontal and Vertical Vergences

Feldman J, Cooper J, Carniglia P, et al. Comparison of fusional ranges measured by Risley prisms, vectograms, and computer orthopter. *Optom Vis Sci*. 1989;66:375–382.
Fry G. An analysis of the relationships between phoria, blur, break and recovery findings at the near point. *Am J Optom Arch Am Acad Optom*. 1941;18:393–402.
Gall R, Wick B, Bedell H. Vergence facility: establishing clinical utility. *Optom Vis Sci* 1998; 75:731–742.
Goss DA. Effect of test sequence on fusional vergence ranges. *N Engl J Optom*. 1995;47:39–42.
Jackson TW, Goss DA. Variation and correlation of standard clinical phoropter tests of phorias, vergence ranges, and relative accommodation. *J Am Optom Assoc*. 1991;62:540–547.
Morgan MW. Analysis of clinic data. *Am J Optom Arch Am Acad Optom*. 1944;21:477–491.

Penisten DK, Hofstetter HW, Goss DA. Reliability of rotary prism fusional vergence ranges. *Optometry.* 2001;72:117–122.

Saladin JJ, Sheedy JE. Population study of fixation disparity, heterophoria, and vergence. *Am J Optom Physiol Opt.* 1978;55:744–750.

Scheiman M, Herzberg H, Frantz K, et al. A normative study of step vergences in elementary schoolchildren. *J Am Optom Assoc.* 1989;60:276–280.

Sheedy JE, Saladin JJ. Association of symptoms with measures of oculomotor deficiencies. *Am J Physiol Opt.* 1978;55:670–676.

Tuff LC, Firth AY, Griffiths HJ. Prism vergence measurements following adaptation to a base out prism. *Brit Orthop J.* 2000;57:42–44.

Accommodative Facility

Eskridge J. Clinical objective assessment of the accommodative response. *J Am Optom Assoc.* 1989;60:272–274.

McKenzie K, Kerr S, Rouse M. Study of accommodative facility testing reliability. *Am J Optom Physiol Opt.* 1987;64:186–194.

Pica M, Redmond MS, Zost M. Polarized versus anaglyphic materials. *J Behav Optom.* 1996; 7:43–45.

Rouse M, Deland P, Chous R, et al. Monocular accommodative facility testing reliability. *Optom Vis Sci.* 1989;66:72–77.

Rouse M, Hutter R. A normative study of the accommodative lag in elementary school children. *Am J Optom Physiol Opt.* 1984;61:693–697.

Scheiman M, Herzberg H, Frantz K, et al. Normative study of accommodative facility in elementary schoolchildren. *Am J Optom Physiol Opt.* 1988;65:127–134.

Siderov J, Johnston AW. The importance of the test parameters in the clinical assessment of accommodative facility. *Optom Vis Sci.* 1990;67:551–557.

Zellers JA, Alpert TL, Rouse MW. A review of the literature and a normative study of accommodative facility. *J Am Optom Assoc.* 1984;55:31–37.

Dynamic Retinoscopy

Apell R. Clinical application of bell retinoscopy. *J Am Optom Assoc.* 1975;46:1023–1027.

Bieber J. Why nearpoint retinoscopy with children? *Optom Weekly.* 1974;(Jan 17):23–26.

Haynes H. Clinical approaches to near point lens power determination. *Am J Optom Physiol Opt.* 1985;62:375–385.

Locke LC, Somers W. A comparison study of dynamic retinoscopy techniques. *Optom Vis Sci* 1989;66:540–544.

Rouse M, Hutter R. A normative study of the accommodative lag in elementary school children. *Am J Optom Physiol Opt.* 1984;61:693–697.

Rouse M, London R, Allen D. An evaluation of the monocular estimate method of dynamic retinoscopy. *Am J Optom Physiol Opt.* 1982;59:234–239.

Streff J, Claussen V. Retinoscopy measurement differences as a variable of technique. *Am J Optom Arch Am Acad Optom.* 1971;48:671–676.

Associated Phoria

Borish I. The Borish nearpoint chart. *J Am Optom Assoc.* 1978;49:41–44.

Carter D. Fixation disparity and heterophoria following prolonged wearing of prisms. *Am J Optom Arch Am Acad Optom.* 1965;42:141–152.

Eskridge JB. Adaptation to vertical prism. *Am J Optom Physiol Opt.* 1988; 65:371–376.

Pickwell LD, Yekta AA, Jenkins TC. Effect of reading in low illumination on fixation disparity. *Am J Optom Physiol Opt.* 1987;64:513–518.

Rutstein R, Eskridge J. Clinical evaluation of fixation disparity, part one. *Am J Optom Physiol Opt.* 1983;60:688–693.

Rutstein R, Eskridge J. Studies in vertical fixation disparity. *Am J Optom Physiol Opt.* 1986; 63:639–644.

Sheedy JE. Analysis of near oculomotor balance. *Rev Optom* 1979;(July):44–45.

Sheedy JE. Actual measurement of fixation disparity and its use in diagnosis and treatment. *J Am Optom Assoc* 1980;51:1079–1084.

Minus Lens to Blur

Edwards K, Llewellyn R. *Optometry.* Boston: Butterworth, 1988.

Rosenfield M, Cohen AS. Repeatability of clinical measurement of the amplitude of accommodation. *Ophthalmol Physiol Opt.* 1996;16:247–249.

4Δ Base Out Test

Frantz KA, Cotter SA, Wick B. Re-evaluation of the four prism diopter base-out test. *Optom Vis Sci.* 1992;69:777–786.

CHAPTER 5: OCULAR HEALTH ASSESSMENT

General References

Alexander LJ. *Primary Care of the Posterior Segment.* 2nd ed. Norwalk, CT: Appleton & Lange, 1994.

Bartlett JD, Jaanus SD. *Clinical Ocular Pharmacology.* Boston: Butterworth, 1989.

Brandreth R. *Clinical Slit Lamp Biomicroscopy.* San Leandro: Blaco Printers, 1978.

Budenz DL, McSoley J. Evaluating patients for glaucoma: A history- and examination-driven method. *Practical Optometry* 2002;13:6–12.

Casser L, Fingeret M, Woodcome HT. *Atlas of Primary Eyecare Procedures.* 2nd ed. Norwalk, CT: Appleton & Lange, 1997.

Catania L. *Primary Care of the Anterior Segment.* 2nd ed. Norwalk, CT: Appleton & Lange, 1994.

Duane T. *Clinical Ophthalmology.* Philadelphia: Lippincott, 1988.

Eskridge JB, Amos JF, Bartlett JD. *Clinical Procedures in Optometry.* Philadelphia: Lippincott, 1991.

Havener W. *Synopsis of Ophthalmology.* 5th ed. St. Louis: Mosby, 1979.

Pavan-Langston D. *Manual of Ocular Diagnosis and Therapy.* Boston: Little, Brown, 1980.

Terry J. *Ocular Disease Detection, Diagnosis and Treatment.* Boston: Butterworth, 1984.

Thomann KH, Marks ES, Adamczyk DT. *Primary Eyecare in Systemic Disease.* 2nd ed. New York: McGraw-Hill, 2001.

Technique-Specific References

Introduction

AIDS Task Force. Policy Statement. Section of Public Health and Occupation Vision of the American Academy of Optometry. *Am J Optom Physiol Opt.* 1988;65:599–601.

Whitmer L. To see or not to see: routine pupillary dilation. *J Am Optom Assoc.* 1989;60:496–499.

Biomicroscopy

Chaong R, Simpson T, Fonn D. The repeatability of discrete and continuous anterior segment grading scales. *Optom Vis Sci.* 2000;77:244–251.

Garston M. Turn up the light Part II. How to see more with your slit lamp. *Rev Optom.* 2002;(Sept 15):75–78.

Polse K. Technique for estimating the angle of the anterior chamber with the slit lamp. *Optom Weekly.* 1975;(June 12):13–16.

Van Herick W, Shaffer R, Schwartz A. Estimation of width of angle of anterior chamber. *Am J Ophthalmol.* 1969;68:626–629.

Walker R. Fundamentals of biomicroscopy. *OJRO.* 1977;(Jan):60–74.

Walker R. Biomicroscopic examination of the normal eye. *OJRO.* 1977;(May):59–64.

Instillation of Drops

Lahdes KK, Huupponen RK, Kaila RJ. Ocular effects and systemic absorption of cyclopentolate eyedrops after canthal and conventional application. *Acta Ophthalmologica.* 1994;72:698–702.

Smith SE. Eyedrop instillation for reluctant children. *Br J Ophthalmol.* 1991;75:480–481.

Gonioscopy

Cockburn D. A new method for gonioscopic grading of the anterior chamber angle. *Am J Optom Physiol Opt.* 1980;57:258–261

Fisch BM. *Gonioscopy and the Glaucomas.* 1993. Boston: Butterworth-Heinemann.

Fisch BM, Scott C. Gonioscopy in optometric practice: How to perform the examination, what to look for. *Contemp Optom.* 1987;6:27–34.

Gray L. Fundamentals of gonioscopy. *Rev Optom.* 1977;(Oct):51–60.

Gray L. Fundamentals of gonioscopy, part 2. *Rev Optom.* 1978;(Jul):47–55.

Penisten, D. Get a better angle on the gonio exam. *Rev Optom.* 1998;(Nov 15):62–66.

Prokopich CL, Flanagan JG. Gonioscopy: evaluation of the anterior chamber angle. Part I. *Ophthalmic Physiol Opt.* 1996;16:S39–S42.

Prokopich CL, Flanagan JG. Gonioscopy: evaluation of the anterior chamber angle. Part II. *Ophthalmic Physiol Opt.* 1997;17:S9–S13.

Williams KC, Barnebey HS. Meeting the challenge of secondary glaucomas. *Rev Optom.* 1998;(July 15):74–91.

Lacrimal/Tear Integrity Testing/Tear Break-up Time

Bron AJ. Diagnosis of dry eye. *Surv Ophthalmol.* 2001;45(2):S221–S226.

Campbell H, et al. A simple test for lacrimal obstruction. *Am J Ophthalmol.* 1962;53:611–613.

Cho P, Yap M. Schirmer Test 1. A Review. *Optom Vis Sci.* 1993;70:152–156.

Clompus R. When the patient complains of excessive tearing. *Rev Optom.* 1983;120:51–55.

Dundas M, Walker A, Woods RL. Clinical grading of corneal staining of non-contact lens wearers. *Ophthalmol Physiol Opt.* 2001;21:30–35.

Flachs A. The fluorescein appearance test for lacrimal obstruction. *Ann Ophthalmol.* 1979;(Feb): 237–242

Guzek JP, Yoon PS, Stephenson CB, et al. Lacrimal testing: the dye disappearance test & the Jones test. *An Ophthalmol* 1996;28:357–363.

Holly FJ, Lemp MA. Tear physiology and dry eyes. *Surv Ophthalmol.* 1977;22:69–87.

Jaanus S. Managing the Dry Eye. *Clin Eye Vis Care.* 1990;2:38–44.

Jones L, Linn M. The diagnosis of the causes of epiphora. *Am J Ophthalmol.* 1969;67:751–754.

Korb DR. Survey of preferred tests for the diagnosis of the tear film and dry eye. *Cornea.* 2000; 19:483–486.

Korb DR, Greiner JV, Herman J. Comparison of fluorescein break-up time measurement reproducibility using standard fluorescein strips versus the Dry Eye Test (DET) method. *Cornea.* 2001;20:811–815.

Manning FJ, Wehrly SR, Foulks GN. Patient tolerance and ocular surface staining characteristics of lissamine green versus rose Bengal. *Ophthalmology.* 1995;102:1953–1957.

Norn MS. Desiccation of the precorneal film. I: Corneal wetting time. *Acta Ophthalmol (Copenh).* 1969;47:865–880.

Pflugfelder SC, Scheffer CG, Tseng SC, et al. Evaluation of subjective assessments and objective diagnostic tests for diagnosing tear-film disorders known to cause ocular irritation. *Cornea.* 1998;17:38–56.

Putterman A. Evaluation of the lacrimal system. *Eye Ear Nose Throat Mon.* 1972;51:31–39.

Tsubota K, Kaido M, Yagi Y, et al. Diseases associated with ocular surface abnormalities: the importance of reflex tearing. *Br J Ophthalmol.* 1999;83:89–91.

Veirs E. *Lacrimal Disorders Diagnosis and Treatment.* St. Louis: Mosby, 1976, pp 15–30.

Yokoi N, Kinoshita S, Bron AJ, et al. Tear meniscus changes during cotton thread and Schirmer testing. *Invest Ophthalmol Vis Sci.* 2000;41:3748–3753.

Direct Ophthalmoscopy

Bass S. Examining the retina. *Rev Optom.* 1986;123:64–70.

Grosvenor T. The preliminary examination, part 9. Ophthalmoscopy. *Optom Weekly.* 1978;(Jan 19):29–33.

Raasch T. Funduscopic systems: a comparison of magnification. *Am J Optom Physiol Opt.* 1982; 59:595–601.

Binocular Indirect Ophthalmoscopy

Alexander A. Peripheral retinal examination in optometric practice. *Rev Optom.* 1978;(Dec):27–30.

Bass, S. How to achieve a greater appreciation of retinal scenery. *Rev Optom.* 1995;(Feb 15):89–97.

Cavallerano A, Garston M. Examination of the peripheral ocular fundus. *Rev Optom.* 1979; (May):43–49.

Cavallerano A, Gutner R, Garston M. Indirect biomicroscopy techniques. *J Am Optom Assoc.* 1986;57:755–758.

Chung I. Topical ophthalmic drugs and the pediatric patient. *Optometry.* 2000;71:511–518.

Denial A, Hanley M. Safe exposure times for slit lamp fundus biomicroscopy with high plus lenses. *Optometry.* 2000;72:45–51.

Garston M. Turn up the light on your diagnosis: part 1. *Rev Optom.* 2002;(Aug 14):71–74.

Patorgis CJ, Augeri PA. Binocular indirect ophthalmology: diagnostic applications, examination techniques. *Contemp Optom.* 1987;6:23–31.

Potter J, Semes L, Cavallerano A, et al. *Binocular Indirect Ophthalmoscopy.* Boston: Butterworth, 1988.

Rutnin U. Fundus appearance in normal eyes. *Am J Ophthalmol.* 1967;64:821–839.

Semes L. Sharpen your retinal exam skills. *Rev Optom.* 1989;(May):57–60.

Fundus Biomicroscopy

Barker F. Vitreoretinal biomicroscopy: A comparison of techniques. *J Am Optom Assoc.* 1987; 58:985–992.

Besada E. Examination of retinal lesions using binocular indirect ophthalmoscopy and non-contact lens biomicroscopy. *Practical Optometry.* 2002;13:162–174.

Cavallerano A, Gutner R, Garston M. Indirect biomicroscopy techniques. *J Am Optom Assoc.* 1986;57:755–758.

Houston G. Fundus photography using the Volk 90 diopter lens. *So J Optom.* 1988;6:23–26.

Jackson J, Fisher M. Evaluation of the posterior pole with a 90D lens and the slit-lamp biomicroscope. *So J Optom.* 1987;5:80–83.

Tanner V, Williamson TH. Watzke-Allen slit beam test in macular holes confirmed by optical coherence tomography. *Arch Ophthalmol.* 2000;118:1059–1063.

Volk Optical/Tech Optics, Inc. *Volk Double Aspheric 90D BIO Lens Instruction Manual.* Mentor, OH: Volk Tech Optics, 1985.

Watzke RC, Allen L. Subjective slitbeam sign for macular disease. *Am J Ophthalmol.* 1969; 68:449–453.

Wing J, Barker F. Wide field fundus biomicroscopy lenses—a comparative study. *J Am Optom Assoc.* 1990;61:544–547.

Goldmann 3-Mirror Lens

Barker F. Vitreoretinal biomicroscopy: a comparison of techniques. *J Am Optom Assoc.* 1987; 58:985–992.

Bock W. Fundus contact lens and Hruby lens. *J Am Optom Assoc.* 1977;48: 1425–1429.

Siegel D. Beyond binocular indirect. *Rev Optom.* 1990;(Jan):64–71.

Tonometry

Agudelo LM, Molina CA, Alvarez DL. Changes in intraocular pressure after laser in situ keratomileusis for myopia, hyperopia, and astigmatism. *J Refract Surg.* 2002;18:472–474.

Blumenthal EZ. Aligning the Goldmann tonometer tip by means of the "precontact whitish rings." *Surv Ophthalmol.* 1999;44:171–172.

Burvenich H, Sallet G, DeClercq J. The correlation between IOP measurement, central corneal thickness and corneal curvature. *Bull Soc Belge Ophthalmol.* 2000;276:23–26.

Doughty MJ, Zamen ML. Human corneal thickness and its impact on intraocular pressure measures: A review and meta-analysis approach. *Surv Ophthalmol.* 2000;44:367–408.

Faucher A, Gregoire J, Blondeau P. Accuracy of Goldmann tonometry after refractive surgery. *J Cataract Refract Surg.* 1997;23:832–838.

Gimeno JA, Munoz LA, Valenzuela LA, et al. Influence of refraction on tonometric readings after photorefractive keratectomy and laser assisted in situ keratomileusis. *Cornea.* 2000;19:512–516.

Gloster J. Tonometry and tonography. *Int Ophthalmol Clin.* 1965;15:990–1005.

Holladay J, Allison M, Prager T. Goldmann applanation tonometry in patients with regular corneal astigmatism. *Am J Ophthalmol.* 1983;96:90–93.

Moses R. The Goldmann applanation tonometer. *Am J Ophthalmol.* 1958;46:865–869.

Motolko MA, Feldman F, Hyde M, Hudy D. Sources of variability in the results of applanation tonometry. *Can J Ophthalmol.* 1982;17:93–95.

Rosenthal J, Werner D. *Tonometry and Glaucoma Detection.* Chicago: Professional Press; 1969, pp 111–113.

Amsler Grid

Marmor MF. A brief history of Macular grids: from Thomas Reid to Edvard Munch and Marc Amsler. *Surv Ophthalmol.* 2000;44:343–353.

Saito Y, Hirata Y, Hayashi A, et al. The visual performance and metaqmorphopsia of patients with macular holes. *Arch Ophthalmol.* 2000;118:41–46.

Red Desaturation

Liu GT, Volpe NJ, Galetta SL. *Neuro-Ophthalmology: Diagnosis and Management.* Philadelphia: Saunders, 2001, pp 7–40.

Modica PA. *Neuro-ophthalmic System: Clinical procedures.* Boston: Butterworth-Heinemann, 1999, pp 139–140.

Skarf B, Glaser JS, Trick GL, et al. Neuro-ophthalmic examination: the visual system. In Glaser JS, ed. *Neuro-ophthalmology.* 3rd ed. Philadelphia: Lippincott, Williams & Wilkins, 1999, pp 7–4.

Skarf B, Glaser JS, Trick GL, et al. Neuro-ophthalmologic examination: the visual sensory system. In Tasman W, Jaeger EA, eds. *Duanes' Clinical Ophthalmology.* Philadelphia: Lippincott, Williams & Wilkins, 2000, Vol 2, Ch 2, pp 1–46.

Townsend JC. Brightness and color comparison. In Eskridge JB, et al, eds. *Clinical Procedures in Optometry.* Philadelphia: Lippincott, 1991, pp 493–497.

Exophthalmometry

Chang AA, Bank A, Francis IC, Kappagoda MB. Clinical exophthalmometry: a comparative study of the Luedde and Hertel exophthalmometers. *Aust NZ J Ophthalomol* 1995;23:315–318.

Drews LC. Exophthalmometery. *Am J Ophthalmol.* 1957;43:37–58.

Luedde WH. An improved transparent exophthalmometer. *Am J Ophthalmol.* 1938;21:426.

Migliori ME, Gladstone GJ. Determination of the normal range of exophthalmometric values for black and white adults. *Am J Opthalmol.* 1984;98:438.

CHAPTER 6: CONTACT LENSES

General References

Bennett ES, Henry VA. *Clinical Manual of Contact Lenses.* Philadelphia: Lippincott Williams & Wilkins, 2000.

Bennett ES, Weissman BA, eds. *Clinical Contact Lens Practice.* 2nd ed. Philadelphia: Lippincott, 1992.

Hom MM. *Manual of Contact Lens Prescribing and Fitting.* 2nd ed. Boston: Butterworth-Heinemann, 2000.

Mandell RB. *Contact Lens Practice.* 4th ed. Springfield, IL: Thomas, 1988.

Phillips AJ, Speedwell L. *Contact Lenses.* 4th ed. Oxford: Butterworth-Heinemann, 1997.

Ruben M, Guillon M, eds. *Contact Lens Practice.* London: Chapman & Hall, 1994.

Veys J, Meyler J, Davies I. *Essential Contact Lens Practice.* Oxford: Butterworth-Heinemann, 2002.

Technique-Specific References

Contact Lens Case History

Bennett ES, Watanabe RK. Preliminary evaluation. In Bennett ES, Henry VA, eds. *Clinical Manual of Contact Lenses.* Philadelphia: Lippincott Williams & Wilkins, 2000, pp 3–5.

Veys J, Meyler J, Davies I. Patient selection and pre-screening for contact lens wear. In Veys J, Meyler J, Davies I, eds. *Essential Contact Lens Practice.* Oxford: Butterworth-Heinemann, 2002, pp 2–4.

Contact Lens External Examination

Bennett ES, Watanabe RK. Preliminary evaluation. In Bennett ES, Henry VA, eds. *Clinical Manual of Contact Lenses.* Philadelphia: Lippincott Williams & Wilkins, 2000, pp 5–33.

Guillon JP, Guillon M. Tear film examination of the contact lens patient. *Optician.* 1993;5421:21–29.

Guillon M, Weissman BA. Preliminary examination. In Ruben M, Guillon M, eds. *Contact Lens Practice.* London: Chapman & Hall, 1994, pp 517–528.

Josephson JE. Examination of the anterior ocular surface and tear film. In Stein H, Slatt B, Stein R, eds. *Fitting Guide for Rigid and Soft Contact Lenses.* 3rd ed. St. Louis: Mosby, 1990, pp 39–50.

Veys J, Meyler J, Davies I. Patient selection and pre-screening for contact lens wear. In Veys J, Meyler J, Davies I, eds. *Essential Contact Lens Practice.* Oxford: Butterworth-Heinemann, 2002, pp 1–7.

White PF, Gilman EL. Preliminary evaluation. In Bennett ES, Weissman BA, eds. *Clinical Contact Lens Practice.* 2nd ed. Philadelphia: Lippincott, 1992, pp 1–18.

Inspection and Verification of Gas Permeable Contact Lenses

Grohe RM, Caroline PJ. Surface deposits on contact lenses. In Bennett ES, Weissman BA, eds. *Clinical Contact Lens Practice.* 2nd ed. Philadelphia: Lippincott, 1992, pp 1–12.

Henry VA. Verification of rigid lenses. In Bennett ES, Henry VA, eds. *Clinical Manual of Contact Lenses.* Philadelphia: Lippincott Williams & Wilkins, 2000, pp 160–180.

Pearson RM. Quality control of rigid lenses in clinical practice. In Ruben M, Guillon M, eds. *Contact Lens Practice.* London: Chapman & Hall, 1994, pp 149–166.

Insertion, Removal, and Recentering of Gas Permeable Contact Lenses

Bennett ES. Lens care and patient education. In Bennett ES, Henry VA, eds. *Clinical Manual of Contact Lenses.* Philadelphia: Lippincott Williams & Wilkins, 2000, pp 132–137.

Mandell RB. Clinical procedures. In Mandell RB, ed. *Contact Lens Practice*. 4th ed. Springfield, IL: Thomas, 1988, pp 310–325.

Fit Assessment of Gas Permeable Contact Lenses

Bennett ES, Sorbara L. Lens design, fitting, and evaluation. In Bennett ES, Henry VA, eds. *Clinical Manual of Contact Lenses*. Philadelphia: Lippincott Williams & Wilkins, 2000, pp 83–90.

Fonn D. Progress evaluation procedures. In Bennett ES, Weissman BA, eds. *Clinical Contact Lens Practice*. 2nd ed. Philadelphia: Lippincott, 1992.

Guillon M. Basic contact lens fitting. In Ruben M, Guillon M, eds. *Contact Lens Practice*. London: Chapman & Hall, 1994, pp 602–622.

Veys J, Meyler J, Davies I. Rigid contact lens fitting. In Veys J, Meyler J, Davies I, eds. *Essential Contact Lens Practice*. Oxford: Butterworth-Heinemann, 2002, pp 37–45.

Inspection and Verification of Soft Contact Lenses

Biddle SP, Janoff LE. Verification of hydrogel lenses. In Bennett ES, Henry VA, eds. *Clinical Manual of Contact Lenses*. Philadelphia: Lippincott Williams & Wilkins, 2000, pp 303–312.

Jones WJJ. Contact lens deposits: their causes and control. *Contact Lens J*. 1992;20:6–12.

Kleist FD. Appearance and nature of hydrophilic contact lens deposits, 1. Protein and other organic deposits. *Int Contact Lens Clin*. 1979;6:49–58.

Kleist FD. Appearance and nature of hydrophilic contact lens deposits, 2. Inorganic deposits. *Int Contact Lens Clin*. 1979;6:177–186.

Port MJA. The verification of soft lenses in clinical practice. In Ruben M, Guillon M, eds. *Contact Lens Practice*. London: Chapman & Hall, 1994, pp 167–181.

Insertion and Removal of Soft Contact Lenses

Henry VA. Lens care and patient education. In Bennett ES, Henry VA, eds. *Clinical Manual of Contact Lenses*. Philadelphia: Lippincott Williams & Wilkins, 2000, pp 291–296.

Mandell RB. Lens handling, care and storage. In Mandell RB, ed. *Contact Lens Practice*. 4th ed. Springfield, IL: Thomas, 1988, pp 568–597.

Fit Assessment of Soft Contact Lenses

Guillon M. Basic contact lens fitting. In Ruben M, Guillon M, eds. *Contact Lens Practice*. London: Chapman & Hall, 1994, pp 587–601.

Henry VA. Fitting and evaluation. In Bennett ES, Henry VA, eds. *Clinical Manual of Contact Lenses*. Philadelphia: Lippincott Williams & Wilkins, 2000, pp 259–273.

Kame RT, Hayashida JK. Lens evaluation procedures and problem solving. In Bennett ES, Weissman BA, eds. *Clinical Contact Lens Practice*. 2nd ed. Philadelphia: Lippincott, 1992, pp 1–10.

Veys J, Meyler J, Davies I. Soft contact lens fitting. In Veys J, Meyler J, Davies I, eds. *Essential Contact Lens Practice*. Oxford: Butterworth-Heinemann, 2002, pp 29–36.

Assessment of the Monovision Patient

Bennett ES, Jurkus JM, Schwartz CA. Bifocal contact lenses. In Bennett ES, Henry VA, eds. *Clinical Manual of Contact Lenses*. Philadelphia: Lippincott Williams & Wilkins, 2000, pp 437–442.

deCarle JT. Bifocal and multifocal contact lenses. In Phillips AJ, Speedwell L, eds. *Contact Lenses*. 4th ed. Oxford: Butterworth-Heinemann, 1997, pp 547–548.

Hom MM. Monovision and bifocals. In Hom MM, ed. *Manual of Contact Lens Prescribing and Fitting*. 2nd ed. Boston: Butterworth-Heinemann, 2000, pp 327–329.

Mandell RB. Presbyopia. In Mandell RB. *Contact Lens Practice*. 4th ed. Springfield, IL: Thomas, 1988, pp 787–790.

CHAPTER 7: SYSTEMIC HEALTH SCREENING

Blood Pressure Evaluation

Bickley LS, Hoelelman RA. The Cardiovascular System. In *Bates' Guide to Physical Examination and History Taking*. Philadelphia: Lippincott, Williams & Wilkins, 1999, pp 277–332

Chobanian AV, et al. The Seventh report of the Joint National Committee on Prevention, Detection, Evaluation, and Treatment of High Blood Pressure. JAMA. 2003;289:2560–2571.

De Gaudemaris R, Chau NP, Mallon JM. Home blood pressure: variability, comparison with office readings and proposal for reference values. *J Hypertens*. 1994;12:831–838.

Fingeret M, Casser L, Woodcome HT. *Atlas of Primary Eyecare Procedures*. Norwalk, CT: Appleton & Lange, 1990.

Frolich ED. Blood pressure measurement. *Can J Cardiol*. 1995;11(suppl H):35–37.

Garcia-Vera MP, Sanz J. How many self-measurement blood pressure readings are needed to estimate hypertensive patients' true blood pressure. *J Behav Med*. 1999;22:93–113

Good GW, Augsburger AR. Role of optometrists in combating high blood pressure. *J Am Optom Assoc*. 1989;60:352–355.

Imai Y, Poncelet P, DeBuyzere M, et al. Prognostic significance of self-measurements of blood pressure. *Blood Press Monit*. 2000;5:137–143.

Krumholz DM.. Patient assessment. In Thomann KH, Marks ES, Adamczyk DT, eds. *Primary Eyecare in Systemic Disease*. 2nd ed. New York: McGraw-Hill, 2001.

Locke LC. Sphygmomanometry. In Eskridge JB, Amos JF, Bartlett JD, eds. *Clinical Procedures in Optometry*. Philadelphia: Lippincott, 1991.

Luft FC. Recent clinical trial highlights in hypertension. *Curr Hypertens Rep*. 2001;3:133–138.

Mancia G, Zanchetti A, Agabiti-Rosei E, et al. Ambulatory blood pressure is superior to clinic blood pressure in predicting treatment induced regression of left ventricular hypertrophy. *Circulation*. 1997;95:1464–1470.

Park MK, Menard SW, Yuan C. Comparison of auscultatory and oscillometric blood pressures. *Arch Pediatric Adolesc Med*. 2001;155:50–53.

Perloff D, Grim C, Flack J, et al. Human blood pressure determination by sphygmomanometry. *Circulation*. 1993;88:2460–2470

Seidel HM, Ball JW, Dains JE, Benedict GW. *Mosby's Guide to Physical Examination*. 3rd ed. St. Louis: Mosby-Yearbook, 1995.

Wasloski EJ. How to take the doubt out of blood pressure screening. *Rev Optom*. 1999;136:58–60.

Carotid/Orbital Evaluation

Abramson DI. Vascular disorders of the extremities, part 1. Clinical assessment and differential diagnosis of chronic occlusive arterial disease. *Pract Cardiol*. 1980;6:133–151

Alexander LJ. *Primary Care of the Posterior Segment*. 2nd ed. Norwalk, CT: Appleton & Lange, 1994.

Bickley LS, Hoelelmann RA. The cardiovascular system. In *Bates' Guide to Physical Examination and History Taking*. Philadelphia: Lippincott, Williams & Wilkins, 1999, pp 277–332.

Carter SA. Arterial auscultation in peripheral vascular disease. *JAMA*. 1981;246:1682–1686.

Casser L, Fingeret M, Woodcome HT. *Atlas of Primary Eyecare Procedures*. 2nd ed. Norwalk, CT: Appleton & Lange, 1997.

Cohen JH, Muller S. Eyeball bruits. *N Engl J Med*. 1956;255:459–464.

Harvey J. Introduction to orbital disease. In Tasman W, Jaegar EA, eds. *Duane's Clinical Ophthalmology*. Philadelphia: Lippincott, 1992, pp 2–8.

Hurst JW, Hopkins LS, Smith RB. Noises in the neck. *N Engl J Med*. 1980;302:862.

Jennings BJ. Carotid artery assessment. In Eskridge JB, Amos JF, Bartlett JD, eds. *Clinical Procedures in Optometry*. Philadelphia: Lippincott, 1991.

Kurtchner MM, McRae LP. Auscultation for carotid bruits in cerebrovascular insufficiency. *JAMA*. 1969;210:494–497.

Mathias A, Newton W. Risk of stroke in patients with carotid bruits. *J Fam Pract*. 1998;46:453–454.

Nabel EG. Essential features of the cardiac history and physical examination. In Humes HD, ed. *Kelley's Textbook of Internal Medicine*. 4th ed. Philadelphia: Lippincott, Williams & Wilkins, 2000, pp 360–367.

Seidel HM, Ball JW, Dains JE, Benedict GW. *Mosby's Guide to Physical Examination*. 3rd ed. St. Louis: Mosby, 1995.

Lymph Node Evaluation

Bates B. *A Guide to Physical Examination*. 5th ed. Philadelphia: Lippincott, 1990.

Bickley LS, Hoelelman RA. The head and neck. In *Bates' Guide to Physical Examination and History Taking*. Philadelphia: Lippincott, Williams & Wilkins, 1999, pp 163–244.

Casser L, Fingeret M, Woodcome HT. *Atlas of Primary Eyecare Procedures*. 2nd ed. Norwalk, CT: Appleton & Lange, 1997.

Edwards CRW. The general examination and external features of disease. In MacLeod J, Munro J, eds. *Clinical Examination*. 7th ed. Edinburgh: Churchill Livingstone, 1986.

Ghirardelli ML, Jemos V, Gobbi PG. Diagnostic approach to lymph node enlargement. *Haematologica*. 1999;84:242–247.

Krumholz DM. Patient assessment. In Thomann KH, Marks ES, Adamczyk DT, eds. *Primary Eyecare in Systemic Disease*. 2nd ed. New York: McGraw-Hill, 2001.

May LA. The physical examination. In Muchnick BG, ed. *Clinical Medicine in Optometric Practice*. St. Louis: Mosby-Yearbook, 1994.

Seidel HM, Ball JW, Dains JE, Benedict GW. *Mosby's Guide to Physical Examination*. 3rd ed. St. Louis: Mosby, 1995.

Vaughn DJ. Approach to the patient with lymphadenopathy. In Humes HD, ed. *Kelley's Textbook of Internal Medicine*. 4th ed. Philadelphia: Lippincott, Williams & Wilkins, 2000, pp 1522–1530.

Paranasal Sinus Evaluation

Ausband JR. *Ear, Nose and Throat Disorders*. 2nd ed. New Hyde Park, NY: Medical Examination Publishing, 1982.

Ballenger JJ. *Diseases of the Nose, Throat, Ear, Head, and Neck*. 14th ed. Philadelphia: Lea & Febiger, 1992.

Bickley LS, Hoelelman RA. The head and neck. In *Bates' Guide to Physical Examination and History Taking*. Philadelphia: Lippincott, Williams & Wilkins, 1999: 163–244

Corren J. Making the diagnosis of sinusitis—sinusitis in primary care. *Clin Focus Symposium*. 1993;Dec (suppl):10–17.

Donald PJ, Gluckman JL, Rice DH. *The Sinuses*. New York: Raven, 1995.

Ferguson BJ. Acute and chronic sinusitis. How to ease symptoms and locate the cause. *Postgrad Med*. 1995;97:45–48.

Friedman M, Landsberg R, Tanyeri H. Intraoperative and post-operative assessment of frontal sinus patency by transillumination. *Laryngoscope*. 2000;110:683–684.

Maltinski G. Nasal disorders and sinusitis. *Primary Care*. 1998;25:663–683.

Seidel HM, Ball JW, Dains JE, Benedict GW. *Mosby's Guide to Physical Examination*. 3rd ed. St. Louis: Mosby, 1995.

Thaler ER, Kennedy DW. Medical Otolaryngology. In Humes HD, ed. *Kelley's Textbook of Internal Medicine*. 4th ed. Philadelphia: Lippincott, Williams & Wilkins, 2000, pp 291–299.

Williams JW, Simel DL, Roberts L, Samsa GP. Clinical evaluation for sinusitis—making the diagnosis by history and physical examination. *Ann Intern Med*. 1992;117:705–710.

Williams JW Jr, Simel DL. Does this patient have sinusitis? Diagnosing acute sinusitis by history and physical examination. *JAMA.* 1993;270:1242–1246.

Glucometry

Bode BW, Sabbah H, Davidson PC. What's ahead in glucose monitoring? New techniques hold promise for improved ease and accuracy. *Postgrad Med.* 2001;109:41–44; 47–49.

Faas A, Schellevis FG, Van Eijk JT. The efficacy of self-monitoring of blood glucose in NIDDM subjects—a criteria-based literature review. *Diabetes Care.* 1997;20:1482–1486.

Gifford-Jorgensen RA, Borchert J, Hassanein R, et al. Comparison of five glucose meters for self-monitoring of blood glucose by diabetic patients. *Diabetes Care.* 1986;9:70–76.

Glasmacher AG, Brennermann W, Hahn C, et al. Evaluation of five devices for self-monitoring of blood glucose in the normoglycemic range. *Exp Clin Endocrinol Diabetes.* 1998;106:360–364.

Hoskins PL, Alford JB, Handelsman DJ, et al. Comparison of different models of diabetes care on compliance with self-monitoring of blood glucose by memory glucometer. *Diabetes Care.* 1998; 11:719–724.

Karter AJ, Ferrara A, Darbinian JA, et al. Self-monitoring of blood glucose—language and financial barriers in a managed care population with diabetes. *Diabetes Care.* 2000;23:477–483.

Lask I. Screening blood glucose levels—a pilot project for optometrists. *Optometry Today (UK).* 1997;37:29.

The National Steering Committee for Quality Assurance in Capillary Blood Glucose Monitoring. Proposed strategies for reducing user error in capillary blood glucose monitoring. *Diabetes Care.* 1993;16:493–498.

Poirier JY, LePrieur N, Campiom L, et al. Clinical and statistical evaluation of self-monitoring blood glucose meters. *Diabetes Care.* 1998;21:1919–1924.

Petersen KA, Petersen AM, Corbett V. Comparison of home glucose monitoring with the oral glucose tolerance test to detect gestational glucose intolerance. *J Fam Pract.* 1994;39:558–563.

Portable blood glucose monitors. *Health devices.* 2000;29:201–232.

Swanson MW. In-office laboratory testing for diabetes mellitus. *Optom Clin.* 1992;2:117–129.

CHAPTER 8: CRANIAL NERVE SCREENING

General References

Broadway DC, Tufail A, Khaw PT. *Ophthalmology Examination Techniques, Questions, and Answers.* Oxford: Butterworth-Heinemann, 1999, pp 19–32.

Burde RM, Savino PJ, Trobe JD. *Clinical Decisions in Neuro-ophthalmology.* St. Louis: Mosby, 1992

Fite JD. The Neuro-ophthalmological examination (video recording). Leonia, NJ: S/T Videocassette Duplicating, 1978.

Friedman NJ, Pineda R II, Kaiser PK. *The Massachusetts Eye and Ear Infirmary Illustrated Manual of Ophthalmology.* Philadelphia: Saunders, 1998.

Glaser JS. *Neuro-ophthalmology.* Philadelphia: Lippincott, 1990.

Goldberg S. *The 4-Minute Neurologic Exam.* Miami: Medmaster, 1987.

Hart WM, ed. *Adler's Physiology of the Eye.* 9th ed. St. Louis: Mosby, 1992.

Miller NR, Newman NJ. *The Essentials: Walsh & Hoyt's Clinical Neuro-Ophthalmology.* Philadelphia: Lippincott, Williams & Wilkins. 1999.

Netter FH. *CIBA Collection of Medical Illustrations.* Vol. 1, *Nervous System.* West Caldwell, NJ: Ciba Pharmaceutical, 1983.

Newman NM. *Neuro-ophthalmology: A Practical Text.* Norwalk, CT: Appleton & Lange, 1992.

Sendrowski DP. *Cranial Nerve Evaluation of an Optometric Patient.* Class handout. Southern California College of Optometry, 1989.

Skorin L, Muchnick BG. Neuro-ophthalmic disorders. Chapter 22 in Bartlett JD, Jaanus SD, eds. *Clinical Ocular Pharmacology*. 4th ed. Boston: Butterworth-Heinemann, 2001.

Walls LL. *The Screening Neurological Examination* (video recording). Beaverton, OR: Pro Vid 20/20, 1994.

Walsh TJ. *Clinical Neuro-ophthalmology: Clinical Signs and Symptoms*. Philadelphia: Lea & Febiger, 1992.

Willard FH, Perl DP. Medical Neuroanatomy: *A Problem-oriented Manual with Annotated Atlas*. Philadelphia: Lippincott, 1993.

Technique-Specific References

Pupil Cycle Time

Day RT. Pupil cycle time in the long-term neurologic assessment of divers. *Undersea & Hyperbaric Medicine*. 1994;21:31–41.

Martyn CN, Ewing DJ. Pupil cycle time: a simple way of measuring an autonomic reflex. *J Neurol Neurosurg Psychiatry*. 1986;49:771–774.

Miller SD, Thompson HS. Edge-light pupil cycle time. *Brit J Ophthalmol*. 1978;62:495–500.

Pharmacological Tests of the Pupil

Alexander LJ, Skorin L Jr, Bartlett JD. Neuro-ophthalmic disorders. Chapter 23 in *Clinical Ocular Pharmacology*. Bartlett JD, Jaanus SD, eds. Boston: Butterworth-Heinemann, 2001, pp 521–532.

Friedman NE. The pupil. Chapter 3 in Zadnik K, ed. *The Ocular Examination*. Philadelphia: Saunders, 1997, pp 45–49.

Jacobson DM, Vierkant RA. Comparison of cholinergic supersensitivity in third nerve palsy and Adie's syndrome. *J Neuro-Ophthalmol*. 1998;18:171–175.

Leavitt JA, Wayman LL, Hodge DO, Brubaker RF. Pupillary response to four concentrations of pilocarpine in normal subjects: application to testing for Adie tonic pupil. *Am J Ophthalmol*. 2002; 133:333–336.

Miller NR, Newman NJ. Examination of the pupils, accommodation, and lacrimation. Chapter 14 in *Walsh & Hoyt's Clinical Neuro-Ophthalmology, The Essentials*. 5th ed. Miller NR, Newman NJ, eds. Philadelphia: Lippincott, Williams & Wilkins, 1999, pp 422.

Morales J, Brown SM, Abdul-Rahim AX, Crosson CE. Ocular effects of apraclonidine in Horner syndrome. *Arch Ophthalmol*. 2000;118:951–954.

Trigeminal Nerve Function Test

Posnick JC, Grossman JA. Facial sensibility testing: a clinical update. *Plast Reconstr Surg*. 2000; 106:892–894.

Screening Tests for Cranial Nerves I, VIII, XI, and XII

Davidson TM, Freed C, Healy MP, Murphy C. Rapid clinical evaluation of anosmia in children: the alcohol sniff test. *Ann NY Acad Sci*. 1998;855:787–792.

Davidson TM, Murphy C. Rapid clinical evaluation of anosmia. *Arch Otolaryngol Head Neck Surg*. 1997;123:591–594.

찾아보기

INDEX

임상 안기능검사

Clinical Procedures for Ocular Examination

발 행 2008년 11월 14일 초판 발행
저 자 Nancy B. Carlson · Daniel Kurtz
공 역 진가현 · 최혜정
발행인 윤 진 영
발행소 도서출판 대학서림
주 소 110 - 530
서울특별시 종로구 혜화동 78 - 2
전 화 (02) 763 - 1220, 745 - 1220
FAX (02) 744 - 1210
등 록 1965. 1. 20
번 호 1 - 88

값 25,000원

ISBN 978-89-8016-741-8 93510

www.daihaks.com